A GUIDELINE FOR THE DIAGNOSIS AND TREATMENT OF
PSYCHOSOMATIC DISEASES 2006

心身症
診断・治療ガイドライン2006
エビデンスに基づくストレス関連疾患へのアプローチ

編集／小牧　元・久保千春・福土　審
協力・推薦／社団法人 日本心身医学会

心身症診断・治療ガイドライン2006
研究・協力者一覧

◆**編集**
　小牧　　元（国立精神・神経センター精神保健研究所心身医学研究部長）
　久保　千春（九州大学大学院医学研究院心身医学教授・九州大学病院心療内科）
　福土　　審（東北大学大学院医学系研究科機能医科学講座行動医学教授・東北大学病院心療内科）

◆**担当研究者**（五十音順）
　赤坂　　徹（岩手県愛児会子育て医療支援センター長）
　石井　　均（天理よろづ相談所病院内分泌内科）
　梶原　荘平（国立病院機構医王病院第2診療部長）
　木村　武彦（昭和大学医学部産婦人科学教室助教授）
　久保　千春（九州大学大学院医学研究院心身医学教授）
　小牧　　元（国立精神・神経センター精神保健研究所心身医学研究部長）
　坪井　康次（東邦大学医学部心療内科教授）
　中井　吉英（関西医科大学心療内科学教授）
　成尾　鉄朗（鹿児島大学大学院医歯学総合研究科社会・行動医学講座行動医学分野助教授）
　西間　三馨（国立病院機構福岡病院長）
　羽白　　誠（大阪警察病院皮膚科部長）
　早野順一郎（名古屋市立大学大学院医学研究科共同研究教育センター臨床研修センター特任教授）
　福土　　審（東北大学大学院医学系研究科機能医科学講座行動医学教授）
　吉内　一浩（東京大学医学部附属病院心療内科講師）

◆**研究協力者**（五十音順）
　安藤内科　　　　　　　　　　安藤　勝己（院長）
　上野病院　　　　　　　　　　占部　宏美
　大阪医科大学　　　　　　　　田中　英高（小児科助教授）
　大阪市立大学　　　　　　　　切池　信夫（大学院医学研究科神経精神医学教授）
　大阪府立病院機構大阪府立呼吸器・
　　アレルギー医療センター　　亀田　　誠（小児科）
　鹿児島大学　　　　　　　　　長井　信篤（病院呼吸器・ストレスケアセンター心身医療科）
　　　　　　　　　　　　　　　鷲山健一郎（病院呼吸器・ストレスケアセンター心身医療科）
　金沢大学　　　　　　　　　　木村　春彦（大学院自然科学研究科電子情報科学専攻教授）
　　　　　　　　　　　　　　　南保　英孝（大学院自然科学研究科電子情報科学専攻講師）
　　　　　　　　　　　　　　　大谷奈保美（大学院自然科学研究科電子情報工学専攻）
　　　　　　　　　　　　　　　道下　良司（大学院自然科学研究科電子情報工学専攻）
　関西医科大学　　　　　　　　福永　幹彦（心療内科助教授）
　　　　　　　　　　　　　　　竹林　直紀（心療内科非常勤講師）
　　　　　　　　　　　　　　　石野振一郎（心療内科）
　　　　　　　　　　　　　　　藤田　光恵（心療内科）
　関西労災病院　　　　　　　　幸野　　健（皮膚科部長）
　北里大学　　　　　　　　　　外　須美夫（医学部麻酔科教授）
　九州大学　　　　　　　　　　瀧井　正人（病院心療内科講師）
　　　　　　　　　　　　　　　細井　昌子（病院心療内科助手）
　　　　　　　　　　　　　　　古江　増隆（大学院医学研究院皮膚科学教授）
　九州中央病院　　　　　　　　十川　　博（心療内科・アレルギー科部長）
　近畿大学　　　　　　　　　　村上佳津美（医学部小児科）

九段坂病院	山岡　昌之	（診療部長・心療内科部長）
	一條　智康	（心療内科医長）
神戸女学院大学	生野　照子	（人間科学部心理・行動科学科教授）
公立豊岡病院	港　　敏則	（小児科）
国立国際医療センター	苅部　正巳	（病院第一専門外来部第七内科医長）
国立精神・神経センター		
国府台病院	石川　俊男	（心療内科部長）
	齊藤万比古	（リハビリテーション部長）
	辻　裕美子	（心理指導部）
精神保健研究所	安藤　哲也	（心身医学研究部ストレス研究室長）
国立病院機構青森病院	黒沼忠由樹	（アレルギー科医長、小児科）
国立病院機構香川小児病院	城福　直人	（精神科非常勤医師）
国立病院機構神奈川病院	松崎　淳人	（心療内科）
国立病院機構熊本再春荘病院	樋口　重典	（小児科医長・臨床研究部）
国立病院機構東佐賀病院	久田　直樹	（小児科・アレルギー科）
国立病院機構福岡病院	横田　欣児	（心療内科医長）
	小田嶋　博	（診療部長）
	本村知華子	（小児科）
国立病院機構南和歌山医療センター	土生川千珠	（小児科）
産業医科大学	永田　頌史	（産業生態科学研究所精神保健学教授）
	兒玉　直樹	（神経内科（心療内科））
志學館大学	野添　新一	（大学院心理臨床学研究科／人間関係学部心理臨床学科教授）
ちさきこどもクリニック	地嵜　和子	
東京慈恵会医科大学	上出　良一	（皮膚科学講座教授）
東京女子医科大学	山中　　学	（東医療センター内科助手）
東京大学	菊地　裕絵	（大学院医学系研究科ストレス防御・心身医学）
	久保木富房	（名誉教授）
	赤林　　朗	（大学院医学系研究科ストレス防御・心身医学教授）
東邦大学	端詰　勝敬	（医学部心療内科講師）
	久松　由華	（医学部心療内科助手）
	佐藤　朝子	（医学部心療内科）
	天野　雄一	（医学部心療内科）
	長谷川久見子	（医学部心療内科）
東北大学	金澤　　素	（大学院医学系研究科機能医科学講座行動医学助手・東北大学病院心療内科）
	篠崎　雅江	（大学院医学系研究科行動医学分野）
	遠藤　由香	（病院心療内科助手）
	相模　泰宏	（病院心療内科助手）
	庄司　知隆	（病院心療内科助手）
	森下　　城	（病院心療内科）
	本郷　道夫	（病院総合診療部教授・心療内科長）
富山県高岡厚生センター射水支所	長瀬　博文	（支所長）
新潟県立吉田病院	松野　正知	（小児科）
福岡刑務所	野崎　剛弘	
福岡歯科大学	河田　　浩	（医療人間学講座医療心理学分野助手）
細谷皮フ科	細谷　律子	（院長）
三沢市立三沢病院	鶴田　　靖	（小児科）
養生会赤松レディスクリニック	赤松　達也	（院長）

推薦の言葉

　本書は厚生労働省精神・神経疾患委託費による心身医療関係班の長年にわたる持続的かつ精力的な研究活動の成果である。

　1990年代後半から精神・神経疾患研究委託費ではガイドライン研究が盛んに行われるようになった。その理由はいくつか挙げられるが、最も主要な理由は、精神・神経疾患研究委託費が厚生労働省の所管するものであり、研究成果も臨床に還元されることが望ましいと考えられていたことである。さらに1997年から厚生労働科学研究事業として脳科学研究がスタートしたことも大きな理由であった。この新しい研究事業は優れた研究者の個人的な研究を支援し、ブレイクスルーとなるような高いレベルの研究成果を期待するものであった。そのため、精神・神経疾患研究委託費研究の性格づけは一層強く臨床と結びついたものとなり、班研究として研究活動を行い、わが国の医療全体の水準を高めるという目的が明瞭になった。その結果として、エビデンスに基づいたガイドライン作りは格好の研究対象となったのである。精神・神経疾患研究委託費ではこれまで、外傷後ストレス障害（post-traumatic stress disorder：PTSD）、アルコール、薬物依存症、気分障害、小児精神障害、睡眠障害など、多くのガイドラインが世に出て、臨床家に歓迎されている。このような流れの中にあって誕生した本書「心身症診断・治療ガイドライン」も多くの読者から好評を得ていると聞いている。

　本ガイドラインは精神・神経疾患研究委託費活動の中で脈々と続いている心身症研究班の成果である。すなわち、1990年に吾郷晋浩先生が主任研究者となられ、2期6年間の成果を挙げられ、それに引き続いて西間三馨先生が同じく2期6年間の研究を続けられ、その結果、ガイドラインがまとまったのである。

　2003年からは新たに小牧　元先生が主任研究者を引き継がれ、さらに研究が発展されている。その成果の一端が本書に色濃く反映されている。改定された本書には、糖尿病、高血圧、ならびに更年期障害の章が追加されている。この改訂版には2002年以来の4年間に班研究によって得られた新しいエビデンスがぎっしり盛り込まれている。その結果として診断・治療ガイドラインの変更も行われている。さらに各項目の引用文献に「エビデンスの質」と「推奨の強さ」に基づいた評価の基準によるランクづけが行われている。

　研究の蓄積により、内容が変更され、補充され、かつ充実するということは、極めて望ましいことである。精神・神経疾患委託費研究の一つの大きな目標が具現化されたわけである。ガイドラインは決してベストの診断法や治療法を提示するものではない。実際に個々の特性をもった患者に対して、経験や技量の異なる医師が、その個の患者に対して、その個の医師が最良と思われる医療を提供する際に、参考にすべき情

報集である。そのような意味で本ガイドラインは心身症患者を診断治療する医師にとって心強いサポーターとなるであろう。座右の書としても活用していただきたいものである。それによってわが国の心身症医療の水準が向上することは間違いない。本書が世に出たことを関係者一同とともに喜びたい。そして、今後も本書がエビデンスの蓄積により定期的に改定され、心身医学の発展に寄与することを願って止まない。

2006年5月

藍野大学学長
国立精神・神経センター名誉総長
高橋　清久

序

　本書は、2002年に出版した「心身症診断・治療ガイドライン2002」[1]の改訂版である。2002年版は、平成2年より開始された厚生省（現・厚生労働省）「精神・神経疾患委託費研究の心身症関連の研究班」（主任研究者：吾郷晋浩）の後、「青年期を中心とした心身症の病態の解明とその治療法に関する研究班」（平成8～10年度）と「心身症の診断・治療ガイドライン作成とその実証的研究班」（平成11～13年度）（主任研究者：西間三馨）の計6年間の成果をもとに作成された。対象は心身症の病態を呈する疾患あるいは症候群の中で、代表的な8疾患・領域〔過敏性腸症候群、functional dyspepsia、アトピー性皮膚炎、気管支喘息（成人・小児）、緊張性頭痛、慢性疼痛、片頭痛、心身的愁訴を有する不登校〕に摂食障害を加えたものとなっている。また2004年出版の「2004ダイジェスト版」[2]には「総論」の章を新たに加え、心身症の診断・治療の仕方の要点を述べている。

　上記の2002年版では、読者にとって、①ポイントがわかりやすい、②エビデンスに準拠する、③症例を通して理解が深められる、④患者に説明する際に簡便に利用できる、⑤今後、何を研究していけばよいかが主要文献を含めて理解できる、⑥実際の使用薬剤がわかる、という点に配慮した記述形式をとった。すなわち、疾患別に、1）疾患概説、2）診断ガイドライン（解説とその根拠）、3）治療ガイドライン（解説とその根拠）、4）薬物療法（汎用薬剤があればそのリスト）、5）専門医に紹介するポイント、6）文献一覧、7）担当研究者名、8）患者用説明文書という構成である。このスタイルは、多くの読者からの評判がよく、今回の2006年版でも踏襲している。

　その後、心身症関連の研究には対象疾患として糖尿病、循環器疾患、更年期障害が加わり、平成14～16年度「心身症の診断・治療ガイドラインを用いた評価法の開発に関する研究班」、続いて平成17年度から「心身症の診断・治療ガイドラインを用いた臨床的実証研究班」（主任研究者：小牧　元）に発展し、各疾患・領域における新たなエビデンスが積み上げられてきた。そのため、今回の2006年版には、糖尿病、高血圧、更年期障害の章を追加している。この3疾患を新たに選んだ理由の一つは、日本心身医学会会員からの希望が非常に多かったことがある。その背景として、糖尿病など生活習慣病の治療現場において、一般的アプローチではなかなか改善されないケースに遭遇することが少なくないということがあろう。心身症が何か特別な「精神的」疾患ではなく、日常よく接する身体疾患の中に多く存在しているという視点に多くの医療関係者が気づき、それに対して適正なアプローチができるようになることは、国民の健康維持、増進ならびにQOLの向上に大きく寄与するものと考える。心身症に対する正しい考え方や医学的知識を提供することは、無駄な薬や検査による医療費の増大を防ぐことにもつながるはずであり、本ガイドラインに課せられた使命でもあろう。

　今回の2006年版の大きな特徴の一つは、2002年版の疾患別の構成・スタイルはその

表　文献評価の基準

エビデンスの質	
I	システマティックレビュー・メタアナリシス
II	一つ以上のランダム化比較試験による
III	非ランダム化比較試験による
IV	分析疫学的研究（コホート研究や症例対象研究による）
V	記述研究（症例報告やケース・シリーズ）による
VI	患者データに基づかない、専門委員会や専門家個人の意見

推奨の強さ	
A	行うことを強く推奨
B	行うことを推奨
C	推奨する根拠がはっきりしない
D	行わないよう勧められる

ままにしながら、この4年間の班研究により得られ、蓄積されたデータや最近の国内外の知見をもとに、診断・治療ガイドラインを再検討し、実際、いくつかの疾患でその変更を行ったことである。さらに、極力エビデンスに基づき、またexpert consensusで補完した診断・治療ガイドラインを作成するという2002年版以来の目的に沿うべく、表で示したように各項目の引用文献に「エビデンスの質」と「推奨の強さ」に基づいた「評価の基準」によるランクづけを行った。これは特に「治療ガイドライン」作成の客観的根拠として、読者諸氏にぜひ参考にしていただきたいものである。

　先に述べたように、心身症として取り扱うべき領域は生活習慣病をはじめとして広がりをみせている。本書で取り上げた疾患が心身症のすべてではないこと、疾患自体の特徴からエビデンスのいまだに不足する領域があること、摂食障害[3]は内外の知見をもとに現時点でのまとめとなっていること、総論についても枚数の関係もあり概論的になっていることなど、不十分な点が多々残っていることも承知している。しかし、それらの問題を凌駕するものとして、また心療内科医以外でも使いやすく、かつ、できうる限り客観性をもたせたものとして、本書が心身医学専門家以外にも広く読まれ、臨床現場で一般医が心身医学的見方を容易に行っていくための指針となることをわれわれは願っている。ただし医療の最終的責任は医療者側が担うものである。

　日本心身医学会では、心身症について"病態"を示す概念として定義しているように、疾患ごと、あるいは患者ごとにその病態は大きく異なっており、詳細は各疾患の章を参考にしていただきたい。今回の「心身症診断・治療ガイドライン2006」が、わが国における心身症研究ならびに日常臨床の質の向上に大いに寄与することを願ってやまない。

心身症診断・治療ガイドライン2006　編集委員会

文献一覧

1) 西間三馨・監. 心身症診断・治療ガイドライン2002. 東京：協和企画；2002.
2) 西間三馨, 小牧 元・監. 心身症診断・治療ガイドライン2002　2004年ダイジェスト版. 東京：協和企画；2004.
3) 石川俊男, 鈴木健二, 鈴木裕也, 他・編. 摂食障害の診断と治療ガイドライン2005. 東京：マイライフ社；2005.

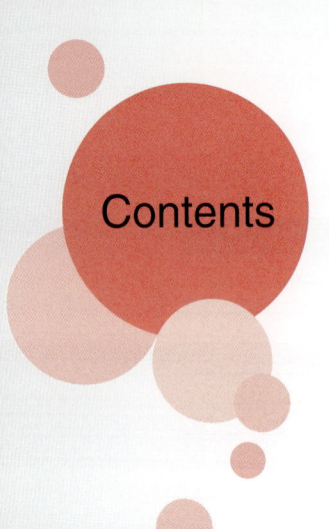

Contents

- 執筆者一覧
- 推薦の言葉　高橋清久(藍野大学学長／国立精神・神経センター名誉総長)
- 序

総論 ……………………………………………………………………………………… 2

疾患各論

1. 過敏性腸症候群

1. 疾患概説 ……………………………………………………………… 12
2. 過敏性腸症候群の心身医学的因子とその評価 ……………………… 12
3. 診断ガイドライン－解説とその根拠－ ……………………………… 14
4. 治療ガイドライン－解説とその根拠－ ……………………………… 18
5. 典型的症例提示 ……………………………………………………… 21
6. 患者／家族用説明文書 ……………………………………………… 26
7. 他のガイドラインとの異同 ………………………………………… 28
8. 専門医に紹介するポイント ………………………………………… 28
9. 今後の課題 …………………………………………………………… 28
10. 汎用薬剤 …………………………………………………………… 29
11. 研究担当者 ………………………………………………………… 37
12. 文献一覧 …………………………………………………………… 37

2. Functional Dyspepsia(FD)

1. 疾患概説 ……………………………………………………………… 42
2. FDの心身医学的因子とその評価 …………………………………… 45
3. 診断・治療ガイドライン－解説とその根拠－ ……………………… 46
5. 症例(典型的症例の初診時の対応) ………………………………… 55
6. 他のガイドラインとの異同 ………………………………………… 58
7. 患者／家族用説明文書 ……………………………………………… 58
8. 専門医に紹介するポイント ………………………………………… 60
9. 汎用薬剤 …………………………………………………………… 60
10. 担当研究者 ………………………………………………………… 61
11. 文献一覧 …………………………………………………………… 61

vii

3. 気管支喘息（成人）

1. 疾患概説 …………………………………………… 64
2. 気管支喘息（成人）の心身医学的因子とその評価 …… 64
3. 診断ガイドライン－解説とその根拠－ …………… 66
4. 治療ガイドライン－解説とその根拠－ …………… 71
5. 典型的症例提示 …………………………………… 80
6. 患者／家族用説明文書 …………………………… 82
7. 他のガイドラインとの異同 ………………………… 84
8. 専門医に紹介するポイント ………………………… 84
9. 今後の課題 ………………………………………… 84
10. 汎用薬剤 …………………………………………… 85
11. 研究担当者 ………………………………………… 86
12. 文献一覧 …………………………………………… 86

4. 気管支喘息（小児）

1. 疾患概説 …………………………………………… 90
2. 気管支喘息（小児）の心身医学的因子とその評価 …… 90
3. 診断ガイドライン－解説とその根拠－ …………… 91
4. 治療ガイドライン－解説とその根拠－ …………… 101
5. 典型的症例提示 …………………………………… 104
6. 患者／家族用説明文書 …………………………… 105
7. 他のガイドラインとの異同 ………………………… 105
8. 専門医に紹介するポイント ………………………… 106
9. 今後の課題 ………………………………………… 106
10. 汎用薬剤 …………………………………………… 107
11. 担当研究者 ………………………………………… 108
12. 文献一覧 …………………………………………… 108

5. 高血圧

1. 疾患概説 …………………………………………… 110
2. 高血圧の心身医学的因子とその評価 …………… 110
3. 診断ガイドライン ………………………………… 114
4. 治療ガイドライン－高血圧治療のための生活習慣の修正 …… 114
5. 高血圧治療における心身医学的技法（典型的症例に代えて）…… 118
6. 患者／家族用説明文書 …………………………… 121

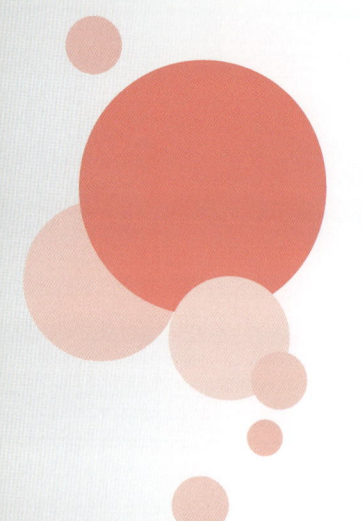

  7. 他のガイドラインとの異同 ･･ 124
  8. 専門医に紹介するポイント ･･ 124
  9. 今後の課題 ･･･ 124
 10. 汎用薬剤 ･･･ 125
 11. 担当研究者 ･･･ 126
 12. 文献一覧 ･･･ 126

6. 糖尿病

  1. 疾患概説 ･･･ 128
  2. 糖尿病の心身医学的因子とその評価 ･･ 128
  3. 診断ガイドラインー解説とその根拠ー ･･ 131
  4. 治療ガイドラインー解説とその根拠ー ･･ 137
  5. 典型的症例提示 ･･･ 142
  6. 患者／家族用説明文書：こころの問題はだれにでもある ･･･････････････････････ 146
  7. 他のガイドラインとの異同 ･･ 147
  8. 専門医に紹介するポイント ･･ 147
  9. 今後の課題 ･･･ 147
 10. 汎用薬剤 ･･･ 147
 11. 担当研究者名 ･･･ 148
 12. 文献一覧 ･･･ 148

7. 摂食障害　Eating Disorder：ED

  1. 疾患概説 ･･･ 152
  2. EDの心身医学的因子とその評価（生物・心理・社会的因子）･････ 157
  3. 診断ガイドラインー解説とその根拠ー ･･ 158
  4. 治療ガイドラインー解説とその根拠ー ･･ 163
  5. 典型的症例提示 ･･･ 167
  6. 患者／家族用説明文書 ･･･ 168
  7. 他のガイドラインとの異同 ･･ 170
  8. プライマリ・ケアにおける診療と専門医への紹介のポイント ･･･ 170
  9. 今後の課題 ･･･ 171
 10. 汎用薬剤 ･･･ 172
 11. 担当研究者 ･･･ 173
 12. 文献一覧 ･･･ 174

8. 慢性疼痛

1. 疾患概説 …………………………………………………… 178
2. 慢性疼痛の心身医学的因子とその評価 ……………… 179
3. 診断ガイドライン－解説とその根拠－ ……………… 181
4. 治療ガイドライン－解説とその根拠－ ……………… 185
5. 典型的症例提示 …………………………………………… 194
6. 患者／家族用説明文書 …………………………………… 196
7. 他のガイドラインとの異同 …………………………… 197
8. 専門医に紹介するポイント …………………………… 199
9. 今後の課題 ………………………………………………… 200
10. 汎用薬剤 …………………………………………………… 201
11. 担当研究者 ………………………………………………… 202
12. 文献一覧 …………………………………………………… 202

9. 緊張型頭痛

1. 疾患概説 …………………………………………………… 206
2. 緊張型頭痛の心身医学的因子とその評価 …………… 206
3. 診断ガイドライン－解説とその根拠－ ……………… 208
4. 治療ガイドライン－解説とその根拠－ ……………… 210
5. 典型的症例提示 …………………………………………… 214
6. 患者／家族用説明文書 …………………………………… 216
7. 他のガイドラインとの異同 …………………………… 218
8. 専門医に紹介するポイント …………………………… 219
9. 今後の課題 ………………………………………………… 219
10. 汎用薬剤 …………………………………………………… 220
11. 担当研究者 ………………………………………………… 220
12. 文献一覧 …………………………………………………… 221

10. 片頭痛

1. 疾患概説 …………………………………………………… 226
2. 片頭痛の心身医学的因子とその評価 ………………… 227
3. 診断ガイドライン－解説とその根拠－ ……………… 228
4. 治療ガイドライン－解説とその根拠－ ……………… 232
5. 典型的症例提示 …………………………………………… 239
6. 患者／家族用説明文書 …………………………………… 242

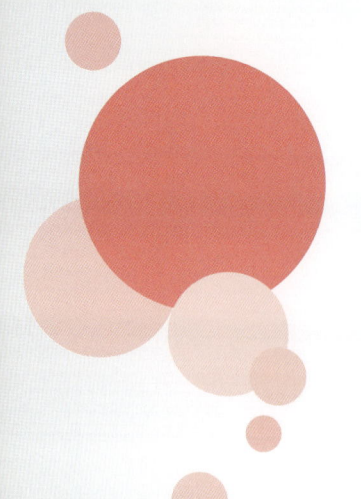

 7. 他のガイドラインとの異同 ……………………………………… 243
 8. 専門医に紹介するポイント ……………………………………… 243
 9. 今後の課題 ………………………………………………………… 244
 10. 汎用薬剤 …………………………………………………………… 245
 11. 担当研究者 ………………………………………………………… 247
 12. 文献一覧 …………………………………………………………… 247

11. アトピー性皮膚炎

 1. 疾患概説 …………………………………………………………… 250
 2. アトピー性皮膚炎の心身医学的因子とその評価 ……………… 250
 3. 診断ガイドライン－解説とその根拠－ ………………………… 254
 4. 治療ガイドライン－解説とその根拠－ ………………………… 261
 5. 典型的症例提示 …………………………………………………… 271
 6. 患者／家族用説明文書 …………………………………………… 272
 7. 他のガイドラインとの異同 ……………………………………… 274
 8. 専門医に紹介するポイント ……………………………………… 275
 9. 今後の課題 ………………………………………………………… 275
 10. 汎用薬剤 …………………………………………………………… 275
 11. 担当研究者 ………………………………………………………… 277
 12. 文献一覧 …………………………………………………………… 278

12. 更年期障害

 1. 疾患概説 …………………………………………………………… 282
 2. 更年期障害の心身医学的因子とその評価 ……………………… 285
 3. 診断ガイドライン－解説とその根拠－ ………………………… 286
 4. 治療ガイドライン－解説とその根拠－ ………………………… 289
 5. 典型的症例提示 …………………………………………………… 297
 6. 患者／家族用説明文書 …………………………………………… 300
 7. 他のガイドラインとの異同 ……………………………………… 302
 8. 専門医に紹介するポイント ……………………………………… 302
 9. 今後の課題 ………………………………………………………… 302
 10. 汎用薬剤 …………………………………………………………… 303
 11. 担当研究者 ………………………………………………………… 305
 12. 文献一覧 …………………………………………………………… 305

13. 心身症的愁訴を有する不登校

1. 疾患概説 ……………………………………………………… 310
2. 心身症的愁訴を有する不登校の心身医学的因子とその評価 ……… 311
3. 診断ガイドライン－解説とその根拠－ ……………………… 312
4. 治療ガイドライン－解説とその根拠－ ……………………… 323
5. 典型的症例提示 ……………………………………………… 332
6. 患者／家族用説明文書 ……………………………………… 334
7. 他のガイドラインとの異同 ………………………………… 335
8. 専門治療機関（小児心身症専門医、心療内科医、児童精神科医）
   への紹介のポイント ………………………………………… 335
9. 今後の課題 …………………………………………………… 336
10. 汎用薬剤 …………………………………………………… 336
11. 担当研究者 ………………………………………………… 338
12. 文献一覧 …………………………………………………… 338

心身症専門用語解説

総論

総　論

1．心身症の定義

　心身症は独立した疾患名ではない。日本心身医学会では表1に掲げる特徴を有する"病態"を示す一連の身体疾患を心身症としている[1]。ゆえに、本ガイドラインで取り上げた疾患ならびに領域は、特に日常臨床の中で心身症として取り扱いを要することが比較的多いものであり、本ガイドラインはその診断の手順と治療の進め方のポイントを解説したものである。しかし、近年、急激な社会システムの変化や高度情報化により心理社会的ストレスはますます増大しており、心身症として取り扱うべき身体疾患の割合は増えている。このように心身症の発症率は固定的なものではなく、時代背景、社会文化的影響を受けやすい側面も有している。また、本来の診療の場では病気は単に生物学的事実の集合ではなく、一人一人の悩みであって他人をもって代えるこ

表1　心身症の定義（日本心身医学会、1991）

その発症や経過に心理社会的な因子が密接に関与し、器質的ないし機能的障害が認められる病態をいう。ただし、神経症やうつ病など、他の精神障害に伴う身体症状は除外する。

表2　心身医学的配慮が必要な代表的疾患

呼吸器系	気管支喘息、過換気症候群、神経性咳嗽、喉頭痙攣、慢性閉塞性肺疾患など
循環器系	本態性高血圧症、本態性低血圧症、起立性低血圧症、冠動脈疾患（狭心症、心筋梗塞）、発作性上室性頻脈、神経循環無力症、レイノー病など
消化器系	過敏性腸症候群、functional dyspepsia、胃・十二指腸潰瘍、機能性胆道障害、潰瘍性大腸炎、食道アカラシア、機能性嘔吐、呑気症など
内分泌・代謝系	糖尿病、甲状腺機能亢進症、神経性食欲不振症、神経性過食症、単純性肥満症、愛情遮断小人症、偽バーター症候群、心因性多飲症など
神経・筋肉系	筋緊張性頭痛、片頭痛、慢性疼痛性障害、チック、痙性斜頸、筋痛症、吃音など
皮膚科領域	アトピー性皮膚炎、慢性蕁麻疹、円形脱毛症、皮膚瘙痒症など
外科領域	頻回手術症（polysurgery）、腹部手術後愁訴（いわゆる腸管癒着症、ダンピング症候群ほか）など
整形外科領域	関節リウマチ、腰痛症、外傷性頸部症候群（いわゆるむち打ちを含む）、多発関節痛など
泌尿・生殖器領域	過敏性膀胱（神経性頻尿）、夜尿症、インポテンス、遺尿症など
産婦人科領域	更年期障害、月経前症候群、続発性無月経、月経痛、不妊症など
耳鼻咽喉科領域	メニエール症候群、アレルギー性鼻炎、嗄声、失語、慢性副鼻腔炎、心因性難聴、咽喉頭部異常感など
眼科領域	視野狭窄、視力低下、眼瞼痙攣、眼瞼下垂など
歯科・口腔外科領域	口内炎（アフタ性）、顎関節症など

とはできないものである[2]。ゆえに、同じ病名の身体疾患であっても、心身症としての病態を呈する場合とそうでない場合が存在することを考慮し、その診断と治療にあたっては細心の注意が必要となる。一般に心身医学的配慮が特に必要な疾患——いわゆる心身症と、その周辺疾患を表2に掲げた。

この心身症という用語は、米国精神医学会が従来の原因論を排除して作成した、DSM-ⅢおよびDSM-Ⅳ精神疾患の分類と診断の手引からは消えているが、概念は以下のように記載されている。これは多軸評価を用いて疾患を分類する方法である。それに従うならば、"心身症"に該当するものは第一軸にpsychological factors affecting medical condition（一般身体疾患に影響を及ぼしている心理的因子）、第三軸に身体疾患や身体症状を記載するということになる[3]。この考え方は、身体疾患と心理状態をそれぞれ別個に把握し、その関係を詳細に検討して、その診断を行うという方法といえる。つまり従来の学説や原因論を排除して現象学的に症状を記述し、診断の妥当性や信頼性を確実にしようというものである。確かに、このこころと身体を別々に捉えるという欧米流のアプローチは合理的であり、疾患の現象把握に役立つものである。実際、本ガイドラインにおいてもこうしたアプローチを積極的に取り入れている面がある。しかしながら、表3に示し、また心身症の定義に述べたように、こころと身体が密接に関連している病態を特徴にもつ疾患自体が現実に数多く存在しているだけでなく、その治療における心身医学的アプローチの必要性はますます強まっている[2]。こうした臨床的事実から、こころと身体に対して二元論的にアプローチするだけでは自ずと限界があることも確かである。ヒポクラテスに言及するまでもなく、こころと身体をおのおの個別に診る見方ではなく、それを患っている個人全体をその対象とすべきという医療の理想から鑑みても、"心身症"という概念はわれわれにとって必要不可欠なものといえる[4]。

表3 心身相関を正しく得るための患者-医師関係

1. 患者（ならびにその家族）と医師（医療スタッフ）との間に、患者が安心して何でも話せるような治療的な信頼関係（ラポール）の形成に努めること。それを容易にするためには患者の権利とプライバシーへの配慮がなされていることを理解させることも大切である
2. 病歴聴取に際し、疾病の発症と経過を、生物-心理（行動）-社会（社会-環境-実存的）的医学モデルに基づき、臨床的に心身相関の事実を明らかにし、心身両面より治療する必要性と有効性を、患者が自然に受け入れられるように配慮した問診を行うこと
3. 患者が、自分の疾病の発症に関与している可能性があるかもしれない心理社会的な問題について話すことへの心理的抵抗を、患者のプライドを傷つけないように配慮しながら、十分に和らげ、あるいは除くこと。たとえその内容が、道徳的に問題があるようなことでも、まずは患者の立場に立って共感的に傾聴すること

2. 心身症としての病態の特徴

では、心身症としての病態とは具体的にいかなるものを指すのか。各疾患、患者ごとにそれぞれ固有の特徴を有するものである。しかし、そこに共通するのは"心身相関"が認められることである。この心身相関を正しく把握してこそ、心身症としての身体疾患の心身医学的な診断・治療は可能となる。その具体的目安として、以下の項目などが挙げられる(表4)。

表4　心身相関を正しく把握するための具体的目安

1. ライフイベントや日常生活におけるストレスの存在
2. 抑うつや不安状態といった情動上の変化の存在
3. 性格傾向や行動上の問題(ストレスの認知とコーピングスタイル、生活習慣も含む)の存在
4. 生育歴上の人間関係の問題(親子関係など)の存在
5. 疾患自身の心理、行動面への影響の存在

しかし、同じ心身相関が認められても、本ガイドラインの疾患各論で記述しているように、その生物学的要因がより強いものから、心理社会的要因が強いものまで、同じ心身症的病態を呈していても、その内容は疾患の種類により、また患者個々人により、比重のかかり方が千差万別である。例えば、"性格心身症"と"現実心身症"という概念区分がなされるように、同じ心身症的病態を示しても、(遺伝的)素因、後天的発症準備因子(生活習慣など)、それに発症促進因子(ストレスなど)と、それぞれの比重のかかり方に差がある。

基本は症状に関連する器質的疾患の有無の検討、鑑別、そして心身医学的診断のための面接および心理テスト、それによる病態仮説の作成である。よって、身体的因子と心理・社会的因子をいかに有機的に結びつけることができるか、それぞれの要素に精通しているとともに、それらの関係をダイナミックに捉えておく必要がある。特に機能性疾患の診断に際しては、器質的要因と機能的要因の関係性の評価を正しく行えるかどうかが重要になってくる。最近では、分子生物学的手法や脳機能画像診断手法などの進歩により、疾患発症のメカニズム―心身相関―が一層明らかにされてきている[5,6]。

ただし、小児の場合は成人の場合と異なり、心身の機能が未熟・未分化であるために、特定の器官に症状が限定した"心身症"は少ない。また、成人に比べてストレスへの自覚が少なく、ストレスの存在に気がつかないままに過ごしていることがある。さらにストレスに対する耐性も年齢が低いほど弱いといわれ、身体症状や行動に問題が現れやすい。このように、小児の場合は心身の発達を考慮に入れた、成人とは異なった配慮が特に必要である。

3. 心身相関の考え方の理論的背景

　一方、心理メカニズムとの関係では、心身相関の考え方が生まれた背景にはCannonの緊急反応（emergency reaction）[7]やSelyeの汎適応症候群（general adaptation syndrome）[8]などの自律神経系や内分泌系の変化をもとにしたストレス学説がある。Cannonは、1914年に初めて「ストレス」という言葉を用いて、物理学における"ひずみ（strain）"を生理学の領域に導入し、またBernardが唱えた、体の外部環境が変化しても内部環境（milieu interieur）の恒常性が保たれるという「ホメオスタシス（homeostasis）」の重要性を、その著書"The Wisdom of the Body"（1932年）で指摘した。特にCannonは、犬に襲われた猫の心拍亢進、血圧上昇、血糖増加などの急性のストレス反応を"闘争か、逃避か（fight or flight）"で表される交感神経の亢進によるメカニズムで説明した。一方、Selyeは、Cannonの上記の考え方をさらに発展させ、「ストレス」を「さまざまな外的刺激（ストレッサー）によって生じる生体内の歪み（ストレス反応）の総称」として身体全体の臓器反応として捉え、今日で使われる「ストレス」概念を初めて明確にした。特にSelyeは感染や外傷などに限らず、痛みや神経刺激といった多種多様なストレス刺激下にあっても、それが長く続くと、「副腎の腫大」「胸腺の萎縮」「出血性胃潰瘍」という三兆候が現れ、経時的に"警告反応期－抵抗期－疲弊期"という経過をたどる、共通の生体内変化（汎適応症候群：general adaptation syndrome）を明らかにした。これがいわゆる「ストレス学説」である。これらの精神生理学的研究は心身医学研究の基礎的分野における発展に大きく寄与した。

　また初期には、Freudの精神分析から発展したAlexander[9]の提唱した植物神経症（vegetative neurosis）やヒトの攻撃的欲求とその抑圧に注目した器官選択理論が心身相関を説明するものとして登場した。この一定の情動要因が一定の身体反応を引き起こすとした器官選択説は興味深いものであるが、いまだ仮説の域を出るものではなかった。むしろ近年は、タイプA性格行動様式と冠動脈疾患との関連についての研究に代表されるようなパーソナリティと疾患との関係[10]、アレキシサイミア〔失感情（言語化）症〕といった感情認知プロセスの障害や情動処理の問題と身体疾患とのかかわり[11]などに注目が集まり、以後精力的に研究されている。

　また、学習理論、行動心理学の立場から、行動医学的に心身相関を理解しようとする動きが欧米を中心に展開されてきた。行動医学とは医学と健康と疾病の領域に対して行動心理学の原理と技法を体系的に応用していく学問である。こうした行動医学[12]の基礎には、ノーベル生理学賞を受けたPavlovの反射学説（イヌの唾液分泌実験に代表される古典的条件づけ理論）やSkinnerのオペラント条件づけ理論（ネズミのエサ獲得にレバー押しが強化因子として働く）、またBanduraの社会的学習理論（モデリングといった認知過程を重視）などの学習理論がある。これらは心身症の治療で汎用される行動療法の発展の基礎を形作っており、本ガイドラインにもバイオフィードバック

や自律訓練法など数多く取り入れられている。

　現在では中枢神経系と自律神経系、内分泌系、免疫系の相互関係が徐々に明らかになってきたことも心身相関の生物学的理解を促進させている。つまり、生体の心理・社会的ストレス反応において免疫系も神経系や内分泌系と共通した伝達物質、受容体を介して働き、相互に緊密に関連しながら生体のホメオスタシスに働いていることが明らかになってきたことである。しかし、ストレスが強過ぎたり、慢性的に存在したりすると、生体の恒常性は破綻をきたし、種々の疾患を発症させる。そのメカニズムの解明に関しての近年の研究発展は目覚ましいものがある[13]。

　ところで、生活習慣病も、本ガイドラインで明らかにされているように、心身症として取り扱うべき疾患の一つに入ってくる。易罹患臓器といった個人のもつ遺伝的素因と行動特性、特に生活習慣が、その疾患発症や器官選択に密接な関係を有しているからである。心身医学的病態理解は、このように多くの身体疾患＝"common disease"にとって、ますます不可欠なものとなってくるだろう。

4．心身医学的な診断・治療の一般性と専門性

　すべての疾患の診断と治療にあたって、その心理社会的側面への配慮は不可欠である。全人的医療が、従来の「病気を診て人を診ない」という臓器別医療への反省から生まれてきたものであるなら、その心理社会的側面への配慮こそ医療の基本となるべきものである。したがって、その配慮は心身症の診断と治療に限るべきことではないが、心身症は"特にその発症や経過に心理社会的な因子が密接に関与している"のであるから、なおさら治療者にその正確な把握ができるか否かが問われることになる。

　そうした意味で、疾患の成り立ちに対して生物－心理（行動）－社会（社会－環境－実存的）的医学モデル[14]に基づいた心身相関を正しく理解することが何よりも増して重要である。それを可能にする情報を十分に得るためには、良好な患者－医師関係が築けるか否かにかかっている。その関係の築き方を表3に掲げた[15]。これは病気を心身二元論に基づいて診る見方と対極をなす立場である。またこれは東洋医学的考え方にもつながるものであろう。

5．診察時の注意点

　各疾患に対する臨床検査や診断の手順は疾患各論の項で詳述されるので、そちらを参照されたい。一般に、多くの心身症の病態を呈する患者は、神経症の患者と異なり、一見、何の心理的問題もなさそうな、むしろ社会的には何の問題も起こさないように頑張っている（過剰適応的）人々に少なくないことにも留意しておく必要がある。アレキシサイミア的あるいはアレキシソミア的（身体からの異常サインに気づきにくい）な場合には特に、表面的、表層的な患者理解に陥りやすく、患者の真に抱える問題に到

表5　心理テスト

a）心身両面の症状やストレス度全般のチェックを目的としたもの
　1．健康調査票（CMI）
　2．WHO版精神健康調査票（GHQ-28、30、60）
　3．JIM健康調査票（JIM）
　4．ストレスチェックリスト（SCL-90-R）
　5．WHOクオリティオブライフ（QOL26）

b）ある特定の心理状態または症状の測定を目的としたもの
　1．顕在性不安検査（MAS）*
　2．状態・特性不安尺度（STAI）
　3．自己評定式抑うつ尺度（SDS）
　4．ベック式抑うつ尺度（BDI、BDI-II）
　5．抑うつ状態自己評価尺度（CES-D）
　6．ハミルトンうつ病評定法（HAM-D）
　7．気分調査票（POMS）

c）パーソナリティ傾向検査
　1．ミネソタ多面的人格目録（MMPI）
　2．NEO-PI-R人格検査
　3．NEO-FFI人格検査
　4．矢田部－ギルフォード性格検査（Y-G）*
　5．エゴグラム（東大式TEG、九大式ECL、ANエゴグラム*）

d）投影法
　1．ロールシャッハ検査
　2．絵画欲求不満テスト（PFスタディ）*
　3．文章完成法テスト（SCT、KSCT）
　4．樹木画（バウム）テスト

e）親子関係テスト
　1．FDT親子関係診断テスト

*児童用が特に用意されているもの

達することが妨げられる可能性がある。それを避けるためには十分な病歴聴取が必要であり、実施にあたっては、受容的雰囲気、共感的理解のもとで行われること、身体医学的所見だけでなく患者の表情・態度も観察し、心理面の情報を先に述べた要点に注意しながら得ること、また心理学的検査（質問紙法、投影法など）（表5）を上手に活用することなどが挙げられる。なお、各疾患に特異的な心理テストは疾患各論を参照されたい。

　また心身症の治療では、各疾患とその治療経過によって薬物療法が中心になる段階から、カウンセリング、行動療法といった種々の心理的アプローチが中心となる段階まで、それぞれの病態・症状・時期に応じて異なった組み合わせが考えられる。一般に、心身医学的治療法として使用されることの多い治療法を表6に掲げた。

表6　心身医学的治療で用いられる治療法

1. 身体療法
2. 薬物療法
   向精神薬(抗不安薬、抗うつ薬、睡眠薬)
   自律神経調整薬、漢方薬など
3. 生活指導
4. 心理療法
   面接療法(カウンセリング、教育的アプローチを含む)、支持的精神療法、自律訓練法、(認知)行動療法、力動的精神療法、交流分析、家族療法、バイオフィードバック療法、芸術療法、作業療法、集団療法など
5. 東洋的療法
   絶食療法、鍼灸、森田療法、内観療法、ヨガなど

　これらの治療法に精通しておくことはもちろんであるが、患者との治療的な信頼関係の確立と治療への動機づけは、その治療法の土台となるものである。

6．おわりに

　本書は、心身症の診断と治療のガイドラインとして13の疾患・領域を取り上げ、得られた研究成果をもとに、それぞれ分担研究者が中心となってまとめたものである。他の心身症として取り上げねばならない疾患も表2に示したように数多く存在する。本書には取り上げなかったが、その診断、治療に本ガイドラインの考え方は役立つものとなろう。

　また、本ガイドラインは疾患・分野によって、それぞれの特色がよく出ている。今後は、各疾患ごとにエビデンスを積み上げ、より臨床に役立つものにしていく必要がある。ただし、ガイドラインはあくまでも臨床指針であって、マニュアルではない。医療の標準化を目指すものでもない。標準的な医療は、個々のケースのあらゆる臨床的知見に基づいて行われるべきものであり、心理指標や診断技術の進展とともに変化していくものである。

　本ガイドラインが、読者諸氏の心身症に対する正しい見方、考え方を修得することに寄与し、臨床現場で広く活用されることによって、病気をもつ人一人一人の正しい診断とよりよい治療のために一層役立つことが期待される。

7．文献一覧

1) 社団法人日本心身医学会用語委員会・編.心身医学用語事典.東京：医学書院；1999.
2) 中澤三郎.内科学の100年.日内会誌 2002；91：9-17.
3) Diagnostic and Statistical Manual of Mental Disorders, 4th ed. Washington DC：American Psychiatric Association；1994. p.675-8.

4）中川哲也．心身医学の歴史と現状．In：久保千春・編．心身医学標準テキスト第2版．東京：医学書院；2002. p.2-12.
5）McEwen BS. Protective and damaging effects of stress mediators. *N Engl J Med* 1998；338：171-9.
6）Pacak K, Palkovits M. Stressor specificity of central neuroendocrine responses：Implications for stress-related disorders. *Endocrine Reviews* 2001；22：502-48.
7）Cannon WB. The interrelations of emotions as suggested by recent physiological researches. *Am J Psychol* 1914；25：256-82.
8）Selye H. A syndrome produced by diverse nocuous agents. *Nature* 1936；138：32.
9）Alexander F. Psychosomatic Medicine：Its principles and applications. New York：Norton；1950.
10）Friedman M, Rosenman RH. Association of specific overt behavior pattern with blood and cardiovascular findings；blood cholesterol level, blood clotting time, incidence of arcus senilis, and clinical coronary artery disease. *J Am Med Assoc* 1959；169：1286-96.
11）Sifneos PE. The prevalence of 'alexithymic' characteristics in psychosomatic patients. *Psychother Psychosom* 1973；22：255-62.
12）Blanchard EB. Behavioral medicine：past, present, and future. *J Consult Clin Psychol* 1982；50：795-6.
13）Goldstein DS, McEwen B. Allostasis, homeostats, and the nature of stress. *Stress* 2002；5：55-8.
14）Engel GL. The need for a new medical model：a challenge for biomedicine. *Science* 1977；196：129-36.
15）吾郷晋浩．心身医療の質の評価と保証－病院機能評価の心身医学の視点－．In：河野友信, 他・編．最新心身医学．東京：三輪書店；2000. p.56-62.

疾患各論

1. 過敏性腸症候群

1. 過敏性腸症候群

1. 疾患概説
1）ストレスと機能性消化管障害
　ストレスによって身体諸臓器はさまざまな影響を受けるが、消化器はその代表的臓器である[1]。このストレス−脳−消化器という軸は、脳腸相関（brain-gut interactions）と呼ばれ、大きな関心を呼んでいる[1]。臨床医学において脳腸相関が病態の中心をなす疾患群が機能性消化管障害（functional gastrointestinal disorders）である[2]。機能性消化管障害とは、通常臨床検査で診断できる器質的変化によらない消化器症状が長期間持続もしくは再燃寛解を繰り返す疾患群である。その治療はいまだ体系化されていない。

2）なぜ死に至る疾病ではない過敏性腸症候群（IBS）が臨床的に重要なのか
　過敏性腸症候群（irritable bowel syndrome；IBS）は機能性消化管障害の原型となる障害である[2]。IBSとは、腹痛と便通異常を主体とする消化器症状が持続するが、その原因としての通常臨床検査で診断できる器質的疾患を同定しえない機能的疾患であるという概念の症候群である[2]。IBS患者の大部分は、ストレスによる症状の発症もしくは増悪で特徴づけられ、心身症の病態を呈する[2]。消化器診療の中で最も多い疾患はIBSである[3,4]。最近の概念に基づくIBSの有病率はおおむね一般人口の10〜15%、1年間の罹患率は1〜2%と概算される[5]。主要文明国では、IBSが医療費に及ぼす悪影響が甚大である。さらに、IBSによりquality of life（QOL）が障害されることで、その経済的損失も無視できない規模に生ずる[6]。したがって、IBSの診断・治療ガイドラインを確立することは、国民の福利厚生上、重要な意味をもつ。

2. 過敏性腸症候群の心身医学的因子とその評価
1）IBSの心理的側面
　IBS患者は下部消化管症状以外に、心窩部痛、季肋部痛、悪心、嘔吐、食欲不振、胸焼けなどの上部消化管症状、また、頭痛、頭重感、めまい、動悸、頻尿、月経障害、筋痛、四肢末端の冷感、易疲労感などの多彩な身体症状や、抑うつ感、不安感、緊張感、不眠、焦燥感、意欲低下、心気傾向、欲求不満などの精神症状をもつことが多い[2]。心理的異常を把握するために心理検査がしばしば用いられ、有用である。Minnesota Multiphasic Personality Inventory（MMPI）は心気（Hs）、うつ（D）、ヒステリー（Hy）、偏倚（Pd）、偏執（Pa）、精神衰弱（Pt）、精神分裂（Sc）、軽躁（Ma）、社会的内向（Si）の臨床尺度と妥当性尺度があり、信頼性と妥当性が確立している[7,8]。欠点は質問数が多

いことである。IBS患者の心理傾向をMMPIの検査結果からみると、健常者ではT値で各心理尺度は50付近（正常）にあるのに対し、心気(Hs)、うつ(D)、ヒステリー(Hy)の各尺度が60〜70に偏位して高い"psychosomatic triad"（あるいはneurotic triad）のパターンが認められる[7,8]。より簡便にうつと不安を代表とする心理傾向、神経症傾向を検出するため、Self-rating Depression Scale (SDS)、Beck Depression Inventory (BDI)、Self-Rating Questionnaire for Depression (SRQ-D)、State-Trait Anxiety Inventory (STAI)、Manifest Anxiety Scale (MAS)、矢田部－Guilford検査 (Y-G)、Cornell Medical Index (CMI) などの簡便な心理検査法が用いられる。しかし、臨床の場で心理検査を機械的に用いることは危険である。あくまでも診断を補強する参考所見とすべきである。

　IBS患者に対しては高率に心理的診断を下すことが可能であり、代表的な心理機制はうつ病、不安障害、身体表現性障害である[9]。IBSの消化器症状はこれら精神症状の増悪とともに増悪し、心理状態の改善とともに改善する。

　うつ病の診断の要点は、ゆううつな気分と日常生活における喜びの喪失が持続していること、食欲不振、睡眠障害、焦燥感、疲労感、罪業念慮、集中困難、自殺念慮の有無を判断することである。これらがすべて存在すれば、うつ病性障害の可能性が高まる[10]。

　不安障害の診断の要点は、不安や心配があるか否か、その不安が突発性に起こるか、持続しているか、動悸、冷汗、振戦、窒息感、胸部不快感、悪心、めまい、非現実感、制御不能感、死の恐怖、異常感覚、皮膚温感異常の有無を判断することである。これらがすべて存在すれば、不安障害の可能性が高まる[10]。

　身体表現性障害の診断の要点は、症状によって患者が苦痛を被る一方で、その症状の存在によって患者が何らかの利得を無意識に得ていたり、重篤な疾患に罹っているという観念にとらわれたり、多彩な身体症状をもつことである[10]。

2) IBSの診療に際して必要な心身医学的診断

　心身医学的診断は内科診断学と精神科診断学に基礎を置くが、心身相関現象に基づく独自の特徴をもち、内科診断学に心理面接、心理検査、ストレス生理学が加わる。心身症としてのIBSの診断は、米国精神医学会刊行のDiagnostic and Statistical Manual of Mental Disorders, 4th edition, text revision (DSM-Ⅳ-TR) が参考になる[10]。「臨床的関与の対象となることのある他の精神状態」の中の「身体疾患に影響を及ぼす心理的要因」の基準を用いるのが臨床的に簡便である。すなわち、表1-1を満たせばよい。

　「心理的要因」の典型的なものはストレスである。うつ病性障害、不安障害、身体表現性障害であることも多い。IBSにおいては、ほとんどの患者は心身症であるので、心身症であるか否かに焦点を当て、両者を区別しようとする心身症としてのIBSの診断基準はあまり意味がない。むしろ、診断と治療の中で、ストレスがIBSの症状を誘

表1-1　心身症としての過敏性腸症候群（IBS）の診断基準

> A．IBSが存在する
> B．心理的要因が、以下のうち1つ以上の形でIBSに悪影響を与える
> 　（1）心理的要因がIBSの経過に影響を与えている
> 　　　（発症、増悪、回復遅延との間の時間的関連がある）
> 　（2）心理的要因がIBSの治療を妨げている
> 　（3）心理的要因がIBS患者の健康を阻害する危険因子となっている
> 　（4）ストレス関連性の生理反応がIBSの症状を誘発あるいは悪化させる

発あるいは悪化させる頻度、程度、内容、どの心理診断に該当するか、治療の手順をどうするかに焦点を当てたほうが現実的である。

3．診断ガイドライン－解説とその根拠－
1）なぜIBSの診断ガイドラインが必要なのか

　IBSは、1960年代は、過敏性大腸症候群（irritable colon syndrome）と呼ばれた[9]。その中には無痛性下痢やその他の雑多な症候が含まれていた[9]。乳糖不耐症、colonic inertia、collagenous colitisなどもこの中に包含されていたと考えられる。乳糖不耐症は小腸粘膜のラクターゼ欠損症であり、乳糖含有食摂取による下痢増悪、無乳糖含有食継続による下痢消失、乳糖負荷試験、ラクターゼ加乳糖負荷試験、呼気水素ガス試験、小腸粘膜生検により診断できる。Colonic inertiaは、重症の便秘を主徴とし、大腸の顕著な拡張を伴わず、大腸通過時間の顕著な延長、大腸内圧検査での大腸運動の顕著な低下により区別できる。Collagenous colitis（もしくはmicroscopic colitis）は下痢を主徴とし、大腸内視鏡検査では正常であるが、大腸粘膜生検で粘膜上皮下の膠原線維肥厚化が診断の決め手になる。これらはいずれも器質的疾患であり、時代の変遷に伴い、専門施設で混同されることはなくなった。

　1970年代に入ると、欧米では消化管運動の研究が盛んになり、1980年代には情報科学の進歩により、研究が飛躍的に進んだ[11]。しかし、IBSに関しては消化管運動異常があるという報告と異常はないとする報告が拮抗し[11]、この結果の相違が、何によるものなのかが討議された。測定条件の違いによるものか、診断基準の相違によるものか。後者であるとすれば、医師AがIBSと診断したIBSと医師Bが診断したIBSは別物であり、いつまで経っても真実に到達できないことになる。しかも、それぞれの臨床医が独自の診断基準を使い続ける限り、治療も体系化されない。

　一方、1978年のManningらの報告[12]を契機として、IBSは独特の症状から構成されており、その症状パターンは大腸癌と炎症性腸疾患を代表とする器質的疾患とは異なるとする見解が台頭してきた。その中で、NIHの診断基準、Whitehead & Schusterの研究診断基準[9]などが提唱されたが、広く用いられることはなかった。そこで、1988年、Romeで開催された国際消化器学会を契機として、診断基準の不統一を一挙に解決し、

IBSの研究を推進しようという気運が高まった[2]。その診断基準が米国のDrossmanを中心とするmultinational working teamが作成したRome Ⅰ基準であり、1992年に発表され[13]、広く用いられた[2]。Rome Ⅰ基準は、1999年にそれまでの研究結果に基づいてRome Ⅱ基準に改訂され[14]、IBSの診断基準が国際的に統一された[15]。さらに、Rome Ⅱ基準が7年間の科学的検証を受けて改訂され、消化管生理学と多変量解析を駆使した疫学の知見を取り入れ、IBSのRome Ⅲ基準として2006年に公刊された[16]。これらのRome基準は熟考されて作られており、互換性が高いので、漸次切り替えて使用すればよい。

現実の臨床場面でどのようにRome Ⅲ基準を用いてIBSを診断するかは確立されていない。そこで、わが国の現実の臨床場面におけるIBSの診断ガイドラインを次のように提唱する(図1-1)。

2) IBSの診断ガイドライン(図1-1)

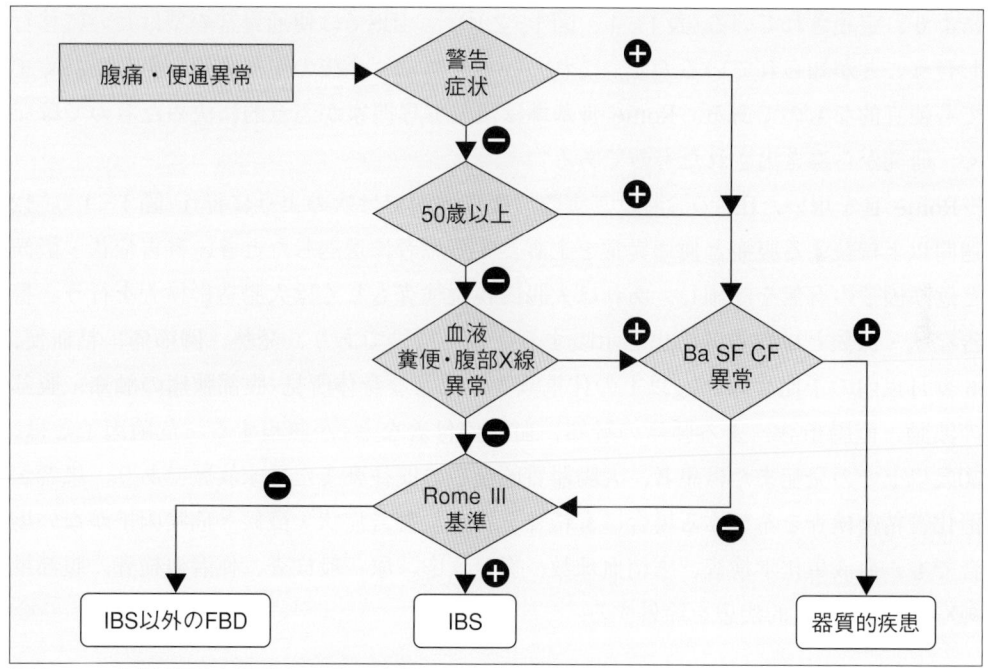

図1-1　過敏性腸症候群(IBS)の診断フローチャート

　12週間以上持続する腹痛と便通異常を主訴とする患者に遭遇したとき、警告症状・徴候と危険因子の有無を評価し、あれば大腸内視鏡検査もしくは大腸造影検査を行う。

　警告症状・徴候：発熱、関節痛、粘血便、6カ月以内の予期しない3 kg以上の体重減少、異常な身体所見(腹部腫瘤の触知、腹部の波動、直腸指診による腫瘤の触知、血液の付着など)を代表とする、器質的疾患を示唆する症状と徴候。

　危険因子：50歳以上での発症または患者であり、大腸器質的疾患の既往歴または家族歴を有する場合。また、患者が消化管精密検査を希望する場合にも精査を行う。

　警告症状・徴候、危険因子がない場合でも、血液生化学検査、末梢血球数、炎症反応、尿一般検査、便潜血検査、腹部単純X線写真で器質的疾患を除外する。この他に、上部消化管内視鏡検査もしくは上部消化管造影、腹部超音波、便虫卵検査、便細菌検査、乳糖負荷試験、小腸造影、腹部CTなどが必要になることもある。

　以上が陰性であれば、機能性消化管障害であり、Rome Ⅲ基準に基づいてIBSを診断する。Rome ⅢのIBS診断基準を満たさなければ、他の機能性消化管障害と診断する。

3) 診断ガイドラインの解説と根拠

　Rome Ⅲ基準においては、IBSは「腹痛あるいは腹部不快感が、最近3カ月の中の1カ月につき少なくとも3日以上は生じ、その腹痛あるいは腹部不快感が、①排便によって軽快する、②排便頻度の変化で始まる、③便形状(外観)の変化で始まる、の3つの便通異常の2つ以上の症状を伴うもの」と定義された(表1-2)[16]。また、Rome Ⅱ基準では診断支持症状[14,15]と曖昧であった便通異常による分類がRome Ⅲ基準では明確に定義された(表1-3)[16]。すなわち、糞便の形状(外観)を重視し、その割合で分類するものである。便秘型は硬便／兎糞状便が25％以上かつ軟便／水様便が25％未満、下痢型は軟便／水様便が25％以上かつ硬便／兎糞状便が25％未満、混合型は硬便／兎糞状便が25％以上かつ軟便／水様便が25％以上、分類不能型は便秘型、下痢型、混合型のいずれでもないものである。糞便の形状(外観)が排便頻度よりも重視された理由は、消化管運動をより反映するためである。糞便の形状(外観)も、Bristol便形状尺度により、定義されている(表1-4、図1-2)[15,16]。IBSでは便通異常の型は互いに移行し合うことが知られているので、これらの型分類は、今後の根拠蓄積を狙ったあくまでも便宜的なものである。Rome Ⅲ基準は決して専門家が恣意的に決めたものではなく、研究から導き出されたものである[16]。

　Rome Ⅲを用いたIBSの診断は、実際の臨床場面では次のように行う(図1-1)。12週間以上持続する腹痛と便通異常を主訴とする患者に遭遇したとき、警告症状・徴候と危険因子の有無を評価し、あれば大腸内視鏡検査もしくは大腸造影検査を行う。警告症状・徴候とは器質的疾患を示唆する症状・徴候であり、発熱、関節痛、粘血便、6カ月以内の予期せぬ3kg以上の体重減少、異常な身体所見(腹部腫瘤の触知、腹部の波動、直腸指診による腫瘤の触知、血液の付着など)が該当する。危険因子とは、50歳以上での発症または患者、大腸器質的疾患の既往歴または家族歴であり、患者が消化管精密検査を希望する場合にも精査を行う。警告症状・徴候と危険因子がない場合でも、血液生化学検査、末梢血球数、炎症反応、尿一般検査、便潜血検査、腹部単純X線写真で器質的疾患を除外する。

表1-2　過敏性腸症候群(IBS)のRome Ⅲ診断基準[16]

■腹痛あるいは腹部不快感が
■最近3カ月の中の1カ月につき少なくとも3日以上を占め
■下記の2項目以上の特徴を示す
　(1) 排便によって改善する
　(2) 排便頻度の変化で始まる
　(3) 便形状(外観)の変化で始まる

* 　少なくとも診断の6カ月以上前に症状が出現し、最近3カ月間は基準を満たす必要がある。
**腹部不快感とは、腹痛とはいえない不愉快な感覚をさす。病態生理研究や臨床研究では、腹痛あるいは腹部不快感が1週間につき少なくとも2日以上を占める者が対象として望ましい。

表1-3 過敏性腸症候群(IBS)の分類(Rome Ⅲ)[16]

1. 便秘型IBS(IBS-C)：硬便または兎糞状便[a]が便形状の25%以上、かつ、
軟便または水様便[b]が便形状の25%未満[c]
2. 下痢型IBS(IBS-D)：軟便または水様便[b]が便形状の25%以上、かつ、
硬便または兎糞状便[a]が便形状の25%未満[c]
3. 混合型IBS(IBS-M)：硬便または兎糞状便[a]が便形状の25%以上、かつ、
軟便または水様便[b]が便形状の25%以上[c]
4. 分類不能型IBS：便形状の異常が不十分であって、
IBS-C、IBS-D、IBS-Mのいずれでもない[c]

[a] Bristol便形状尺度1型2型
[b] Bristol便形状尺度6型7型
[c] 止瀉薬、下剤を用いないときの糞便で評価する

表1-4 Bristol便形状尺度[15,16]

型	説明
1	分離した硬い木の実のような便(排便困難を伴う)
2	硬便が集合したソーセージ状の便
3	表面にひび割れがあるソーセージ状の便
4	平滑で柔らかいソーセージ状あるいは蛇状の便
5	柔らかく割面が鋭い小塊状の便(排便が容易)
6	ふわふわした不定形の小片便、泥状便
7	固形物を含まない水様便

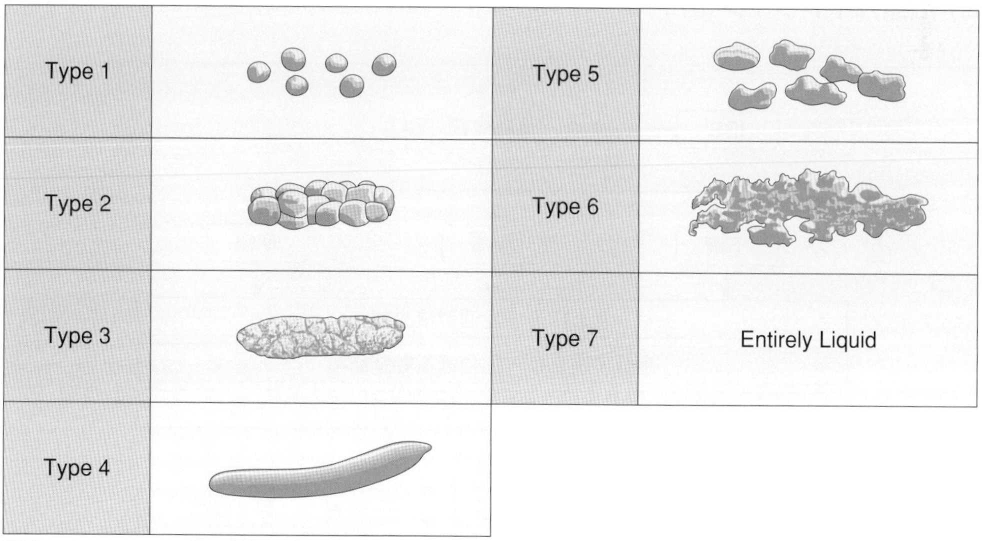

Type 1		Type 5	
Type 2		Type 6	
Type 3		Type 7	Entirely Liquid
Type 4			

図1-2 Bristol便形状尺度説明図[15]

この他に、上部消化管内視鏡検査もしくは上部消化管造影、腹部超音波、便虫卵検査、便細菌検査、乳糖負荷試験、小腸造影、腹部CTなどが必要になることもある。以上が陰性であれば、機能性消化管障害であり、Rome Ⅲ基準に基づいてIBSか他の機能性疾患かを診断する[11]。

4. 治療ガイドラインー解説とその根拠ー

1) なぜIBSの治療ガイドラインが必要なのか

　1997年、米国消化器学会より診断・治療ガイドラインが発表された[11]。しかし、米国消化器学会のガイドラインはマネージドケアに基づく米国の国情を反映したもので、これをこのまま日本に輸入して用いるのは非現実的である。

　一方、わが国でも、第40回消化器病学会大会ならびに第10回 Bowel Motility WorkshopにおいてIBSの診断・治療ガイドラインが討議された[17]。その議論を踏まえた実効ある治療ガイドラインが必要である。IBSは、軽症が70％、中等症が25％、重症が5％を占め、この順番に家庭医、総合病院、専門病院を受診し、心理的異常の重症度も高まる[2]。治療ガイドラインはプライマリケア医、消化器専門医、心療内科医のすべてを網羅していなければ、あらゆるIBS患者に対応する実効あるものとはならない。どの段階の患者の診療にどの治療が必要かを簡便に理解できるものである必要がある。

2) 治療ガイドライン（図1-3～1-5）

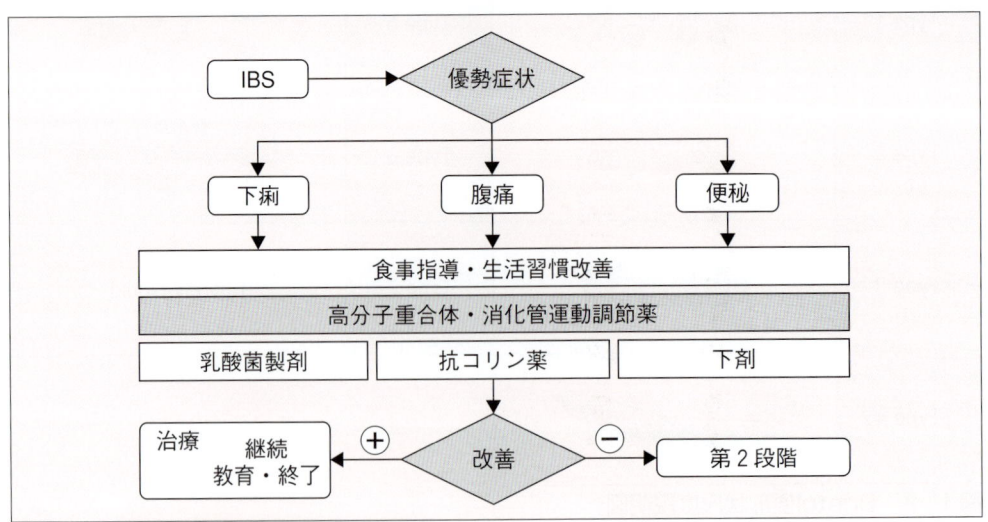

図1-3　過敏性腸症候群(IBS)の治療ガイドライン：第1段階
　IBSの病態生理を患者が理解できる言葉で十分に説明し、納得を得る。優勢症状に基づき、食事と生活習慣改善を指導する。必要に応じ、まず高分子重合体、もしくは、マレイン酸トリメブチンを代表とする消化管運動調節薬を投与する。これで改善がなければ、優勢症状に基づき、薬物を追加投与する。下痢には乳酸菌製剤を併用する。腹痛には抗コリン薬を中心に投与する。便秘には少量の下剤を投与する。アントラキノン系下剤の常用は避ける。これを薬物の用量を勘案しながら4～8週間続け、改善すれば治療継続あるいは治療終了する。改善がなければ第2段階に移る。

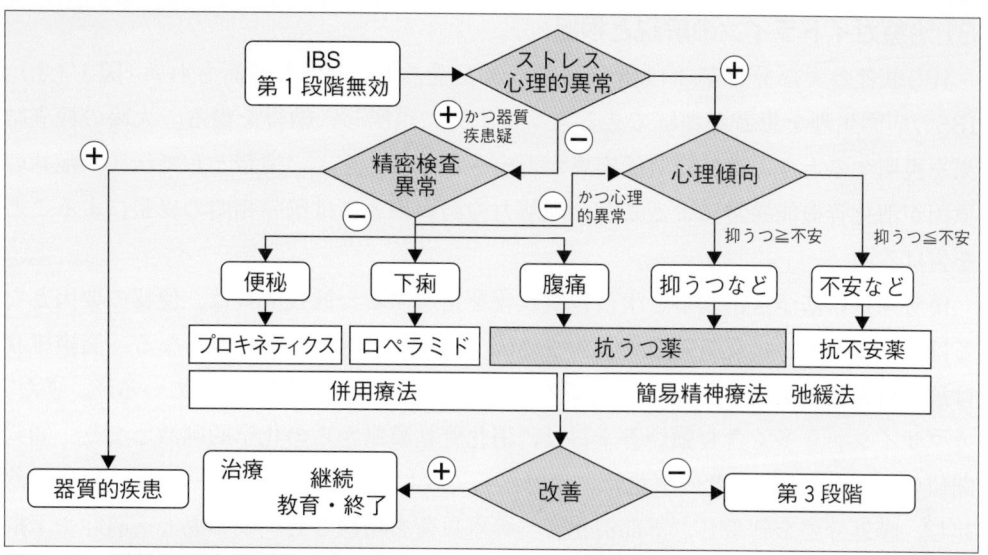

図1-4　過敏性腸症候群（IBS）の治療ガイドライン：第2段階

　まず、ストレス・心理的異常の症状への関与の有無を考慮する。その判断基準は表1-1を用い、臨床医が判断する。これらの関与が大きければ、病態として不安が優勢であるのか、うつが優勢であるかを判断する。不安が優勢であれば抗不安薬、うつが優勢であれば抗うつ薬を用いる。病態へのストレス・心理的異常の関与は乏しいと判断されれば、小腸造影、乳糖負荷試験などにより器質的疾患を再度除外する。便秘に消化管運動賦活薬、下痢に塩酸ロペラミド、腹痛に知覚閾値上昇作用を狙った抗うつ薬を投与する。症例に応じ、第1段階の薬物とこれらの薬物の併用療法、簡易精神療法、自律訓練療法を代表とする弛緩法を試みる。用量を勘案しながら4～8週間続け、改善すれば治療継続あるいは治療終了する。改善がなければ第3段階に移る。

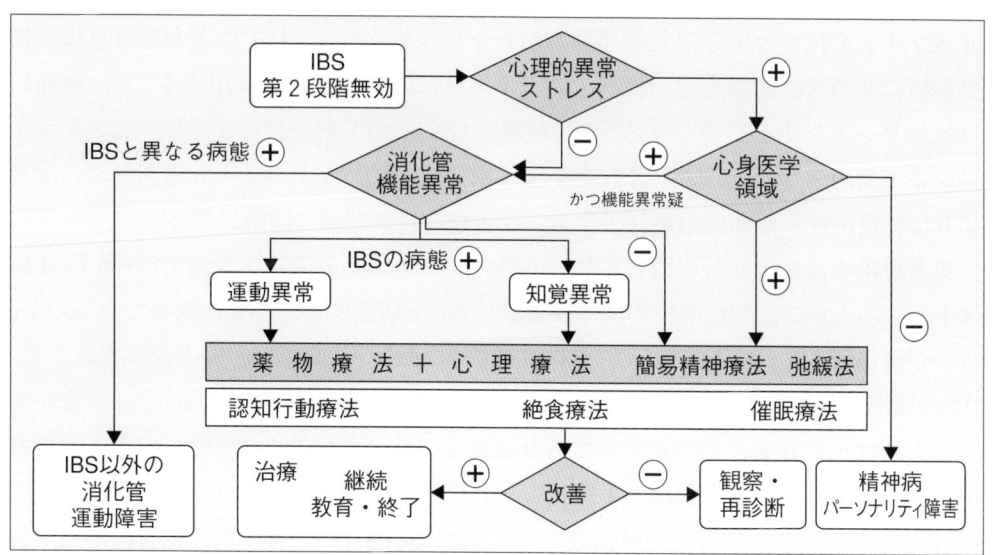

図1-5　過敏性腸症候群（IBS）の治療ガイドライン：第3段階

　再度、ストレス・心理的異常の症状への関与の有無を考慮する。症状に心理的異常が影響している場合、心身医学領域か否かを判断する。幻覚・妄想、パーソナリティ障害がある場合は心身医学領域ではないので精神科に紹介する。心理的異常が影響していないと考えられる場合には、消化管機能検査により、消化管運動異常を除外する。検査の結果、IBSの病態的特徴が認められた場合、消化管機能検査が正常であった場合、ストレス・心理的異常の症状への関与が明確で心身医学領域である場合は全て、心身医学的治療の対象となる。まず、第1、2段階で用いていない薬物とその併用療法を行う。しかし、これで改善がなければ、絶食療法、認知行動療法のような、専門的な心理療法を行う。これで改善すれば、治療継続あるいは終了とし、改善がなければ経過観察あるいは診断を再考する。

3) 治療ガイドラインの解説と根拠

　IBS患者の大部分は第1段階では家庭医を受診し、IBSと診断される（図1-3）。IBSの病態生理を患者が理解できる言葉で十分に説明し、納得を得る。大腸の検査結果を説明するときには、器質的疾患が否定されたことをよい情報として伝え、症状の原因が消化管機能異常によること、理解力の高い患者には脳腸相関の異常によることを告げる。

　優勢症状に基づき、食事と生活習慣改善を指導する。低残渣食は、便秘の要因となるばかりでなく、消化管運動の亢進をきたすため、IBSの増悪要因となる。高繊維食は消化管運動の亢進を抑制し、愁訴を軽減させ、一定の評価を受けている[18]。また、カプサイシンを多く含む強い香辛料は、消化管粘膜側からの化学的刺激となり、知覚閾値の低下したIBS患者の消化管には好ましくない。大量のアルコールは、胃炎を惹起し、膵外分泌を刺激し、下部消化管への水負荷を増加させ、朝の悪心・嘔吐や下痢の増悪要因となる。特定食品に対する腹痛・下痢の頻度が高ければ、隠れたアレルギー機序を考慮してその食品を控えるトライアルを行う。食物内容以上に食事様式を含むライフスタイルが重要である。夜食、食事量の不均衡、睡眠不足、心理社会的ストレスはIBSの消化器症状の危険因子である。食事時刻、食事量のバランス、睡眠・休養・運動の取り方を把握し、IBSの増悪因子と考えられるものがあれば改善を促す。

　以上を行ったうえで、必要に応じ、まず高分子重合体[19]、もしくは、マレイン酸トリメブチンを代表とする消化管運動調節薬を投与する[20]。これで改善がなければ、優勢症状に基づき、薬物を追加投与する。下痢には乳酸菌製剤を併用する[21~24]。腹痛には抗コリン薬を中心に投与する[20,25]。便秘には少量の下剤を投与する[11]。アントラキノン系下剤の常用は避ける。これを薬物の用量を勘案しながら4～8週間続け、改善すれば治療継続あるいは治療終了する。改善がなければ第2段階に移る。

　第2段階では総合病院の消化器科、内科、もしくは心療内科を受診する（図1-4）。ストレスあるいは心理的異常の関与が大きければ、病態として不安が優勢であるのか、うつが優勢であるかを判断する。その判断基準は表1-1を用い、臨床医が判断する。IBSの臨床症状はストレスあるいは心理的異常により大きく影響される[26,27]。不安が優勢であれば抗不安薬、うつが優勢であれば抗うつ薬を用いる[11]。病態へのストレスの関与が乏しいと判断されれば、小腸造影、乳糖負荷試験などにより器質的疾患を再度除外する。便秘に消化管運動賦活薬[28,29]、下痢に塩酸ロペラミド[30]、腹痛に知覚閾値上昇作用を狙った抗うつ薬[31~33]を投与する。症例に応じ、第1段階の薬物とこれらの薬物の併用療法、簡易精神療法、自律訓練療法を代表とする弛緩法を試みる。用量を勘案しながら4～8週間続け、改善すれば治療継続あるいは治療終了する。改善がなければ第3段階に移る。

　第3段階では消化管機能もしくは心身医学の専門医がいる施設を受診する（図1-

5）。症状に心理的異常が影響している場合、心身医学領域か否かを判断する。幻覚・妄想・パーソナリティ障害がある場合は心身医学領域ではないので精神科に紹介する。心理的異常が影響していないと考えられる場合には、バロスタット検査や消化管内圧検査などの消化管機能検査により、colonic inertia、慢性偽性腸閉塞などの消化管運動異常を除外する[11]。検査の結果、IBSの病態的特徴が認められた場合、消化管機能検査が正常であった場合、ストレス・心理的異常の症状への関与が明確で心身医学領域である場合はすべて、心身医学的治療の対象となる。まず、第1、2段階で用いていない薬物とその併用療法を行う。しかし、これで改善がなければ、絶食療法[34]、認知行動療法[32,35]、催眠療法[36]のような専門的な心理療法[33]を行う。これで改善すれば、治療継続あるいは終了とし、改善がなければ経過観察あるいは診断を再考する。心理療法の効果を示す論文への批判的吟味もなされており[37]、最近の研究では根拠水準が上昇している[32,33,35]。

5．典型的症例提示

典型的なIBSの症例[38]を提示する。この症例は、器質的疾患との鑑別、診断に至るまでの過程、消化管機能異常と心理的異常の評価、心身医学的治療法としての絶食療法の施行に至るまで、難治例がどのように治療されるかという診断・治療ガイドラインの全体を俯瞰することができる。

患者：19歳、女性。事務員。
主訴：腹痛。
既往歴：特記すべきことなし。
現病歴：12歳時より徐々に腹痛が出現してきた。腹痛は下腹部で強いが、上腹部に移動することもあり、性質は疝痛で5分程度持続し、数分間の寛解期の後に同様の疝痛を3～4回繰り返す。腹痛は2カ月に1度の頻度で生じ、3～4日続く。11歳までは便柱を形成する普通便を排泄していたが、腹痛の発症と同時期に兎糞状の便に変化し、排便困難と残便感を感じるようになった。排便すると腹痛は軽快する。便通は1日に1回ある。同年、腹痛のため近医受診、右下腹部圧痛と白血球増多を認めたため、急性虫垂炎の疑いにて総合病院に紹介され、抗生物質の投与を受け、軽快した。しかし、腹痛を繰り返すため、虫垂炎の疑いにて某大学附属病院外科に入院するも、虫垂炎は否定され、小児科、消化器内科の精査でも異常はみられなかった。18歳時、腹痛のため、別の総合病院を受診、虫垂炎として虫垂切除術を施行された。しかし、同年就職後より再び同様の腹痛が生じた。19歳時、失恋後に食欲不振とともに、腹痛が連日生じるようになり、3カ月続いた。総合病院を受診、入院し、大腸内視鏡を施行されたが、挿入時の腹痛が強く、S状結腸で中断した。月経は不順で、月経時は腹痛が強く

なる。以上の経過から、東北大学病院に紹介され、入院した。
現症：身長154cm、体重48kg。脈拍64/分・整、血圧102/70mmHg、表在リンパ節触知せず。右下腹部に圧痛を認めるが、肝腫大や脾腫はなく、肛門病変もない。
検査所見：赤血球数3.73×10⁶/μL(低下)、血色素量11.6g/dL(低下)、ヘマトクリット値33.8％(低下)、血清鉄33μg/dL(低下)、総鉄結合能428μg/dL(上昇)、血清総蛋白6.4g/dL(低下)より、軽度の鉄欠乏性貧血、軽度の低蛋白血症を認めた。しかし、リンパ球の減少、好酸球増多など白血球分画の異常はみられず、炎症所見陰性、便潜血も陰性であった。その他に特記すべき異常所見はなかった。また、腹部単純X線写真では腹水、異常石灰化像、小腸ガス像、鏡面像はいずれも認められなかった。

1) 診断ガイドラインの適用

一般検査で異常を認めることから、大腸検査の適応となる。特に若年者では炎症性腸疾患との鑑別が必要である。本症例では大腸内視鏡検査を行った。大腸に病変はなく、回腸末端の内視鏡像でリンパ組織の過形成(nodular lymphoid hyperplasia)を認めるのみであり、潰瘍や腫瘤を認めなかった。生検組織では、炎症性腸疾患は否定された。症例の腹痛の性質は、IBSのRome Ⅱ[14, 15]ならびにRome Ⅲ[16]基準(表1-2)を満足している。以上の所見を総合し、IBSと診断した。

2) 治療ガイドラインの適用

(1) 第1段階

本症例では、病態の説明と保証、生活習慣改善の指導、カルボキシメチルセルロースとマレイン酸トリメブチン、抗コリン薬を投与したが、改善が認められなかった。そこで、第2段階に移った。

(2) 第2段階

本症例では、ストレスによる症状の増悪が顕著である。ストレスと症状が相関していても器質的疾患が否定できない場合は精密検査の適応となる。腹部超音波検査と腹部CTは正常であった。上部消化管内視鏡ではごく軽度の表層性胃炎を認めるのみであった。小腸造影は正常であった。本症例では月経が不順で、月経時の腹痛が強く、婦人科疾患を除外するため、婦人科に紹介した。婦人科では子宮内膜症を疑われ、腹腔鏡が施行されたが、腹腔内は正常であった。以上より、器質的疾患は否定された。ストレスによる病態の増悪が顕著であるため、心理面での分析を進めた。面接では、高校卒業後、歯科開業医院に就職したが、職場内の人間関係の問題が発生する度に腹痛が繰り返し生じたこと、および、失恋後に腹痛が連日生じるようになったことより、ストレスと症状の連鎖は明らかであった。入院中の行動を観察すると、症状を訴える割には深刻さに乏しく、いわゆる「満たされた無関心」が存在しており、転換反応の心

理機制があると判断した。対人関係は誰に対しても表面的には愛想がよいが、心理面への介入を入院初期には極度に嫌った。これらは防衛反応の表れと考えられたため、初めは深入りせず、内科的検索を重ねながら徐々に信頼関係を深めた。自己の陰性感情についてはこれを強く抑圧し、統制過剰であった。自己中心的で、注目や愛情を得たいという欲求が強く、否認、抑圧、投影、合理化などの防衛機制を過度に用いる傾向があり、自己洞察に欠け、心理的内省を得るのが困難であった。本症例に対しては、弛緩と対人緊張緩和を目的として抗不安薬を投与したが、本症例の腹痛には現実回避的な側面と周囲の関心を引く手段としての側面があり、このような場合には薬物の効果には限界がある。薬物に加えて、自律訓練法による弛緩を導入したが、効果は不十分であり、腹痛が持続した。そこで、第3段階に移った。

(3) 第3段階

本症例では、心理的異常が存在し、ストレスによる症状の増悪も顕著であった。これらが存在していてもIBSとは異なる消化管運動障害が否定できない場合は消化管機能検査の適応となる[11]。本症例では消化管内圧を測定した。メチル硫酸ネオスチグミン16μg/kgの負荷で十二指腸にdysmotilityが生じ、大腸の分節運動が亢進し、同時に腹痛が誘発され、典型的なIBSの病態生理をもつことが判明した（図1-6）。

また、精神病やパーソナリティ障害の病像は全くなく、典型的心身症であった。東大脳研式知能検査78.5/100、Y-G検査D型、CMI Ⅱ領域、MMPI心気尺度とヒステリー尺度のT値が65以上で"conversion valley"のパターンを呈していた。心理行動の背景には複雑な家族病理が存在することが次第に明らかになった。自営業の父親、その事務を切り盛りする母親、兄、妹との5人家族だが、事情があって引き取った親類の同世代の子どもや10歳代後半の住み込みの使用人が5～9人常時同居している。両親とも自営業で多忙なうえに幼少時より不仲で、甘えることが許されず、親の顔色をうかがいながら育った。実子、親類の子、使用人は同等の扱いで、ホームドラマのような核家族に憧れ、愛情飢餓状態にあった。患者の入院中に幼少時より不仲であった両親の離婚が決定し、今後、母・妹とともに借家に転居することが決まった。また、同室の神経性食欲不振症の患者とその母親の母子密着関係に強い嫌悪感を示し、腹痛が増悪した。本症例の腹痛の直接の原因はIBSの消化管機能異常の病態である。日常生活でストレスが負荷されると、転換反応の心理機制により中枢興奮の収束が困難で、コーピングが成功しないため、長期化かつ難治化していると評価した。主治医との信頼関係ができた後に、面接前や同室者との些細な口論の後などに決まって腹痛が増悪する事実を指摘し、心身相関への気づきを促した。次に痛みそれ自体には必要以上の関心を示さない中立的な態度をスタッフが徹底して行い、適応行動は積極的に取り上げて言語的報酬（賞賛）を与えた。患者本人の社会適応性を高めていく必要性を説き、消化管機能の改善と自己洞察の深まりを期待し、東北大学方式による絶食療法に導入した。

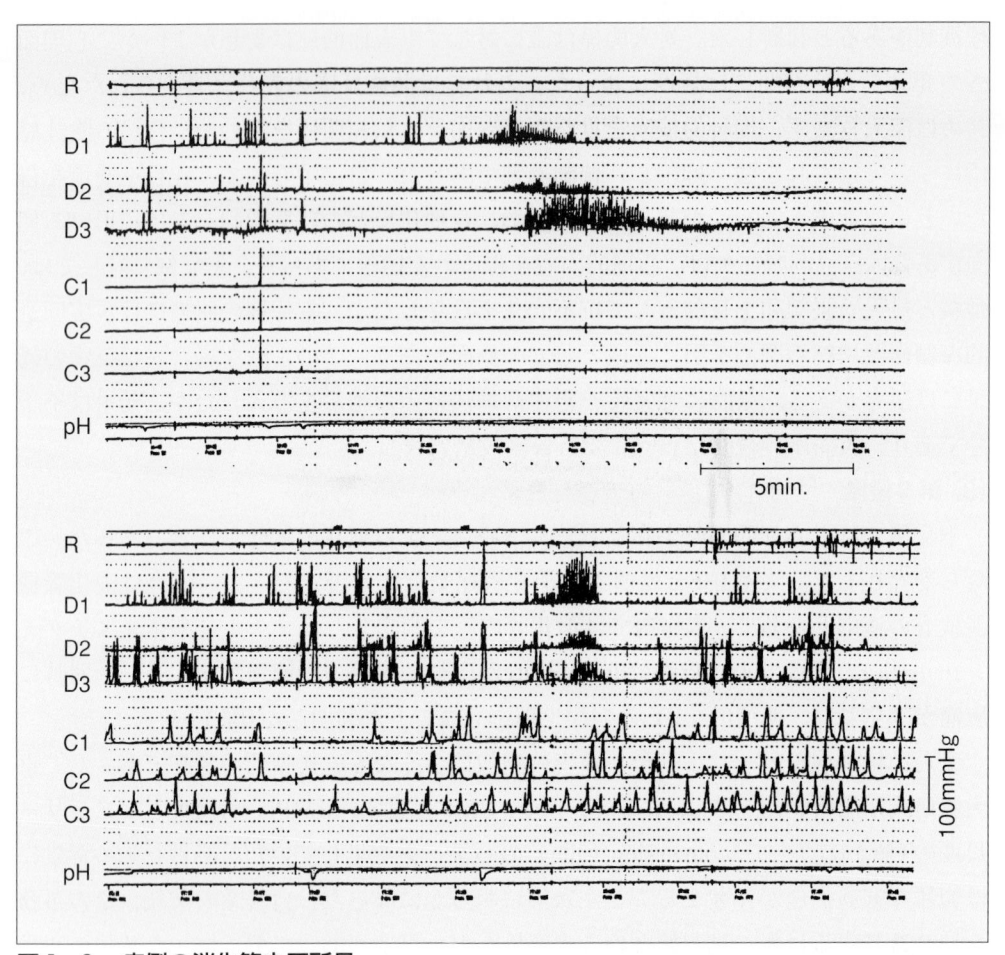

図1-6　症例の消化管内圧所見
　R：呼吸、D1：十二指腸下行脚口側、D2：十二指腸下行脚肛門側、D3：十二指腸水平脚、C1：下行結腸肛門側、C2：S状結腸口側、C3：S状結腸中部、pH：十二指腸。上段：安静時、下段：メチル硫酸ネオスチグミン16μg/kg筋注後15分後。安静時に十二指腸に空腹時強収縮（phase Ⅲ）がみられる。安静時に大腸運動をほとんど認めない。しかし、メチル硫酸ネオスチグミンの負荷によって十二指腸のdysmotilityと大腸に亢進した分節運動が生じ、腹痛も誘発された。

　絶食療法中は認知変容を強力に進めるような言語的アプローチは行わず、むしろ自然に生じてくる体感と感情を素直に受容することを促した。絶食療法4日目には腹痛が顕著に増悪したが、その後7日目にいわゆる意識変容状態が生じ、「絶食療法をやってよかった。以前は感情のない雲になりたいといつも思っていた。でも、今はやっぱり人間でよかったとしみじみと感じる」と述べた。絶食療法8日目より腹痛が消退した。それとともに、防衛的行動も消退し、心身相関に気づき、十分に自信を深め、退院した（図1-7）。その後は症状もなく、事務の仕事をしながら社会に適応している。

　本症例は、消化管機能異常と心理的異常が合併したIBSである。代表的な心身医学

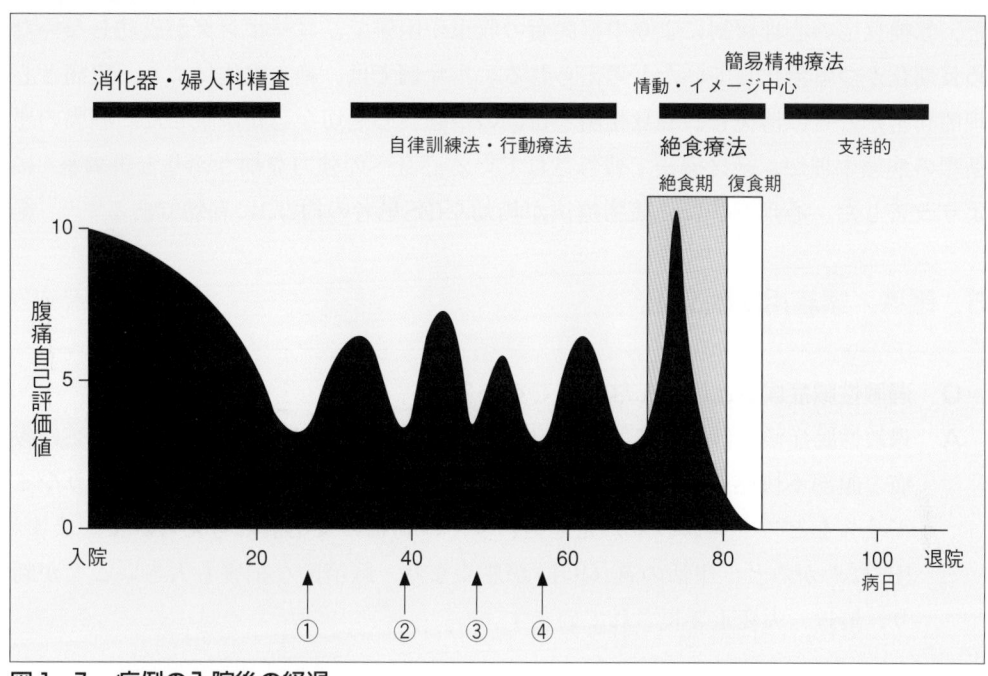

図1-7 症例の入院後の経過
　　腹痛の程度を0＝なし、10＝最強として評価した。入院後、消化管検査中は器質的疾患の除外とともに腹痛は軽減した。しかし、矢印で示すストレスに対し、腹痛が増悪した。①最初の心理面接で家族の話題、②両親の離婚、③同室者に不満、④同室者への嫌悪感。絶食療法中に腹痛は一時増悪したが、絶食期後半より急速に消退し、著明に改善して退院した。

的治療である絶食療法を含む第3段階に至って完全寛解した。IBSの診断はその特徴的な臨床像から、通常困難ではない[2, 9, 11]。しかし、本症例では経過の中で器質的疾患を示唆する症状と所見を呈したので、診断の手順が重要であった。本例のnodular lymphoid hyperplasiaは、gut associated lymphoid tissue（GALT）の発達した健常若年者でみられる像であるが、クローン病との鑑別が困難な場合がある[39]。クローン病は、下血や粘血便を欠く症例、アフタ様潰瘍で発症する症例など、多様性に富み、症状だけからはIBSとの鑑別が困難な場合がある[40]。よって、青年期の患者では、小腸造影などの精密検査によって炎症性腸疾患を除外する症例も出てくる[11]。一方、壮年期と老年期のIBSでは、大腸癌の除外が最も重要であるが、GALT原発の悪性リンパ腫[41]や膵癌などの悪性腫瘍の鑑別が必要になる場合は、腹部CTを含む精密検査を行う。治療ガイドライン第1段階では、正確な内科的検索とその説明に基づいた患者ー医師間の信頼関係を構築する。心理療法が必要な症例においては特にこの過程が重要である。本症例は、転換反応の心理機制をもつが、同時に小腸および大腸運動機能の異常をもつ[42, 43]。IBSの病態を古典的な神経症理論のみで説明する病態理解、心理療法が奏効すれば心因性であるという理解、これらはすでに否定されている[2, 11, 15]。本症例の腹痛の直接の原因は消化管機能異常に基づくものであり、日常生活でストレスが負荷される

と、転換反応の心理機制により中枢興奮の収束が困難で、コーピングが成功しないため長期化かつ難治化していたと考えられる。本症例では、絶食療法により、腹痛と心理的異常がともに消失し、心身相関と自己の情動への適切な認知が生じた。脳腸の悪循環の病態生理が、絶食療法で報告されている心身への強力な揺さぶりと再調整[34]により改善した。心理療法は、薬物療法が無効なIBS患者の約2/3に有効である[11, 44]。絶

6．患者／家族用説明文書

Q．過敏性腸症候群とはどんな病気ですか？
A．過敏性腸症候群は英語ではirritable bowel syndrome（IBS）といいます。IBSは腹痛・腹部不快感と下痢・便秘が関連して起こる病気です。IBSはアメリカやイギリスなどストレスの多い先進国に多く、一種の文明病と考えられています。IBSにかかると、生活の質（QOL）が悪くなり、経済的な損害も大きいことが判り、最近、大変重要視されています。

Q．過敏性腸症候群はストレスで起こるのですか？
A．IBSの症状のきっかけや悪化要因として、最も重要なのがストレスです。ストレスには転職などの大きな出来事と、人間関係など日常のいらだちごとがあり、そのどちらも関係します。ストレスだけでなく、食後に症状が悪くなる患者さんもいます。朝食後に時間に追われてゆっくりしたり排便する余裕がなく、長時間満員電車に詰め込まれて自由に排便や放屁できない状況なども、ある意味ではストレスといえます。

Q．病院ではどんな検査をするのですか？
A．便、尿、血液、大腸X線あるいは大腸内視鏡検査、場合に応じて腹部X線、腹部超音波、上部消化管内視鏡検査などを行います。これらの検査で異常がないことを確認します。似た症状の別の病気と区別する必要があるためです。例えば大腸がん、潰瘍性大腸炎などです。便に血が混じる、自然にやせてきた、熱が続く、などの症状があれば、自分から医師に告げて下さい。検査の必要性と組み合わせは人により異なります。医師と相談のうえで、診療を進めてください。

Q．検査で異常がないのに腹痛と下痢・便秘が続くのはなぜですか？
A．IBSは腸の機能（はたらき）の病気です。一方、上で述べた検査は、がんや潰瘍

食療法中に併用する心理療法は、認知療法のように大脳新皮質レベルに働きかける理知的アプローチよりも、簡易精神療法でイメージの想起を促し、辺縁系レベルに働きかける情動的アプローチのほうがより奏効する[34]。本症例でも、強い情動の変化とともに寛解に至った。

を見逃さないために作られたものですから、腸の機能はわかりません。腹痛と下痢・便秘が続くわけは、内臓が感じやすく、腸の動きが異常になっているためです。

Q．内臓が感じやすいというのは、神経症と同じような意味ですか？
A． 違います。IBSが腸の神経症と考えられた時期がありましたが、今では否定されています。専門的な検査で、腸を人工的に刺激すると、本当に内臓が感じやすいことがわかったのです。確かにIBSの患者さんをたくさん集めて心理検査をすると、うつと不安を中心とする神経質な傾向があることがわかります。しかし、一人一人の患者さんをみると、神経症とは診断しがたい人もたくさんいます。つまり、IBSは神経症と同じではありません。最新の研究データで、IBSでは脳と腸の情報のやりとりが過敏であることがわかってきました。ですからストレスで脳が興奮すると、腸の運動も内臓感覚も異常になりやすく、症状が起こりやすいのです。

Q．病院ではどんな治療をするのですか？
A． 生活の指導、食事療法、薬物療法が主になります。規則正しい生活を行い、刺激物の摂取を避け、腸管の内容物や運動を調整する薬物を用います。これらが有効でないときは、内臓感覚や脳の過敏性の調整のためにうつ、不安を抑える薬を使うこともあります。それらも無効なときは、心理療法をするとよくなることが報告されています。この病気は患者さんが病気の成り立ちをよく理解し、医師と協力して治療を進めることが大切です。「医師がなんとかしてくれるだろう」というやりかたではうまくいきません。自分自身の生活や体調を自分自身でコントロールする方法を医師と一緒に考え、身につけていきましょう。

7．他のガイドラインとの異同

　1997年、米国消化器学会より診断・治療ガイドラインが発表された[11]。しかし、米国消化器学会のガイドラインはマネージドケアに基づく米国の国情を反映したもので、これをこのまま日本に輸入して用いるのは非現実的である。米国消化器学会のガイドラインでは、消化管運動・知覚検査であるバロスタット検査を受診の早い時期に推奨している。わが国でもバロスタット検査は普及しつつあるものの、ガイドラインで行う段階にはない。わが国では、第40回消化器病学会大会ならびに第10回Bowel Motility WorkshopにおいてIBSの診断・治療ガイドラインが討議された[17]。その議論においては、薬物の投与手順、心理療法の組み立てについては言及していない。本ガイドラインはより実効性を高め、軽症から重症まで、また、診療科本位ではなく、患者本位にわが国で行いうる治療を網羅し、俯瞰できるガイドラインである。

8．専門医に紹介するポイント

　IBSは高頻度な疾患であり、基本的にはプライマリケア医が病態を熟知して診療しうる疾患である[4]。特に、診断ガイドラインと治療ガイドライン第1段階は、プライマリケア医が十分に実行しうる。しかし、診断と治療の両面で、消化器専門医あるいは心身医学専門医に紹介すべきポイントがある。

　診断ガイドラインにおいて、大腸検査で器質的疾患を除外しなければならない場合、担当医が所属する医療機関で大腸検査ができない場合は、大腸検査ができる医療機関に紹介する。また、治療ガイドライン第2段階で、器質的疾患をさらに除外しなければならず、かつ、担当医が所属する医療機関で消化器を中心とする精密検査ができない時は、精密検査ができる医療機関に紹介する。

　治療ガイドライン第2段階で、担当医が心理的異常の診断と治療に困難を感じる場合は、心療内科もしくは精神科に紹介し、診断と治療を依頼してよい。治療ガイドライン第2段階が無効な場合は、消化管機能もしくは心身医学を得意とする医療機関に紹介することが望ましい。

9．今後の課題

　IBSの診断・治療ガイドラインが真に有用か否かを実証するためには、多施設無作為臨床試験を実行するか、それに近い検討を行う必要がある。そのためには、簡便な症状分析方法を確立しなければならない。IBSは高頻度な重要疾患である[3~6]。その新しい診断・治療戦略および罹患者の苦痛と損失を正しく理解することが、レベルの高い人間性豊かな医療の基礎となる。

10. 汎用薬剤

　IBSの汎用薬剤には、抗コリン薬、消化管機能調整薬、高分子重合体、下剤、整腸薬、抗うつ薬、抗不安薬、その他がある（表1-5）。これらの治療薬の特性と根拠に沿って薬物療法を行う。

1）抗コリン薬

　IBSの消化管運動亢進状態を主にムスカリン受容体を遮断することによって改善させるものである。4級アンモニウム塩合成抗コリン薬は抗コリン薬の中では臨床的に最も多く使われ、脳血液関門を通過しにくく、比較的長時間作用する[25]。しかし、経口投与後の吸収が不確実で非経口投与に比べると作用が不安定であり、抗ニコチン／抗ムスカリン作用比も高い[25]。抗ムスカリン作用が選択的に強い製剤には臭化チキジウムがある。これらは多かれ少なかれ口渇、視力障害、排尿困難などの消化管以外の抗コリン作用による副作用を有するものが多く、使用に際して注意を要する[25]。特に、緑内障、前立腺肥大、重篤な心疾患、麻痺性イレウスには禁忌である。小腸と大腸の筋層間神経叢の主要な興奮性神経伝達物質はアセチルコリンであり、多くの物質は最

表1-5　過敏性腸症候群（IBS）に対する薬物療法

（1）抗コリン薬	臭化チキジウム 臭化メペンゾラート 臭化ブチルスコポラミン	
（2）消化管機能調整薬	マレイン酸トリメブチン 塩酸ロペラミド	クエン酸モサプリド* 塩酸イトプリド*
（3）高分子重合体	ポリカルボフィルカルシウム カルボキシメチルセルロース	
（4）下剤	酸化マグネシウム ピコスルファートナトリウム	
（5）整腸薬		乳酸菌製剤*
（6）抗うつ薬**		塩酸ドスレピン* 塩酸ミアンセリン* スルピリド* 塩酸パロキセチン* 塩酸ミルナシプラン*
（7）抗不安薬***	アルプラゾラム ロフラゼプ酸エチル エチゾラム クエン酸タンドスピロン	
（8）その他	オキセサゼイン	

* 過敏性腸症候群の単独病名に対しては保険非適応薬
** うつ病・うつ状態が適応
*** 心身症が適応。過敏性腸症候群（心身症）で保険適応となる。なお、支払い基金・地域によっては塩酸ロペラミドに対して下痢症、ピコスルファートナトリウムに対して便秘症と病名を追加する必要がある

終的にはアセチルコリンのムスカリン受容体への結合を介して平滑筋細胞を収縮させる[45]。それにもかかわらず、IBSに対する抗コリン薬の効果は限定的である。その理由は、上述した薬理動態、これらの薬剤の臓器特異性、薬効／副作用比の大きさ、IBSの病態の不均一性などによるものと考えられる。メタアナリシスではIBSに対する抗コリン薬の有効性が示されている[20]。

2) 消化管機能調整薬

　IBSの亢進した消化管運動を主にムスカリン受容体遮断以外の方法で改善させるものである。代表的な薬剤は中枢作用のないオピオイド刺激薬のマレイン酸トリメブチンであり、メタアナリシスでIBSに対する有効性が示されている[20]。マレイン酸トリメブチンは投与約30分後に最高血中濃度10^{-8}〜10^{-7}mol/Lに達する。この濃度ではμ、κ-opioid受容体を介して筋層間神経叢にある神経細胞からのアセチルコリン放出が抑制され、同時に大腸平滑筋の電位依存性Ca^{2+}内向電流が抑制される結果、大腸の運動亢進が抑制されると考えられる。常用量のマレイン酸トリメブチンによる大腸運動の抑制効果は運動が亢進している症例で顕著で、運動亢進のない症例では抑制効果に乏しい。抗コリン薬にみられる副作用がないので使いやすいが、高用量で肝機能異常をきたすことがある。下痢型のIBSに対しては中枢作用のないオピオイド刺激薬で止痢作用の強い塩酸ロペラミドが有用である[30]。ただし、長期投与・高用量で強固な便秘をきたす例が多いため、使用法は限定される。IBS患者では経過中に便秘が優勢な時期と下痢が優勢な時期が交代する症例が多く、便通の型を問わずに使用できるマレイン酸トリメブチンの利点が多い。

　IBSではセロトニン（5-HT）が病態に関与すると考えられている[46]。下痢型IBS患者（女性）に対し、5-HT_3拮抗薬の塩酸アロセトロンが腹痛の改善に効果があることが無作為比較臨床試験（RCT）で報告されている[47]。わが国でも5-HT_3拮抗薬の塩酸ラモセトロンが開発され、期待されている[46]。国外では便秘型IBS患者に5-HT_4刺激薬のマレイン酸テガセロドが使用され、効果も示されている[28, 29]。現在わが国で使用できるこの範疇の薬剤は5-HT_4刺激薬クエン酸モサプリドのみである。また、コリンエステラーゼ阻害作用とドーパミンD_2受容体遮断作用による消化管運動賦活薬に塩酸イトプリドがあり、いずれも、便秘型IBSへの効果が期待されている。

3) 高分子重合体

　高分子重合体のポリカルボフィルカルシウムは、強力な吸水作用によって糞便の物理的性質を調整し、便秘にも下痢にも有効である。吸収されないので副作用もほとんどない。わが国で行われたRCTでは、マレイン酸トリメブチンを凌駕する結果が得られている[19]。膨脹性下剤のカルボキシメチルセルロースも類似の作用機序によって奏

効するが、物理的性質と認容性でポリカルボフィルカルシウムが優れる。ただし、ポリカルボフィルカルシウムは分子構造の中にカルシウムを有し、胃酸の作用でCa^{2+}を遊離して膨潤する。このため、高カルシウム血症、腎結石、腎不全、消化管狭窄のある患者には禁忌である。また、薬物相互作用として、胃酸分泌抑制剤により作用低下、強心配糖体と活性型ビタミンD製剤の作用増強、テトラサイクリン・ノルフロキサシンなどの抗菌薬の血中濃度低下に注意する。また、高繊維食の効果も認められている[18]。

4）下剤

下剤は主に便秘型IBSに対して用いる[11]。連用してよいのはピコスルファートナトリウムや少量の酸化マグネシウムである。Mg^{2+}は吸収性の低いイオンであるが、高マグネシウム血症に注意する。大腸刺激性の下剤、特にセンノシドなどのアントラキノン誘導体の長期漫然投与は、大腸黒皮症をきたすのみならず、大腸の筋層間神経叢の萎縮をもたらすことが報告されており、IBSには好ましくない。

5）整腸薬

乳酸菌製剤は、主に下痢型に対して用いることが多い。糖分解による乳酸で腸内を酸性にし、消化液の腐敗、ガス発生を抑制することで病態の改善を図るものである。Pimentelら[21]は、IBS患者202例の78％に小腸bacterial overgrowthを認めた。その中で、抗生物質を投与したIBS患者25例がIBS症状の顕著な改善を示した。Nobaekら[22]は、IBS患者25例に*Lactobacillus plantarum*を投与し、プラセボ投与の27例に比較して、腹部膨満感の改善を報告している。これに対して、Senら[48]は、IBS患者12例に*Lactobacillus plantarum* 299vを投与し、プラセボ投与の12例に比較して、腹部膨満感の改善も消化管ガス産生量に差はなかったと報告している。しかし、Mayoのグループ[23]がIBS患者12例にプロバイオティクスVSL＃3を投与し、プラセボ投与の13例に比較して、腹部膨満感の改善を認めている。さらに、O'Mahonyら[24]は、IBS患者75例を3群に分け、プラセボ、*Lactobacillus plantarum*、*Bifidobacterium*を投与し、*Bifidobacterium*投与群のみで症状の改善を認めた。これらの結果から、慎重に計画された介入研究においては、プロバイオティクスの投与によって、IBSの愁訴はbacterial overgrowthの克服を介して改善すると考えられる。

6）抗うつ薬

IBSにはうつ[9, 11]あるいは不安障害[26, 27]が高率に合併し、病態に影響する。このため、IBSに対する抗うつ薬の使用は欧米で盛んである[11]。うつが合併したIBSが抗うつ薬のよい適応である。また、不安障害の中でもパニック障害に対しては抗うつ薬が奏効する。しかし、うつの合併がなくとも有効な症例がある[31]。その第一の理由は、ヒト成

長ホルモン(GH)を神経内分泌プローブとした三環系抗うつ薬の塩酸デシプラミン負荷試験で、IBSではGHが低反応であり、うつに類似した脳内神経伝達パターンをもつためである[49]。第二の理由は、IBSが内臓知覚過敏の病態をもつのに対して、抗うつ薬が痛覚閾値を上昇させる作用を有するためである[11]。三環系抗うつ薬は、脳内5-HTとノルアドレナリンの前シナプスにおける再取り込み阻害作用によってシナプス後膜表面の受容体のdown-regulationを誘導し、抗うつ作用を示すと考えられている。抗うつ薬の特性は、ノルアドレナリンと5-HTのいずれのアミンに対する作用が主体であるかにより異なる。ノルアドレナリンに対する作用が主体のものには塩酸イミプラミンや四環系の塩酸マプロチリン、5-HTが主体のものに塩酸クロミプラミン、5-HTのみのものが選択的セロトニン再取込み阻害薬(SSRI)のマレイン酸フルボキサミン、塩酸パロキセチンで、両者に作用するものが塩酸ドスレピン、塩酸アミトリプチン、セロトニン・ノルアドレナリン再取込み阻害薬(SNRI)の塩酸ミルナシプランである。四環系抗うつ薬の塩酸ミアンセリン[31]は脳内ヒスタミンH_1受容体拮抗作用があり、入眠を惹起しやすいので眠前1回投与でよく、不眠を訴える場合に有利である。ドーパミンD_2受容体遮断のスルピリドも抗うつ作用を示すが、高プロラクチン血症による乳汁分泌と無月経、錐体外路症状を招くことがある。これらの抗うつ薬には抗コリン作用があるものとないものがあるので使い分ける。

　三環系抗うつ薬の塩酸デシプラミン[32]とSSRIの塩酸パロキセチン[33]については、IBSに対するRCTがなされ、有効性が証明されている。

7) 抗不安薬

　IBSの病態にはストレスと不安が高率に関与する[26, 27]。この不安によるストレス反応の増大を、ベンゾジアゼピン系抗不安薬によって減弱させる目的で使用される[11]。ベンゾジアゼピンの作用機序は、脳内シナプス後膜表面のγ-amino-butyric acid A (GABA$_A$)受容体ベンゾジアゼピン結合部位を介してCl^-チャネルを開き、膜を過分極させて神経細胞の病的な脱分極による不安を抑制するものである。抗不安薬は作用時間、作用スペクトルに応じて選択する。抗不安薬は眠気や注意力低下を惹起するので、あらかじめ副作用を説明して運転や危険な作業を回避させる。また、急性狭隅角緑内障、重症筋無力症には禁忌であり、依存性にも注意して投与しなければならない[11]。クエン酸タンドスピロンは、これらのベンゾジアゼピンとは作用機序が全く異なり、5-HT$_{1A}$受容体刺激作用により抗不安作用を示す。その抗不安作用はより穏和である。

表1-6 IBSに対する薬物療法のエビデンス

報告者	薬剤設定	診断基準	研究デザイン	症例数	脱落数	治療期間	薬効評価法	結果
高分子重合体								
Cook et al, 1990 (Canada)	4 cookies (20mg corn fibre) Placebo	Manning	DB, XO	n=14	n=5	12週	症状	無効
Jalihal and Kurian, 1990 (India)	Ispaghula husk 30g/day Placebo	著者	DB, XO	n=22	n=2	4週	症状, transit	有効
Lucey et al, 1987 (UK)	12 bran biscuits (1=1.3g fibre) 12 placebo biscuits (1=0.23g fibre)	Manning	DB, XO	n=44	n=16	3カ月	症状	無効
Prior and Whorwell, 1987 (UK)	Ispaghula husk (1 sachet of Regulan tid containing 3.6g refined active mucilloid 56% ispaghula) Placebo	著者	DB	n=80 (total)	n=8 n=15	12週	症状, transit	有効
Snook and Sheperd, 1994 (UK)	Bran fibre (12g/day) Placebo	Rome	DB, XO	n=80	n=9	7週	症状	無効
Toskes et al, 1993 (Argentina)	Calcium polycarbophil 6g/day (twelve 0.5g tablets) Placebo	著者	DB, XO	n=28	n=5	6カ月	症状	有効
正宗 他, 1998 (日本)	Polycarbophil 3g/day Trimebutine 600mg	NIH	DB	n=88 n=91	n=59	2週	症状	有効 (Trimebutineに勝る)
Tomas Ridocci et al, 1992 (Spain)	Plantago ovata Placebo	著者	DB	n=10 n=10	None None	1カ月	症状, transit	有効
抗コリン薬								
Awad et al, 1995 (Mexico)	Pinaverium bromide 50mg tid Placebo	Rome	DB	n=20 n=20	n=1 n=1	3週	症状	有効
Baldi et al, 1992 (Italy)	Octylonium bromide 40mg tid Placebo	著者	DB	n=35 n=37	n=1 None	4週	症状	有効
Centonze et al, 1988 (Italy)	Cimetropium bromide 50mg tid Placebo	著者	DB, parallel group	n=24 n=24	n=1 n=3	6カ月	症状, 副作用	有効
Dobrilla et al, 1990 (Italy)	Cimetropium bromide (CB) 50mg/tid Placebo	著者	DB, parallel group	n=70 (total)	None n=1	3カ月	症状	有効
Lawson et al, 1988 (Australia)	Peppermint oil 0.2-0.4mL tid Placebo	著者	DB, XO	n=25	None	4週	症状	無効
Lech et al, 1988 (Netherlands)	Peppermint oil 200mg tid Placebo	著者	DB	n=19 n=23	n=4 n=1	4週	症状	有効
Liu et al, 1997 (Taiwan)	Colpermin 187mg tid/qid Placebo	著者	DB	n=110 (total) n=52* n=49*	n=3 n=6	4週	症状	有効
Mollica and Manno, 1992 (Italy)	Octylonium bromide 20mg tid + diazepam 2mg tid Octylonium bromide 20mg tid	著者	DB	n=30 (total)	None None	3週	症状, 不安	有効 (diazepam併用群)

報告者	薬剤設定	診断基準	研究デザイン	症例数	脱落数	治療期間	薬効評価法	結果
Passaretti et al, 1989(Italy)	Cimetropium bromide(CB) 50mg tid Placebo	著者	DB, parallel group	n=40 (total)	n=4 n=3	1カ月	症状, transit	有効
Schafer and Ewe, 1990(Germany)	Hyoscine-N-butyl-bromide (Buscopan)(30mg/day)plus paracetamol 1,500mg/day Buscopan 30mg/day Paracetamol 1,500mg/day Placebo	著者	DB, parallel group	n=177 n=182 n=175 n=178	n=14 n=14 n=14 n=8	4週	症状	有効
Shaw et al, 1991 (UK)	Peppermint Stress management group	著者	Open, parallel groups	n=17 n=18	None None	6カ月	症状	無効(心理療法が勝る)
Van Outryve et al, 1995(Belgium)	Mebeverine(MB)plain capsules 135mg 2tid Mebeverine sustained release (SR)200mg bid	著者	DB, XO	n=60 n=111 (total)	n=2	6週	症状	有効
消化管運動改善薬 福土 他, 1986 (日本)	Trimebutine 300mg Placebo	著者	Open	n=20 n=10	None None	14日	症状 大腸運動	有効
常岡 他, 1987 (日本)	Trimebutine 600mg Trimebutine 300mg Mepenzolate 45mg	著者	DB	n=128 n=133 n=135	n=1 None n=1	14日	症状	有意差なし(3群同等)
Poynard et al, 2001 (France)	抗コリン薬(5種)＋trimebutine Placebo	著者	meta-analysis	n=927 n=925			症状	有効
高分子と他剤複合 Chapman et al, 1998(UK)	Mebeverine 135mg tid ＋ high fibre dietary advice Mebeverine 135mg tid ＋ 3.5g ispaghula husk bid/tid	著者	Open, parallel group	n=111 (total) n=49* n=54*	n=8	8週	症状	無効
Misra et al, 1989 (India)	ispaghula husk 10g/day ＋ propantheline 15mg tid(B)† Placebo(A)	Manning	Open	n=28 (total) n=11* n=13*	n=1 n=3	6カ月	症状	有効
Nayak et al, 1997 (India)	Placebo Metronidazole(MND)400mg tid for 10days followed by placebo for 60days Ispaghula 10g bid(ISP)	Manning	Open	n=15 n=15 n=15	None None None	60日	症状, 大腸運動	有効
Villagrasa et al, 1991(Spain)	Diet with high roughage(20g of fibres)and 10g of bran Octylonium bromide(OB) 40mg tid and normal diet (10-15g of fibre)	著者	Open	n=53 n=61	Not given Not given	24カ月	症状	有効(OB)
抗うつ薬/向精神薬 Alevizos et al, 1989(Greece)	Amineptine 200mg/day Placebo	Romeうつ病	DB	n=20 n=20	n=3 n=1	6週	症状, うつ尺度	有効(うつに対して)
Barbier et al, 1989 (France)	Buzepide metiodide 3mg ＋ haloperidol 0.3mg tid Placebo	著者	DB	n=224 (total)	n=1 n=5	2カ月	症状	有効

報告者	薬剤設定	診断基準	研究デザイン	症例数	脱落数	治療期間	薬効評価法	結果
Greenbaum et al, 1987 (USA)	Desipramine Atropine Placebo	著者	DB, XO	n＝41 (total)	n＝12 None n＝2	6週	症状	有効
Drossman et al, 2003 (USA)	Desipramine 150mg Placebo	著者 (FBD)	DB	n＝135 n＝66	n＝38 n＝10	12週	症状	有効
Tanum and Malt, 1996 (Norway)	Mianserin 120mg/day Placebo	著者	DB	n＝49 (total) n＝25* n＝22*	n＝2 None	7週	症状	有効
Creed et al, 2003 (UK)	Paroxetine 20mg ＋ 従来治療 従来治療のみ	Rome	Open	n＝86 n＝86	n＝12 n＝7	3カ月	QOL	有効
セロトニン5-HT₃受容体拮抗薬 Goldberg et al, 1996 (UK)	Ondansetron 16mg tid Placebo	著者	DB, XO	n＝12	n＝3	2週	症状, 内臓知覚	有効
Mexton et al, 1996 (UK)	Ondansetron (OD) 4mg tid Placebo	Rome	DB, XO	n＝50	n＝1	4週	症状, 心理尺度	有効
Steadman et al, 1992 (USA)	Ondansetron hydrochloride* 16mg tid Placebo	Manning	DB, XO	n＝14	n＝11	4週	症状, transit	無効
Camileri et al, 2000 (USA)	Alosetron 2mg Placebo	Rome 女性,非便秘	DB	n＝245 n＝270	n＝79 n＝53	12週	症状	41%有効 29%
Olden et al, 2002 (USA)	Alosetron 2mg Placebo	Rome 女性,非便秘	DB	n＝402 n＝203	n＝130 n＝66	12週	症状	有効
Chang et al, 2005 (USA)	Alosetron 1mg Alosetron 2mg Alosetron 4mg Alosetron 8mg Placebo	Rome	DB	n＝105 n＝107 n＝105 n＝119 n＝110	n＝22 n＝24 n＝31 n＝21 n＝18	12週	症状	有効
消化管運動促進薬 Farup et al, 1998 (Norway)	Cisapride 5/10 (DD) mg tid** Placebo	Rome	DB, parallel group	n＝33 (n＝17DD) n＝37 (n＝23DD)	n＝5 n＝3	12週	症状	無効
Schutze et al, 1997 (Austria)	Cisapride 5mg tid** Placebo	Rome	DB	n＝48 n＝48	n＝6 n＝4	12週	症状, 心理	便秘にのみ有効
Van Outyrve et al, 1991 (Belgium)	Cisapride 5mg tid** Placebo	著者	DB	n＝36 n＝33	n＝4 n＝5	12週	症状	有効
Kellow et al, 2003 (Pacific Rim)	Tegaserod 12mg Placebo	Rome	DB	n＝212 n＝221	n＝5 n＝9	12週	症状	有効
止痢剤 Efskind et al, 1996 (Norway)	Loperamide 2mg/day Placebo Healthy controls	著者	DB, parallel group	n＝90 (n＝35)* n＝34* n＝33	n＝21	5週	症状	有効

報告者	薬剤設定	診断基準	研究デザイン	症例数	脱落数	治療期間	薬効評価法	結果
Halpern et al, 1996 (USA)	Lacteol Forte 2 capsules bid Placebo	著者	DB, XO	n=29	n=11	6週	症状	有効
Hovdenak, 1987 (Norway)	Loperamide 4mg nocte Placebo	著者	DB, parallel group	n=30 n=30	n=1 n=1	3週	症状	有効(下痢に対して)
Lavo et al, 1987 (Norway)	Loperamide 2/4mg/day*** Placebo	著者	DB	n=11* n=10*	n=1 n=2	13週	症状	有効
Lunardi et al, 1991 (Italy)	Sodium cromoglycate 500mg qid Placebo	著者	DB, XO	n=2 n=18	n=2	8週	症状	有効(食後症状に好適)
Prior et al, 1998 (UK)	Lidamidine hydrochloride 8/16mg/day Placebo	著者	DB, XO	n=72 n=57	n=15	4週	症状	有効(排便頻度減少のみ)
Rodriguez-Magallan et al, 1997 (Mexico)	Lidamidine Placbo Lidamidine + psychotherapy Placebo + psychotherapy	Manning	DB, XO	n=10 n=10 n=10 n=10	None None n=1 n=1	6週	症状	有効
新薬およびその他の薬物 Cann et al, 1994 (UK and Italy)	Loxiglumide 200mg tid Loxiglumide 400mg tid Placebo	著者	DB, parallel group, pilot study	n=24 n=23 n=25	None None None	8週	症状	有効
Dapoigny et al, 1995 (France)	Fedotozine 3.5mg tid Fedotozine 15mg tid Fedotozine 30mg tid Placebo	著者	DB	n=56 n=57 n=63 n=62	N=10 n=7 n=6 n=11	6週	症状	有効
Gade and Thorn, 1989 (Denmark)	Paraghurt tablets Placebo	著者	DB	n=32 n=22	None None	4週	症状	有効
Mathais et al, 1994 (USA)	Leuprolide acetate (Lupron) depot 3.75mg/月 Placebo	著者	DB	n=14* n=15*	n=1 n=1	3カ月	症状, transit	有効
Mathais et al, 1994 (USA)	Leuprolide acetate (Lupron) depot 1.0-1.5mg/日; plus oestrogen replacement Placebo	著者	DB	n=28 (total)	None None	9カ月	症状	有効

DB：二重盲検　XO：交叉試験　DD：2倍量
* 試験完遂症例
** 便秘型
*** 下痢型
† 試験開始前4～6週に無症状化
‡ total n=431で実施。うち、認知行動療法群が教育群に勝る。
# total n=257で実施。うち、心理療法群が従来治療群に勝る。

(RCTを中心とした文献51に最近の研究・日本の研究を加えて作成)

8) その他

オキセサザインは粘膜麻酔作用により、IBSの亢進した胃結腸反射と内臓知覚過敏を抑制することを狙って投与する。IBSの中のある種の症例には喘息に類似したアレルギーや大腸粘膜の微細な炎症が関与しているという仮説があり、実際に抗アレルギー薬、抗炎症薬が奏効する症例がある[50]。

現時点における根拠に基づくIBSに対する薬物療法の考え方は以下の通りである。抗コリン薬、消化管機能調整薬、高分子重合体、下剤、整腸薬、抗うつ薬、抗不安薬には科学的根拠があるが、製剤ごとに異なる(表1-6)[51]。わが国で使用しうる上記薬剤で最近のRCTとメタアナリシスで効果が報告されているのはマレイン酸トリメブチン、ポリカルボフィルカルシウム、塩酸ロペラミド、乳酸菌製剤、塩酸パロキセチン、塩酸ミアンセリンである。IBSに対する薬物療法は、新薬の開発とともに、既存薬の科学的根拠の水準を上げ、投与の手順を体系化することが必要であるが、いまだその途上にある[52]。さらに、性差、年齢差、文化ならびに患者の個別要因を配慮した対応が求められる[53]。IBSではプラセボ効果が高い[54]。また、心理療法が有効である[32,33,36,44]。

プラセボ効果も心理療法も脳科学で解明されつつあり、決して非科学的な現象ではない。日常臨床では、IBS患者に対しては薬理効果＋プラセボ効果＋心理的効果＝治療効果であることを知り、これを活かすことが重要である。

11. 研究担当者

福土　審（東北大学大学院医学系研究科機能医科学講座行動医学・東北大学病院心療内科）
金澤　素（東北大学大学院医学系研究科機能医科学講座行動医学・東北大学病院心療内科）
篠崎雅江（東北大学大学院医学系研究科行動医学分野）
遠藤由香（東北大学病院心療内科）
庄司知隆（東北大学病院心療内科）
相模泰宏（東北大学病院心療内科）
森下　城（東北大学病院心療内科）
本郷道夫（東北大学病院総合診療部・心療内科）

12. 文献一覧

1) Fukudo S, Nomura T, Hongo M. Impact of corticotropin-releasing hormone on gastrointestinal motility and adrenocorticotropic hormone in normal controls and patients with irritable bowel syndrome. *Gut* 1998；42：845-9.
2) Drossman DA, Richter JE, Talley NJ, et al., editors. The Functional Gastrointestinal Disorders. Boston：Little Brown；1994. p.1-174.

3）Russo MW, Gaynes BN, Drossman DA. A national survey of practice patterns of gastro-enterologists with comparison to the past two decades. *J Clin Gastroenterol* 1999 ; 29 : 339-43.

4）Thompson WG, Heaton KW, Smyth GT, et al. Irritable bowel syndrome in general practice : prevalence, characteristics, and referral. *Gut* 2000 ; 46 : 78-82.

5）Talley NJ. Irritable bowel syndrome : definition, diagnosis and epidemiology. *Baillieres Best Pract Res Clin Gastroenterol* 1999 ; 13 : 371-84.

6）Sandler RS. Epidemiology of irritable bowel syndrome in the United States. *Gastroenterology* 1990 ; 99 : 409-15.

7）Drossman DA, McKee DC, Sandler RS, et al. Psychosocial factors in the irritable bowel syndrome. A multivariate study of patients and nonpatients with irritable bowel syndrome. *Gastroenterology* 1988 ; 95 : 701-8.

8）Fukudo S, Hongo M, Nomura T, et al. Difference in psychometry and gastrointestinal motility in patients with irritable bowel syndrome and unspecified functional bowel disorder. *Psychosom Med* 1997 ; 59 : 99.

9）Whitehead WE, Schuster MM. Irritable bowel syndrome : Definition of the syndrome and relation to other disorders. Physiological and psychological mechanism. In : Whitehead WE, Schuster MM, editors. Gastrointestinal Disorders : Behavioral and Physiological Basis for Treatment. New York : Academic Press ; 1985. p.155-209.

10）American Psychiatric Association. Diagnostic and Statistical Manual of Mental Disorders, 4th ed, text revision. Washington DC : American Psychiatric Association ; 2000.

11）Drossman DA, Whitehead WE, Camilleri M. Irritable bowel syndrome : a technical review for practice guideline development. *Gastroenterology* 1997 ; 112 : 2120-37.（評価Ⅰ-A）

12）Manning AP, Thompson WG, Heaton KW, et al. Towards positive diagnosis of the irritable bowel. *Br Med J* 1978 ; 2 : 653-4.

13）Thompson WG, Creed F, Drossman DA, et al. Functional bowel disease and functional abdominal pain. *Gastroenterol Int* 1992 ; 5 : 75-91.

14）Thompson WG, Longstreth GF, Drossman DA, et al. Functional bowel disorders and functional abdominal pain. *Gut* 1999 ; 45（Suppl Ⅱ）: Ⅱ43-7.

15）Drossman DA, Corazziari E, Talley NJ, et al., editors. Rome Ⅱ : The Functional Gastrointestinal Disorders, 2nd ed. McLean : Degnon Associates ; 2000.

16）Longstreth GF, Thompson WG, Chey WD, et al. Functional bowel disorders. *Gastroenterology* 2006 ; 130 : 1480-91.

17）佐々木大輔, 松枝　啓, 福土　審, 他. 過敏性腸症候群に対する治療ガイドラインの作成. *Ther Res* 2000 ; 21 : 1741-60.（評価Ⅵ-C）

18）Aller R, de Luis DA, Izaola O, et al. Effects of a high-fiber diet on symptoms of irritable bowel syndrome : a randomized clinical trial. *Nutrition* 2004 ; 20 : 735-7.（評価Ⅱ-A）

19）正宗　研, 三輪　剛, 福富久之, 他. 過敏性腸症候群に対するポリカルボフィルカルシウム錠（HSR-237）の第Ⅲ相試験. 薬理と治療 1998 ; 26 : S967-96.（評価Ⅱ-A）

20）Poynard T, Regimbean C, Benhamon Y. Meta-analysis of smooth muscle relaxants in the treatment of irritable bowel syndrome. *Aliment Pharmacol Ther* 2001 ; 15 : 355-61.（評価Ⅰ-A）

21）Pimentel M, Chow EJ, Lin HC. Normalization of lactulose breath testing correlates with symptom improvement in irritable bowel syndrome. a double-blind, randomized, placebo-controlled study. *Am J Gastroenterol* 2003 ; 98 : 412-9.（評価Ⅱ-A）

22）Nobaek S, Johansson ML, Molin G, et al. Alteration of intestinal microflora is associated with reduction in abdominal bloating and pain in patients with irritable bowel syndrome. *Am J Gastroenterol* 2000 ; 95 : 1231-8.（評価Ⅲ-B）

23) Kim HJ, Camilleri M, McKinzie S, et al. A randomized controlled trial of a probiotic, VSL#3, on gut transit and symptoms in diarrhoea-predominant irritable bowel syndrome. *Aliment Pharmacol Ther* 2003；17：895-904.（評価Ⅱ-A）
24) O'Mahony L, McCarthy J, Kelly P, et al. Lactobacillus and bifidobacterium in irritable bowel syndrome：symptom responses and relationship to cytokine profiles. *Gastroenterology* 2005；128：541-51.（評価Ⅱ-A）
25) Weiner N. Atropine, scopolamine, and related antimuscarinic drugs. In：Gilman AG, Goodman LS, Gilman A, editors. The Pharmacological Basis of Therapeutics. New York：MacMillan；1980. p.120-37.
26) 遠藤由香, 吉澤正彦, 福土 審, 他. 過敏性腸症候群におけるパニック障害. 心身医 2000；40：339-46.
27) 吉澤正彦, 遠藤由香, 福土 審, 他. パニック障害と過敏性腸症候群の関連－パニック障害からの検討. 心身医 2000；40：283-9.
28) Prather CM, Camilleri M, Zinsmeister AR, et al. Tegaserod accelerates orocecal transit in patients with constipation-predominant irritable bowel syndrome. *Gastroenterology* 2000；118：463-8.（評価Ⅱ-A）
29) Kellow J, Lee OY, Chang FY, et al. An Asia-Pacific, double blind, placebo controlled, randomized study to evaluate the efficacy, safety, and tolerability of tegaserod in patients with irritable bowel syndrome. *Gut* 2003；52：671-6.（評価Ⅱ-A）
30) Lavo B, Stenstam M, Nielsen AL. Loperamide in treatment of irritable bowel syndrome－a double blind placebo controlled study. *Scand J Gastroenterol* 1987；130(Suppl)：77-80.（評価Ⅱ-A）
31) Tanum L, Malt UF. A new pharmacologic treatment of functional gastrointestinal disorder；a double-blind placebo-controlled study with mianserin. *Scand J Gastroenterol* 1996；31：318-25. （評価Ⅱ-A）
32) Drossman DA, Toner BB, Whitehead WE, et al. Cognitive-behavioral therapy versus education and desipramine versus placebo for moderate to severe functional bowel disorders. *Gastroenterology* 2003；125：19-31.（評価Ⅱ-A）
33) Creed F, Fernandes L, Guthrie E, et al., North of England IBS Research Group. The cost-effectiveness of psychotherapy and paroxetine for severe irritable bowel syndrome. *Gastroenterology* 2003；124：303-17.（評価Ⅱ-A）
34) Suzuki J, Yamauchi Y, Yamamoto H, et al. Fasting therapy for psychosomatic disorders in Japan. *Psychother Psychosom* 1979；31：307-14.
35) Heymann-Monnikes I, Arnold R, Florin I, et al. The combination of medical treatment plus multicomponent behavioral therapy is superior to medical treatment alone in the therapy of irritble bowel syndrome. *Am J Gastroenterol* 2000；95：981-94.（評価Ⅱ-A）
36) Whorwell PJ, Prior A, Faragher EB. Controlled trial of hypnotherapy in the treatment of severe refractory irritable-bowel syndrome. *Lancet* 1984；2：1232-4.（評価Ⅱ-B）
37) Talley NJ, Owen BK, Boyce P, et al. Psychological treatments for irritable bowel syndrome：a critique of controlled treatment trials. *Am J Gastroenterol* 1996；91：277-83.（評価Ⅰ-B）
38) 福土 審, 内海 厚, 野村泰輔, 他. 過敏性腸症候群の心身医学的診断と治療. 心療内科 1998；2：75-80.
39) Ganly I, Shouler PJ. Focal lymphoid hyperplasia of the terminal ileum mimicking Crohn's disease. *Brit J Clin Pract* 1996；50：348-9.
40) Fujimura Y, Kamoi R, Iida M. Pathogenesis of aphthoid ulcers in Crohn's disease：correlative findings by magnifying colonoscopy, electron microscopy, and immunohistochemistry. *Gut* 1996；38：724-32.

41) Rizkalla KS, Cherian MG. Metallothionein : a potential marker for differentiating benign and neoplastic gastrointestinal lymphoid infiltrates. *Pathology* 1997 ; 29 : 141-6.
42) Fukudo S, Suzuki J. Colonic motility, autonomic function, and gastrointestinal hormones under psychological stress on irritable bowel syndrome. *Tohoku J Exp Med* 1987 ; 151 : 373-85.
43) Fukudo S, Nomura T, Muranaka M, et al. Brain-gut response to stress and cholinergic stimulation in irritable bowel syndrome. A preliminary study. *J Clin Gastroenterol* 1993 ; 17 : 133-41.
44) Guthrie E, Creed F, Dawson D, et al. A controlled trial of psychological treatment for the irritable bowel syndrome. *Gastroenterology* 1991 ; 100 : 450-7.（評価Ⅲ-B）
45) Davison JS. Inneration of the gastrointestinal tract. In : Christensen J, Wingate DL, editors. A Guide to Gastrointestinal Motility. Bristol : Wright ; 1983. p.1-47.
46) Miyata K, Ito H, Fukudo S. Involvement of the 5-HT3 receptor in corticotropin-releasing hormone (CRH)-induced defecation in rats. *Am J Physiol* 1998 ; 274 : G827-31.
47) Camilleri M, Northcutt AR, Kong S, et al. Efficacy and safety of alosetron in women with irritable bowel syndrome : a randomised, placebo-controlled trial. *Lancet* 2000 ; 355 : 1035-40.（評価Ⅱ-A）
48) Sen S, Mullan MM, Parker TJ, et al. Effect of Lactobacillus plantarum 299v on colonic fermentation and symptoms of irritable bowel syndrome. *Dig Dis Sci* 2002 ; 47 : 2615-20.（評価Ⅱ-A）
49) Dinan TG, Barry S, Ahkion S, et al. Assessment of central noradrenergic functioning in irritable bowel syndrome using a neuroendocrine challenge test. *J Psychosom Res* 1990 ; 34 : 575-80.
50) Stefanini GF, Saggioro A, Alvisi V, et al. Oral cromolyn sodium in comparison with elimination diet in the irritable bowel syndrome, diarrheic type. Multicenter study of 428 patients. *Scand J Gastroenterol* 1995 ; 30 : 535-41.（評価Ⅱ-B）
51) Akehurst R, Kaltenthaler E. Treatment of irritable bowel syndrome : a review of randomised controlled trials. *Gut* 2001 ; 48 : 272-82.（評価Ⅰ-A）
52) 福土 審. 過敏性腸症候群の病態生理：消化管生理学と神経科学の進歩から. 日本消化器病学会雑誌 2001 ; 98 : 1137-45.
53) Chang L, Toner BB, Fukudo S, et al. Gender, age, society, culture, and the patient's perspective in the functional gastrointestinal disorders. *Gastroenterology* 2006 ; 130 : 1435-46.
54) Jailwala J, Imperiale TF, Kroenke K. Pharmacologic treatment of the irritable bowel syndrome : a systematic review of randomized, controlled trials. *Ann Intern Med* 2000 ; 133 : 136-47.（評価Ⅰ-A）

疾患各論

2. Functional Dyspepsia (FD)

2. Functional Dyspepsia(FD)

1. 疾患概説

　Functional dyspepsia(FD)は、潰瘍のようないわゆる器質的な疾患はないが、腹痛、吐き気、食欲不振、胃もたれなど上部消化管に由来すると思われる症状が続く疾患である。non-ulcer dyspepsia(NUD)と呼ばれることもある。わが国で従来から神経性胃炎、胃神経症、上腹部不定愁訴などと呼ばれたものとほぼ同じである。外来受診患者の中での割合は多いが、患者は医療者から「気にしすぎ」「病気ではない」などとして身体疾患として取り扱われない傾向にあった。FDの疾患概念が確立して以来、機能性疾患としての位置づけがされ積極的にとり扱われるようになったことは、認められない症状に苦しんできた患者にとって大きな利益となったといってよいだろう。

　注目されている身体機能の異常については、胃の受容性弛緩[1]、胃の排出運動[2]、胃壁の感覚閾値の低下[3]が現在のところ中心的な病態と考えられている。これに心理的な要因が関与してくるのだが、この因子の関与の仕方については、いまだ議論があり確定していない。

FDの診断基準

　消化器疾患の機能的な異常の概念を標準化する世界的な取組みであるRome委員会の最新の診断基準であるRomeⅢ[4]では、胃または十二指腸という上部消化管の機能異常に由来する身体症状をfunctional dyspepsia、頻回のゲップや空気嚥下を症状とするbelching disorders、原因不明の嘔吐や悪心の続くnausea and vomiting disorders、食べ物の反芻を特徴とするrumination syndrome in adultsの4つに分類している。頻度としてはfunctional dyspepsiaが多い。それぞれに下位分類があるがfunctional dyspepsiaは大きく二つのカテゴリーに分類され、診断基準と下位分類の診断基準は**表2-1**に示すとおりである。一般の身体疾患のものとはずいぶん趣が異なる。診断基準の成り立ちを理解することが、機能性疾患の概念を理解することにつながると思われるので、以下に詳しく述べる。

1. 症状の表現

　わが国ではディスペプシアは聞きなれない言葉であり、たいへん翻訳しづらい。上腹部の症状の表現は文化や言語により、さまざま異なっており、世界共通の表現をすることは困難である。Rome委員会では長年の議論を経て、RomeⅢにおいては症状の表現を、

Functional Dyspepsia(FD)

表2-1　RomeⅢ[4]によるfunctional dyspepsiaの診断基準

> B1　functional dyspepsiaの診断基準
> 1．以下の症状の一つかそれ以上が存在し
> 　a．悩ましい食後膨満感
> 　b．早期満腹感
> 　c．上腹部痛
> 　d．上腹部灼熱感
> 　かつ
> 2．その症状を説明しうる器質的疾患を認めない。
> 　＊上記症状要件は診断時期の少なくとも6カ月前に始まり、3カ月間持続していること。
>
> **functional dyspepsiaの下位分類の診断基準**
> B1a．postprandial distress syndrome（FDのa．b．）
> 　1．以下の症状の一つか両方が存在し
> 　　a．通常量の食事後の悩ましい食後膨満感が、少なくとも1週間に数回以上ある。
> 　　b．通常の食事を採り終えるのを妨げる早期満腹感が、少なくとも1週間に数回以上ある。
> 　　かつ
> 　2．その症状を説明しうる器質的疾患を認めない。
> 　　＊上記症状要件は診断時期の少なくとも6カ月前に始まり、3カ月間持続していること。
> B1b．epigastric pain syndromeの診断基準（FDのc．d．）
> 　1．以下の症状のすべてが存在し
> 　　a．心窩部の痛みか灼熱感が、中等度以上の程度で少なくとも1週間に1度以上ある。
> 　　b．痛みは間欠的である。
> 　　c．腹部の他の部位や胸部に感じられたり、広がったりすることはない。
> 　　d．排便や排ガスで軽快しない。
> 　　e．胆嚢やオッジ筋機能異常の診断基準を満たさない。
> 　　かつ
> 　2．その症状を説明しうる器質的疾患を認めない。
> 　　＊上記症状要件は診断時期の少なくとも6カ月前に始まり、3カ月間持続していること。
> **支持的診断基準**
> 1．痛みは灼熱感の性状を呈するかもしれないが胸骨後部の症状はない。
> 2．痛みは食事により引き起こされたり、軽快したりすることが多いが、空腹で生じることはない。
> 3．postprandial distress syndromeが並存することはある。

次の4つの表現に集約している。

○食後膨満感（postprandial fullness）：胃の中に食べ物が長くとどまっているような不快な感覚。

○早期満腹感（early satiety）：食べ始めてすぐに生じる、食べた量に見合わない満腹感があり、そのため食事を食べ終われない。

○心窩部痛（epigastric pain）：心窩部とは臍と剣状突起の間で両鎖骨中線に境される部位。痛みとは、主観的で不快な感覚であり、組織の損傷があると感じる患者もいる。他の症状も非常に程度が強いときは痛みと表現されたり、認識されることもある。

○心窩部灼熱感（epigastric burning）：灼熱感とは主観的で不快な熱感。

　部位まではっきりと定義しているのは、他の過敏性腸症候群や胃食道逆流症

(GERD)のような、胃や十二指腸以外の病態でも同様の症状が認められるため、これを判別するためである。また「主観的」という表現で強調されるように、症状はただ患者が申告するものであり、治療者が客観的に捉えることのできない性格のものである。この点が一般の疾患の診断基準と大きく異なる。

2．症状を説明しうる器質的疾患を認めない

　定義上FDの確定診断のためには、器質疾患の除外が必須である。一般に器質疾患の治療であれば、まず諸検査を経て診断を確定し、治療が開始されるという手順を踏む。しかし、ディスペプシアを訴える患者数は膨大であり、かつ予後はおおむね良好である[5]。それゆえ、すべての患者に除外診断のための検査を実施すると医療経済上の社会的、個人的負担が大きくなりすぎる。このため治療者はある段階で積極的にFDの暫定診断を行い治療を開始する。そして治療経過に注意を払い、段階的に除外診断を進めていく。心窩部に痛みや不快感を訴える器質的、機能的疾患は他にも数多い（表2-2）。これを分別するのは容易ではない。

3．診断の少なくとも6カ月前に症状が始まり、3カ月間持続している

　症状出現期間が診断の6カ月以上前に始まり、3カ月以上症状があるという条件を満たしていなければならない。機能性の症状は経時的に変化するため、異常と考えるかどうかは、一定期間内のうち有症状期間がどの程度あるかという目安が必要になる。FDでは症状がマイルドなこともあり、比較的に長い症状出現期間を設定している。3カ月という期間の設定はRomeⅢにおける過敏性腸症候群や食道由来の機能性疾患でも同じであり、FDに特別なものではない。これに対して胆嚢機能異常やオッジ筋機能異常では出現期間の設定がない。激症でない持続性の機能性疾患の診断の目安として3カ月ということである。しかし期間が設定されていることには意味があり、全く同じ症状でも、短期間出現しただけのものは除かれる。さまざまなアプローチの有効性の検討はこの基準をもとに行われており、短期間の症状には適用できない。ま

表2-2　ディスペプシアをきたす非器質的疾患またはFDに合併しうる疾患

胃食道逆流症	：上腹部痛
食道機能異常	：嘔気
機能性胆道障害	：腹痛（右季肋部に多い）
慢性膵炎	：腹痛
過敏性腸症候群	：腹痛、嘔気
疼痛性障害	：腹痛
呑気症	：嘔気、腹部膨満感
うつ病	：食欲不振、嘔気

た，変動する病態では持続期間に並んで症状の強さも重要だが，自覚症状以外の指標がなく，特に設定されていない．

2．FDの心身医学的因子とその評価

　FDの心身医学的因子に関する報告が近年活発になされている．以下に代表的なものを挙げる．
①FD患者と不安障害，うつ病性障害，身体表現性障害などの精神医学的疾患
②FDとストレスとの関連性
③FD患者のディスペプシア症状とHRQOL
④医療機関への受療行動（health care seeking）に関与する因子

　以後の記述では，FD症状をもつ非受診者をFD者，FD症状をもつ受診者（患者）をFD患者として区別する．

1) FD患者と精神医学的疾患

　疾患概念が提出されて以来，うつ病や不安障害の並存，身体表現性障害との異同につき議論が続いている．これら精神障害との高い並存率は明らかであるが，機能性障害との関係につき，いまだ係争中である．機能性障害が病態の中心であり，心理的な問題については病態を修飾しているものと考えるか，機能性障害とともに心理的な問題が病態の首座を占めると考えるかで争っているといえる．この争いは身体医側の心理的側面に関する根強い抵抗感と関係しているかもしれない．従来不安や抑うつの強さは，受診しないFD群では健康対照群と変わりなく，不安，抑うつは受療行動に影響しているといった考えが主流であり，機能性疾患としての病態は心理因子から独立しているという考えを支持していた．近年のよくデザインされた検討ではこれとは逆に，不安や抑うつは受診しないFD群でも健康対照群よりも高いという報告[8]や，FD者が受療行動をとるかどうかをロジスティック解析で検討した結果，精神医学的病態は受療行動の独立予測因子とはならなかったという報告[9]がある．少なくとも精神病理学的な問題が機能性障害と並んで，病態の中心的であるようなFDが存在する可能性が示唆される．

2) FDとストレスとの関連性

　従来，ボランティアを対象にした非受診FD/IBS（FGID）者の研究において，FGIDではストレスとの関連がなく，受診する患者群で心理社会的ストレスが認められるのは，受療行動に影響しているためだろうと考えられていた．しかし，一般住民を対象によくデザインされたコントロール研究[10]によると，さまざまなストレスがFGIDと関連していたと報告されており，この結果はIBSとFD単独で検討しても同じで，両疾患で結果は類似していたという．①の結果と同様に，ストレスが受療行動にのみ影響し

ているという考えは否定されつつある。

3) FD患者のディスペプシア症状とHRQOL

　FD患者の診断基準がディスペプシアであったため、従来FD患者の病状評価には消化器症状スコアが用いられていた。しかし近年、患者の健康関連のQOL（HRQOL）といった全人的な健康感の重要性が認識され、治療効果や経過を検討する際には、症状に加えてHRQOLを評価することが必須と考えられるようになっている。HRQOLに関するシステマティックなレビュー[11]では、中等症から重症の医療機関を受診したFD患者では、HRQOLは障害されていると報告している。また、一般住民中のFD者のHRQOLを検討した結果でもやはりHRQOLは障害されているが、この障害の大部分は身体因子ではなく心理的因子で説明できるだろうと報告[12]している。

4) 医療機関への受療行動に関与する因子

　FDの診断基準を単純に適応すると、受療行動をとらない人の中でもかなりの数が診断基準を満たす。疫学的な調査では、有病率は10％以上とされており、大変に数の多い疾患である。このFD者を受療行動へと促すものが何であるのか、検討することはFDの治療を考えるうえで意義深い。中国でのIBS/FDの出現率と不安・抑うつの共存、また医療機関受診についての調査[8]では、IBS/FDでは不安の強さが受療行動を決定する独立因子であったと報告している。一方、IBSとFD者が医療や代替医療を受けるときの予測因子を検討した報告[9]では、IBS/FD者は過去12カ月間におよそ半数が消化器症状のため医療機関を受診し、精神医学的な疾患の並存は、受療行動の独立予測因子ではなく、頻回の腹痛、腹部症状による仕事や日常生活の支障、患者－医師関係のより大きな満足度が独立予測因子であったとしている。

　これらの最近の研究の動向を以下にまとめる。
・FD者、FD患者ともに不安や抑うつのレベルが健康対照群に比し高い。
・FD者、FD患者ともに何らかのストレスが健康対照に比し高い。
・FD者、FD患者ともに健康関連QOLの低下がみられる。FD者のQOLの低下は心理面の因子で説明可能かもしれないが、検討は不十分である。
・FD者が受療行動をとりFD患者となる要因については、不安などの心理因子が重要という論と、身体、社会的因子が重要という両論がある。

3. 診断・治療ガイドライン－解説とその根拠－

　FDでは徹底的な除外診断で診断を確定し治療を開始するのではない。あるレベルで臨床的な判断を行い暫定的に診断する。そのうえで治療経過を観察しながら必要に

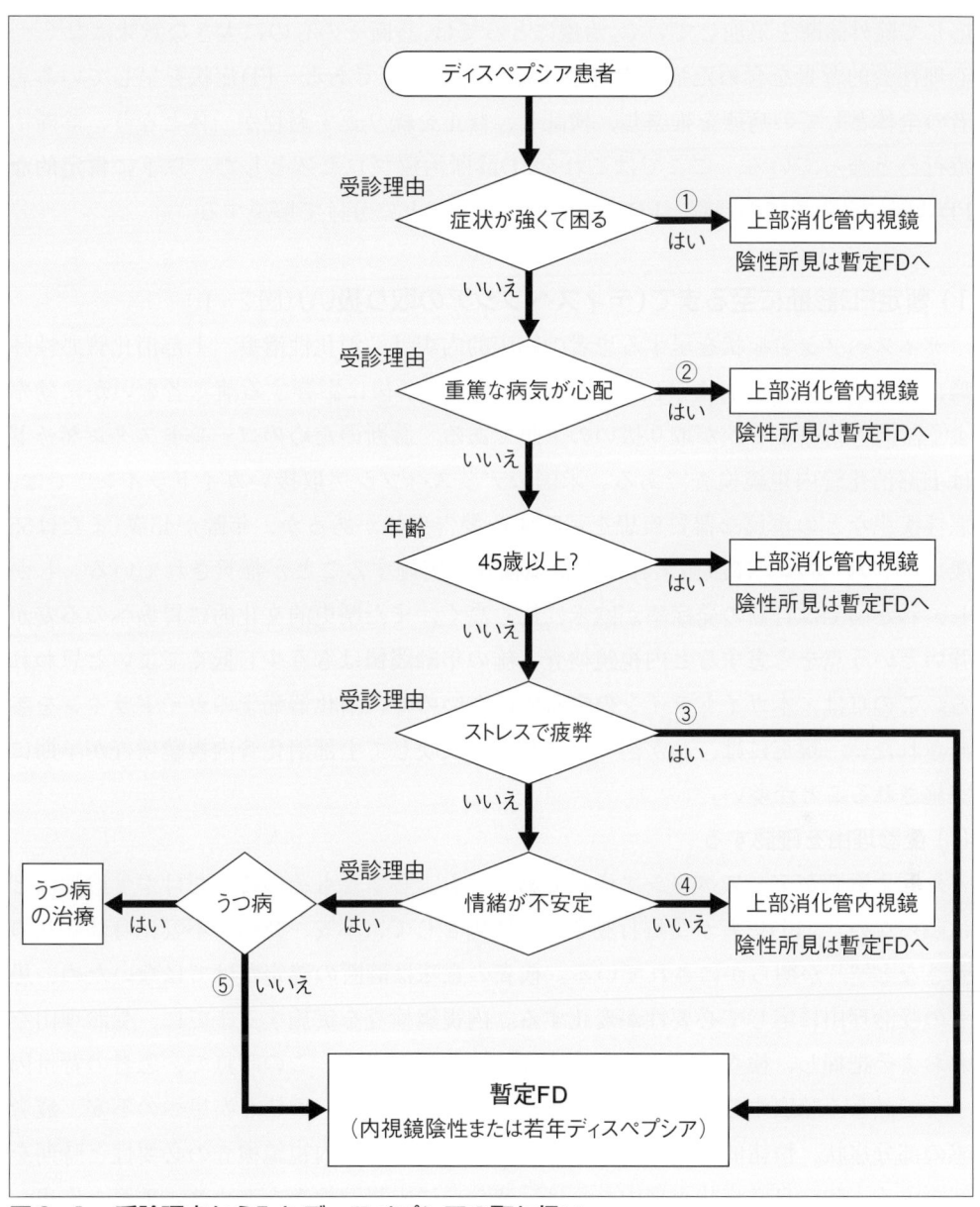

Functional Dyspepsia(FD)

図2-1　受診理由からみたディスペプシアの取り扱い
①速やかに内視鏡検査に進む
②症状に沿った投薬で1〜2回外来診療を実施し、関係性が安定したら内視鏡検査に進む
③他の身体症状も伴っていることも多く、患者自身が検査を希望しないことが多い。早々の検査は警告症状が明らかなときのみ実施する
④受診理由が特定できない場合、「いつもと違う」というような身体的違和感を感じていると考え、内視鏡検査を進める
⑤明らかなうつ病以外は、FDの病態のうちと考えて診断・治療プロセスへ進む。早々の検査は警告症状が明らかなときのみ実施する
＊内視鏡検査で器質疾患が特定されれば適切な治療を行う

応じて除外診断を追加していく。治療にとっては、診断そのものに大きな意味はなく[13]、心理社会的背景を含めた病態を理解することが重要である。FD症状を呈している患者の全体としての病態を推察し、検証し、修正を繰り返す過程が一体となり、診断治療行為となっている。ここではこれをFD診断治療プロセスとした。以下に暫定的なFD診断に至るまでの過程とFD診断治療プロセスとに分けて解説する。

1）暫定FD診断に至るまで（ディスペプシアの取り扱い）(図2-1)

　ディスペプシア症状を呈する患者の臨床的内訳は、消化性潰瘍、上部消化管悪性腫瘍、胃炎、その他、およびFDとなる。なかでも予後に影響する前二者をいかに効率よく診断、治療するかが取り扱いの主眼である。診断のためのゴールドスタンダードは上部消化管内視鏡検査である。米国のディスペプシア取扱いガイドライン[14]では、悪性疾患などの重篤な器質疾患を示唆する警告症状があるか、年齢が45歳（または55歳）以上のいずれかに該当すれば内視鏡検査を実施することが推奨されている。しかし、わが国では胃癌の発症率が欧米に比し高く、また歴史的文化的に胃癌への不安が強いという点を考慮すると内視鏡検査実施の年齢閾値はもう少し低くてよいと思われる。この点は、本ガイドラインの主眼ではないので、消化器病学のガイドラインを参照されたい。現実には、わが国ではこれらを反映して上部消化管内視鏡検査が早期に実施されることが多い。

（1）受診理由を確認する

　たとえ訴えがディスペプシア症状であっても、必ずしもそのことだけが受診理由とは限らない[13]。FD患者が受療行動をとる要因として、不安、死への不安、身体症状の強さなど[8,9,15]が明らかにされている。検査の意味は診断の確定だけではないため、患者の受診理由に応じて必要性が変化する。内視鏡検査を実施するまでに、受診理由をおおよそ把握し、検査の必要性と適切な時期を判断する。この時点で、患者の背景因子まで詳しく聴取することは困難である。強い自覚症状、重篤な疾患への不安、疲労感の部分症状、情緒的不安定性という程度の判別をし、内視鏡検査の必要性と時期を判断する。強い自覚症状が理由ならば、速やかに内視鏡検査を進める。重篤な疾患への不安の場合は、医療者が患者の不安を受けて迅速に対処しようとすると不安をさらに掻き立てることもある。患者の不安に共感するように努め、短期間治療を行いながら、鎮静を待ち内視鏡検査を実施する。日常または社会的なストレスが強く、心身の疲労感の部分症状の形でディスペプシアが現れている場合は、患者が積極的に検査を希望することは少なく、早々の内視鏡検査は不必要なことが多い。警告症状や年齢など医学的必要性が高いときにのみ実施する。情緒的不安定性が前景に表れているような患者では、個々に判断する。内視鏡検査がその人にとりどのような意味があるかで実施の時期が決定する。通常は情緒の安定を優先する。

Functional Dyspepsia(FD)

（2）併存する疾患を診断する

　　FDでは、他の機能性疾患や不安障害、感情障害などが高頻度に併存する[16]。明らかなうつ病以外の抑うつや不安は、FDの病態の一部と考えてそのままFDとして診断治療プロセスに進む。

　　うつ病が診断できたなら、うつ病の治療がFD治療に優先する。うつ病治癒後にディスペプシア症状が残存すれば、FDの診断治療プロセスに進む。機能性頭痛や腰痛など他の機能性疾患を合併しているかどうか確認しておく。患者の受診目的を推定するためのよい情報となる。

（3）上部消化管内視鏡検査

　　初診に1時間、再診で20分という診療時間が保証される米国と異なり、わが国の一般医は通常5分程度の診療時間で患者の訴えに対応している。この制約の中では、診療を始めて間もない時期に情緒的なサポートをしながら、言葉による説明、説得を行うことは極めて難しい。内視鏡検査はこれを補完する意味もあり、わが国における高い胃癌の発生率を考慮すると、保証に果たす役割は欧米よりも大きい[17]。このため、医学的必要性のみでは検査の是非を論じきれない。

説明例1）検査で症状を説明できる異常が認められないとき

　　「胃カメラとエコーの結果からは、潰瘍や癌や胆石といった、すぐに手術などの治療が必要な病気ではなさそうです。せっかく検査したのですから、まずは安心してください[注1]。でも、それではどうしてこんな症状が起きるのか、と思われるかもしれません。病院で普通に行われている検査は、癌などの命にかかわる病気をみつけ出すのが第一の目的なので、検査で異常がないからといって、原因不明という訳ではありません。急に運動をした翌日に身体が痛んだり、足がつって痛むときに、採血やエコーやCTの検査をしても異常はみつかりません。胃や腸でも同じように、症状があっても検査で異常がない場合があります。あなたの病気はそんな病気の可能性が高いと思われます。もっと進んだ検査をすれば、よりはっきり診断がつきますが、大学病院などの専門的な病院でなければできない検査なので、まずは治療を優先しようと思います。いかがでしょうか。もし治療をしても、症状がよくならないときには、専門病院をご紹介します」

注1：検査で重大な異常がないことをまず安心の材料として使用する。「何も異常なところはありません。正常です」というだけの説明では、ときに疾患の存在を否定する表現となってしまい、医療者の意図に反して患者が安心できないことがある。信頼関係が欠けると患者の情緒的不安定性が増し、症状は悪化しやすい。

2) 暫定FD診断治療プロセス（内視鏡検査陰性、あるいは若年者のディスペプシア）
（図2-2）

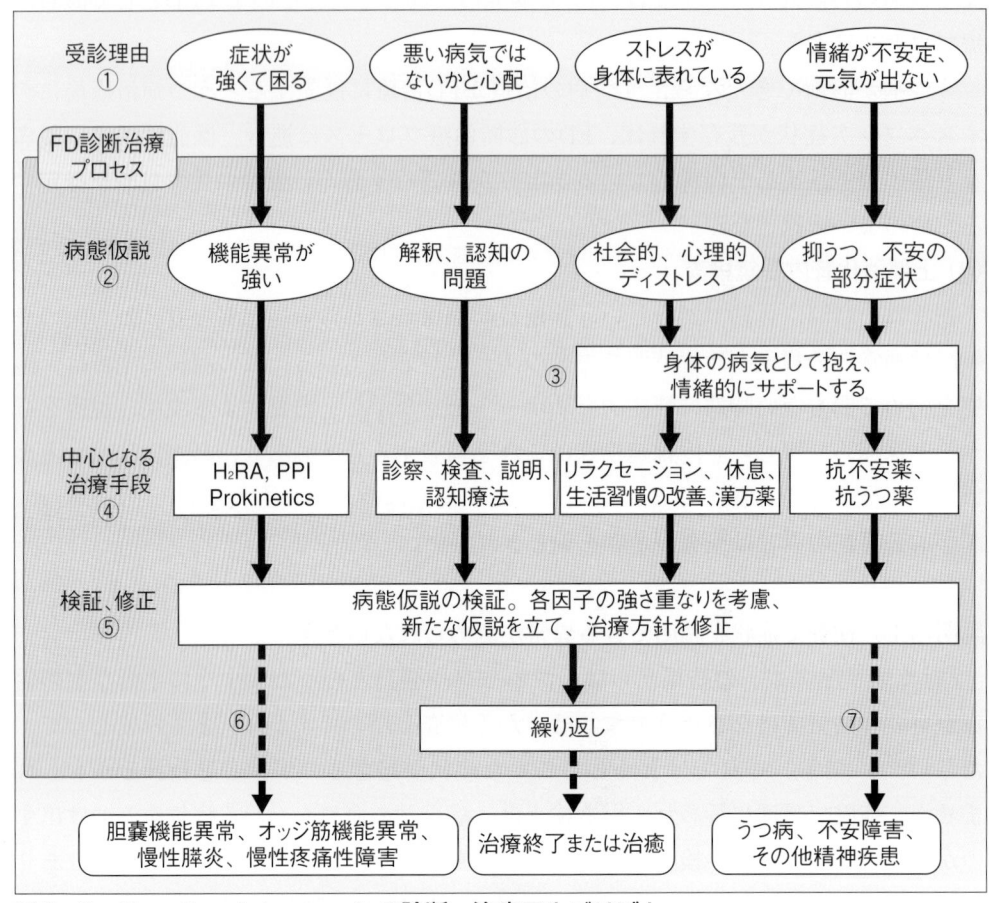

図2-2　Functional dyspepsiaの診断・治療アルゴリズム

①内視鏡検査への反応も含めて確認する。複数の問題を抱えていても患者自身の受診理由は比較的単純であることが多い（強い症状で困っている、重大な病気だと思う、仕事や家庭が症状の原因と感じている、不安になったり落ち込む、そのうえ身体の症状まで表れてきたなど）
②受診理由すなわち病態というわけではないが、まずは患者の受診理由を中心に病態の仮説を立てる
③ストレスの存在や、心理面の不安定さを自覚している（述べる）患者に対して、医療者は「病気ではない」と対応しがちである。身体の症状で受診していることを大切にし、身体の病気として抱えながら、情緒面のサポートを積極的に行う
④病態仮説に従い治療手段がある程度決定する。一般外来では、特別な心理療法の適応はほとんどない
⑤治療が進むと違った病態がみえてくる。通常、いくつかの因子が影響し合いながら病態を形成している。これらの変化を織り込み、新たな仮説を立て治療を続行する
⑥強い身体症状が持続したり、エピソーディックに出現する場合。他の疾患を疑う必要がある
⑦専門治療を必要とする精神医学的病態が明らかとなることもある

内視鏡検査で異常が指摘できない場合、内視鏡陰性ディスペプシアということになる。この時点でFDと暫定的に診断（積極診断）を行い、FDの診断治療プロセスに入っていく。このプロセスでは、治療を進めながら同時にFD診断の合理性を検証し、必要に応じて新たな鑑別診断を行う。

(1) 説明

FDの病態を患者に説明する。重篤な症状は、癌や潰瘍のように形態に異常があるものから発するものだとの信念は医療者に限らず患者にも存在する。このため機能性の病態を無配慮に説明するだけでは納得が得られないことがある。また治療開始後もかなりの期間症状が残存する場合が多く、一時的増悪も起こりうる。いったん納得しても、症状の持続や増悪があれば、見落としなどへの不安が再燃する。ここで、患者－医師間の関係性が不安定であると、病状が重症化したり、遷延したりする。わが国では臨床現場の時間的制約から、患者と医療者とのコミュニケーション不足が起こりやすいため、注意が必要である。説明の要点として、「たとえ話を交えて、納得しやすい形で機能性疾患を説明する」「機能異常は症状の原因として重要であり、患者の症状は正当である」「症状はすぐにはなくならず、しばらく続くものである」を押えておくとよい。

説明例2）

「目でみえる検査では出てきにくいですが、消化管の働きの乱れが存在して、症状の原因になっています。胃には何も異常がないといわれました、とみなさんおっしゃいます。こういうことはよくあるのです」「肩や背中の筋肉がぱんぱんに張っていますね。症状が長く続いているので不安や緊張が高くなっている。気分がふさいでおられて、不眠もある。そうすると翌日はなおのこと胃や腸の働きが乱れやすいですし、同じ苦痛も脳はより敏感に感じるようになってしまいます。耐えられないほど症状がひどくなるのもむしろ自然です」[注2]

注2：「何も異常がない」「いわゆる自律神経ですね」は、FD症状が修飾されて重症化する典型的な機序である。わが国で「自律神経」という用語を使うと、病気はなく患者の気のもちようだという含みが入ってしまい、信頼関係が結びにくい。丁寧な説明、現状が病気であるという保証を十分に行う。

(2) 受診理由と患者自身の病状解釈を知る

初診時におおまかに受診理由を把握することを述べたが、病状説明への反応も含めて再度、受診理由と患者自身の病状の解釈を確認する。患者は長く患う症状があるにもかかわらず、この時点で受療行動をとっている。病状変化の最たるものであるので

この行動の理由を知ることは重要である。身体症状の増悪、近親者の病気・死、強大な生活上のストレスなど、何らかの原因が特定できるかもしれない。続いて患者自身は症状をどのように感じているか、解釈しているかを尋ねる。もしすでに他施設を受診していれば、どのような説明を受け、それをどう感じたかを尋ねる。これが理解できれば、個々の患者に応じた治療の枠組みを考えやすくなる。

(3) 心理社会的な因子も含めた病態を推定する(病態仮説を立てる)

　身体所見、病歴中の発症・増悪因子などから、患者の情動や認知も含めて[注3]病状変化の鍵を推定し仮説を立てる。初診時のものはすでに述べたが、再診以降は、薬物や心理的な介入といった治療を行いながら、それに対する反応を問診や診察を通して検討する。このため診察時には、前回受診後の症状の変化に重点を置いて治療を進める[注4]。改善因子と増悪因子、特に前者を見出すように努める。場合によっては経過表やレポートを記載してもらう。その変化を患者が「どう感じたか」「現状をどう理解しているか」を取り込んで新たに仮説を作っていく[注5]。また、精神的苦痛がFD症状に悪影響を与えていると思われる場面にもしばしば遭遇する。経過中、患者がその原因とおぼしき背景を語り始めたときにはできる限り耳を傾ける。患者にとって語ることそのものに意味が大きいことが多く、医療者は安易な心身相関などの解釈を控え、興味をもって聞く姿勢を保ち続けるのがよい。医療者はFD症状との関連や整合性を吟味し、新たな情報として病態に組み込んでいく[注6]。

　注3：不安、緊張、抑うつ、怒りや、患者の病気に対する理解の仕方のことなどをいう。一般に病態仮説、診断というとき、これらの因子が含まれるイメージはないかもしれない。FDなど機能性疾患ではこれらの情動・認知は大きく症状を左右するため、病態に組み入れる必要がある。

　注4：ここでいう変化は、身体症状に限らない。症状の変化がなくとも、行動の広がりなど日常生活で変化がみられることが往々にしてある。また感情、情動面での変化である場合もある。大まかにはQOLの変化といってもよい。

　注5：「疲れが溜まったときに悪くなる」「よく眠れた次の日は少し楽になる」など、基本的な傾向でも患者が自分で感じとれないことがしばしばある。そんなときは治療者が「今のお話だと〇〇〇のようにみえますが、どうですか？」と気づきをうながすような応答をしてみるとよい。

　注6：一方で、自分の内面があまり多く引き出されることは患者の負担となる。したがって、たまたま長く時間がとれるときに「聞き上手」に偏った治療を試みるのは危険でさえある。精神的苦痛、その背景の話題が治療上重要としても、どうしても長びいてしまう場合は、心療内科専門医への紹介が必要である。

(4) 治療手段
①薬物療法

　Cochrane Review[18]では、ヒスタミンH_2受容体拮抗薬（H_2RA）、プロトンポンプインヒビター（PPI）といった酸分泌抑制薬はFDの一部の患者に有効であり、その中でもPPIがもっとも強いエビデンスを有していると報告している。またプロカイネティクスについては、結果の解釈が難しく効果は不明であるとしている。従来の報告のほとんどがシサプリドであったが、近年塩酸イトプリドという新しい薬剤での無作為化比較試験（RCT）を用いた報告があり、有効であったとしている[19]。

　治療効果は大きくないとはいえ、他に有効な薬物がほとんどない現状では、H_2RA、PPI、プロカイネティクスは試みるべき薬剤である。患者の訴えが痛みである場合には「潰瘍のような痛みに対しての薬」としてH_2RA、PPIが、もたれ感や、早期満腹感、膨満感である場合には「胃を動かす薬」としてプロカイネティクスが、投薬理由を合理的に説明しやすく使いやすい。H_2RAの効果が潰瘍型で高かった[20]との報告はあるが、このような症状による使い分けが有効であるというエビデンスはない。

　漢方薬では、六君子湯に関してRCTで有効との報告[21]があるが、よい研究デザインの報告は少なく結論は出ていない。漢方薬は併存する身体症状や精神症状も含めた処方が可能なので、FDのようにさまざまな症状を並存する患者では、訴えを受容しながら使用しやすい薬物といえる。FD治療の候補にはこれ以外に半夏瀉心湯、安中散などがあるが今のところエビデンスはない。

　抗うつ薬についても個別の薬剤の有用性の報告[22,23]はあるものの、有用性は確立していない。ただし、もともとFDにうつ病は並存しやすく、うつ病があれば抗うつ薬は効果があって当然ということになる。

②心理的介入

　良好な患者－医師関係に基づいた説明・保証がFDの治療ではもっとも大切であるとの記述はあらゆるガイドラインにみられる。しかしこれを直接検証した報告はない。FDをも含むと考えられる医学的に説明のできない身体症状（medically unexplained symptoms）に関する研究[24]で、これらの患者は、身体的な介入や説明・保証よりも情緒的なサポートを求めていたとの報告がある。このことは示唆的である。重要なのは単なる説明・保証ではなく、十分に支えられている感覚であり、そのうえでの説明、保証ということになる。また直接に患者－医師関係を扱ってはいないが、柔軟な対処行動のある場合には、情緒的なサポートが症状の感じ方を軽くするという[25]。情緒面も含めた支持的な姿勢が医療者に求められるといえるだろう。

　心理療法の治療効果について十分にデザインされた報告はほとんどない。Cochrane Review[26]では、現在のところ心理療法が効果的だという十分なエビデンスがないと結論している。報告としては、リラクセーショングループ療法[27]、認知療法[28]、精神力

動的療法[29]、催眠療法[30]のものがあり、それぞれ有効でかつ1年後も効果が持続していたとしている。各治療法で一報告であり、治療法の効果を統計的に推定する状況にはない。しかし、催眠治療の有効性に関する論文は比較的よくデザインされており、催眠治療が支持的治療や薬物治療に比して劇的に高い治療効果を示し、1年後にもこの効果が持続、さらに医療機関の利用も明らかに減少していたという。催眠治療が効果的である可能性は高い。しかし心理療法は、長い治療時間を必要とするため、一般外来で実施することはほとんどなく、特にわが国の現状では軽症、中等症までのFD患者に心理的介入をする機会は極めて稀だろう。

③ヘリコバクターピロリ菌（*Helicobacter pylori*：Hp）の除菌治療

FD患者に対するHp除菌の効果についてはいまだ議論がある。しかし、近年の検討ではFD患者に治療効果が認められるとする報告が多い[31]。Hp除菌は治療期間も短く費用のかからない治療法であり、有効性が高くなくとも試みる価値はある。しかし、わが国ではいまのところ保険適応がない。今後の課題であろう。

④再鑑別の必要性の判断（難治例）

治療に対する反応が悪い場合、エピソーディックに強い症状が現れる場合は、他の疾患を疑う必要がある。内視鏡検査を行い、胃十二指腸の器質的疾患を否定したうえでも、ディスペプシアを訴える疾患は数多く存在する（表2-2）。なかでも解剖学的位置が近い胆囊、膵臓、食道の機能性疾患が重要である。これらの機能性疾患では、心窩部付近の腹痛をきたすことが多く、心理面が症状に影響することもあり鑑別は極めて難しい。具体的には、胆囊機能異常、オッジ筋機能異常、慢性膵炎に非典型症状のGERDなどである。痛みの部位、強さ、症状の推移、食事との関係などの疾患特異的な特徴、診察上の臓器特異的な所見などが重要となる。鑑別が困難な場合は胆囊機能検査、胆道内圧検査、ERCP、食道pH測定などの特殊検査（表2-3）が必要になることがある。

一方、並存していた精神疾患が病態の中心であることが経過中に明らかになること

表2-3 消化器機能検査

- 上部消化管透視：抗コリン薬を使わずに食道の動きを観察する
  例）びまん性食道痙攣
- 食道内圧、pH検査：鼻から食道や胃内にカテーテルを挿入し、内圧やpHを記録する
  例）胃食道逆流症（GERD）、ナットクラッカー食道、びまん性食道痙攣
- 胃排出能検査：RI法、マーカー法、超音波法
- 消化管輸送能検査：マーカー法
- 胃電図：胃運動のリズムを電気的に観察する
- 胆囊収縮能検査：負荷時の胆囊の収縮を経時的に測定

がある。うつ病は診断が確定した時点で治療を開始する。身体表現性障害や適応障害、パーソナリティ障害が顕在化してきた場合は内科での治療は難しい。また、吐き気や早期満腹感を訴えていた患者が、経過の中で摂食障害としての病態が顕在化してくることもしばしば経験する。さらに強い腹痛を訴える患者では、症状が長引けば慢性疼痛として病態が重症化することも多い。難治化すればいずれにしても内科での治療は難しく、患者が見捨てられるという不安を感じないよう配慮しながら、精神科、心療内科などの適切な専門科に紹介する。

(5) 実際の診療手順

以上のようなことを考慮しながら図2-2に示したような手順で診療を続ける。今のところ薬物の薬理作用の効果が大きくなく、日常臨床で利用できる有効な治療法もない。このため、どのような治療手段を採用するかは、医学的なエビデンスよりも、推定した病態や患者自身の病気の意味づけで変わる。両者を考慮して無理のない治療法を選択すればよい。むやみに治療薬を変更することは治療の中で最も重要な症状の変化をわかりにくくする。同じ理由で、複数の薬物を一度に投薬することもエビデンスがないだけでなく治療的に不利益である。

(6) 治療目標と終結

一般の病態では治癒を目標にする。しかしFDのような一般住民にも数多い機能性疾患では、治療目標は受診前の状態、または病院に来ないで自分で症状をコントロールできることになる。場合によっては、腹部症状の自覚が全く改善しなくても、セルフコントロールができて日常生活が送ることができれば、診療を終結してもよい。一般的に理解しづらいこのような治療目標は、突然患者に提示するのではなく、治療の中で患者とともに目標を作り上げていくように配慮する。

5．症例（典型的症例の初診時の対応）

例1）28歳、男性。
主訴：胃もたれで初診来院。

今日はどういうことで来られましたか？
「1カ月以上前から胃がもたれて、ときどき痛みと吐き気もあるのです」
その症状について、できれば最初から詳しくお話していただけますか。[注7]
「そうですね、最初からですか・・・・・・」
・・・・・・・・・・・
以前にも同じような症状がありましたか？[注8]
「はい。2、3年前にも吐き気がありましたが、いつの間にかよくなっていました」
その症状のことで、これまでに病院にかかったことがありますか？

「はい。出張で半年くらい本社に行っているときに初めてこの症状が出たので、近くの総合病院に行きました。バリウムの検査と尿と血液を調べましたが、特に異常はないといわれました」
症状が出るのはおなかが空いたときですか、それとも食後ですか？
「特に食事には関係ないと思います」
食事の内容と症状とは関係がありますか？
「それもないと思います」
便に血が混じったり、真っ黒い便が出たことはありませんか？
「ありません」
疲労やストレスが関係していませんか？
「よくわかりません」
・・・・・・・・・・・・・
症状は以前からあったようですが、今日来られたのは何か特別な事情があったのですか？
「先週バスに乗っていたら急に吐き気が起きたので、今日は休みをとって来ました」
その他に、いい残したことや気にかかることはありませんか？[注9]

　　注7：最初はいわゆる「・・・・について（詳しく）話してください」という形の「開かれた質問」から始める。話の主導権を患者に渡し、2〜3分間は患者に自由に述べてもらう。この間、患者に話を促しながら傾聴する。
　　注8：診断に必要な情報を得るためや、身体症状を心理療法的に扱うために、患者の話が一段落ついたら、限定された質問も交えながら確認してゆく。
　　注9：最後にもう一度患者に主導権を渡す。これら初診時の医師の会話や行動の全体が、患者からみた治療のサンプルともなり、治療者を信頼できるか否かの判断材料にもなる。

例2）35歳、女性。
主訴：4カ月持続する吐き気。ときどき嘔吐してしまうこともある。初診来院。

「ほかの病院で胃カメラをしてもらったんですけど、異常はないといわれました。吐き気が続いて2回ほど続けて吐いてしまったので、あわてて病院にかかったことがあるのですが、心配ないといわれて種類の違う胃薬をもらいました」
問診表に胃の症状以外に、夜中に目が覚める、めまいなども書かれていますね。[注10]
「最近2週間くらいです。目が覚めるとすごく気分が悪くて、乾嘔を何回もするときがあります。しばらくしたらいつの間にか眠ってはいるんですけど…」
朝のご気分はどうですか。朝と夕方とどちらが楽ですか。[注11]

Functional Dyspepsia(FD)

「最近あまり外に出る気がしないです。夜のほうが気持ちが少し落ちつくかな…。今まで病気ひとつしたことがなかったのに、すっかり自信がなくなってしまって」
めまいは？　左右にゆれますか。ぐるぐる回りますか。
「いえ、なんかこう、ふわーっとなるんです。・・・・・こんなに吐き気が続くのって、何かもっと怖い病気が隠れているとか、そんなことはないんでしょうか？」注12)

　　注10：不眠、他の自律神経症状と思われる症状も現れているのでチェックする。
　　注11：どんな症状でも長く続くと、自然に気分はふさぎがちになる。抑うつ気分が顕在化しているか、また特有の日内変動がないか問診している。うつに伴う不眠も疑う。うつに対しては、休養と抗うつ薬の服用が第一の選択となる。
　　注12：不安のサポートは重要である。FDという機能性疾患がある、という保証が必須である。

例3）13歳、女性。
主訴：腹痛。器質的疾患は認めない。

母親「毎晩おなかを痛がるのです。傍からみていられないくらい痛がります」
疲れやストレスが症状に影響することもありますが、何か病気との関連で思い当たることはありますか？
母親「いいえ。友達も多いようですし、学校にも喜んで行っています。検査をしても何も異常がないので心療内科に行ってみなさいといわれてきたのです」
学校は楽しい？いじめとかもない？
患者「はい、友達もたくさんいるし、いじめられたりもしていない」
痛いときにはどんなふうに対処していますか？
「薬はいろいろもらったけれど、飲んでもあまり効きません。痛いのを我慢しているとそのうち治まってきます」
どんなときによくなって、どんなときに悪くなるか、何かきっかけはありませんか？特に、こうしたらよくなるということがわかると、治療にとても役立つのですが。
「よくわかりません」
それでは、簡単なレポートを書いてきてくれませんか。毎日レポート用紙1枚以内に、症状とその日にあったこと、気づいたこと、伝えたいことなどをまとめて書いてください。それを次の診察のときに私に渡してください。注13)

　　注13：診察中一貫して患者に自分の症状の観察と、改善因子・増悪因子の報告を求めている。一般的には経過表を記入してもらい、症状の改善・増悪因子を検討するのに利用する。

本症例のように、症状を客観的に捉えることだけで改善する場合がある。

6．他のガイドラインとの異同

　　FDの診断・治療ガイドラインはほとんどないが、ディスペプシアの取扱いガイドラインは数多く出版されている。主に内視鏡検査の是非を論じている。FDに関して

7．患者／家族用説明文書

＊機能性ディスペプシア（FD）とは（患者さんおよびご家族の方へ）

Q．どんな症状がありますか？
A．胃痛、吐き気、食欲不振、胃もたれなど、消化不良の症状が主に現れます。その症状がしばらくの間続きます。

Q．FDはなぜ起こるのですか？
A．症状がひどくても、胃カメラ、バリウムなどの検査で、ほとんど異常がみつからないのがこの病気の特徴です。目にみえる病気（器質的疾患）ではなく、胃、食道をはじめとする腸の動きが乱れて症状が起こると考えられています（機能性疾患）。

Q．機能性疾患とは何ですか？
A．胃に限らず、内臓の働きがバランスを崩して起こる身体の病気のことをいいます。潰瘍、癌など緊急の治療が必要な病気、原因不明の病気や不治の病気などではありませんので安心してください。

Q．薬による治療にはどのようなものがありますか？
A．胃の動きを整える薬、胃けいれんを抑える薬、胃酸の量を調節する薬などを中心に使います。
　症状が長く続くと不安、緊張が高くなり、肩こり、頭痛、不眠症などが伴いやすくなります。気持ちが滅入ってくるといっそう腸の動きが乱れて症状が悪化しやすくなります。また脳が過敏になり、同じ症状でも大変な苦痛に感じてしまいます。これらの症状はしばしば元の胃の症状より辛いものですから、このようなときは抗不安薬、抗うつ薬などを併用します。
　薬の中には数日で効き目が現れるものもあれば、数週間かかるものもあります。医師と相談のうえ、根気よく飲み続けることも必要です。

はその中の小さなスペースで論じ、確立した有効な治療法があまりないこと、良好な関係性と説明、教育、保証が最重要であることを述べるにとどまっている。本ガイドラインではわが国の日常臨床の実状に合わせて、内視鏡検査の後の診断治療プロセスに焦点を当てた。また具体的な例示を用いて臨床の便宜を図った。良好な関係性の有効性の根拠について論じた。

Q．生活上気をつけるとよいことを教えてください。
A．身体の疲れ、心配事などのストレスで悪くなったり、症状に過敏になることで治りにくくなったりします。ほかの病気の治療と同じように、無理をせず休養をとるなど、生活習慣の改善は大切です。できそうなものから始めてみてください。
（例）
・決まった時間に3度の食事をとる
・十分な睡眠をとる
・偏食を避ける
・香辛料、繊維質などを摂りすぎない
・おなかを温かくしておく
・コーヒー、タバコ、痛み止めの薬などを控える
・適度な運動（激しい運動よりも、水泳、プール内歩行など動きの穏やかなものがよい）

Q．治療の経過はどのようになりますか？
A．FDは気のせいで起こるのではなく、身体の病気です。同時に、命にかかわるような恐ろしい病気ではありません。
症状が楽になるまで数カ月、またはそれ以上かかることもありますが、症状は必ず軽くなっていきます。

Q．より専門的な治療科を教えてください。
A．症状が頑固だったり気持ちがひどくとらわれてしまうとき、生活上、悪くなるきっかけが取り除きにくいときなどは、心療内科専門医のもとでの治療が必要になります。心療内科医は、いろいろなきっかけから内臓がバランスを崩して起こる身体の症状や、そのようなときの気持ちの不調を扱う専門医です。

8. 専門医に紹介するポイント

　FDは頻度の高い疾患であり、治療のほとんどは一般医が行うべきである。ただし診断・治療プロセスの⑤で述べたように、ガイドラインの手順に従っても症状の改善を認めない難治例は基本的に心療内科での専門治療が必要である。また、難治のうつ病、身体表現性障害、境界性パーソナリティ障害、適応障害は精神科への紹介が適切である。この際には、患者が見捨てられるという不安を感じないよう配慮する必要がある。

9. 汎用薬剤

症状	薬物名（商品名）	投与量、方法	備考
嘔気、胸やけ	ドンペリドン（ナウゼリン®）	5〜10mg　頓用 15〜30mg　分3食前	左記のいずれか、あるいは組み合わせて
	ツムラ六君子湯	7.5g　分3食間	
胃運動遅延、抑うつ気分	塩酸イトプリド（ガナトン®）		D_2受容体拮抗作用 AchE阻害作用
	クエン酸モサプリド（ガスモチン®）		$5-HT_4$受容体アゴニスト
	スルピリド（ドグマチール®）	150〜300mg　分3〜4	高プロラクチン血症、乳汁分泌、不正出血
ガスが多い、腹部膨満、腹鳴	ジメチコン（ガスコン®）	120〜240mg　分3 食間または食後	適切な生活指導のほうが有効なことも多い
酸逆流症状	ファモチジン（ガスター®）	20〜40mg	
	ランソプラゾール（タケプロン®）	15mg　分1	
鎮痙作用を期待	ロートエキス	40mg　分3	
自律神経症状（不安、緊張、発汗異常、起立性低血圧、筋緊張性頭痛など）	ジアゼパム（セルシン®）	6〜15mg　分3	消化管の機能異常・失調にも有効
	ロフラゼプ酸エチル（メイラックス®）	1〜2mg　分1夕食後	
	トフィソパム（グランダキシン®）	150mg　分3	
	プラゼパム（セダプラン®）	10〜20mg　分2	
特に肩こり、筋緊張性頭痛	エチゾラム（デパス®）	0.5〜3mg	
抑うつ気分	塩酸クロミプラミン（アナフラニール®）	25〜75mg	少量から投与、便秘・口渇に注意
	塩酸イミプラミン（トフラニール®）	25〜75mg	
	マレイン酸フルボキサミン（ルボックス®、デプロメール®）	25〜100mg	嘔気に注意
	塩酸パロキセチン（パキシル®）	10〜40mg	18歳未満の患者には禁忌
	塩酸ミルナシプラン（トレドミン®）	50〜100mg	尿閉のある患者には禁忌

10. 担当研究者

福永幹彦（関西医科大学心療内科）
石野振一郎（関西医科大学心療内科）
中井吉英（関西医科大学心療内科）
安藤勝己（安藤内科）
久保千春（九州大学大学院医学研究院心身医学・九州大学病院心療内科）

11. 文献一覧

1) Tack J, Piessevaux H, Coulie B, et al. Role of impaired gastric accommodation to a meal in functional dyspepsia. *Gastroenterology* 1998；115：1346-52.
2) Quartero AO, de Wit NJ, Lodder AC, et al. Disturbed solid-phase gastric emptying in functional dyspepsia：a meta-analysis. *Dig Dis Sci* 1998；43：2028-33.
3) Tack J, Caenepeel P, Fischler B, et al. Symptoms associated with hypersensitivity to gastric distention in functional dyspepsia. *Gastroenterology* 2001；121：526-35.
4) Tack J, Talley NJ, Camilleri M, et al. Functional Gastroduodenal Disorders. *Gastroenterol* 2006；130：1466-79.
5) El-Serag HB, Talley NJ. Systemic review：the prevalence and clinical course of functional dyspepsia. *Aliment Pharmacol Ther* 2004；19：643-54.
6) Talley NJ, Dennis EH, Schettler-Duncan VA, et al. Overlapping upper and lower gastrointestinal symptoms in irritable bowel syndrome patients with constipation or diarrhea. *Am J Gastroenterol* 2003；98：2454-9.
7) Locke GR 3rd, Zinsmeister AR, Fett SL, et al. Overlap of gastrointestinal symptom complexes in a US community. *Neurogastroenterol Motil* 2005；17：29-34.
8) Hu WH, Wong WM, Lam CL, et al. Anxiety but not depression determines health care-seeking behaviour in Chinese patients with dyspepsia and irritable bowel syndrome：a population-based study. *Aliment Pharmacol Ther* 2002；16：2081-8.
9) Koloski NA, Talley NJ, Huskic SS, et al. Predictors of conventional and alternative health care seeking for irritable bowel syndrome and functional dyspepsia. *Aliment Pharmacol Ther* 2003；17：841-51.
10) Locke GR 3rd, Weaver AL, Melton LJ 3rd, et al. Psychosocial factors are linked to functional gastrointestinal disorders：a population based nested case-control study. *Am J Gastroenterol* 2004；99：350-7.
11) El-Serag HB, Talley NJ. Health-related quality of life in functional dyspepsia. *Aliment Pharmacol Ther* 2003；18：387-93.
12) Halder SL, Locke GR 3rd, Talley NJ, et al. Impact of functional gastrointestinal disorders on health-related quality of life：a population-based case-control study. *Aliment Pharmacol Ther* 2004；19：233-42.
13) Haug TT, Wilhelmsen I, Ursin H, et al. What are the real problems for patients with functional dyspepsia? *Scand J Gastroenterol* 1995；30：97-100.
14) Talley NJ, Vakil N. Practice parameters committee of the American college of gastroenterology. Guideline for the management of dyspepsia. *Am J Gastroenterol* 2005；100：2324-37.
15) Malt EA, Ursin H. Mutilation anxiety differs among females with fibromyalgia and functional dyspepsia and population controls. *J Psychosom Res* 2003；54：523-31.
16) Henningsen P, Zimmerman T, Sattel H. Medically unexplained physical symptoms, anxiety, and

depression : a meta-analytic review. *Psychosom Med* 2003 ; 65 : 528-33.
17) 金子　宏. 機能性胃腸症の心身医学研究　EBMからのメッセージ. 消化器心身医学 2004 ; 11 : 6-13.
18) Moayyedi P, Soo S, Deeks J, et al. Pharmacological intervention for non-ulcer dyspepsia(Review). 2006 the Cochrane Collaboration. West Sussex : John Wiley & Sons ; 2006.（評価Ⅰ-A）
19) Holtmann G, Talley NJ, Liebregts T, et al. A placebo-controlled trial of itopride in functional dyspepsia. *N Engl J Med* 2006 ; 354 : 832-40.（評価Ⅱ-B）
20) Holtmann G, Kutscher SU, Haag S, et al. Clinical presentation and personality factors are predictors of the response to treatment in patients with functional dyspepsia ; a randomized, double-blind placebo-controlled crossover study. *Dig Dis Sci* 2004 ; 49 : 672-9.（評価Ⅱ-B）
21) 原澤　茂, 三好秋馬, 三輪　剛, 他. 運動不全型の上腹部愁訴に対するTJ-43六君子湯の多施設共同市販後臨床試験. 医学のあゆみ 1998 ; 187 : 207-29.（評価Ⅱ-B）
22) Tanum L, Malt UF. A new pharmacologic treatment of functional gastrointestinal disorder. A double-blind placebo-controlled study with mianserin. *Scand J Gastroenterol* 1996 ; 31 : 318-25.（評価Ⅱ-C）
23) Mertz H, Fass R, Kodner A, et al. Effect of amitriptyline on symptoms, sleep, and visceral perception in patients with functional dyspepsia. *Am J Gastroenterol* 1998 ; 93 : 160-5.（評価Ⅲ-C）
24) Salmon P, Ring A, Dowrick CF, et al. What do general practice patients want when they present medically unexplained symptoms, and why do their doctors feel pressurized? *J Psychosom Res* 2005 ; 59 : 255-62.（評価Ⅳ-C）
25) Cheng C, Hui WM, Lam SK. Psychosocial factors and perceived severity of functional dyspeptic symptoms : a psychosocial interactionist model. *Psychosom Med* 2004 ; 66 : 85-91.（評価Ⅳ-C）
26) Soo S, Moayyedi P, Deeks J, et al. Psychological intervention for non-ulcer dyspepsia(Review). 2006 the Cochrane Collaboration. West Sussex : John Wiley & Sons ; 2006.（評価Ⅰ-A）
27) Bates S, Sjoden PO, Nyren O. Behavioral treatment of non-ulcer dyspepsia. *Scand J Behav Ther* 1988 ; 17 : 155-65.（評価Ⅱ-B）
28) Haug TT, Wilhelmsen I, Svebak S, et al. Psychotherapy in functional dyspepsia. *J Psychosom Res* 1994 ; 38 : 735-44.（評価Ⅱ-B）
29) Hamilton J, Guthrie E, Creed F, et al. A randomized controlled trial of psychotherapy in patients with chronic functional dyspepsia. *Gastroenterology* 2000 ; 119 : 661-9.（評価Ⅱ-B）
30) Calvert EL, Houghton LA, Cooper P, et al. Long-term improvement in functional dyspepsia using hypnotherapy. *Gastroenterology* 2002 ; 123 : 1778-85.（評価Ⅱ-B）
31) Moayyedi P, Deeks J, Talley NJ, et al. An update of the Cochrane systematic review of *Helicobacter pylori* eradication therapy in nonulcer dyspepsia : resolving the discrepancy between systematic reviews. *Am J Gastroenterol* 2003 ; 98 : 2621-6.（評価Ⅰ-B）

疾患各論

3. 気管支喘息（成人）

3. 気管支喘息（成人）

1. 疾患概説

　成人の気管支喘息（以下喘息）は比較的頻度の高い疾患で、調査年次や対象によって多少の違いはあるが、わが国での有症率は成人全体では約2～3％、若年者ではさらに高い傾向にある[1]。小児期から引き続いたり再発したものが約30％で、残り70％は成人発症である[2]。

　喘息の成因は複雑で、単一の病因では説明できない。しかし、病態についてはかなり明らかにされている。喘息に共通な主な病態は、次の3つに要約される。

> 1. 広範な気道（気管支や細気管支）の閉塞により、発作性の呼吸困難、喘鳴、咳などの症状が出現し、この気道閉塞は自然あるいは治療により軽快する
> 2. 種々の刺激に対する気道の過敏性および反応性が亢進している
> 3. 組織学的には気道の慢性炎症が特徴で、好酸球、T細胞、マスト細胞の浸潤と気道上皮の損傷がみられる。また、喘息が慢性化すると気道粘膜における線維の沈着、平滑筋の増生、基底膜の肥厚などの気道壁のリモデリングが起こる[3～5]

　喘息患者では種々のアレルゲンに対するIgE抗体をもっている場合があり、IgE抗体の存在が証明された喘息をアトピー型喘息、証明されない喘息を非アトピー型喘息と分類している。

　喘息の誘因となる刺激としては、アレルゲン、ウイルスや細菌による気道感染、大気汚染、職場や家庭における化学物質、冷気、季節や気象変化、運動、アルコール、喫煙、過食、女性の月経周期、情動刺激などがある[3]。

　治療は発作時の対症療法と、非発作時の予防・コントロール目的の治療に分けられる。いずれも全身投与あるいは吸入のステロイド薬を中心として、気管支拡張薬、抗アレルギー薬、ロイコトリエン受容体拮抗薬などの薬物療法が行われる。予防・コントロールにおいては、患者－医師関係に基づいて、薬物療法のほか、患者自身による症状のモニターと発作対処、環境管理、生活管理などが行われる[3]。

2. 気管支喘息（成人）の心身医学的因子とその評価

1）発症・経過とストレスとの関連

　喘息の発症や経過に心理的要因、特にストレスが関与していることについては多くの報告がある[6～10]。ストレス反応の大きさは、葛藤や過労などのストレッサーの強さと、性格、行動様式、生活体験などの個人的要因と、周囲からの支援の有無によって

決まる。喘息群は、ストレスになった生活上の変化やライフスタイルの乱れを発症前に経験している場合が多く、性格でも「几帳面で完全癖」「自分を抑えて周囲に合わせる」とする者の割合が高い[6]。Agoらが喘息発症前1年間の生活状況を209名の患者について詳細に調べたところ、約9割の患者にライフサイクルに関係したストレス要因が認められた[7]。小児では、慢性ストレスのある患児に急性ストレスが加わると、2週間以内に3倍喘息発作が起こりやすく、急性ストレスだけでは1カ月程度経過した後に、2倍喘息発作が起こりやすかった[8]。

このようなストレスが喘息の発症や経過に影響を及ぼす機序に関しては、①情動ストレスが大脳辺縁系、視床下部－下垂体－副腎系、自律神経系に影響を及ぼす経路[9]、②過労状態やライフスタイルの乱れが免疫能を低下させ、喘息の誘因となる気道感染を起こしやすくする経路などが考えられている。ストレスによってウイルス感染が起こりやすくなること[9]、免疫能が低下することに関しては多くの報告[10]がある。

2) 不安や抑うつなどの情動と喘息

暗示や条件づけや予期不安に基づく喘息症状の発現や、うつ状態による喘息の悪化に関する報告も多い[11～14]。行事や発表会の前日、特定の人と会った後、試験外泊の前日、吸入器をもっていないことに気づいたときなどに喘息発作が起こることは、臨床的には少なからず観察される。またパニック障害が喘息に合併する率が高く、合併した場合は喘息が重症になる[15]。その機序として、不安や心理的葛藤などの情動が、迷走神経を介して気道の狭窄を引き起こすと考えられている。動物実験でも条件刺激によりヒスタミン遊離が起こる[11]。

暗示の効果について、Luparelloらは生理食塩水を気道収縮作用のある溶液と偽って吸入させた後、ボディプレチスモグラフにて40人中19人（47.5%）に気道収縮が起こったことを報告している[12]。同様の方法で合計427例中152例（35.6%）の喘息患者がresponderと判定された[13]。この反応は抗コリン薬の投与で抑制できるので、この機序には副交感神経系が関与していると考えられている[14]。

抑うつ状態も喘息死のリスクファクターの一つと考えられている[16～18]。Stunkらは、症例対象研究で抑うつ状態や自己管理の不十分さ、喘息症状への配慮の不足や否認などの心理社会的要因が、小児の喘息患者における喘息死を促進することを示唆する成績を報告している[16]。Millerらは、喘息死と抑うつに関するレビューで、抑うつ状態が副交感神経活動の亢進をもたらす、あるいはコリン作動性神経のバランスの不均衡が喘息発作の急性増悪を招くという仮説を提唱している[17]。

3) 性格・行動上の問題

性格・行動上の問題としては、疲れていても休めないために疲労を蓄積したり、困

ったことがあっても周囲の人に相談したり援助を求めない、あるいは適切に断れないためにストレスが増えて症状が増悪する場合がある。自分の感情や自分の体調、喘息の状態への気づきが悪いアレキシサイミア傾向のある患者は、症状があっても処置を求めるのが遅れ、症状が増悪する場合もある。また、境界性パーソナリティ障害が合併している患者や、将来に対して悲観的構えをもっている患者では、医療者側とトラブルを起こしたり、喘息のモニタリングや服薬に関して医師の指示やアドバイスを受け入れなかったり、発作時の受診の遅れなど、受療行動に問題がみられ、結果として喘息のコントロールが悪くなる傾向がある。

4）日常生活やQOL－二次的問題

喘息のコントロールが悪ければ必然的に日常生活が制約され、生活の質(QOL)は悪くなる。喘息のために職場や家庭での役割が十分果たせなくなったり、人間関係の問題が生じることも少なくない[19, 20]。一方、喘息を理由に仕事や登校を回避するケースも少数ではあるが経験する。

5）家族関係、生活歴

成長の過程で親との死別、生別などの分離体験がある患者や、親子関係に問題があって心理的発達が十分でない場合では、成人して人間関係での問題に直面した場合や重い役割を担った場合、強い不安やストレスを感じたり、適切な対処行動がとれず症状増悪につながることがある。家庭が崩壊している場合の喘息児の治療には難渋する場合が少なくないが、成人でも同様である。

3．診断ガイドライン－解説とその根拠－

本来、喘息に「心身症喘息」と「非心身症喘息」の2種類があるわけではない。喘息に限らずどんな疾患であれ、患者の話をよく聞き心理社会的背景を理解したうえで指導し、よい治療関係を築くのは治療の鉄則である。すべての患者と病気にそのような心身医学的対応をするべきであろう。その意味ですべての疾患は心身症といえる。

そこで、心身症としての喘息の診断と治療を行うため、心身医学の専門医以外の医師でも使用できる背景因子調査表を開発し、均一で高いレベルの心理社会的背景の情報を把握できるようにした。

気管支喘息（成人）

表3-1　喘息の発症と経過に関する調査表

（記入年月日　　　年　　　月　　　日）

氏名　　　　　　　　　　　　（男、女）　生年月日　　　年　　月　　日（　　歳）

あなたの喘息の治療を進めていくうえで、参考にしたいと思いますので、次の質問にお答え下さい。

1. 喘息が発症する前(直前から1年前までの間)に過労状態、職場や家庭でストレスや悩みごと、生活する上での経済的あるいは精神的に困難なことがありましたか。
　　　　　　　　　　　　　　　　　　　　　　　　　　　　（はい、いいえ、わからない）

2. 喘息が発症する前(直前から1年前までの間)に、生活習慣(睡眠、食事、運動、休養などの生活のリズム)が乱れたことがありますか。　　　（はい、いいえ、わからない）

3. 今から振り返ってみて、ストレスや過労が多くなると喘息の状態が悪化し、それらが減り、精神的あるいは身体的に楽になると喘息も改善する傾向にありましたか。
　　　　　　　　　　　　　　　　　　　　　　　　　　　　（はい、いいえ、わからない）

4. あなたの喘息症状の起こり方について次の質問に答えて下さい。
   1) 喘息薬が手元にないことに気づいただけでも発作が起こってくることがある。
   　　　　　　　　　　　　　　　　　　　　　　　　　　　　　　　（はい、いいえ）
   2) 重要な出来事(試験、行事など)の前後によく発作が起こっていた。　（はい、いいえ）
   3) 家を離れると(出張・旅行など)、発作が起こらなくなることが多い。（はい、いいえ）
   4) ある感情(怒り、不満など)を抑えているときに発作が起こりやすい。（はい、いいえ）
   5) 自分の喘息は、何をやっても将来も軽くならないと思うことが多い。（はい、いいえ）
   6) 悪いときにはステロイドホルモン剤の内服や注射をしても軽快しにくい。
   　　　　　　　　　　　　　　　　　　　　　　　　　　　　（はい、いいえ、わからない）
   7) 発作の起こり方と、生活の仕方とは関係があるように思う。（はい、いいえ、わからない）

5. 次は自分の性格や行動についての質問です。どちらか近い方を選んで○をつけて下さい。
   1) きちょう面で、何でも完ぺきにやろうとする傾向がある。　　（はい、いいえ）
   2) 周囲の人が自分のことをどう思っているか気になる。　　　　（はい、いいえ）
   3) 自分の気持ちを押さえて、まわりに合わせる方である。　　　（はい、いいえ）
   4) 人から頼まれると、断れずに無理をする傾向がある。　　　　（はい、いいえ）
   5) 自分の気持ちをうまく表現できない。　　　　　　　　　　　（はい、いいえ）
   6) 何に対しても意欲的、積極的になれない。　　　　　　　　　（はい、いいえ）

6. 日常生活について
   1) 息抜きをあまりしていない。　　　　　　　　（はい、いいえ、どちらともいえない）
   2) 親しい友人や親戚との交流は少ないほうである。（はい、いいえ、どちらともいえない）
   3) 現在の家庭内の人間関係はよいといえない。　　（はい、いいえ、どちらともいえない）
   4) 喘息のため、家庭や職場での役割が十分果たせず、周囲の人に迷惑をかけて申し訳ない。
   　　　　　　　　　　　　　　　　　　　　　　　（はい、いいえ、どちらともいえない）

7. あなたが子供のころ(18歳までに)のことについておたずねします。
   1) 体が弱く、病気(喘息も含む)がちだった。　　　　　　　　　（はい、いいえ）
   2) 学校のことで悩み(不登校、いじめなど)があった。　　　　　（はい、いいえ）
   3) 家族のことで悩み(家庭内の不和など)があった。　　　　　　（はい、いいえ）
   4) 父または母は口うるさく過干渉的だった。　（はい、いいえ、どちらともいえない）
   5) 父または母にはあまりかまってもらえなかった。（はい、いいえ、どちらともいえない）

ご協力ありがとうございました。

計算方法：
点数は「はい」が2点、「いいえ」が0点、「わからない」あるいは「どちらともいえない」が1点と計算する。

1) 心身症診断のための調査表

今回開発した「喘息の発症と経過に関する調査表」(以下「調査表」とする)を表3-1に示す。この「調査表」は全質問項目として25問あり、その内容は大きく以下の下位5項目に分類され、各症例の心理社会的背景の全体像を把握できるようになっている。
①発症および経過とストレスとの関連について(問1～3)
②情動と喘息発作との関係(問4)
③性格・行動上の問題(問5)
④日常生活のQOL(問6)
⑤家族関係(生育歴)について(問7)

2) 診断

喘息の発症・経過・治療過程に心理社会的要因が深く関与し、治療上心理社会的要因を扱うことが特に重要なとき、心身症としての喘息と診断する。ただし、ある症例を心身症と診断した場合、その症例が心理的原因のみで発作が起こるわけではない。発作を誘発する因子の一つに心理社会的要因があり、その心理社会的要因が過労やストレス、ライフスタイルの乱れを生じ、結果的に増悪因子として働き、発作を誘発しやすくする、あるいは治療に非協力な状態を生み出す傾向があると考える。また、単に一つの心理的エピソードが発作と関係するから心身症と診断するのではなく、総体的に心理社会的要因と喘息の状態が深く結びついているときに心身症と診断する。しかし、今までどの程度の心理社会的要因があれば心身症と呼べるのかは不明確であった。今回は、その目安として「調査表」の点数を一つの指標と定めた。「調査表」の合計点から下記のように診断する。

> ①心身症：23点以上
> ②心身症の可能性も考慮：14～22点
> ③心身症でない：13点以下

3) 解説とその根拠

心身医学専門医の臨床的知識をこの「調査表」に集約し、採点するだけで専門医に匹敵するような診断が下せるように工夫した。まずはこの「調査表」で診断の目安をつける。呼吸器専門の中核病院と診療所を受診した喘息患者727名(中核病院613名、診療所114名)の各項目の平均点および標準偏差値を表3-2に示す。

(1) 「発症および経過とストレスとの関連について」(問1～3)の点数が高いとき

この項目は喘息状態と心理社会的要因のおおまかな関係を示す。この点数が高い症例は、心身医学的アプローチを受け入れやすいことが考えられる。個人に応じた具体

表3-2 「調査表」(表3-1) 各項目の平均点および標準偏差値(n=727)

	発症・経過とストレス	不安・情動と喘息	性格・行動上の問題	日常生活やQOL	家族関係生育歴	合計点
平均点	3.44	3.60	5.82	2.32	1.77	16.93
標準偏差	2.05	2.58	2.92	1.90	2.02	7.11

的なストレス軽減の方法を実施することで、症状の軽減が得られる可能性がある。難治化した喘息症例の中には自己のストレスを認知せず、何事もなかったかのように振る舞うケースがある。

(2)「情動と喘息発作との関係」(問4)の点数が高いとき

情動的ストレスが発作と直接的に関係している可能性がある。このため、周囲からわざと喘息発作を起こしているなどの誤解を受けることがある[21]。このような解釈自体が患者にとってさらにストレスとなる。軽症群より重症群でこの点数が高いことから、気道過敏性が高まると、不安がすぐに発作に結びつく可能性が高いと考えられる。

(3)「性格・行動上の問題」(問5)の点数が高いとき

この点数が高い症例は、ストレスに過敏であったり、ストレスを溜め込んでしまう傾向があり、喘息の増悪と関係してくると考えられる。発作時に周囲に遠慮して処置が遅れたり、発作後に遅れを取り戻そうとして無理に頑張り、結局はまた発作を起こしてしまうというパターンがみられる[22]。

(4)「日常生活のQOL」(問6)の点数が高いとき

この項目の点数が高い症例は、日常生活のQOLが障害されている。重症群にこの項目の点数が高い。

(5)「家族関係(生育歴)について」(問7)の点数が高いとき

この項目は直接的には喘息の現在の状態に結びつかないが、ストレス負荷時に日常生活に障害が出、喘息状態も増悪する危険性をもっているといえるだろう。心理的な発達段階という観点から、各年代において獲得しておく必要のある心理的安定性や協調性、自律性などの心理的課題を達成していない可能性がある。そのため、心理社会的ストレスに直面すると対処能力が未熟のままであると、不安が高まったり、生活に支障をきたす危険性がある。

次にこの「調査表」を用いた評価例を示す(表3-3)。

まず「調査表」の点数設定根拠について述べる。この「調査表」は、86項目からなるオリジナルの「喘息の発症と経過に関する調査用紙」から、臨床的に重要と判断できる25項目を選択し作成した。オリジナルの調査用紙と今回の「調査表」との各点数には

r＝0.8以上の高い相関関係が認められた。他方数名の喘息心身医学専門医がその調査表とは別個に各症例について、「典型的な心身症」「心身症の傾向がある」「心身症の可能性を否定できない」「心身症でない」のいずれかに診断した。専門医の診断と「調査表」の合計点とは有意な相関があった（r＝0.335、p＜0.001）。Sensitivityとspecificityの計算から、カットオフ値は23/22となった。心身症を23点以上と仮定すると「心身症でない」は1名もいなかった。また22点から14点までを「心身症の可能性を考慮する」、13点以下を「心身症でない」とした。

　この「調査表」を用いて喘息（心身症）の診断を下す場合の注意点として、22点以下の場合にも心身症患者がいるということである。また治療の過程で心身症としての側面

表3-3　「調査表」（表3-1）を用いて評価した1症例

	発症・経過とストレス	不安・情動と喘息	性格・行動上の問題	日常生活やQOL	家族関係生育歴	合計
平均点	3.44	3.60	5.82	2.32	1.77	16.9
標準偏差	2.05	2.58	2.92	1.90	2.02	37.11
個人点数	3	10	8	2	8	31
評価	標準的点数	喘息発作と情動面の関連を強く自覚	過剰適応傾向あり	QOLは良好	生育歴では分離体験やいじめの問題があったようだ	心身症と診断できる
対策		心身医学的アプローチに抵抗がない可能性がある	過剰適応傾向の自覚と対策が必要		将来ストレス負荷時、心身医学的アプローチが必要になる	

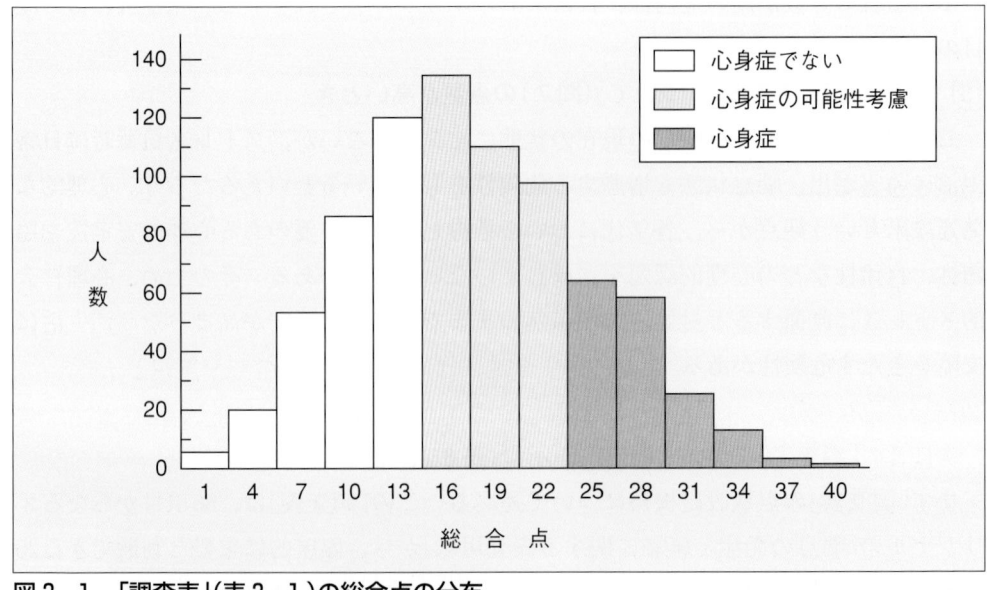

図3-1　「調査表」（表3-1）の総合点の分布

が明確になってくる場合もあり、逆に治療により心身症的側面が減少してくる場合もあることを念頭においておく必要がある。

先の喘息患者727名について合計点の度数分布を図3-1に示す。

4. 治療ガイドライン－解説とその根拠－

喘息の診断と治療に対するガイドラインは、これまでいくつかの国際委員会や日本アレルギー学会などからも報告され、公表されている。いずれのガイドラインにも身体的な治療・管理に加えて、心理社会的要因にも配慮することの必要性が述べられている。

喘息の診断と管理のための国際委員会報告[23]（International Consensus Report on Diagnosis and Management of Asthma：ICS）では、喘息管理の到達すべき目標として、①症状をコントロールし、かつその状態を維持する、②喘息の増悪を予防する、③肺機能をできるかぎり正常に近いレベルに保つ、④運動も含め、正常な活動レベルを維持する、⑤喘息の薬物療法による副作用を回避する、⑥不可逆的な気道閉塞が生じるのを防ぐ、⑦喘息死を防ぐことを挙げている。そして、その具体的な管理の方法として6つの柱を挙げている（表3-4）。

表3-4 喘息管理の6つの柱[23]

1. 患者を教育して喘息管理の協力体制を作りあげる
2. 肺機能の客観的測定によって重症度を評価しモニターする
3. 喘息のトリガーを回避、コントロールする
4. 長期管理のための薬物療法を計画する
5. 喘息の増悪管理の計画を立てる
6. 客観的に経過を観察する

なお、ICSでは「患者教育は絶えず行われるべきで、その目的は患者や家族に適切な情報を与えることによって患者が喘息の自己管理（あるいは医師との共同管理）ができるようにすることである。患者と医師の間で情報を交換し患者の行動を変えさせることができれば、教育は成功しているといえる。診察を受けに来るたびに患者が期待や心配について早めに話せるようにしておくと、教育がうまくいきやすい（中略）。しかし必要な情報は個人によって異なる。行動を好ましいものに変容させ続けるためには、（家族や周囲の人による）社会的支援や心理的支援も必要になることがある。患者の理解や進歩の程度に応じて教育のステップを繰り返したり、追加したりすべきである」と提言し、段階的で個人に合わせた教育の必要性を述べている。

そこで、喘息管理の協力体制を作り上げるため、「調査表」（表3-1）で明らかになった心理社会的問題について、一般の内科医がどのような治療的アプローチを行えば

よいか、「心身症としての成人喘息の治療ガイドライン」の作成を試みた。

現在、成人の喘息治療としてわが国で広く取り入れられている旧厚生省の免疫アレルギー研究班で作成された「喘息予防・管理ガイドライン」[3]（以下「喘息ガイドライン」とする）を念頭におきながら、成人の喘息に共通の問題（喘息に関する教育、生活指導など）への取り組み（包括的治療①）と個人に特有の個別の問題（職場や家庭におけるストレス、性格・行動上の問題など）への取り組み（包括的治療②③）に分けて、具体的なアプローチの方法について述べる。

1）成人喘息の治療のすすめ方の基本的な流れ（図3-2）

喘息診療の場合、最優先事項はまず症状を薬物療法によりコントロールすることである。症状のコントロールが患者－医師関係形成の第一歩である。

喘息患者が受診したら、まず現在の症状を改善するための問診、診察、検査を行い、「喘息ガイドライン」に従って薬物治療をして症状を鎮める。同時に喘息の確診をつける。症状が改善したところで、喘息を治療するうえで必要な知識、すなわち喘息患者全体に共通する問題について、患者に理解できるようにくり返し説明する（包括的治療①）。喘息の病態の理解や服薬の内容と意味、発作時の対応、増悪因子への対処、アレルゲンの除去、過労やストレスの軽減、良好なライフスタイルの必要性などの教育を行う。表3-5に説明が必要な内容について大筋を示す。

何回かに分けて説明し、同時にステロイド吸入薬を中心に、「喘息ガイドライン」による重症度別に設定された薬物治療をしてゆく（ステップ1～4）。コントロールの仕方が理解されて実行できているか探りながら、繰り返し指導していく。わかりやすいパンフレット類を準備しておくのがよい。

その途中で心身症としての喘息を診断するための「調査表」（表3-1）を渡して記入してもらう。質問に対する回答の不明な部分や心理社会的に問題のある部分は詳しく聞き、患者からの質問に対しては説明する。そのうえで身体的側面と心理的側面の両方から患者の全体像を把握しながら「喘息ガイドライン」による治療を継続する。患者の側からみた質問のしやすさ、質問に対する真摯な説明は、信頼関係を作るうえで大切である。良好な患者－医師関係の形成は、すべての医療の原点である。

喘息症状が続いている場合は、薬物療法（ステップ1～4）が正しく行われているか検討する。これにはステップの評価が適切かどうかの治療の見直しと、患者が治療を正しく理解して実行しているかどうかの検討がある（包括的治療②に入る）。薬物量が不十分な場合は、再度ステップを見直して一つ上のステップの治療を開始する。患者が上手に吸入ステロイド薬を吸入できていない、服薬の仕方が不適切のため症状がとれないといったことがよくみられる。

次に「喘息ガイドライン」による治療が順調に進まず喘息症状が軽減しない場合、あ

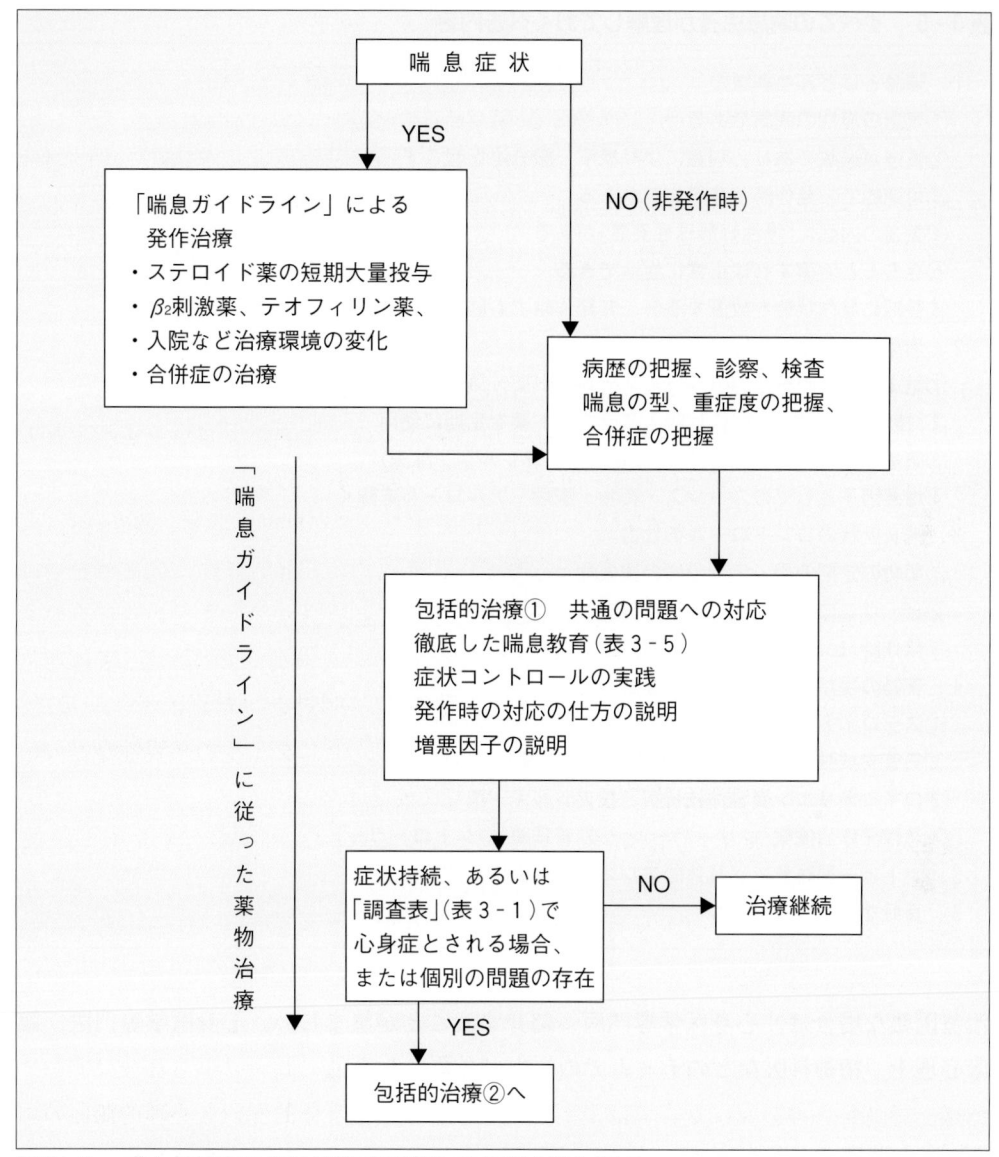

図 3-2 成人の喘息における治療の進め方の基本的な流れ

るいは「調査表」(表 3-1)で心身症とされる場合、あるいは個別の問題の存在が伺われる場合、次の包括的治療②を行い、適切な薬物治療や生活改善が行われるように指導する。それには患者が適切に治療を受けることへの障害になっている患者個別の問題を聞き出して、正しい受療行動ができるように対処する(図 3-3)。

それでも喘息症状のコントロールができない場合や、心理社会的問題があるために症状が不安定な場合、受療行動の改善がみられない場合などでは、薬物療法に心理療法や環境改善を組み合わせた包括的治療③が必要である(図 3-4)。これによっても

表3-5 すべての喘息患者が理解しておくべき内容

```
1．喘息とはどんな病気か
  ①気道の慢性の病気である
  ②気道が過敏であり、刺激により狭窄・腺分泌を起こす
  ③可逆的で、発作時と非発作時がある
  ④気道の内面に「慢性好酸球性炎症」がある
  ⑤きちんと治療すれば正常に生活できる
  ⑥長期に発作状態を放置すると、非発作時でも肺機能が低下する
2．治療はどのように行うか
  ①気道狭窄・腺分泌(発作)にはステロイド薬・気管支拡張薬を使用
  ②「慢性好酸球性炎症」には吸入ステロイド薬を定期に使用
  ③気道への有害な刺激を除く(環境改善・アレルゲン除去)
  ④増悪因子としてのストレス・薬物・喫煙・アルコールを除く
3．喘息症状のコントロールの仕方
  ①薬物の定期使用・定期受診の重要性
  ②ピークフローメーターと喘息日誌
  ③発作時(ピークフロー値)の対処法
4．薬物の種類と効果、副作用など
  ①ステロイド薬(全身投与・吸入)
  ②気管支拡張薬($\beta_2$刺激薬、テオフィリン薬)
  ③ロイコトリエン受容体拮抗薬、抗アレルギー薬
  ④急性発作治療薬(レリーバー)と長期管理薬(コントローラー)
5．アトピー型喘息では具体的アレルゲン除去法
6．良好なライフスタイル
```

治療困難な場合は、心身医学専門医へ紹介することが望ましい。心身医学専門医、臨床心理士、精神科医などのチームでの治療が必要になる。

2）成人喘息の包括的治療②について(図3-3)

　ここでは患者の不適切な治療の仕方(受療行動)を検討して、「喘息ガイドライン」で提唱される治療が適切に行われるように指導する。患者の治療コンプライアンスが不良の場合や、増悪因子の除去に消極的な場合など、受療行動が不適切と判断されるときには、これまでの病歴や治療歴、治療態度を参考にして、その不適切なところを改めるように指導する。

　「調査表」(表3-1)を参考にして、ストレス、ライフスタイルの乱れ、性格・行動上の問題、生育歴などのチェックを行い、個別の心理社会的要因を明らかにする。そして不適切な受療行動の背景を医療者と患者の双方が理解し、どのようにしたらそれを改善することができるかを協力して探していく。そのために医療者には、専門家と

気管支喘息（成人）

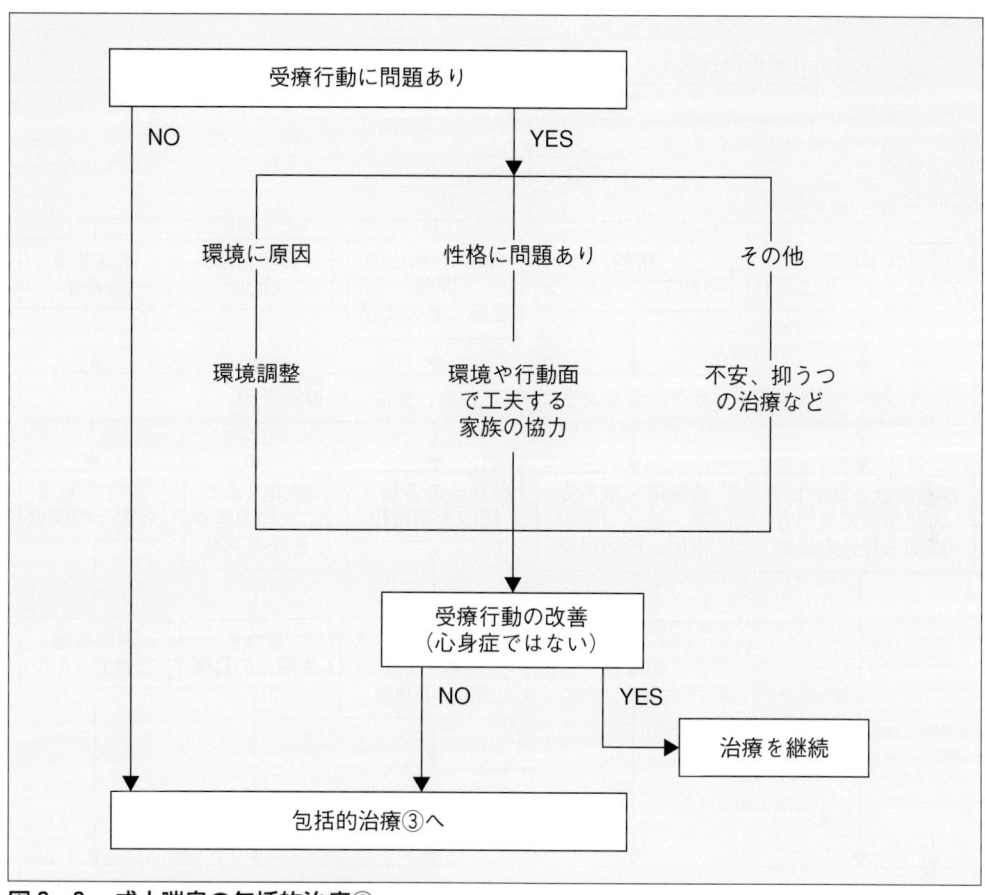

```
                    受療行動に問題あり
              NO  /              \  YES
                 |                 |
                 |    ┌─────────────────────────────┐
                 |    │ 環境に原因  性格に問題あり  その他 │
                 |    │                               │
                 |    │ 環境調整   環境や行動面    不安、抑うつ│
                 |    │           で工夫する       の治療など │
                 |    │           家族の協力              │
                 |    └─────────────────────────────┘
                 |                 ↓
                 |         受療行動の改善
                 |         （心身症ではない）
                 |         NO ↓    ↘ YES
                 |            |      治療を継続
                 ↓            ↓
               包括的治療③へ
```

図3-3　成人喘息の包括的治療②

しての喘息治療に関する十分な説明を行うこと、患者の事情を共感をもって聞き理解することが求められる。

　患者を取り巻く環境に原因があり、適切な受療行動がとれない場合、例えば育児や仕事のために定期受診ができない場合などは、できるようになる工夫を患者と医師が双方で考える必要がある。純粋に時間的な問題なら、患者が喘息をよく理解したうえで近所の診療所の協力を得るなどの対処をとる。

　患者の性格に問題がある場合、例えば忘れっぽい、真剣さがない、定期的な薬剤吸入をしない、増悪因子を取り除く努力をしないなどの場合は、環境を改善することや習慣化した行動を作る。具体的には1週間の薬箱を準備する、吸入器と歯磨きをセットにするなどという工夫を考える。症状が軽くなっても気道の慢性炎症は続いており、治癒したのではないということを理解させる。増悪因子とわかっていてもペットを手放せない、禁煙できないなどの場合、改めるよう指導する。家族に協力を要請することも考慮する。

　患者がストレス状態におかれているために適切な受療行動がとれない場合は、カウ

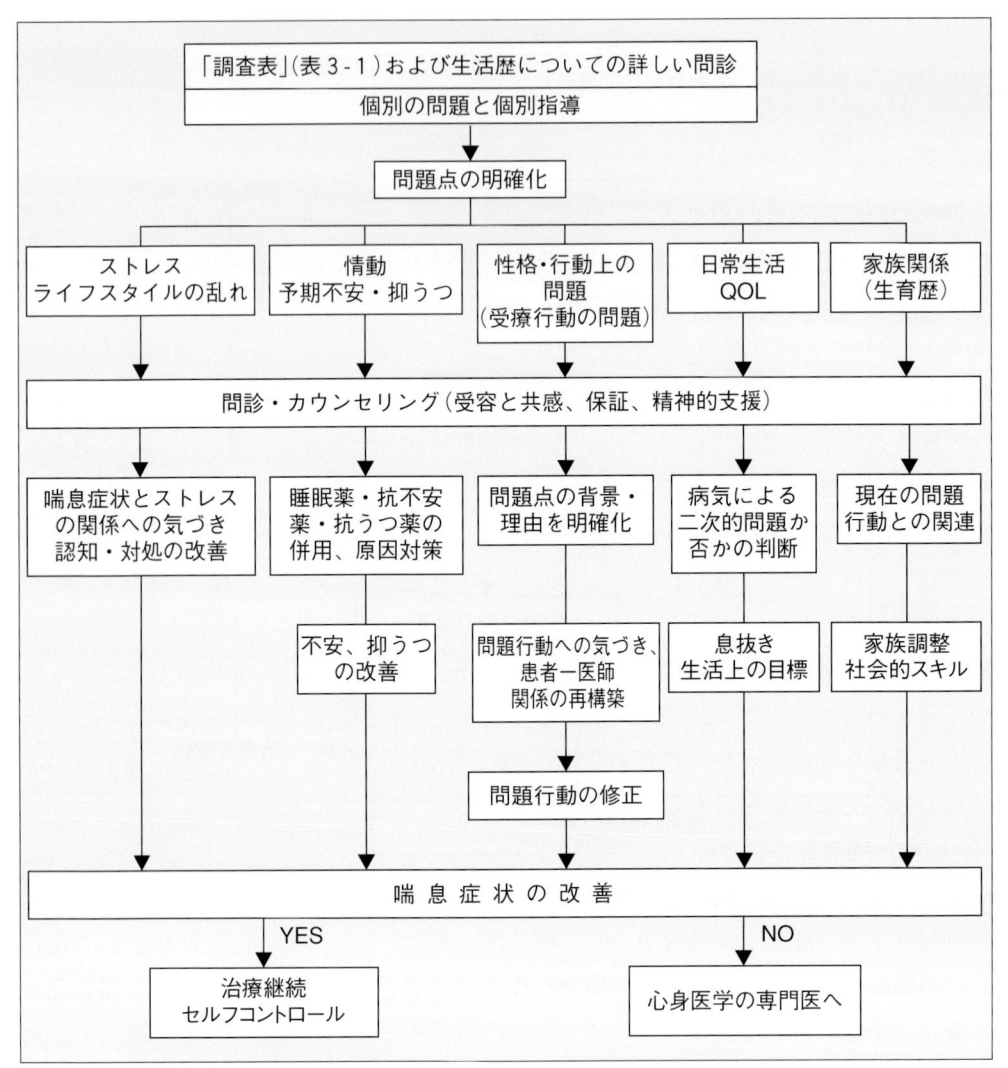

図3-4　成人喘息の包括的治療③

ンセリングによってストレスに伴う不安、不満、葛藤などを軽減させるか、家族や職場の協力を得て環境調整を行い、ストレス状況を解消する。喘息ではパニック発作の合併が多い[15]が、空間恐怖を伴うと通院が困難になる。不安障害やうつ病の合併がある場合は、カウンセリングによる受容、共感、心理的支持を中心とした面接と抗不安薬、抗うつ薬の併用を行い、治療環境を整える。

　患者の個別の問題を考慮しながら適切で持続可能な治療環境を作り、「喘息ガイドライン」に従った治療が継続できるように工夫していく。

3）成人喘息の包括的治療③（図3-4）

　受療行動が改善しない場合や、「調査表」(表3-1)で心身症と判定される場合には、

ストレスの軽減や生活態度の改善、受療行動の改善を目指して心理療法の比重の高い治療を行う。

以下、「調査表」(表3-1)の項目別に説明する。

(1) ストレス、ライフスタイルの乱れ

喘息の発症時や症状増悪時に、生活の困難、ストレス、過労が認められたり、睡眠時間や食事の不規則化、アルコールやタバコなどの摂取の増加などのライフスタイルの乱れが認められる場合、そのことについて患者の気づきや理解を促す。次に、ライフスタイルの乱れや過労の原因となっているストレスを軽減あるいは解決する方法を検討することになる。ストレスの軽減や解決を考える場合、患者自身が行いうる対処法である必要があるが、もし本人が解決できない状況があれば、家族や職場の協力を得て負担を軽減してもらうか(家族や職場環境調整)、入院してストレス状況からいったん切り離すことが有効な場合がある。

入院して現実のストレス状況から一時的に解放されると心身の寛ぎが得られ、症状も軽快することが多い。ストレス状態と症状の持続の関係、そして入院による寛ぎと症状軽快の関係の2つの体験をもとに、ストレスと喘息症状、心身の寛ぎと症状軽快の相関への気づきを促し、退院後のストレス状況への対処法を検討する。また、家族関係の調整を促進したり、患者の発作時における薬物療法を含めた自己管理を学ぶ場としても入院環境を活用することができる。

(2) 情動と喘息発作について

喘息発作に対する予期不安が強いと、偶然に存在したさまざまな状況や物を、発作の原因と認識してしまう場合がある。例えば、猫に対するアレルギー抗体のある患者が、予期不安から猫をみただけで喘息発作を起こしたりすることがある。そのような場合は、発作が起こった状況を、ストレスや過労、予期不安や暗示などさまざまな角度から検討して、誤った認識によってできた条件づけ機制を取り除くようにする。

また、非発作時であれば少量の精神安定剤の使用も考えてよい。抑うつ状態が強い場合は、選択的セロトニン再取込み阻害薬(SSRI)やスルピリドの併用も考える。神経質な患者の場合、抗不安薬の併用も喘息のコントロールに有効である。この場合、筋弛緩作用が強い薬や持続時間の長い薬は避けたほうが無難である。不眠に対しては、睡眠薬を投与しても差し支えないが、少量にし、発作時は避ける。また、自律訓練法などのリラクセーション法も不安の軽減や心身の寛ぎに有効であり、喘息への効果も期待できる[24]。

情動と喘息症状の関係には予期不安によるもののほか、怒りや不満、悲しみなどの情動を抑圧することによって生じる場合がある。その機序については不明であるが、おそらく大脳辺縁系視床下部の自律神経系を介した反応と推測される。この場合は治療者か親しい人に自分の怒りや不満について感情を込めて話し、心の中にうっ積した

気持ちを発散させる必要がある。次の段階として、怒りや不満が生じた原因への対処方法をみつけ出す作業が必要になる。

(3) 性格・行動上の問題（受療行動の問題を含む）

性格や行動からストレス状況を作りやすい、ストレス対処がうまくいかないために喘息症状が出現しやすい、あるいは医療者との関係に問題がある、治療コンプライアンスが悪いなどが挙げられる。このような場合、具体的な問題を取り上げ、患者がどのように考えているのか、何が問題なのかを明らかにし、患者が納得いくような方法で問題の解決を図る。性格そのものを変えるように指導するのではなく、対処の方法を変えるよう提示し、具体的な対処方法を患者と医療者とで検討し実行する。できることから実行し、実行できたことは評価して、患者の行動変容へのモチベーションを高めることが重要である。

アレキシサイミア（失感情症）がある患者では、ストレスへの認知が悪いために適切なストレス対処行動がとれないことがある。アレキシサイミアの患者には、医療者がモニターの役割をして、繰り返し気持ちへの気づきを促す必要がある。また、アレキシソミア（失体感症）がある患者では、喘息症状や低酸素状態への気づきが遅れるために、早めの処置または処置を求めるのが遅れ、喘息が重症化しやすい。アレキシソミアの患者に対しては、ピークフローメーターなどを使ったモニタリングを行うことによって客観的な数値を参考にしながら自分の状態を把握する学習を行うことが有効である。

(4) 日常生活のQOLの問題

喘息の重症度の高い患者ほどQOLの問題が生じてくる。QOLを改善するには、適切な薬物療法と心理社会的側面を考慮した治療によって喘息症状を改善させることが重要である。喘息症状によって、家庭や職場での役割や経済面に問題が二次的に発生し、さらにストレスを増して悪循環を形成するからである。

一方では、ゆとりのない日常生活を見直し、息抜き、保養、気分転換、趣味、適度の運動などを取り入れた生活設計を考えてみる必要がある。

(5) 家族関係や生育歴の問題

生育歴は人間の基本的な信頼感（安定感）や性格形成、行動様式、認知の仕方に影響を及ぼす。不健全な生育歴は、ストレスを生じやすい性格や行動、ストレス対処の稚拙さに関与することがある。それが喘息症状の増悪に関連している可能性があれば、(3)の性格・行動上の問題と同様に取り扱うか、心身医学専門医に紹介する。家族内での人間関係に問題がある、葛藤が強いといった場合は、一時的入院、別居などによってストレス状況から切り離したうえで具体的な対応策を検討し家族調整を図るほうがよい場合もある。

4) 心理療法として有効性の期待されるその他の治療法

(1) Smythらは、患者に人生で最もストレスに満ちた体験を、20分ずつ3日間連続して書いてもらうようにしたところ、4カ月後の肺機能が有意に改善したことを報告している[25]。同じ内容でも違う内容でも、休まず書くようにする。また、外傷体験を連続4日間感情を込めて書いた群は、そうしなかった群よりHBワクチン接種後の抗体価が有意に高かった[26]ことから、この方法は免疫系への影響もあることが伺われる。

(2) 喘息教育に認知行動療法的な介入を併用した場合、喘息に伴う不安(パニック)を改善する効果[27]、喘息の受けとめ方や扱い方に関する認知面の技術を高める効果がある[28]。

(3) 若い喘息患者では、喘息教育と薬物療法の内科治療のみを行うより、内科治療にストレスへの対処法と解決志向アプローチを念頭にした心理療法を加えたほうが、治療効果が良好である[29]。問題点を浮き彫りにせず伏せたままで、解決法だけを探していく方法も考えられる。この方法だと問題に深入りしすぎて患者の人格を傷つけるおそれが少ない。

(4) 喘息患者にはうつ状態の合併が一般人口より多く、重症者ほどさらに頻度が高い。うつ状態の喘息患者に三環系抗うつ薬を使用して、うつ症状とともに喘息症状も改善した。また、SSRIのチタロプラムをうつ病合併の喘息患者に使用した比較試験では、使用した群のほうがうつ症状の改善に有意に優れており、同時に経口ステロイド薬の使用量が少なかった[30]。

(5) 小児や青年期の喘息患者では、安全に運動することによって、心血管系の働きを改善しQOLを高めると報告されており、運動療法が推奨されている[31]。ただし喘息発作時は運動を避け、非発作時に気管支拡張薬やクロモグリク酸ナトリウム(DSCG)を吸入しながら運動するのがよいと思われる。特に水泳は、運動誘発発作が少なく喘息症状の改善効果があり、有効な喘息の治療法と考えられる[32]。

(6) 重篤なうつ病、統合失調症、パーソナリティ障害などの合併がみられた場合は、精神科医に紹介し、喘息治療と精神科的治療の分担を行う。

心身医学専門医による治療

　成人喘息の包括的治療③を行っても喘息症状の改善がみられない場合や心理社会的な問題の解決が困難な場合、専門的治療が必要になる。

　先に述べた治療でもコントロールが難しい患者は、性格や行動上の問題が関与している場合やさまざまな理由でストレス状況から脱け出せない環境におかれている場合が多い。稀に境界性パーソナリティ障害が合併している場合もある。これらの症例に対しては、精神分析的治療、解決志向アプローチ、認知行動療法、絶食療法などが行

われる[33]。また、アレキシサイミア傾向の強い患者、言語化能力の低い患者では箱庭療法、絵画療法などの作業療法を併用する場合もある。

5．典型的症例提示

喘息の増悪により来院し、薬物と心理療法により軽快した1症例を紹介する。

症例：57歳、女性。
家族歴：喘息、他のアレルギー疾患なし。
既往歴：45歳よりアレルギー性鼻炎。
症状：初診の前年秋に喘息が発症し、近医にて治療を受けていたが、初診の2カ月前より増悪し、勤務に支障が出てきたために外来を受診。
検査所見：検尿、検便は正常。貧血なし。白血球4300/μL、好酸球増多（12％）。CRP（−）。血清IgE 448 IU/mL、RAST（室内塵3、ヤケヒョウヒダニ4）。胸部X線で軽度気腫状を示した。肺機能は初診時、FVC 1,500mL（63％）、$FEV_{1.0}$ 900mL（63％）。肝機能、電解質、副腎髄質・皮質機能、心電図など正常。
心理テスト：CMI健康調査票でⅢ領域。イライラしやすい、漠然とした不安感、心気傾向、抑うつ傾向あり。
治療経過：初診時に問診と検査のあと、一般的な喘息教育（包括的治療①図3−2）をパンフレットをみせながら行い、きちんと治療すればよくなることを説明した。テオフィリン徐放製剤400mg/日、硫酸サルブタモール（吸入液）などの気管支拡張剤を投与し、吸入ステロイド薬のプロピオン酸フルチカゾン600μg/日を、吸入の仕方の実演練習でうまく吸入できることを確認したうえで開始した。次に喘息日誌の記入の仕方とピークフローメーターの吹き方を説明し、症状のモニタリングを開始した。その後喘息症状は軽度改善したが、胃部不快感、食欲不振などの訴えが出現した。患者は治療に対して真面目であり、きちんと日誌もつけ、吸入服薬し通院した。

「調査表」（表3−1）の結果、発症経過とストレスは6点、情動と喘息発作は7点、性格行動上の問題は10点、日常生活のQOLは6点、家族関係生育歴は2点、合計31点で心身症と判定された。またこの「調査表」から、ストレスや情動と喘息症状との関連についての理解はよいように思われた。心理テストの結果や表情や問診から、患者がうつ状態にあることが考えられ、上記の消化器症状や年齢（閉経後）を考慮に入れて、治療開始第3週よりスルピリド150mg/日、クロチアゼパム15mg/日による薬物療法を行った。包括的治療①に沿って、喘息の増悪因子としてアレルギーや感染のほかに生活上のストレスやライフスタイルの乱れが喘息症状に影響することを説明した。またこれらの因子を含めて心身両面からの治療を行うことにより、セルフコントロールが可能になり、長期的な寛解が得られうることを話した。患者は病気がよくなると聞

いて将来への希望ができたことや、抗うつ薬の効果もあって明るくなり、その後、消化器症状も消失した。

　その頃の面接で（包括的治療③）、患者は喘息が発症する前に前夫との間にトラブルがあり、離婚に到るまで心労が続いたこと、某年の発作頻発時には、離婚後、前夫に引き取られていた一人息子が、定職につかず患者の家に同居するようになり、金銭面での苦労や息子の将来のことで悩んでいたこと、また現在、勤務先の同僚や若い経営者との間で板ばさみの状況にありストレスが多いことなどを語り、その後で一人で悩んでいたことを話して少し楽な気持ちになったと述べている。

　12月頃から喘息症状は軽快してきたので気管支拡張剤を漸減し、うつ状態の改善に伴いスルピリド、クロチアゼパムも漸減中止した。

　翌年3月になると、息子との間に独立することを前提に和解ができ、患者の精神的負担が軽減したこともあって喘息症状はほとんどなくなり、肺機能〔FVC 2,200mL（78％）、$FEV_{1.0}$ 1,800mL（92％）〕の改善も認められた。プロピオン酸フルチカゾン吸入は400μg/日に減量した。しかし、その後も仕事の過労、同僚との葛藤などで喘息症状が出現することがあり、気管支拡張剤の増量や、テオフィリン製剤の注射が必要なときもあった。

　面接を通してストレスと症状との関係（心身相関）の理解が深まってくると、患者は自分が同僚との人間関係で疲れたり、経営者との間で板ばさみになったりするのは、自分の「八方美人的な性格」（本人の言葉）によると述べた。また、同僚との交流パターンについて、同僚間のトラブルや経営者に対する不満を聞くと、自分が相談相手になるだけでなく調整役までして、精神的に疲れる状況を自ら作っていたこと、さらに、自分のそのような行為に対して、相手に感謝してもらいたい気持ちを抱いていたが、その気持ちは裏切られることが多く、その結果、相手に不満をもちつつも怒りを表現できず抑圧すること（感情の抑圧）が多いことなどを述べた。

　このような過程を経て、その後、患者は同僚の不満は不満として聞き、自ら相手の問題を背負うことはなく、自分の問題と切り離して考えることができるようになり、同僚との人間関係で自らが振り回されなくなり、かつ、それでも相手との人間関係が悪くならなかったという体験から、職場での人間関係が負担にならなくなったと話している。この頃になると、患者の症状はプロピオン酸フルチカゾン200μg/日吸入のみで発作は全く起こらなくなっており、セルフコントロールが可能になりつつある。

　解説：本症例は、室内塵、ダニに対して高いIgE抗体価を有しており、アトピー性の喘息に分類されるが、喘息の発症、経過に心理・社会的因子が関与していることが考えられ、それらの問題を解決することにより症状のコントロールができた1例である。

　一時的にみられたうつ状態も薬物療法と面接により解消した。包括的治療②は受療

行動に問題がなかったので実施しなかった。心理面接は外来通院時に最初の1～2カ月間は1回20～30分、1～2週に1回、それ以降は1回10分程度2週間に1回の割合で行った。

包括的治療③における面接は、①治療への動機づけ、②感情の発散による寛ぎと発

6．患者／家族用説明文書

Q．気管支喘息とはどのような病気ですか。
A．気管支喘息（以下、喘息）は、呼吸する空気の通り道（気道、すなわち気管支や細気管支）の病気です。その気道の内面に「好酸球性炎症」と呼ばれる特殊な慢性炎症が起きており、粘膜がただれて、さまざまな刺激によって気道が狭くなりやすい（気道過敏性）という特徴があります。

Q．喘息の発症因子にはどのようなものがありますか。
A．ダニなどのアレルギー物質が気道の粘膜につくと、アレルギー反応を起こし、「好酸球性炎症」を引き起こすと考えられています。半数はアレルギー以外も原因となっていますが、まだよくわかっていません。感染や自律神経系も関与しており、多くの要因が絡んで起こる病気と考えられています。一人の患者さんに多くの因子が関与している場合が多いのですが、喘息発作の誘因（きっかけ）を一つ一つ探して、取り除いてゆけばセルフコントロールが可能になります。

Q．喘息発作の誘因はどのように調べるのですか。
A．アレルギーや気道の過敏性は医学的検査でわかります。これまでの発作のきっかけ（かぜや急激な運動、冷気やホコリの吸入など）をよく考えてみてください。また、過労やストレスが多かったときや、生活のリズム（食事・睡眠など）が乱れていたときと喘息の発症経過との関係を考えてみてください。
このような喘息の誘因を探すため作られた質問表があるので、これを用いるのも一つの方法です。

作軽快の体験、③生活歴・生育歴の見直しによる心身のストレスと喘息症状との関連、ストレスを作りやすい交流パターンなどについての心身相関への気づき、④新しい適応様式の習得の順に進めた。

Q．喘息が起こりやすくなる要因と、喘息が起こりにくくなる要因を教えてください。

A-1．喘息が起こりやすくなる要因には以下のことなどがあります。
- 気道感染(感冒や気管支炎など)
- アレルゲン、化学物質(ホルムアルデヒドなど)、その他の刺激物の吸入
- 季節や気象の変化
- 急激な運動、笑いすぎ、過食、誤飲など
- 過労やストレス、生活リズムの乱れ
- 喘息発作への過度な不安、将来への悲観など
- 喘息の治療が不適切か不十分なとき

A-2．喘息が起こりにくくなる要因には以下のことなどがあります。
- 適切な治療と、喘息をコントロールできるという希望や自信
- ストレスの軽減－問題の解決・克服、楽しみがあること、抑えていた感情の発散、リラックス、相談する人がいることなど
- 生活の目標や満足感、気持ちの張り・充実感があること
- 心身の疲労が少なく、息抜きの手段をもっていること
- 生活のリズムが規則正しいこと
- 適度な運動や外出

Q．喘息をコントロールするにはどのようなことに気をつければよいですか。

A．喘息の状態が悪いときには悪い理由、よいときにはよい理由があります。それをみつけて、喘息をコントロールしましょう。あなたが気づいたこと、疑問に思っていることは何でも主治医に相談して下さい。

7. 他のガイドラインとの異同

　包括的治療①（図3-2参照）は、「喘息ガイドライン」[3]とほぼ同じである。重症度別薬物療法、良好な患者・医師パートナーシップの形成、喘息の病態への理解の促進、増悪因子の除去、軽減、生活指導など、喘息患者全般に共通の問題に対するアプローチを行う。

　包括的治療②（図3-3）では、患者に受療行動の異常があって「喘息ガイドライン」に沿った治療が行えない場合、その理由をよく観察し患者の個別的問題を解決して、「喘息ガイドライン」に沿った治療が行えるようにすることである。

　これがうまくいかなかったり、「調査表」（表3-1）で心身症と診断される場合、「調査表」の結果を参考にし、患者の心理社会的個別的問題を総合的に判断して治療するのが、包括的治療③（図3-4）である。包括的治療②③の点が「喘息ガイドライン」とは異なっている。包括的治療③によるアプローチでも喘息症状のコントロールができない場合は、心身症の専門医へと紹介し、専門的な治療の機会を与える点でも、「喘息ガイドライン」とは異なっている。

　包括的治療②、③は、「喘息ガイドライン」の治療に、心理社会的側面へのアプローチを強化したものと考えてよい。

8. 専門医に紹介するポイント

　心身医学専門医に紹介するポイントは表3-7に示した通りである。ガイドラインに沿って治療を試みても症状の改善がみられないときや、喘息の増悪因子が明白であっても医療者側に包括的治療を行うことに対する自信や十分な時間がないときなどは専門医に紹介したほうがよい。

表3-7　専門医に紹介するポイント

1. ストレス状況を軽減するための面接や職場・家庭の環境調整を行っても症状が軽減しない場合
2. 患者—医師間の信頼関係が崩れ、修復が困難な場合
3. 性格や行動上の問題（受療態度など）があって、喘息のコントロールが困難な場合
4. 生活上の困難やライフスタイルの乱れが喘息の増悪因子となっていることが明らかであっても、その修正が困難な場合
5. うつ病や不安障害、過換気症候群などの合併があって、薬物でコントロールできない場合
6. その他、精神障害の合併が認められた場合など

9. 今後の課題

　本ガイドラインが、心身医療を専門としていない医師あるいは喘息の治療を専門としていない心身医療関係者にとって、どれだけ有用性があるか検討し、診断法、治療法ともに、より使いやすく役に立つものにしてゆく必要がある。

10．汎用薬剤

A．喘息でよく使用される薬剤
  1．副腎皮質ステロイド薬
    1）吸入薬：キュバール、フルタイド、パルミコートなど
    2）内服薬：プレドニゾロン、リンデロンなど
    3）注射薬：プレドニゾロン、リンデロン、ソル・メドロールなど
  2．気管支拡張薬
    1）テオフィリン薬
      ・内服薬：テオロング、ユニフィルなど
      ・注射薬：ネオフィリンなど
    2）β_2刺激薬
      ・内服薬：スピロペント、ホクナリンなど
      ・吸入薬：メプチン、ベネトリン、ベロテック、サルタノール、セレベントなど
      ・注射薬：ボスミン
      ・貼付薬：ホクナリンテープ
    3）ロイコトリエン受容体拮抗薬
        オノン、シングレア、キプレスなど
  3．抗アレルギー薬
    1）内服薬：ザジテン、ベガ、アレジオン、アイピーディなど
    2）吸入薬：インタール
  4．抗不安薬、抗うつ薬、睡眠薬
    1）抗不安薬：リーゼ（強度は弱、作用時間は短）、メイラックス（強、長）
    2）抗うつ薬：パキシル、トレドミン、ドグマチールなど
    3）睡眠薬：入眠薬のマイスリー、レンドルミンなど、早朝覚醒にはサイレースなど。
      ・不眠には催眠作用は少ないが、自然睡眠を誘導する抗不安薬も使用できる。テオフィリン薬やβ_2刺激薬には不眠の副作用がある。夜間の突然の喘息発作を考え、不眠に対しても睡眠薬は抗不安薬か、少量の入眠薬がよい。
      ・抗不安薬、睡眠薬には呼吸抑制の副作用がある。また催眠作用により、喘息発作増悪時の患者の去痰や吸入努力を妨げる恐れがある。中等・重症発作時や抗喘息薬の治療が奏効していないときには使用しない。非発作時または発作の軽いときに使用する。発作時には気管支拡張薬、ステロイド薬などで発作を治めることが優先する。
  5．その他
    ・去痰薬：ムコソルバン、ビソルボンなど
    ・ヒスタミン加ヒトガンマグロブリン：ヒスタグロビン

B．喘息では使用が禁忌、あるいは要注意の薬剤
  1．β_2阻害薬
    ・内服薬：インデラール、カルビスケンなど
    ・点眼薬：チモプトール、リズモン、ミケランなど
  2．コリン類似薬・コリンエステラーゼ阻害薬：オビソート、ワゴスチグミンなど
  3．プロスタグランジン$F_{2\alpha}$：プロスタルモンF、グランディノンなど
  4．アスピリン喘息では解熱鎮痛薬（塩基性を除く）

＊順不同、商品名で表記

11. 研究担当者

永田頌史（産業医科大学産業生態科学研究所精神保健学）

十川　博（九州中央病院心療内科・アレルギー科）

西間三馨（国立病院機構福岡病院）

横田欣児（国立病院機構福岡病院心療内科）

12. 文献一覧

1) 中川武正, 伊藤幸治, 奥平博一, 他. 静岡県藤枝市における成人気管支喘息の有症率調査. 日胸疾会誌 1987；25：873-9.
2) 高橋　清, 秋山一男, 月岡一治, 他. アレルギー疾患の疫学. 我が国の成人喘息患者の実態調査, 国立病院治療共同研究・国立療養所中央研究「我が国の成人喘息患者の実態調査－小児喘息及び成人喘息－」研究報告書. 1998. p.28.
3) 厚生省免疫・アレルギー研究班. In：喘息予防・管理ガイドライン2003. 東京：協和企画；2003.
4) Barnes PJ, Grunstein MM, Left AR, et al., editors. Asthma. Philadelphia：Lippincott-Raven；1997.
5) Eidelman D, Irvin CG. Airway mechanics in asthma. Rhinitis and Asthma. In：Busse W, Holgate S, editors. Boston：Blackwell Science；1995. p.1033-43.
6) 永田頌史, 木原廣美, 新田由規子, 他. 気管支喘息の発症機序・病態に応じた心身医学的治療の展開. 心身医 1995；35：17-25.
7) Ago Y, Nagata S, Teshima H, et al. Environmental stress factors and bronchial asthma. Psychiatry 4. In：Pichot P, editor. 1985. p.415-21.
8) Sandberg S, Paton JY, Ahola S, et al. The role of acute and chronic stress in asthma attacks in children. *Lancet* 2000；356：982-7.
9) Cohen S, Tyrrell DA, Smith AP. Psychological stress and susceptibility to the common cold. *N Engl J Med* 1991；325：606-12.
10) Nagata S, Irie M, Mishima N. Stress and asthma. *Allergol Intern* 1999；48：231-8.
11) 永田頌史. アレルギー反応の条件付け. アレルギー・免疫 1999；6：85-91.
12) Luparello TJ, Lyons HA, Bleeker ER, et al. Influence of suggestion on airway reactivity in asthmatic subjects. *Psychosom Med* 1968；30：819-25.
13) Isenberg SA, Lehrer PM, Hochron S. The effect of suggestion and emotional arousal on pulmonary function in asthma：a review and a hypothesis regarding vagal mediation. *Psychosom Med* 1992；54：192-216.
14) Neild JE, Cameron IR. Bronchoconstriction in response to suggestion：its prevention by an inhaled anticholinergic agent. *Br Med J* 1985；290：674.
15) Lehrer PM. Emotionally triggered asthma：a review of research literature and some hypothesis for self-regulation therapies. *Appl Psychophysiol Biofeedback* 1998；23：13-41.
16) Stunk RC, Mrazek DA, Fuhrmann GS, et al. Physiologic and psychological characteristics associated with deaths due to asthma in childhood. A case-controlled study. *JAMA* 1985；254：1193-8.
17) Miller BD. Depression and asthma：a potentially lethal mixture. *J Allergy Clin Immunol* 1987；80：481-6.
18) Rea HH, Scragg R, Jackson R, et al. A case-control study of deaths from asthma. *Thorax* 1986；41：833-9.
19) 永田頌史. 性差からみた心理社会的要因. 気管支喘息と性（第16回六甲カンファレンス）. 東京：ライフサイエンス出版；1996. p.98-105.

20) 江頭洋祐. アレルギー疾患におけるQOLの考え方と評価法－気管支喘息を中心に. アレルギー 2000；49：553-7.
21) 十川　博. 思春期喘息の心理・社会的背景の関与. Prog Med 2000；20：1904-10.
22) 十川　博. 呼吸器心身症. 日本心療内科学会誌 2001；5：3-10.
23) 滝島　任・監. 井上洋西・訳. 喘息の診断と管理のための国際委員会報告（International Consensus Report on Diagnosis and Management of Asthma）日本語版. 東京：ライフサイエンス出版；1992.
24) Henry M, de Rivera JL, Gonzaletz-Martin IJ, et al. Improvement of respiratory function in chronic asthmatic patients with autogenic therapy. *J Psychosom Res* 1993；37：265-70.（評価　Ⅱ-B）
25) Smyth JM, Stone AA, Hurewitz AH, et al. Effects of writing about stressful experiences on symptom reduction in patients with asthma or rheumatoid arthritis：a randomized trial. *JAMA* 1999；281：1304-9.（評価 Ⅱ-A）
26) Petrie KJ, Booth RJ, Pennebaker JW, et al. Disclosure of trauma and immune response to a hepatitis B vaccination program. *J Consult Clin Psychol* 1995；63：787-92.
27) Ross CJ, Davis TM, MacDonald GF, et al. Cognitive-behavioral treatment combined with asthma education for adults with asthma and coexisting panic disorder. *Clin Nurs Res* 2005；14：131-57.（評価　Ⅱ-B）
28) Sommaruga M, Spanevello A, Migliori GB, et al. The effects of a cognitive behavioural intervention in asthmatic patients. *Monaldi Arch Chest Dis* 1995；50：398-402.
29) 横田欣児, 西間三馨, 藤瀬　茂, 他. 気管支喘息における内科治療と比較した心身医学的治療の効果. 心身医学 2002；42：380-5.（評価　Ⅲ-B）
30) Brown ES, Vigil L, Khan DA, et al. A randomized trial of citalopram versus placebo in outpatients with asthma and major depressive disorder：a proof of concept study. *Biol Psychiatry* 2005；58：865-70.（評価　Ⅱ-B）
31) Lucas SR, Platts-Mills TA. Physical activity and exercise in asthma：relevance to etiology and treatment. *J Allergy Clin Immunol* 2005；115：928-34.（評価　Ⅰ-B）
32) Rosimini C. Benefits of swim training for children and adolescents with asthma. *J Am Acad Nurse Pract* 2003；15：247-52.（評価　Ⅰ-B）
33) 吾郷晋浩. 気管支喘息－心理療法. 現代医療 1990；19.

疾患各論

4. 気管支喘息(小児)

4. 気管支喘息(小児)

1. 疾患概説

　「小児気管支喘息治療・管理ガイドライン2005」[1]によると、小児気管支喘息(以下、小児喘息)は、「発作性に笛性喘鳴を伴う呼吸困難を繰り返す疾病であり、発生した呼吸困難は自然ないし治療により軽快、治癒するが、ごく稀には致死的である。その病理像は気道の粘膜、筋層にわたる可逆性の狭窄性病変と、持続性炎症と気道リモデリングと称する組織変化からなるものと考えられている」と定義される。この定義については成人喘息とほぼ同等である。しかし、その原因の一つとしてアレルゲンが明らかな外因性(アレルギー型、アトピー型)喘息が小児期に多く、成人においては、原因不明な内因性(非アレルギー型、非アトピー型)喘息が多くを占めている。

　また、「その発症や経過に心理社会的因子(心因)が密接に関与し、器質的ないし機能的障害が認められる」という心身症の定義に当てはまることから、診断と治療には心身医学的アプローチが必要とされる。心身症に関する考え方についても小児と成人に大きな差はないが、年少児ではこころと身体を分けては考えられず、心身の発達を考慮して対応しなければならない。小児期においても喘息発作は気道感染やアレルゲン、気象の変化、急激な運動などでも引き起こされるが、心因も誘因や増悪因子になりうる。親子関係や友人関係で問題を抱えている喘息児の場合、治療に困難を感じることが多い。

　「心身症診断・治療ガイドライン2002」[2]は小児喘息における心身症の診断と治療においても活用されてきた。今回は「小児気管支喘息治療・管理ガイドライン2005」[1]の刊行に合わせて、全国各地の病院小児科に通院および入院している喘息児の保護者と担当医を対象とした質問用紙による検討や治療経験から、「気管支喘息(小児)」の章を改訂する。

2. 気管支喘息(小児)の心身医学的因子とその評価

　心因を明らかにするため、保護者と担当医を対象として質問用紙を用いている。保護者には喘息発作と心因にかかわる質問が10問(改善因子1問、悪化因子9問)、喘息児の性格にかかわる質問が10問、家庭・社会環境にかかわる質問が5問からなる。担当医は心身相関についての5問に答え、総合判断として「典型的な心身症」、「心身症の傾向(疑い)」、「心身症の可能性を否定できない」の3段階に分け、心身症について「否定」と「不明」の項目を設けた。保護者と担当医の判定について、「はい・いつも」を3点、「はい・時々」を2点、「不明」を1点、「いいえ」を0点として、総和を計算する。

参考項目として、23の心身症および関連した症状から自由に選択させて、数を記入する。46項目の人生の転機に関する要因（life change units：LCU）から選んで、経験した年齢を記入する。

乳幼児期においても、保護者の観察によって記入するようになっているが、心身症および関連症状や人生の転機になるような事実も少ないので判断の根拠が乏しく、対応にも困難が予想される。

成人用の調査用紙は患者自身が自分の病状への理解や対応の仕方を記入するもので、小児用は喘息児の状態を保護者が観察して記入する点で大きく異なる。したがって、思春期以降では、両者の利点を取り入れた質問紙の開発が望まれている。

①喘息発作と心因にかかわる質問

明らかな心因がある場合を除いて、発作への予期不安、悪化要因と改善要因を聴取し、喘息児の性格、家庭・社会環境を全体的に判断して、心理療法を選択する。

②喘息児の性格

喘息児は交流分析における順応した子どもの自我（adapted child：AC）が高く、自己を否定する場合が多い。喘息児の自由な子どもの自我（free child：FC）を伸ばし、自己を肯定する感情を養うように取り組み、周囲はそれを受容するように対応する。

③家庭・社会環境

養育能力の欠損、育児不安、家族間の葛藤がみられる。育児への気づきを促し、実践の中で教育や支援体制を作り上げ、家族へのカウンセリングなどを提案する。

④その他の心身症

心身症を総合的に判定するうえで、他の心身症の合併が参考になるので、その存在を確認しなければならない。

⑤人生の転機（LCU）

心身症を総合的に判定するとき、人生の転機と相関がみられることから、生育歴の重要性が確認されている。

3．診断ガイドライン－解説とその根拠－

心身症としての喘息の判断は保護者用質問紙（表4-1）から得られるが、担当医用質問紙（表4-2）によりまとめられ、診断・治療へとつなげていく。調査用紙の作成にあたって個人情報が外部に漏れないように、結果を知りたい保護者（喘息児）には報告できるように配慮している。

表4-1　喘息の発症と経過に関する調査用紙(保護者用)

お子さんの気管支喘息(喘息と略)の治療を進める上で参考にしますので、次の質問にお答え下さい。調査にあたり、次の事項を守ることをお約束します。了解ができましたら、□に×を記入して下さい。

　　□ 結果は全体としてまとめられますので、個人情報が外部に漏れることがありません。
　　□ 調査にご協力いただけなくても不利益になることはありません。

当てはまる項目を○印で囲み、必要な部分にはご記入下さい。
保護者の皆さんはⅠ、Ⅱ、Ⅲ、Ⅳ、Ⅴ、Ⅵをできるだけご記入下さい。
担当医はⅦを記入し、保護者が記載された内容、特にⅣ、その他の症状をご確認下さい。

施設番号(　　　)　患者番号(　　　　　　)　通院中・入院中
　性別：男・女・病歴番号(　　　　　)　記入者続柄：父・母・祖父・祖母・(　　　　)
　年齢：　　歳　　カ月(誕生月　　月生れ)　学年：小学・中学・高校　　年・(　　　)
記入年月日：平成　　年　　月　　日
担当医師名：　　　　　　　　　　　　施設名：

Ⅰ．喘息発作にかかわる質問
(1)　家族がよく面倒をみていると、発作はよくなりやすい。
　　　　　　　　　　　　　　　　　はい・いつも (3)・時々 (2)・不明 (1)・いいえ (0)
(2)　発作が起きるのではないかと、心配しているときに発作が起きる。
　　　　　　　　　　　　　　　　　はい・いつも (3)・時々 (2)・不明 (1)・いいえ (0)
(3)　感情を抑えているときに発作が多い。
　　　　　　　　　　　　　　　　　はい・いつも (3)・時々 (2)・不明 (1)・いいえ (0)
(4)　発作がなくても、喘息を理由に嫌なことを避ける。
　　　　　　　　　　　　　　　　　はい・いつも (3)・時々 (2)・不明 (1)・いいえ (0)
(5)　薬が手元にないのに気づいて、発作になる。
　　　　　　　　　　　　　　　　　はい・いつも (3)・時々 (2)・不明 (1)・いいえ (0)
(6)　欲求不満のときに発作が起こりやすい。
　　　　　　　　　　　　　　　　　はい・いつも (3)・時々 (2)・不明 (1)・いいえ (0)
　　具体的内容(　　　　　　　　　　　　　　　　　　　　　　　　　　　　　)
(7)　喘息を治すことは非常に困難で、完全には治らないと思う。
　　　　　　　　　　　　　　　　　はい・いつも (3)・時々 (2)・不明 (1)・いいえ (0)
(8)　行事の前に発作が起きてしまう。
　　　　　　　　　　　　　　　　　はい・いつも (3)・時々 (2)・不明 (1)・いいえ (0)
(9)　発作のとき、客観的に見た感じより苦しがる。
　　　　　　　　　　　　　　　　　はい・いつも (3)・時々 (2)・不明 (1)・いいえ (0)
(10)　嫌なことや不得手のことがあると発作が多い。
　　　　　　　　　　　　　　　　　はい・いつも (3)・時々 (2)・不明 (1)・いいえ (0)
　　具体的内容(　　　　　　　　　　　　　　　　　　　　　　　　　　　　　)

Ⅱ．喘息児の性格

(1) いいたいことがいえない。　　　　　　はい・いつも (3)・時々 (2)・不明 (1)・いいえ (0)
(2) 感情を表すことが苦手である。　　　　はい・いつも (3)・時々 (2)・不明 (1)・いいえ (0)
(3) 不快なことでも無理に我慢する。　　　はい・いつも (3)・時々 (2)・不明 (1)・いいえ (0)
(4) 他人の顔色をうかがう。　　　　　　　はい・いつも (3)・時々 (2)・不明 (1)・いいえ (0)
(5) 些細なことをくよくよ気にする。　　　はい・いつも (3)・時々 (2)・不明 (1)・いいえ (0)
(6) 不安が強い。　　　　　　　　　　　　はい・いつも (3)・時々 (2)・不明 (1)・いいえ (0)
(7) 神経質である。　　　　　　　　　　　はい・いつも (3)・時々 (2)・不明 (1)・いいえ (0)
(8) 気分の変化が激しい。　　　　　　　　はい・いつも (3)・時々 (2)・不明 (1)・いいえ (0)
(9) すぐに涙ぐむ。　　　　　　　　　　　はい・いつも (3)・時々 (2)・不明 (1)・いいえ (0)
(10) あきやすく、疲れやすい。　　　　　　はい・いつも (3)・時々 (2)・不明 (1)・いいえ (0)

Ⅲ．家庭・社会環境

(1) 子どもは親(保護者)の世話を受けていない。
　　　　　　　　　　　　　　　　　　　　はい・いつも (3)・時々 (2)・不明 (1)・いいえ (0)
　①世話をしないのはどちらですか。(複数も可)：母親・父親
　②世話ができない理由：わからない・忙しい・子どもが嫌い・(　　)との別居・
　　　　　　　　　　　離婚による生別・(　　)との死別、その他(　　　　　　　　　　)
　③代わりに世話をするのはだれですか。：祖母・祖父・その他(　　　　　　　　　　)

(2) 育児について不安がある。
　　　　　　　　　　　　　　　　　　　　はい・いつも (3)・時々 (2)・不明 (1)・いいえ (0)
　①不安があるのはどちらですか。：母親・父親
　②不安の理由はなんですか。：わからない・理由を具体的に(　　　　　　　　　　　)

(3) 親子関係に問題がある。：　　　　　　はい・いつも (3)・時々 (2)・不明 (1)・いいえ (0)
　①問題はどちらにありますか。(複数も可)：母親・父親・子ども
　②その問題はなんですか。：わからない・問題を具体的に(　　　　　　　　　　　　)

(4) 家庭内に問題がある。　　　　　　　　はい・いつも (3)・時々 (2)・不明 (1)・いいえ (0)
　①問題はどちらにありますか。(複数も可)：母親・父親・兄弟姉妹・祖母・祖父・
　　その他(　　　　　　　　　　　　　　　　　　　　　　　　　　　　　　　　　)
　②その問題はなんですか。：わからない・問題を具体的に(　　　　　　　　　　　　)

(5) 集団生活に問題がある。　　　　　　　はい・いつも (3)・時々 (2)・不明 (1)・いいえ (0)
　①問題はどこにありますか。：わからない・保育園・幼稚園・小学校・中学校・
　　その他(　　　　　　　　　　　　　　　　　　　　　　　　　　　　　　　　　)
　②その問題はなんですか。：わからない・問題を具体的に(　　　　　　　　　　　　)

Ⅳ． その他の心身症　　　　　　　　　　　　　　項目数（　　　　　　　　）
　　頭痛、めまい、下痢、便秘、嘔吐、腹痛、食欲不振、拒食、頻尿、夜尿、吃音（どもり）、指しゃぶり、性器いじり、チック、爪かみ、蕁麻疹（じんましん）、乗り物酔い、不眠、夜驚、多動、登校拒否（不登校）、非行、学業不振、その他（　　　　　　　　　　　　　　　　　　）

Ⅴ． 人生の転機（Life Change Units）　　　　　項目数（　　　　　　　　）
　　[　]内に転機があった時のお子さんの年齢を記入して下さい。
1．家族数の増減に関する事項
(1)　父・母または両親の死亡　　　　　　　　　　［なし・不明・あり　　歳　　カ月］
(2)　祖父・祖母または祖父母の死亡　　　　　　　［なし・不明・あり　　歳　　カ月］
(3)　両親の別居　　　　　　　　　　　　　　　　［なし・不明・あり　　歳　　カ月］
(4)　両親の離婚　　　　　　　　　　　　　　　　［なし・不明・あり　　歳　　カ月］
(5)　兄・姉の死亡　　　　　　　　　　　　　　　［なし・不明・あり　　歳　　カ月］
(6)　弟・妹の死亡　　　　　　　　　　　　　　　［なし・不明・あり　　歳　　カ月］
(7)　弟・妹の誕生　　　　　　　　　　　　　　　［なし・不明・あり　　歳　　カ月］
(8)　祖父・祖母・その他の同居　　　　　　　　　［なし・不明・あり　　歳　　カ月］
(9)　養子などによる弟または妹の別離　　　　　　［なし・不明・あり　　歳　　カ月］
(10)　就職などによる兄・姉との別離　　　　　　　［なし・不明・あり　　歳　　カ月］

2．家族の健康に関する事項
(1)　本人が病気のため入院　　　　　　　　　　　［なし・不明・あり　　歳　　カ月］
(2)　本人のけが等による身体の変形　　　　　　　［なし・不明・あり　　歳　　カ月］
(3)　父・母の入院　　　　　　　　　　　　　　　［なし・不明・あり　　歳　　カ月］
(4)　弟・妹の入院　　　　　　　　　　　　　　　［なし・不明・あり　　歳　　カ月］
(5)　兄・姉の入院　　　　　　　　　　　　　　　［なし・不明・あり　　歳　　カ月］
(6)　祖父・祖母の入院　　　　　　　　　　　　　［なし・不明・あり　　歳　　カ月］

3．本人の保育・教育に関する事項　　　　　　　　［なし・不明・あり　　歳　　カ月］
(1)　託児所（保育園）に通い始め　　　　　　　　［なし・不明・あり　　歳　　カ月］
(2)　新しい託児所（保育園）へ転入　　　　　　　［なし・不明・あり　　歳　　カ月］
(3)　託児所（保育園）をやめる　　　　　　　　　［なし・不明・あり　　歳　　カ月］
(4)　託児所（保育園）からの転出　　　　　　　　［なし・不明・あり　　歳　　カ月］
(5)　成績の急激な悪化　　　　　　　　　　　　　［なし・不明・あり　　歳　　カ月］
(6)　成績の急激な改善　　　　　　　　　　　　　［なし・不明・あり　　歳　　カ月］
(7)　進級　　　　　　　　　　　　　　　　　　　［なし・不明・あり　　歳　　カ月］
(8)　転校　　　　　　　　　　　　　　　　　　　［なし・不明・あり　　歳　　カ月］
(9)　課外活動の開始　　　　　　　　　　　　　　［なし・不明・あり　　歳　　カ月］
(10)　課外活動の終了　　　　　　　　　　　　　　［なし・不明・あり　　歳　　カ月］
(11)　学級委員への就任　　　　　　　　　　　　　［なし・不明・あり　　歳　　カ月］
(12)　学級委員の辞任　　　　　　　　　　　　　　［なし・不明・あり　　歳　　カ月］

4．家族関係に関する事項
(1)　母親の不在時間の増加　　　　　　　　　　［なし・不明・あり　　歳　　カ月］
(2)　母親の就労　　　　　　　　　　　　　　　［なし・不明・あり　　歳　　カ月］
(3)　父親の不在時間の減少　　　　　　　　　　［なし・不明・あり　　歳　　カ月］
(4)　父親の不在時間の増加　　　　　　　　　　［なし・不明・あり　　歳　　カ月］
(5)　両親の喧嘩数の増加　　　　　　　　　　　［なし・不明・あり　　歳　　カ月］
(6)　両親の喧嘩数の減少　　　　　　　　　　　［なし・不明・あり　　歳　　カ月］
(7)　転居　　　　　　　　　　　　　　　　　　［なし・不明・あり　　歳　　カ月］
(8)　父・母の失業　　　　　　　　　　　　　　［なし・不明・あり　　歳　　カ月］
(9)　父親の転職　　　　　　　　　　　　　　　［なし・不明・あり　　歳　　カ月］
(10)　父親の職場での配置転換　　　　　　　　　［なし・不明・あり　　歳　　カ月］
(11)　家屋の改装または新築　　　　　　　　　　［なし・不明・あり　　歳　　カ月］
(12)　家族の収入が著減　　　　　　　　　　　　［なし・不明・あり　　歳　　カ月］
(13)　家族の収入が著増　　　　　　　　　　　　［なし・不明・あり　　歳　　カ月］
(14)　非行を叱られる　　　　　　　　　　　　　［なし・不明・あり　　歳　　カ月］
(15)　家族（　　）が犯罪により処罰　　　　　　［なし・不明・あり　　歳　　カ月］

5．友人関係に関する事項
(1)　転居・死亡による親友との離別　　　　　　［なし・不明・あり　　歳　　カ月］
(2)　異性の友達ができる　　　　　　　　　　　［なし・不明・あり　　歳　　カ月］
(3)　異性の友達と別れる　　　　　　　　　　　［なし・不明・あり　　歳　　カ月］

表4-2 喘息の発症と経過に関する調査用紙(担当医用)

施設番号(　　　) 患者番号(　　　　　　)
性別：男・女・病歴番号(　　　　) 記入者続柄：父・母・祖父・祖母・(　　　　)
年齢：　　歳　　カ月(誕生月　　月生れ) 学年：小学・中学・高校　　年・(　　　)
記入年月日：平成　　年　　月　　日
担当医師名：　　　　　　　　　　　　施設名：

Ⅵ. 担当医の判定(必ず記載して下さい)
1) 喘息発作(反復する喘鳴)の初発年齢：　　歳　　カ月
　　喘息と診断された年齢　　　　　　　：　　歳　　カ月
　　重症化(反復入院)した年齢　　　　　：　　歳　　カ月
　　罹病期間　　　　　　　　　　　　　：　　年　　カ月

2) 現在の重症度：緩解期、軽症、中等症、重症
　　　　　　　　または緩解期、間欠型、軽症持続型、中等症持続型、重症持続型
　　合併症：なし・あり・不明
　　　　　　「あり」の場合：アレルギー性鼻炎・アトピー性皮膚炎・反復性蕁麻疹・食物アレルギー(抗原：　　　　)・その他(　　　　　　　　　　)

3) 現在の薬物療法の内容：なし・あり
　　「あり」の場合：

あ　り	発作治療薬reliever	長期管理薬controller
経　口		
吸　入		
その他		

4) 非薬物療法の内容：なし・あり
　　「あり」の場合：

	鍛錬療法 なし・あり	環境改善 なし・あり	心理療法 なし・あり	その他 なし・あり
内　容				
有効性				

5）心身相関について
①発作前に心理的ストレスがみられる。
　　　　　　　　　　　　　　：はい・いつも（3）、はい・時々（2）、不明（1）、いいえ（0）
　□ 分離不安や欲求不満を引き起こすような人間関係（具体的に：　　　　　　　　）
　□ 入園、入学など新しい環境への適応の問題（具体的に：　　　　　　　　　　　）
②家庭や集団（保育園・幼稚園・　学校・　　）に心理的ストレスがあり、症状が悪化しやすい。
　　　　　　　　　　　　　　：はい・いつも（3）、はい・時々（2）、不明（1）、いいえ（0）
③負担となっている状況や人間関係が改善すると、症状が軽快する。
　　　　　　　　　　　　　　：はい・いつも（3）、はい・時々（2）、不明（1）、いいえ（0）
④家族（　　）・教師・その他（　　　）に会うことで症状が悪化する。
　　　　　　　　　　　　　　：はい・いつも（3）、はい・時々（2）、不明（1）、いいえ（0）
⑤本人や家族（　　　）が予期不安や欲求不満、心理的ストレスで症状が起こることを認めている。
　　　　　　　　　　　　　　：はい・いつも（3）、はい・時々（2）、不明（1）、いいえ（0）

6）担当医の総合判断

心身症	典型的	傾向（疑い）	可能性	否定	不明
担当医の判断					

7）喘息症状の改善に伴って心身症の症状が変化しましたか。：不変・改善・悪化・不明
　①改善点は何ですか。：
　②悪化点は何ですか。：

8）小児気管支喘息管理・治療ガイドラインに基づく吸入ステロイド薬を中心とした治療法が心身症の症状を変化させましたか。：不変・改善・悪化・不明
　①改善点は何ですか。：
　③悪化点は何ですか。：

9）保護者（養育者）と子どもの心理的距離はどうですか。
　保護者からみて：べったり型・傍観者型・適切型
　子どもからみて：べったり型・独立型・中間型

調査を担当した全国10施設の小児科に通院あるいは入院している84名（男47、女37）の喘息児を対象として、保護者と担当医が記載した内容を分析した[3]。担当医が典型的な心身症と判定した5名（6.0％）、心身症の傾向（疑い）がある16名（19.0％）、心身症の可能性が否定できない14名（16.7％）を合計した35名を心身症群とし、心身症が否定された49名の否定群と比較検討した。重症度は重症が心身症群4名、否定群2名、間欠型でそれぞれ11名、12名、軽症持続型がそれぞれ7名、14名で有意差がなかった。緩解期は心身症群が0名で否定群の12名より有意に少なく、中等症持続型は心身症群が11名で否定群の3名より有意に多かった。調査時年齢は心身症群で9.9±4.9歳、否定群で9.1±4.4歳で差はなかった。「はいいつも」を3点、「はい時々」を2点、「不明」を1点、「いいえ」を0点として点数を合計すると、心身症群は否定群に比べて、「発作と心因」「喘息児の性格」で有意に高く、「家庭・社会環境」で多い傾向がみられ、合

表4-3　喘息児の心因に関する調査用紙

担当医の診断	調査時年齢	保護者の判断による点数			
		発作と心因	喘息児の性格	家庭・社会環境	合計点
心身症群35名	9.9±4.4	8.5±5.6	15.0±6.4	5.1±3.5	28.5±12.0
否定群　49名	9.1±4.4	4.4±4.2	9.8±5.7	3.7±3.0	18.0±8.6
有意差	0.8215 NS	3.8355 p＜0.001	3.9159 p＜0.001	1.9605 p＜0.1	4.6747 p＜0.001

表4-4　心身症群が否定群より有意に多かった14項目

抽出項目	χ^2	有意差
喘息発作と心因		
・感情を抑制すると発作が起こりやすい。	13.4106	p＜0.005
・喘息で嫌なことを回避する。	4.6659	p＜0.005
・欲求不満のときに発作が起こりやすい。	10.9102	p＜0.005
・喘息は治らないと思うことが多い。	4.0851	p＜0.05
・行事の前に発作が起きる。	6.8283	p＜0.01
・見た目より苦しがる。	9.4183	p＜0.005
・不得手なことで発作を起こす。	12.623	p＜0.005
喘息児の性格		
・自分で思ったことがいえない。	4.2763	p＜0.05
・不快なことを我慢する。	5.0	p＜0.05
・細かいことにくよくよする。	4.7387	p＜0.05
・不安が強い。	6.5107	p＜0.025
・神経質である。	6.5623	p＜0.01
・気分の変化が激しい。	6.5107	p＜0.005
家庭・社会環境		
・集団生活に問題がある。	3.84	p＜0.05

計点でも心身症群に有意に高かった(表4-3)。

心身症群と否定群の点数で比較すると、喘息発作と心因に関する7問、喘息児の性格に関する6問、家庭・社会環境に関する1問が心身症群で有意に多かった(表4-4)。

合併する他の心身症の数は心身症群で有意に多く、頻尿・夜尿が多く、頭痛・めまい、学業不振・不登校が多い傾向を示していた(表4-5)。

宮本が小児科医と小・中学校の教師を対象として作成したLCUを用いて喘息児の難治化の要因を調査した[4]。宮本によると、粗点数による各life eventsの順位を点数化したものをLCU-Rと表現している。項目数がN個ある場合、粗点数が大きい順に1番から順位をつけ、順位が1番の項目に100点(N/N×100)、N番目の項目に(1/N)×100点、下からM番目の項目には(M/N)×100点を与える。同順位がある場合には、同順位の項目間で平均を取り、それを同順位の各項目の点数としている。このようにして得られた値の算術平均をLCU-Rとする。年齢層を1歳6カ月未満、1歳6カ月以上6歳未満、6歳以上12歳未満、12歳以上に分けてLCU-Rを定めた(表4-6)。

心身症群と否定群をLCUで比較すると、数には差がなく、LCU-Rの点数では心身症群に有意に高かった。弟・妹の死亡と家族の収入の著増で心身症群に高く、課外活動の終了に高い傾向を認めた(表4-7)。

表4-5 合併する他の心身症の比較

(%)	他の心身症の数	頭痛、めまい、下肢痛	消化器症状	頻尿、夜尿	性癖、チック、爪噛み	蕁麻疹	乗物酔い	不眠、夜驚	学業不振、不登校	多動、非行
心身症群 35名	1.5 ±1.6	8 (22.8)	9 (25.7)	3 (8.6)	12 (34.3)	1 (2.9)	9 (25.7)	1 (2.9)	4 (11.4)	0 (0)
否定群 49名	0.77 ±1.23	3 (6.1)	8 (16.3)	0 (0)	9 (18.4)	6 (12.2)	7 (14.3)	1 (2.0)	1 (2.0)	1 (2.0)
有意差	2.3638 p<0.05	3.2298 p<0.1	1.1146 NS	4.3555 p<0.05	2.7591 p<0.1	2.3554 NS	1.7294 NS	0.0585 NS	3.2141 p<0.1	0.7228 NS

表4-6 日本の小児における人生の転機(Life Change Unit-R：LCU-R)

	1.5歳未満		1.5歳以上6歳未満		6歳以上12歳未満		12歳以上	
	順位	LCU-R点数	順位	LCU-R点数	順位	LCU-R点数	順位	LCU-R点数
父・母の死亡	1	85	1	90	1	94	1	93
患児の入院	2	82	5	73	11	66	14	60
保育園の始まり	3	80	6	70	なし		なし	
父母の離婚	4	80	2	85	2	89	2	90
保育園を替わる	5	77	11	66	なし		なし	
見て判る体の変形	6	75	3	75	5	79	8	77
父母の別居	7	74	4	78	3	81	5	80
母不在の時間増加	8	74	7	70	12	63	23	43
父・母の入院	9	72	8	69	7	71	12	67
保育園をやめる	10	69	16	58	なし		なし	
母の就業開始	11	67	12	62	16	54	32	39
弟・妹の死亡	16	54	9	68	4	80	4	81
兄・姉の死亡	15	54	10	68	6	79	6	80
祖父・祖母の死亡	18	49	15	58	9	68	11	68
新しい学校に転校	なし		なし		8	71	13	66
親友の喪失(転居等)	17	50	13	60	10	67	9	69
父母の喧嘩の増加	12	61	14	59	13	62	15	60
弟・妹の誕生	13	55	21	41	31	36	35	31
祖父母など家族増加	14	54	18	47	20	45	29	41
弟・妹の入院	20	42	19	45	19	46	22	44
新しい土地への転居	19	45	17	56	14	59	19	52
兄・姉の入院	24	40	23	41	24	43	30	41
父・母の失職	23	40	22	41	17	52	16	57
祖父・祖母の入院	21	41	24	40	22	44	27	41
弟・妹の養子転出	22	41	20	44	18	50	21	48
父不在の時間減少	25	39	27	34	36	30	42	15
父不在の時間増加	26	38	26	37	34	33	41	25
兄・姉の就職転出	27	37	25	39	23	43	31	40
父母の喧嘩の減少	29	34	30	29	38	28	39	27
家の改修・新築	28	34	28	33	33	34	37	29
家の収入著明に減少	30	32	29	31	27	42	20	50
家族の犯罪で処罰	31	33	31	27	26	43	18	55
家の収入著明に増加	32	22	33	21	39	25	38	28
父の転職	33	18	32	24	35	32	33	39
父の配置転換	34	12	34	11	40	14	43	16
成績が急激に悪化	なし		なし		15	55	17	55
課外活動の開始	なし		なし		21	44	24	42
成績が急激に改善	なし		なし		25	43	28	41
課外活動の終了	なし		なし		28	41	26	41
課外活動の変更	なし		なし		29	41	25	41
進級	なし		なし		32	35	34	33
学級委員に就任	なし		なし		30	37	36	30
学級委員に辞任	なし		なし		37	29	40	25
異性の友達がいる	なし		なし		なし		10	68
非行を叱られる	なし		なし		なし		3	82
異性の友達と別れた	なし		なし		なし		7	78

表4-7　人生の転機(Life Change Unit-R：LCU-R)の比較

	LCUの数	LCUの点数	有意差があった項目		
			弟・妹の死亡	課外活動の終了	家族の収入著増
心身症群 35名	7.9±4.5	419.9±255.7	3/33（9.1%）	5/33（15.2%）	3/32（9.4%）
否定群　49名	6.4±4.1	316.0±191.8	0/44（0%）	1/39（2.6%）	1/46（2.2%）
有意差	1.5871 NS	2.1285 $p<0.05$	4.16216 $p<0.05$	3.7075 $p<0.1$	4.4467 $p<0.05$

4. 治療ガイドライン－解説とその根拠－

　喘息は慢性的に咳嗽、喘鳴、呼吸困難を繰り返し、ときに窒息状態に達する致命的な発作を起こすため、喘息児の心身の発育・発達には勿論のこと、家族に及ぼす影響は大きい。

　病気としての喘息の治療だけにこだわらず、喘息をもつ患者の治療効果をあげるための心身医学的援助を小児科医の立場からできるだけ供給し、そのために教育機関や福祉機関との連携の方法も、その地方の特徴を含めた知識と情報を深めなければならない(図4-1)。

　乳幼児への対応はそれ以降のものと変わりがないが、若い保護者が多いので育児能力が不十分で育児不安が多い。そのため、喘息児と同時に保護者や家族への対応も重要となる。

1) 診断から治療への流れ

①喘息として受診、または紹介されて来院する。
②鑑別診断を経て診断を確定する。
③重症度を判定して薬物治療を開始する。
　重症発作の既往があったり、初めから重篤な場合、より高度で総合的な治療を開始して、その後の症状の軽快とともにステップダウンする。
④長期間の治療が必要であることから、保護者(養育者)の存在の有無や育児・教育機能の評価を行う。
　保護者の不在や機能欠損があれば、児童相談所などに支援を相談する。
⑤治療の効果を総合的に判定する。
　薬物療法の見直しについて、内容の選択や実施方法が適切かどうか検討する。
　症状が軽快し、効果が良好であればステップダウンする。症状が悪化または不変で、効果が不良であればステップアップするか、症状の悪化因子を再検討する。
⑥症状の増悪因子への対策を考える。
　アレルゲンや大気汚染、室内汚染物質、受動喫煙、食物、食品添加物、薬物などの

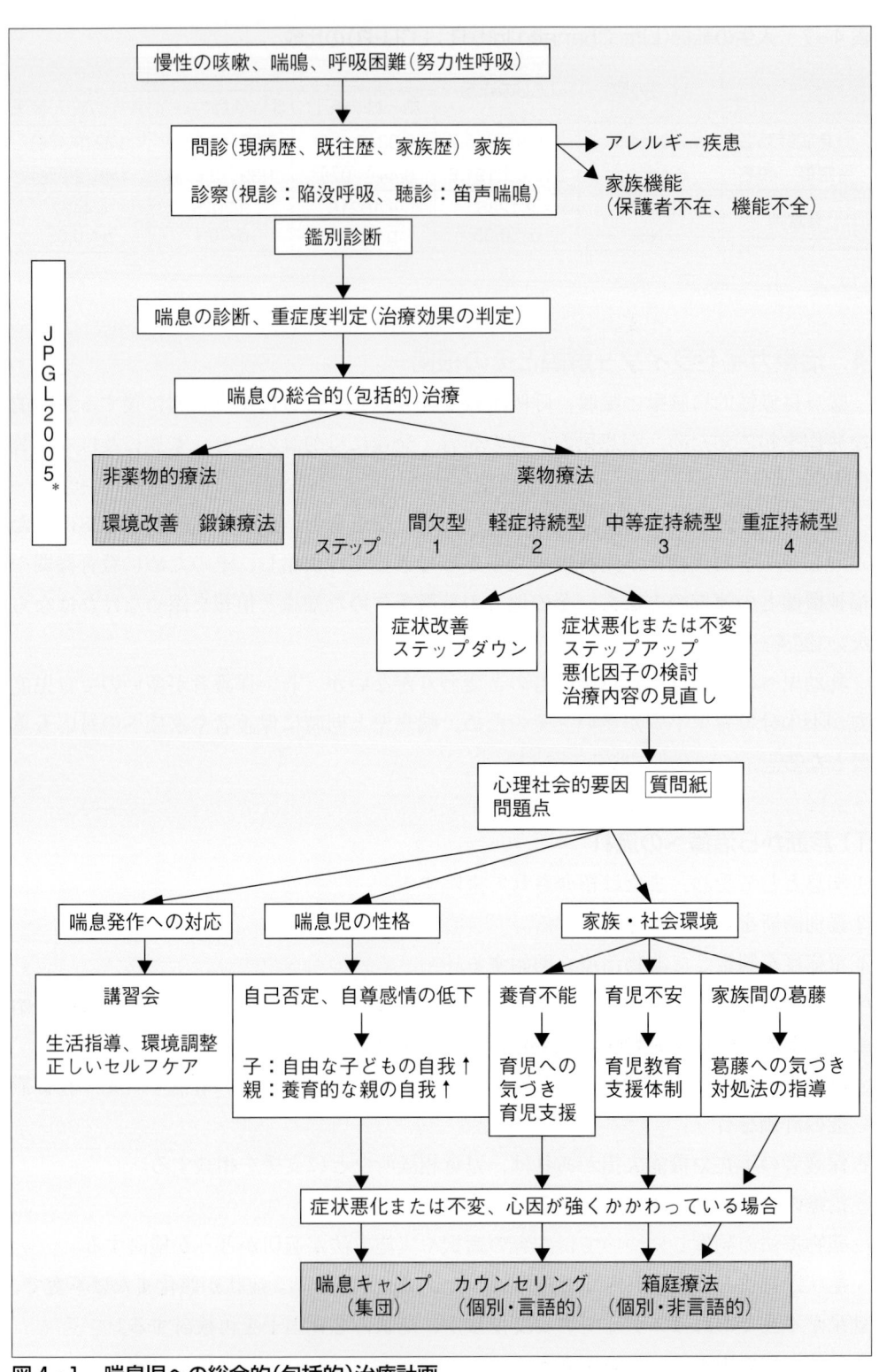

図4-1　喘息児への総合的(包括的)治療計画

＊JPGL2005：小児気管支喘息治療・管理ガイドライン2005[1]

環境改善の見直し、気象変化、呼吸器感染、運動および過換気、激しい感情表現とストレスなどについて検討し、日常生活における指導を進める。
⑦心理・社会的要因の関与を考慮する。
　質問紙による心因の関与を検討し、評価して、治療に適用する。

2) 治療の場所と方法について
(1) 人間関係が関与する場合
　軽症な発作や、家族要因が関与していない場合、通院も可能であるが、重篤な発作で、家族要因が強く関与している場合には一時避難のため入院を勧める。長期施設入院については、喘息児と保護者と相談して決定する。
(2) 集団への適応能力に問題がある場合
　集団を嫌う場合、個別心理療法(面接、自律訓練法、箱庭療法)を実施し、集団効果がある場合には集団心理療法(キャンプなど)を導入する。
(3) 言語表現に問題がある場合
　言語的交流が可能であれば面接するが、言語以外による交流が必要であれば箱庭療法などを導入する。

3) 具体的対応
(1) 喘息発作にかかわる項目が多い
　講習会、集団療法により生活指導、正しいセルフケアを理解させて、生活の中で実践させる。
　改善因子があれば、それを強化する。
　悪化因子への対応として、予期不安があれば適切な治療により不安を解消させる。予後悲観があれば、無発作状態を確認させて、治療への意欲をつける。条件づけがあれば、守られた環境で体験することから解消する。
(2) 喘息児の性格にかかわる項目が多い
　自己否定的な対応(順応した子どもの自我：AC)が強ければ、喘息児には自由な子どもの自我(FC)を発揮させ、それを受容できる受け皿(養育的な親の自我：NP)を作る。
　集団療法として喘息キャンプ、個別療法として箱庭療法などがある。
(3) 家庭・社会環境にかかわる項目が多い
　養育能力が欠損した家族であれば、育児に関する気づきを促し、育児を支援する。
　育児不安があれば育児に関する教育し、支援体制を確立する。社会的資源を活用することもできる。
　家族間の葛藤があれば、葛藤への気づきを促し、対処法を指導する必要がある。

5．典型的症例提示

　以下の症例は喘息の重症度、発作の経過、家庭・社会環境、合併する心身症がほぼ同等でも、担当医の心身症の診断における心身相関の項目数、保護者の喘息発作と心因および喘息児の性格の得点、人生の転機(LCU)の種類(点数)が異なっていた。

1）中等症持続型で典型的な心身症と判定された12歳6カ月の男児症例

　3カ月に喘息が発症し、12歳1カ月から重篤化して施設に入院となった。入院中に薬物治療とともにカウンセリングを受けて改善した。担当医は発作前のストレス、家庭・社会環境でのストレス、心理ストレスを保護者が認識していることから典型的心身症例と判定した。点数はⅠ群が15点、Ⅱ群が24点、Ⅲ群が12点であった。他の心身症として頭痛とめまいを合併し、人生の転機(LCU)には患児の入院を含めた14項目でLCU-Rは780点であった。

2）中等症持続型で心身症と判定されなかった11歳の女児症例

　2歳5カ月に喘息が発症し、11歳から重篤化して入院した。担当医は発作前のストレス、家庭・社会環境でのストレス、負担軽減で軽快することもなく、心理ストレスを保護者が認識していなかったことから否定群と判定した。点数はⅠ群が10点、Ⅱ群が12点、Ⅲ群が11点であった。他の心身症として頭痛を合併し、人生の転機(LCU)には患児の入院を含めた13項目でLCU-Rは414点であった。

6. 患者／家族用説明文書

> ### ぜんそくのお子さんと保護者の皆様へ
>
> 　子どもの気管支喘息（以下、喘息）は、突然、発作性に笛性喘鳴（ゼーゼー、ヒューヒュー）を伴って呼吸困難を繰り返す病気です。ここでみられる呼吸困難は、自然にかあるいは治療によって軽くなったり、消失することがあります。
>
> 　この病気の仕組みは、気道の粘膜や筋肉の層にわたって狭くなって、空気の出入りに障害をきたすのです。これには、気道が拡張して治りやすい変化と、気道周辺に炎症が持続して治りにくい変化から成り立っています。
>
> 　子どもの喘息の原因には、遺伝によるアレルギー体質がもとになって、いろいろな物質に過敏な状態ができあがっています。喘息発作は、これに風邪や急激な運動、冷気やほこりの吸入などをきっかけ（誘因）に起こることが多いのです。
>
> 　喘息は乳幼児期に始まって、非常に長い経過をとる慢性の病気です。激しい発作になると、死ぬのではないかと思うような状態になり、夜間や早朝に発作が多いので、生活のリズム（食事、睡眠など）が乱れて、本人は勿論、家族にも影響を与えることになります。
>
> 　喘息発作に対する過度の不安、将来に対する悲観、家庭、学校、社会における心理的ストレスもまた、発症や経過に影響を与えています。心理・社会的因子（心因）が密接に関与している状態を「心身症」といって、特別な質問用紙である程度まで推定することができます。
>
> 　喘息の状態がよいときには現在の治療を続けましょう。悪いときにはその原因を追求して取り除くことが先決です。疑問に思っていることや心配なことがありましたら、何でも私たちにご相談下さい。

7. 他のガイドラインとの異同

　喘息の総合的（包括的）治療方針は「小児気管支喘息治療・管理ガイドライン2005」[1]に記載されているとおりである。しかし、小児期の慢性呼吸器疾患としての喘息における心因を明らかにするため、小児からの情報が不確実である点を考慮して、保護者と担当医が質問用紙に記入している。

　保護者は喘息発作と心因にかかわる10問、喘息児の性格にかかわる10問、家庭・社会環境にかかわる5問に答えて、その点数を計算する。参考項目として、23の心身症および関連した症状、46項目の人生の転機（LCU）から自由に選択させて、それぞれの数を記入する。年齢による発達的な側面を考慮しながら、多方面から収集した情報を担当医が総括して判断し、生活指導や心理療法の適応を決定する点では、他のガイド

ラインとは異なる。

8. 専門医に紹介するポイント

1）診断が困難な場合

　喘息の診断は典型的な症状が現れていれば比較的容易である。乳幼児では診断が難しいことが多いので、症状の経過や治療に対する効果をみながら絞り込んでいく。

　診断が困難であれば、アレルギー専門医（小児科医）を紹介する。喘息における心因の関与を明らかにするためには、上述した質問紙が役に立つと考えられる。ここで判断が困難であれば、心身医学専門医（小児科医）を紹介する。

2）治療が困難な場合

　治療薬から通常期待される効果が得られなかった場合、治療薬の変更と合わせて心因の関与を検討する。個別の心理療法は試みてよいが、集団的な心理療法や特殊な技術や設備を必要とする場合、心身医学専門医（小児科医）を紹介する。

3）年齢を考慮する場合

　小児期の喘息は3歳までに2/3が発症し、その約半数が思春期までに症状が軽減して消失し、治療が不要な緩解（寛解）状態となる。残りの半数に症状が残り、思春期から青年期へと治療が継続されることになる。治療の主導権が保護者から本人に移行し、小児科医から内科医へ移行する時期に重なり、治療の狭間となりがちである。小児科医と内科医の治療の連携が重要な時期となる。

9. 今後の課題

　担当医と保護者を対象とした質問紙による心身症の判定は、臨床的印象と合致する結果を得ている。今回は一般臨床で役立つ質問紙を目指して、質問項目を減らしてより簡略に判定するように改訂した。今後、思春期の喘息には、患者自身に記入させ、成人喘息のガイドラインとの相違点を明らかにし、境界域としての思春期にも利用できるようにする必要がある。

10. 汎用薬剤

順不同、商品名で表示している。同一成分の製品は(　)内に記入している。投与量、投与回数を確認して投与されたい。

1．急性発作治療薬(レリーバーreliever)
　(1) β_2刺激薬
　　　経口薬：ベネトリン、ブリカニール、ホクナリン、ベラチン、メプチン(メプチンミニ)、
　　　　　　　ベロテック、アトック、スピロベント
　　　吸入薬：アスプール、メプチン(メプチンエア、メプチンキッドエア)、ベネトリン、
　　　　　　　サルタノール
　　　注射薬：ボスミン、プロタノールL、ブリカニール
　　　貼付薬：ホクナリンテープ
　(2) テオフィリン薬※
　　　経口薬：テオドール、テオロング、スロービッド、ユニフィル
　　　注射薬：ネオフィリン
　(3) 副交感神経遮断薬
　　　吸入薬：アトロベント

2．長期管理薬(コントローラーcontroller)
　(1) 副腎皮質ステロイド薬
　　　吸入薬：アルデシン、フルタイド
　　　経口薬：プレドニン
　　　注射薬：プレドニン、ソル・コーテフ
　(2) 抗アレルギー薬
　　　吸入薬：インタール
　　　経口薬：リザベン、セルテクト、ロメット、アレギサール、ペミラストン、ゼスラン、
　　　　　　　ニポラジン、ザジテン、オノン
　(3) テオフィリン薬※
　　　経口薬：テオドール、テオロング、スロービッド、ユニフィル
　(4) β_2刺激薬
　　　貼付薬：ホクナリンテープ

※テオフィリン薬について

2歳未満には推奨されず、2～15歳では痙攣の既往者、中枢神経系疾患合併例、テオフィリン系薬剤による副作用の既往があり、テオフィリンの血中濃度の迅速測定ができない場合、投与は推奨されない。詳細は小児気管支喘息治療・管理ガイドライン2005を参照されたい。

11. 担当研究者

分担研究者

　赤坂　徹（社会福祉法人岩手愛児会子育て医療支援センター）

研究協力者

　黒沼忠由樹（国立病院機構青森病院アレルギー科、小児科）

　鶴田　靖（三沢市立三沢病院小児科）

　松野正知（新潟県立吉田病院小児科）

　亀田　誠（大阪府立病院機構大阪府立呼吸器・アレルギー医療センター小児科）

　港　敏則（公立豊岡病院小児科）

　土生川千珠（国立病院機構南和歌山医療センター小児科）

　村上佳津美（近畿大学医学部小児科）

　本村知華子（国立病院機構福岡病院小児科）

　小田嶋　博（国立病院機構福岡病院診療部）

　久田直樹（国立病院機構東佐賀病院小児科・アレルギー科）

12. 文献一覧

1）赤坂　徹, 大矢幸弘, 近藤直美. 小児気管支喘息の心理療法, QOL. 小児気管支喘息治療・管理ガイドライン2005. 東京：協和企画；2005. p.152-166.（評価　Ⅳ-B）
2）赤坂　徹, 小田嶋　博. 気管支喘息（小児）. 心身症診断・治療ガイドライン2002. 東京：協和企画；2002. p.184-197.（評価　Ⅳ-B）
3）赤坂　徹, 黒沼忠由樹, 鶴田　靖, 他. 小児気管支喘息における心身症の診断・治療ガイドラインを用いた臨床的実証研究. 厚生労働省精神・神経疾患研究委託費, 精神疾患関連研究班プログラム集. 千葉. 国立精神・神経センター精神保健研究所社会精神保健部；2005. p.3.
4）宮本信也. 日本の小児におけるLife Change Units（LCU）. 心身医学1989；29：641-9.

疾患各論

5. 高血圧

5. 高血圧

1. 疾患概説

　本態性高血圧症は代表的な生活習慣病であり、その原因および病態には生活習慣が深くかかわっている[1]。生活習慣の修正は高血圧に対する治療の中心であり、健全な生活習慣を取り入れることが、高血圧の予防、治療、合併症予防のための重要かつ必須の要素である。

　生活習慣は個人の人生そのものであり、身体的要因、心理的要因、社会・経済的状況、価値観、倫理観がその根底にある。生活習慣を修正すると一言でいっても、実際には容易なことではない。継続可能な生活習慣の修正を実現するには、患者と医療者の双方が、単なる知識としてではなく、情意的なレベルでその必要性を理解し、文字通り「習慣」として定着する必要がある。

　高血圧は、他の多くの心身症とは異なり、ほとんど自覚症状を伴わないのが普通である。治療への動機やその維持は、疾患に対する患者とその周囲の家族の認識によるところが大きい。高血圧の治療を成功させるには、身体的な病態の把握と治療だけではなく、個々の患者の心理・社会的状況や価値観に対する心身医学的な理解と、それに基づく個別的な患者教育が必要である。

2. 高血圧の心身医学的因子とその評価

1）生活習慣の修正は本態性高血圧症の原因療法である

　一卵性双生児などの疫学調査からの推定によれば、本態性高血圧症の原因の30〜40％は遺伝的素因であるが、残りの60〜70％は生活習慣を主体とする環境因子にある（図5-1）。本態性高血圧は多因子遺伝病（polygenic disease）であり、その発症は複数の遺伝子によって制御されていることがわかっている。しかし、本態性高血圧に関与する遺伝子異常のほとんどは変異ではなく遺伝子多型（polymorphism）であって、それらの異常は頻度が高く、健常者にも認められ、個々の遺伝子の昇圧作用は弱い。

　多因子遺伝病の発症は、遺伝子にとっての環境因子、つまりその個体の食事や運動などの生活習慣によって強い影響を受ける。血圧調節系は、互いに拮抗作用や代償作用をもつ多くの因子を含み、典型的な複雑系（complex system）を形成している。複雑系の挙動は、それが形成されるときの外的条件のわずかな差によって結果的に大きな差を生ずることが知られている。高血圧は軽度な遺伝子異常が複数重なって発症すると考えられるが、たとえ遺伝子が同じであったとしても高血圧を発症するか否かは生活習慣によって規定される部分が大である。

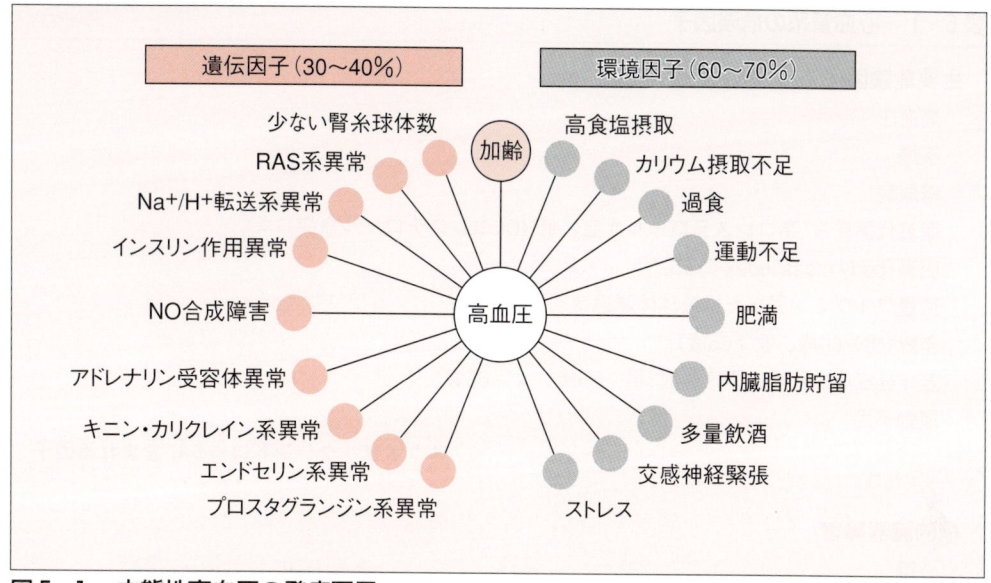

図5-1　本態性高血圧の発症因子

　高血圧症は、生活習慣から生ずる血圧調節系への負荷が遺伝的に規定された適応能力を上回ったときに発症すると考えられる。現在の高血圧に対する薬物治療は、この高血圧の発症過程に直接働きかけるものではなく、対症療法の域を出ていない。高血圧症に対する遺伝子治療の臨床応用にはいまだ途が拓かれていない現在、生活習慣の修正を通しての環境因子への働きかけは、高血圧に対する唯一の原因療法といえる。

2）高血圧治療の目的は心血管リスクの低減－降圧はその手段である

　高血圧治療の目的は心血管系臓器障害の予防および阻止である。高血圧は心血管系の主要な危険因子であり、かつ高血圧によってもたらされる標的臓器障害が存在すると、リスクが極めて高くなる（表5-1）。

　高血圧治療では降圧が治療上の目標になりがちであるが、本来の目標は心血管疾患のリスクの低減でなければならない。一定の降圧に対する心血管系リスクの低減効果は、高血圧以外の随伴する危険因子の数や程度によって大きく異なる（図5-2）。降圧効果のみに注目して、他の危険因子に配慮しなければ、高血圧治療の本来の目的を達成しえない。

　高血圧治療は、従来の血圧コントロールモデルから、リスクコントロールモデルに移行すべきである（図5-3）。高血圧治療における生活習慣の修正の意義も、リスクコントロールモデルによって正しく評価することができる。例えば、禁煙には直接の降圧効果は認められていない。したがって、血圧コントロールモデルでは禁煙は高血圧治療上のメリットがないことになってしまう。しかし、喫煙は主要な心血管危険因

表5-1　心血管系の危険因子

主要危険因子
- 高血圧*
- 喫煙
- 糖尿病*
- 脂質代謝異常（高コレステロール血症、低HDLコレステロール血症）*
- 肥満（body mass index ＞25）*
- 微量アルブミン尿または糸球体濾過率＜60mL/min
- 年齢（男＞60歳、女＞65歳）
- 若年発症心血管疾患の家族歴（男＞55歳、女＞65歳）
- 運動不足

*メタボリックシンドロームに含まれる因子

標的臓器障害
- 心臓
  - 左室肥大
  - 狭心症または心筋梗塞の既往
  - 冠動脈血行再建術の既往
  - 心不全
- 脳
  - 脳卒中または一過性脳虚血発作
  - 無症候性脳血管障害
  - 認知機能障害
- 腎臓
  - 蛋白尿
  - 腎障害・腎不全（血清クレアチニン　男≧1.3mg/dL、女≧1.2mg/dL）
- 血管
  - 動脈硬化性プラーク
  - 頸動脈内膜ー中膜肥厚＞0.9mm
  - 大動脈解離
  - 閉塞性動脈疾患
- 眼底
  - 高血圧性網膜症

子であり、禁煙によって得られるリスクの低減効果は極めて大である。このことはリスクコントロールモデルによってはじめて正しく評価することができる。降圧は高血圧治療の目標ではなく、リスク低減のための一つの手段である。高血圧症患者の教育においても、リスクコントロールモデルによって生活習慣の修正の意義を正しく認識させる必要がある。

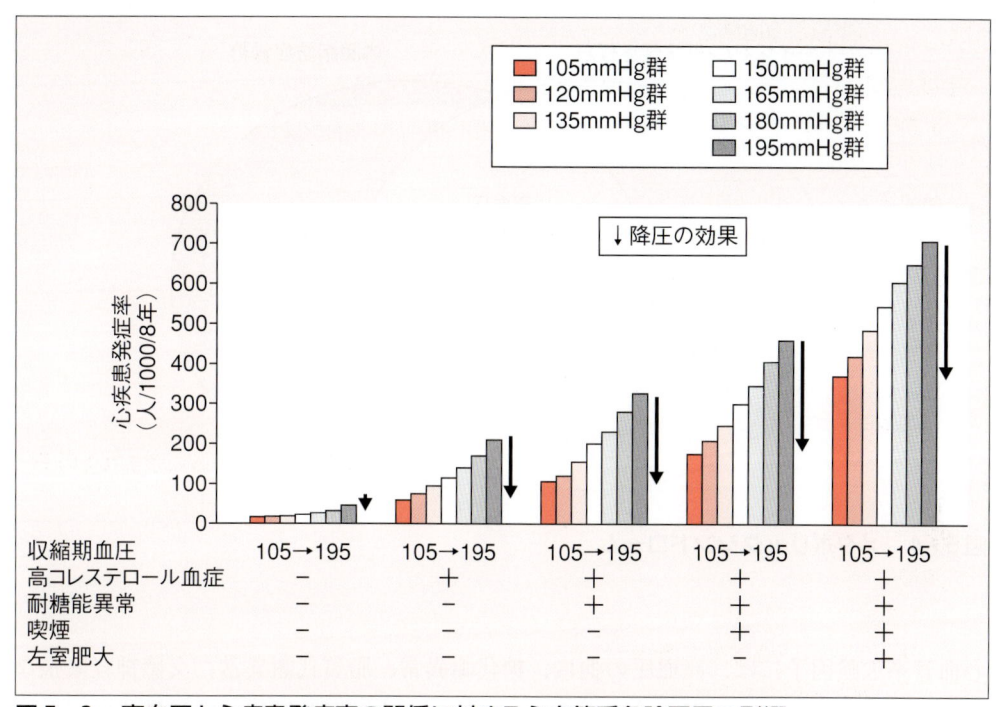

図5-2　高血圧と心疾患発症率の関係に対する心血管系危険因子の影響
105～195mmHgの棒グラフは、収縮期血圧が、それぞれ、105、120、135、150、165、180、195mmHgの群の発症率を表す。

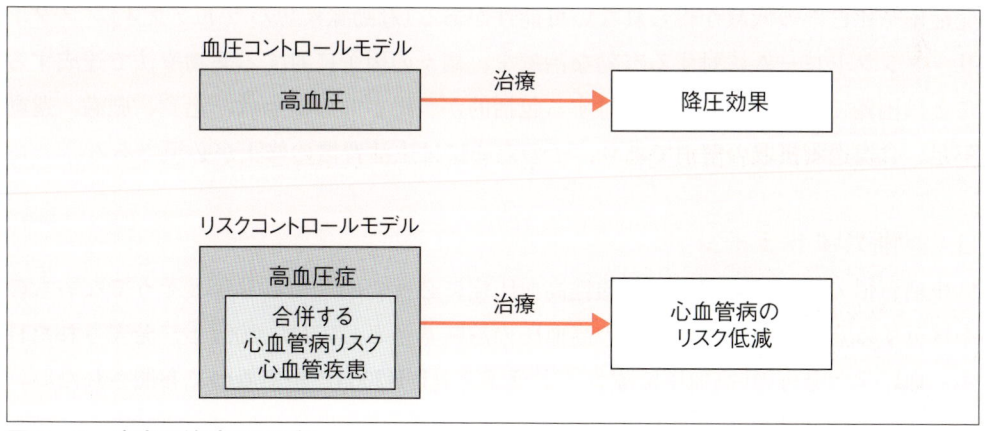

図5-3　高血圧治療のモデル

3) 生活習慣の修正はメタボリックシンドロームの理想的な治療法

　高血圧はメタボリックシンドロームの主要な因子であり、高血圧症の病態には多くの危険因子が共存することが多い（図5-4）。高血圧治療の目的は心血管系臓器障害の予防および阻止であるが、そのためには共存する他の心血管系危険因子の改善に努めるとともに、高血圧治療自体がそれらの因子に与える影響に配慮する必要がある。

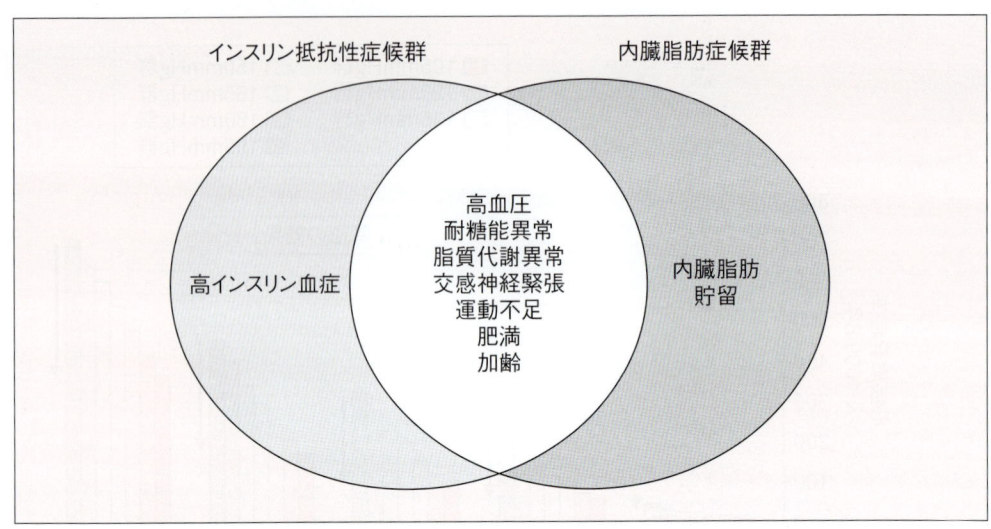

図5-4　メタボリックシンドローム

　心血管系危険因子には、高血圧の他に、糖代謝異常、脂質代謝異常、交感神経緊張などが含まれる。これらの因子はインスリン抵抗性、内臓脂肪貯留、腎予備能低下などの機序を介して相互に関連する。メタボリックシンドロームの病態では、薬物療法で降圧に成功しても、他の危険因子の憎悪のために血圧降下に見合うだけの冠動脈疾患発症率や死亡率の低減が得られない可能性がある（冠動脈疾患パラドックス）。メタボリックシンドロームに対する有効な治療を、個々の因子に対する薬物療法で達成することは困難である。この病態に対する包括的かつ根本的な治療は、過食、肥満、運動不足、食塩過剰摂取の解消であり、そのためには生活習慣の修正が必須である。

3. 診断ガイドライン

　生活習慣の修正はすべての本態性高血圧症に必要であり、心身症とそうでないものを区分する意義はない。日本人の高血圧の診断基準としては、2004年に発表された日本高血圧学会発行の「高血圧治療ガイドライン」（JSH2004）[1]があるので参照されたい。

4. 治療ガイドライン－高血圧治療のための生活習慣の修正

　これらの背景から、JSH2004[1]、2003年の米国合同委員会第7次報告（JNC 7）[2]、1999年の世界保健機構（WHO）／国際高血圧学会（ISH）報告は、すべての高血圧患者に継続的な生活習慣の修正を行うことを推奨している。生活習慣の修正は、薬物療法の有無にかかわらず、すべての高血圧治療の基本的な要素として位置づけられている。主な生活習慣の修正とそれによって期待される効果を表5-2に示す。

表5-2　高血圧治療のための生活習慣の修正とその効果

生活習慣	推奨される内容	期待される収縮期血圧の低下
減量	適正体重の維持（body mass index＜25）。	5～20mmHg
食事	野菜と果物を中心とする低脂肪食の摂取	8～14mmHg
減塩	食塩の1日摂取量を6g未満にする。	2～8mmHg
運動	速歩などの好気的運動を1日30分以上、ほぼ毎日行う。	4～9mmHg
飲酒	エタノール1日摂取量を男性で20～30mL、女性および痩せた人では10～20mL以下にする	2～4mmHg

（文献2より作成）

1）食塩摂取の制限

　高血圧症の30～50％は食塩摂取量の増減によって血圧が増減する食塩感受性高血圧である。食塩感受性高血圧では、腎臓のNa$^+$排泄機能の抑制または障害があり、糸球体高血圧によるアルブミン尿や夜間高血圧を呈しやすい[3]。さらに、インスリンの尿細管Na$^+$再吸収促進作用を介して、インスリン抵抗性症候群も食塩感受性高血圧と関連する[4]。食塩感受性高血圧では心血管系事故や腎障害の進展が起こりやすく、本態性高血圧症の標的臓器障害の年間発生率は、食塩非感受性の場合は2.0％、食塩感受性の場合は4.3％である[5]。

　食塩感受性高血圧では食塩の過剰摂取によって糸球体血圧がさらに上昇するので、食塩摂取制限は単に降圧の手段というだけではなく、標的臓器障害や心血管系疾患の予防のために重要である。一方、多くの場合、食塩感受性は病因論的な分類ではなく、高血圧自体に伴う腎障害や、加齢、肥満によって経時的に生じうる病態生理学的特性である。したがって、現在、食塩非感受性高血圧である場合も、高食塩摂取は避けるべきである。

　生物学的にはわれわれが1日に必要とする食塩摂取量は1g以下であり、必要以上の食塩摂取量と高血圧発症率との間には比例関係がある（図5-5）。現在の日本人の平均食塩摂取量は1日12.5gである。さらに、日本人の腎臓は欧米人より小さく、Na$^+$排泄予備能が低いという報告もある。JSH2004は食塩摂取量の目標を1日6g以下としている。食塩摂取量を1日6g以下にすることで、2～8mmHgの収縮期血圧の低下が期待できる[6〜8]。

2）肥満者における減量と適正体重の維持

　肥満と高血圧はともにメタボリックシンドロームの中心的な症候である。ウエス

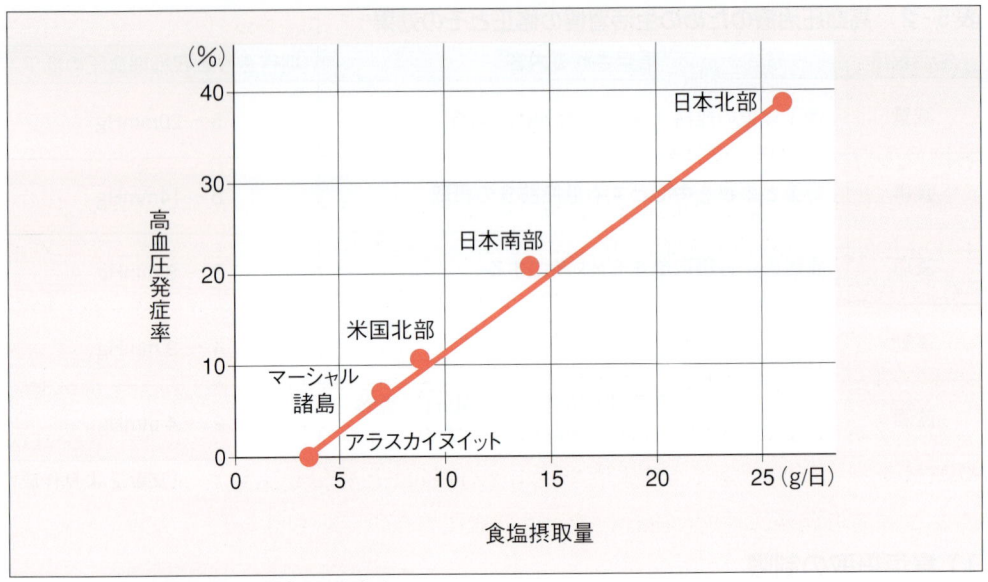

図 5-5 食塩摂取量と高血圧発症率

ト／ヒップ比が男性で1.0以上、女性で0.9以上の上半身肥満や、腹部のCT写真で腹壁の皮下脂肪面積(S)に対する腹腔内臓器周囲の脂肪面積(V)の比(V/S)が0.4以上の内臓型肥満は、高血圧、高脂血症、糖尿病と関連が深い。肥満を伴う高血圧では心肥大が高頻度に起こり、高度の肥満では循環血漿量の増加や糸球体高血圧によって糸球体硬化に陥ることがある。

　肥満と高血圧の関連はインスリン抵抗性によって説明されることが多い。インスリン抵抗性は遺伝的素因に、内蔵型肥満や運動不足、過食などの環境因子が加わって惹起され、尿細管からのNa^+再吸収の増加（食塩感受性）、交感神経活性亢進、細胞内Na^+、Ca^{2+}濃度上昇による血管収縮反応の増強、成長因子様作用による血管平滑筋細胞の増殖などの作用を介して、血圧を上昇させると考えられている。肥満を伴う高血圧患者の減量は、降圧の手段としてのみでなく、心血管系疾患の発症や進展を阻止するために必須である。

　減量の手段としては、食事療法と運動療法が挙げられるが、減量効果としてはカロリー制限が最も効率的かつ不可欠である。体重1kgの減量には7,000kcalの消費が必要であるが、1万歩の歩行でも300kcalしか消費できず、逆にわずかな間食でも容易に300kcalの摂取につながる。ただし、インスリン抵抗性や脂質代謝の改善を考慮して運動療法も勧めるべきである。標準体重＋20％以下の適正体重の維持を目標とし、減量が必要な場合は、最初に5kgの減量から開始し、体重および反応に応じて5kgずつ減少する方法が推奨される。栄養障害や胆石症の発症を避けるために、カロリー制限時も最低1,200kcal/日は維持することが望ましい。なお、体重が理想体重の10％を

超える場合には、減量による降圧効果が期待でき、体重10kgの減量で5〜20mmHgの収縮期血圧の低下が期待できる[9,10]。

3) アルコール摂取の制限

適度の飲酒は、動脈硬化性冠動脈疾患の発生を抑制するが、アルコール摂取量が1日40mL以上では摂取量と血圧との間に正相関がみられる。多量飲酒者の高血圧発症率は非飲酒者の3〜9倍である。また、多量の飲酒は降圧薬の効果を減弱させ、高血圧とは独立に脳卒中の危険因子となる。なお、高血圧への影響に関して、アルコール飲料の種類による差はない。飲酒習慣のある高血圧患者では、エタノール1日摂取量を男性で20〜30mL、女性で10〜20mL以下にすることが推奨される。節酒による降圧効果は1〜2週間で現れ、日本酒を平均2合/日以上摂取する人は、それを半量にすると2〜3週間後に平均10mmHgの収縮期血圧の下降がみられる[11]。

4) 運動療法

運動不足は高血圧や冠動脈疾患の発症のリスクを高める。座業が多く運動不足の人は、運動をよく行う人に比べて、高血圧の発症率が20〜50％高い。運動は体重の変化とは独立に、安静時の血圧を低下させる。この効果は、循環血液量と末梢血管抵抗の減少によるもので、交感神経活性の低下、ドーパミン、プロスタグランディン、タウリンなどの降圧物質の増加が関与する。また、長期的な運動習慣によってストレスに対する昇圧反応が減弱し、インスリン抵抗性や脂質代謝の改善も期待できる。JSH2004などのガイドラインでは、心血管病のない高血圧患者では、最大酸素摂取量の50％程度の好気的運動を、毎日30分程度を目標に定期的に行うことを勧めている。高齢者で整形外科的疾患を有する場合、プールを利用した水中歩行も推奨される。速歩などの運動を1日30分、ほぼ毎日行うことで4〜9mmHgの収縮期血圧の低下が期待できる[12]。

5) カリウム、マグネシウム、カルシウム

カリウム摂取量および尿中排泄量は血圧と負の相関を示し、カリウム補給には降圧効果や高血圧の発症予防効果が報告されている。JNC 7ではDietary Approaches to Stop Hypertension（DASH）プロジェクトで開発された野菜と果物を中心とする低脂肪食であるDASH食を推奨しており、それによって8〜14mmHgの収縮期血圧の低下が期待できるとしている[6,7]。

利尿薬による低カリウム血症や、腎機能障害、薬剤による高カリウム血症の危険がある人に対しては、背景を考慮して注意深く指導する。カルシウムとマグネシウムの摂取量と血圧の間にも負の相関が認められているが、それらを経口投与した場合の降

圧効果については一定の成績が得られていない。

6) その他

　心血管系リスクの低減という高血圧治療の本来の目的から、血圧との直接関連がなくても他の心血管系危険因子が共存する場合は、その改善にも努めるべきである。特に、高脂血症の予防および治療のためのコレステロールや飽和脂肪酸の摂取制限、喫煙者の禁煙は重要である。

5. 高血圧治療における心身医学的技法（典型的症例に代えて）

　高血圧の診療において、心身医学的アプローチの必要性が最も強く意識されるのは、患者の服薬や生活習慣の修正がうまくいっていないことがわかったときであろう。そのような患者に必要な治療を継続的に実施してもらうには、どのように指導し何を行ったらよいのか。また、目にみえる態度としてあるいは結果として治療に非協力的な患者に出会ったとき、医療者自身が途方に暮れたり、無力感に襲われたり、さらには患者に怒りを覚えたりすることも現実にはありうることである。

1) 治療への動機づけ－患者教育の技法

　患者が必要な服薬や生活習慣の修正を実行しない場合に、まず考えられるのは治療動機が不十分なことである。そして、患者に治療動機がない場合の多くは、患者が正しい情報をもっていないことによる。患者と医療者との間に、治療の必要性に関しての判断に大きな差があるとすれば、双方が異なる情報をもとに判断をしている可能性が高い。

　患者に高血圧についての適切な知識をもってもらうための手順としては、高血圧について一方的に解説をするよりも、高血圧についての患者の認識や理解度を明らかにすることが重要である。最近では、ほとんどの患者は高血圧について何らかの知識をもっていることが多く、すでに知っていることを繰り返し述べるのは時間の浪費であるとともに、患者をうんざりさせるかもしれない。一方、患者がもっている情報やその解釈の中に、治療上不適切なものがないかを確認することは重要である。そこで、「高血圧の原因や、これを放置した場合にどうなっていくかということなどについてお話ししたいのですが、その前にあなたが血圧についてすでに知っていることをお聞かせ下さい」というようないい方をする。それに対する応答の中で、まず患者がすでにもっている有用な知識や認識を高く評価することが重要である。次に、適宜質問をして、治療上の問題行動の原因になっている不適切な情報や認識をみつけ出す努力をする。問題がみつかったら、それを修正するための説明を行う。そして、最も重要なことは、最後に必ず患者の理解を確認することである。そのためには「今日お話しし

たことを確認したいと思います。高血圧の治療についてわかったことをお話しください」というようないい方をする。

2）治療計画の継続
（1）治療動機の持続的な維持
　医療者は患者の血圧値や臓器障害などの臨床情報を把握して治療の必要性を認識しているが、患者が日常生活の中で長期にわたって高血圧治療への動機を維持するには、工夫や努力が必要である。それには、十分な情報の提示と理解の確認、治療計画の実施状況の評価、患者の感情に対する対応（共感の言葉や態度）、努力に対する敬意と支援の表明の繰り返しが重要である。

（2）家庭血圧測定
　近年推奨されている、患者による家庭血圧の自己測定は治療動機の維持にも有用である。血圧の値やその改善は患者にとって治療動機を維持するために最も有用な情報である。また、家庭血圧は、白衣効果や逆白衣効果（仮面高血圧）[1]、血圧の概日リズムによって修飾される外来血圧よりも、治療上有用な情報である。医師が患者の記録した血圧情報を尊重する態度を示し、それに基づく対処法を患者と話し合うことによって、患者の治療への主体的な参加意識を高めることができる。

（3）実施状況の評価
　治療計画の実施状況を繰り返し評価することは、ほとんど自覚症状のない高血圧の治療における動機の維持に必須であるといっても過言ではない。評価がなされないことを長期間にわたって実施するのは、ほとんどの人にとって極めて困難なことである。
　しかし、治療状況の評価法として医師が「薬はきちんと飲んでいますか？」というような尋ね方をしても、患者は羞恥心を覚え正直な答えは得られないことが多い。このような場合、医療面接の基本的な技法として推奨される、「開かれた質問」が有用である。例えば、「ほとんどの患者さんは、薬を指示通りに服用することは難しいといわれます。薬を規則的に飲むために何かお困りのことはありませんか？」と尋ねてみる。生活習慣の修正についても同様に実施状況を評価する。うまくいっている場合はもちろんのこと、患者が努力している点があれば、それに対して十分な敬意を繰り返し表明することが治療動機の継続に重要である。

3）治療計画の調整と問題の解決
（1）医療者の心理的反応
　患者に高血圧に対する適切な理解と治療動機があっても、治療法が適切に実施されなかったり継続されなかったりすることもよくある。そのような場合は、他に障害となる因子が存在すると考える必要がある。

医療者側からみて治療上障害となる因子が明らかな場合は、問題に対して適切な対応がとられることが多い。例えば、患者の知的機能や身体機能の問題などが、明らかであればそれに対する服薬や療養上の対策を講ずることに躊躇する医療者はいないであろう。

　一方、障害となる因子がみあたらないときは「何故そんな簡単なことができないのだろう」というという感情が医療者側に起こることがある。この感情の背後には「自分ならできるのに」という認識が存在する。しかし、この感情が起きたとき医療者が忘れてはならないことは、その問題に対処しなければならないのは自分ではなく患者であり、それは患者自身が、自分の価値観に基づいて、個々の生活環境や条件の中で行わなければならないことであるということである。受容的かつ共感的であっても、自分自身の価値基準や人生観から一歩離れた冷静さをもって、患者にとっての極めて個人的な障害の所在を患者とともにみつけようとする態度が必要である。

(2) 問題点の診断

　患者が計画通りに治療を進められない場合、その問題点をつきとめる必要がある。治療動機のある患者が明らかに非協力的な場合には、患者自身が今の治療法を最良のものと考えていないか、患者の希望や意図が計画に反映されていない場合が多い。その場合には、患者の要望を明らかにして共同で治療計画の調整を行う。

　実際の臨床では、事態はより複雑なことが多い。服薬や生活習慣の修正が計画通りに実施されていない場合、多くの患者は「私がもっときちんと頑張ってやればいいのです」と述べる。しかし、これは問題の原因ではなく結果である。このような場合、医療者は、患者とともに、より具体的で実行可能な対策をみつける必要がある。

6．患者／家族用説明文書

高血圧について知っておいていただきたいこと

Q．高血圧と遺伝との関係は？
A．高血圧の原因のうち遺伝の影響は3～4割といわれています。では残りは何かといいますと、実は生活習慣です。私たちの身体は多少の無理や不摂生をしても血圧を正常に保つような調節力を備えています。血圧の調節能力は遺伝で決まりますが、その能力を上回るような身体への負荷が続いたときに初めて高血圧が起こります。

Q．身体にとっての高血圧を起こす負荷とは何ですか？
A．身体にとって高血圧につながる負荷となるのは次のような因子です。

1．体重の増加
2．脂肪分の多い食事の摂りすぎ
3．食塩の摂りすぎ
4．運動不足
5．過度の飲酒

　これらの因子が身体の調節能力を上回ると血圧が上昇します。逆に、高血圧の人もこれらの因子を減らせば血圧が改善します。これらの因子は生活習慣に深くかかわっています。生活習慣の改善は高血圧の原因療法ということができます。

Q．高血圧を治療する本当の目的を教えてください。
A．高血圧は多くの場合、無症状で苦痛がありません。では、なぜ高血圧を治療するのでしょうか。それは、高血圧を放置すると次のような病気になる危険性（リスク）が高くなるからです。

1．心臓の病気	心臓肥大、狭心症、心筋梗塞、心不全
2．脳の病気	脳卒中、脳虚血、脳血管障害、認知障害
3．腎臓の病気	蛋白尿、腎障害、腎不全
4．血管の病気	動脈硬化、大動脈解離
5．目の病気	高血圧性網膜症

　高血圧の治療の真の目的はこのような病気になるリスクを下げることにあります。高血圧の治療では血圧を下げることにだけ目がいきがちですが、これらの病気になるリスクを下げることができなければ高血圧を治療する意味がありません。

Q．血圧を下げるだけでは不十分なのですか？
A．心臓や血管の病気になるリスクを高める因子を心血管系の危険因子（リスクファクター）と呼びます。心血管系の危険因子には次のものが知られています。

1．高血圧	4．脂質代謝異常（高コレステロール血症、低HDLコレステロール血症）
2．喫煙	5．肥満　BMI（体重[kg]÷身長[m]^2）＞25
3．糖尿病	6．運動不足

　高血圧は心血管系の危険因子の筆頭ですが、喫煙や糖尿病、脂質代謝異常など他にも重要な因子があります。高血圧の治療の目的は、心血管系の病気になるリスクを下げることです。高血圧の他にも心血管系の危険因子があれば、それを同時に治療しなければ、心血管系の病気になるリスクを下げることができません。そのような場合、血圧を下げるだけでは不十分で、生活習慣全体を見直す必要があります。

Q．文明病－メタボリックシンドロームとは何ですか？
A．上記の心血管系の危険因子のリストをよくみると、肥満や運動不足など身体にとって高血圧につながる負荷になる因子として挙げたものも含まれています。実は、このリストにある高血圧、糖尿病、脂質代謝異常は、互いに独立した病気ではなく、多くの場合、内臓脂肪が蓄積する肥満－内臓脂肪型肥満－が共通の原因となっています。そのような状態はメタボリックシンドロームと呼ばれ、代表的な文明病として注目されるようになりました。メタボリックシンドロームは心血管系の大きなリスクということになりますが、その治療には、食生活や運動習慣などの生活習慣の改善が必須でかつ最も効果的です。

Q．生活習慣の改善の効果はどのくらいありますか？
A．それぞれの項目について、血圧に対して期待できる効果をまとめると次のようになります。

生活習慣	推奨される内容	期待される収縮期血圧の低下
減量	適正体重の維持（BMI＜25kg/m^2）。	5～20mmHg
食事	野菜と果物を中心とする低脂肪食の摂取	8～14mmHg
減塩	食塩の1日摂取量を6g未満にする	2～8mmHg
運動	速歩などの好気的運動を1日30分以上、ほぼ毎日行う	4～9mmHg
飲酒	エタノール1日摂取量を男性で20～30mL、女性および痩せた人では10～20mL以下にする	2～4mmHg

　それぞれの効果は加算的ですので、いくつかの項目を同時に実施することで大きな効果を期待することができます。

Q．家庭での血圧測定も生活習慣の改善につながるのですか？
A．最近、多くの患者さんが自動血圧計を使ってご自宅で血圧を測定しています。これは高血圧の治療するうえでとてもよい習慣です。ご自分の血圧を知ることで、生活習慣の改善の効果を自分で感じ取っていただくことができます。生活習慣を変えることは誰にとっても大変なことですので、効果を自分の目で確かめることがとても大切です。また、血圧の値は1日の中でも時刻や場所、状況に応じて変化します。診療所や病院で測った血圧が普段の生活の中での血圧を表すとは限りません。ご家庭で測った血圧をみせていただくことで、医師もより適切に高血圧の診断を行ったり治療効果を判断したりすることができます。

Q．家庭での血圧の正しい測り方を教えてください。
A．血圧計は上腕にカフを巻くタイプの自動血圧計をお勧めします。カフを手首に巻くタイプでは血圧が正しく測れないことがあります。血圧を測定する最適な時刻は、朝起床後の、排尿した後で、朝食を摂る前です。姿勢は臥位か坐位で、寒い季節には部屋を暖かくして測定してください。排尿前だと血圧が高くなりやすく、朝食後だと低くなりやすいといわれます。余裕があれば夕方など他の時刻にも測ってみてください。また、収縮期血圧、拡張期血圧と一緒に脈拍数も記録してください。

Q．薬の飲み方について教えてください。
A．生活習慣の改善はすべての高血圧の人に有効ですが、その効果が出るまでの間や効果が不十分な場合は、心臓や血管の病気になるリスクを確実に下げるために血圧の薬（降圧薬）を飲む必要があります。大切なアドバイスとして、血圧の薬を飲んで血圧が正常になっても、自分の判断で薬を止めたり減らしたりしてはいけません。しばらくすると、元の高血圧に戻ってしまいます。薬を減らすには高血圧の原因である生活習慣の改善が必要です。

　もう一つ知っておいていただきたい大切なことは、多くの人にとって薬を指示通りに服用することは難しいことだということです。薬を規則的に飲むためにお困りのことや疑問に感じていることがありましたら、どんなことでも担当の医師に相談してみてください。

高血圧によるリスクからあなたの身体を守るために、これらの知識が少しでもお役に立てればと願っています。

7．他のガイドラインとの異同

　本ガイドラインは、本態性高血圧症の生活習慣病としての病態に焦点を合わせ、生活習慣の改善の位置づけ、重要性、具体的な方法についての指針を述べたものである。高血圧の診断、重症度分類および薬物治療に関しては、高血圧に関する以下のガイドラインを前提にしている。

(1) 日本高血圧学会高血圧治療ガイドライン(JSH2004)[1]
(2) 米国合同委員会第7次報告(JNC 7)[2]
(3) 世界保健機構(WHO)／国際高血圧学会(ISH)報告(1999)

　これらのガイドラインは、すべての高血圧患者において生活習慣の改善が重要かつ必要であることを示している。しかし、生活習慣には個人の身体的要因、心理的要因、社会・経済的状況、価値観、倫理観と根源的なかかわりがあり、実際にその修正を行うには心身医学的な理解とアプローチが不可欠である。また、高血圧に対する薬物治療を含めて、治療への動機づけやその維持においても、本ガイドラインに示すような患者の心理・社会的状況や価値観についての理解とそれに基づく患者教育が有用である。

8．専門医に紹介するポイント

　やや深いこころの問題として、身体化という現象がある。これは、治療者や治療計画に不満や抵抗がある場合に、それが感情ではなく身体症状として表現される場合である。例えば、「いただいたお薬を飲むと吐き気が起こり飲めませんでした」というような訴えである。この現象と薬の副作用との鑑別は容易でない。しかし、通常ありえない症状の訴えや、処方を変えても同様の訴えが繰り返される場合は、身体化を考える必要がある。ただし、ここで重要なことは、身体化は詐病とは異なり、患者は実際に症状を体験しており、多くの場合、客観的な生理的反応も伴っている。身体化が考えられた場合は、患者が治療に非協力的な場合と同様の対処が必要であるが、心療内科医などの協力が必要になることが多い。

9．今後の課題

　本ガイドラインでは本態性高血圧について述べたが、二次性高血圧の一つとして心身症に伴う血圧異常がある。特に、災害などに伴うストレス、うつ病やパニック発作に伴う血圧の上昇が、本態性高血圧や内分泌疾患による高血圧との鑑別上問題になることがある。現状ではこれらの病態の診断は除外診断によるところが大きいが、積極的な診断のための指針が策定できれば、臨床的に有用かもしれない。

10. 汎用薬剤

高血圧の薬物療法については、血圧のレベルのみでなく、併存する他の危険因子の数や重症度、心疾患、腎疾患、糖尿病などの高血圧に合併する病態の存在などに応じて最適な薬物の選択が必要である。具体的な薬物の選択や投与法については、高血圧治療ガイドライン（JSH2004）[1]などを参照されたい。

主要高血圧治療薬	一般薬剤名	主な製品名	積極的適応	禁忌
Ca拮抗薬	アゼルニジピン アムロジピン アラニジピン エホニジピン ジルチアゼム シルニジピン ニカルジピン ニソルジピン ニトレンジピン ニフェジピン ニルバジピン バルニジピン フェロジピン ベニジピン マニジピン	カルブロック ノルバスク、アムロジン サプレスタ、ベック ランデル ヘルベッサー、（徐放）ヘルベッサーR アテレック、シナロング ペルジピン、（徐放）ペルジピンLA バイミカード バイロテンシン アダラート、セパミット、 （徐放）アダラートL、アダラートCR ニバジール ヒポカ ムノバール、スプレンジール コニール カルスロット	脳血管障害後、狭心症、左室肥大、糖尿病、高齢者	房室ブロック（ジルチアゼム）
アンジオテンシンⅡ受容体拮抗薬（ARB）	オルメサルタン カンデサルタン テルミサルタン バルサルタン ロサルタン	オルメテック ブロプレス ミカルディス ディオバン ニューロタン	脳血管障害後、心不全、心筋梗塞後、左室肥大、腎障害、糖尿病、高齢者	妊娠、高カリウム血症、両側腎動脈狭窄
ACE阻害薬	アラセプリル イミダプリル エナラプリル カプトプリル キナプリル シラザプリル テモカプリル デラプリル トランドラプリル ベナゼプリル ペリンドプリル リシノプリル	セタプリル タナトリル、ノバロック レニベース カプトリル、（徐放）カプトリルR コナン インヒベース エースコール アデカット オドリック、プレラン チバセン コバシル ゼストリル、ロンゲス	脳血管障害後、心不全、心筋梗塞後、左室肥大、腎障害、糖尿病、高齢者	妊娠、高カリウム血症、両側腎動脈狭窄
利尿薬 　サイアザイド系利尿薬	トリクロルメチアジド ヒドロクロロチアジド ベンチルヒドロクロロチアジド	フルイトラン ダイクロトライド ベハイド	脳血管障害後、心不全、腎障害（ループ利尿薬）、高齢者	痛風
サイアザイド系類似利尿薬	インダパミド クロルタリドン トリパミド メチクラン メフルシド	ナトリックス ハイグロトン ノルモナール アレステン バイカロン		
ループ利尿薬	フロセミド	ラシックス、（徐放）オイテンシン		
カリウム保持性利尿薬、アルドステロン拮抗薬	スピロノラクトン トリアムテレン	アルダクトンA トリテレン		
β遮断薬 　β1選択性ISA(−)	アテノロール ビソプロロール ベタキソロール メトプロロール	テノーミン メインテート ケルロング セロケン、ロプレソール、 （徐放）セロケンL、ロプレソールSR	狭心症、心筋梗塞後、頻脈、心不全	喘息、房室ブロック、末梢循環障害
β1選択性ISA(+)	アセブトロール セリプロロール	アセタノール、セクトラール セレクトール		
β1非選択性ISA(−)	チリソロール ナドロール ニプラジロール プロプラノロール	セレカル、ダイム ナディック ハイパジール インデラル、（徐放）インデラルLA		
β1非選択性ISA(+)	インデノロール カルテオロール ピンドロール ブニトロロール ペンブトロール ボピンドロール	プルサン ミケラン、ミケランLA カルビスケン ベトリロール、（徐放錠）ベトリロールL ベータプレシン サンドノーム		
αβ遮断薬	アモスラロール アロチノロール カルベジロール ベバントロール ラベタロール	ローガン アルマール アーチスト カルバン トランデート		
α遮断薬	ウラピジル テラゾシン ドキサゾシン ブナゾシン プラゾシン	エブランチル ハイトラシン、バソメット カルデナリン デタントール、（徐放）デタントールR ミニプレス	高脂血症、前立腺肥大	起立性低血圧

11．担当研究者

早野順一郎（名古屋市立大学大学院医学研究科共同教育センター臨床研修センター／
　　　　　名古屋市立大学病院こころの医療センター）

12．文献一覧

1) 日本高血圧学会高血圧治療ガイドライン作成委員会．高血圧治療ガイドライン2004年版（JSH2004）．東京：日本高血圧学会；2004．（評価Ⅵ-A）
2) Chobanian AV, Bakris GL, Black HR, et al. The Seventh Report of the Joint National Committee on Prevention, Detection, Evaluation, and Treatment of High Blood Pressure：the JNC 7 report. *JAMA* 2003；289：2560-72.（評価Ⅵ-A）
3) Uzu T, Kazembe FS, Ishikawa K, et al. High sodium sensitivity implicates nocturnal hypertension in essential hypertension. *Hypertension* 1996；28：139-42.（評価Ⅳ-A）
4) Kuroda S, Uzu T, Fujii T, et al. Role of insulin resistance in the genesis of sodium sensitivity in essential hypertension. *J Hum Hypertens* 1999；13：257-62.（評価Ⅳ-A）
5) Morimoto A, Uzu T, Fujii T, et al. Sodium sensitivity and cardiovascular events in patients with essential hypertension. *Lancet* 1997；350：1734-7.（評価Ⅳ-A）
6) Sacks FM, Svetkey LP, Vollmer WM, et al. Effects on blood pressure of reduced dietary sodium and the Dietary Approaches to Stop Hypertension（DASH）diet. DASH-Sodium Collaborative Research Group. *N Engl J Med* 2001；344：3-10.（評価Ⅱ-B）
7) Vollmer WM, Sacks FM, Ard J, et al. Effects of diet and sodium intake on blood pressure：subgroup analysis of the DASH-sodium trial. *Ann Intern Med* 2001；135：1019-28.（評価Ⅱ-A）
8) Chobanian AV, Hill M. National Heart, Lung, and Blood Institute Workshop on Sodium and Blood Pressure：a critical review of current scientific evidence. *Hypertension* 2000；35：858-63.（評価Ⅰ-A）
9) The Trials of Hypertension Prevention Collaborative Research Group. Effects of weight loss and sodium reduction intervention on blood pressure and hypertension incidence in overweight people with high-normal blood pressure. The Trials of Hypertension Prevention, phaseⅡ. *Arch Intern Med* 1997；157：657-67.（評価Ⅱ-A）
10) He J, Whelton PK, Appel LJ, et al. Long-term effects of weight loss and dietary sodium reduction on incidence of hypertension. *Hypertension* 2000；35：544-9.（評価Ⅳ-A）
11) Xin X, He J, Frontini MG, et al. Effects of alcohol reduction on blood pressure：a meta-analysis of randomized controlled trials. *Hypertension* 2001；38：1112-7.（評価Ⅰ-A）
12) Kelley GA, Kelley KS. Progressive resistance exercise and resting blood pressure：A meta-analysis of randomized controlled trials. *Hypertension* 2000；35：838-43.（評価Ⅰ-B）
13) Kannel WB. Some lessons in cardiovascular epidemiology from Framingham. *Am J Cardiol* 1976；37：269-82.（評価Ⅱ-A）
14) Stamler J. The INTERSALT Study：background, methods, findings, and implications. *Am J Clin Nutr* 1997；65：626S-642S.（評価Ⅳ-A）

疾患各論

6. 糖尿病

6. 糖尿病

1. 疾患概説

　糖尿病を心身症と定義することに抵抗を感じる方も少なくないと思われる。しかしながら糖尿病患者が良好なコントロールを維持していくためには、感情やストレスの処理をはじめとするこころの問題への対処が必須である。すなわち、糖尿病はその診療において医療者からの心身両面にわたる配慮が必要な疾患である。総論で述べられているように、心身症に共通する要素としての"心身相関"が認められ、その具体的事項のうち、以下の事項などが糖尿病コントロールと深く関連している。

> 1．ライフイベントや日常生活におけるストレスの存在
> 2．抑うつや不安状態といった情動上の変化の存在
> 3．コーピングスタイルや生活習慣の問題の存在
> 4．疾患自身の心理・行動面への影響の存在

　最近1型糖尿病症例で膵島移植による寛解が得られたとの報告もあるが、基本的に糖尿病はコントロール（自己管理）していく病気である。治療法（療養法）としては、食事療法、運動療法、薬物療法、インスリン自己注射、血糖自己測定など多くの自己管理行動が求められており、糖尿病治療の成否はその90％以上が患者行動にかかっているといわれる。また、ストレスの影響を受け、うつ病、摂食障害などの合併も多いことが知られている。すなわち、糖尿病は患者の心理・行動が深く関与する疾患であるという側面をもつ[1]。

2. 糖尿病の心身医学的因子とその評価

1）糖尿病の病期との関連において

　糖尿病の病歴においてとくに心理的配慮が必要な時期、あるいは状態を以下に列挙する。心理的に大きい負荷がかかる時期としては以下のようなものがある。

(1) 糖尿病発症時あるいは診断時

　患者が糖尿病診断時にどのような気持ちを抱いたかを世界的に調査した結果が、Diabetes Attitudes, Wishes and Needs（DAWN）studyで報告されている[2]。それによると、1型糖尿病患者においては、その半数が「ゆううつになった」、「糖尿病が今後の人生にどんな影響を考えるか不安になった」、「家族のことが心配だった」、「信じられなかった」と回答した。一方、2型糖尿病患者においては、その半数が「あまり心配しなかった」と回答したが、「必要な療養をしてこなかったことに罪悪感を抱いた」や、

「どんな病気かわかって安心した」などの意見も半数近く認められた。

特に1型患者では、否認、抑うつや不安や心配などの強い情緒反応が引き起こされる頻度が高いことがわかった。この調査は20歳以上を対象としているため、小児期発症例の反応は明らかではない。その場合は、患児よりもむしろ両親にこのような反応がみられるものと思われる。このように、診断時の反応は病型による違いがみられる。それを尊重することは重要であるが、2型患者であっても強い情緒的反応を伴う人がいるということを忘れてはいけない。その人がどのような心理的反応をしているかにあわせて説明の仕方と内容を調整する必要がある。

(2) 新しい治療の開始時

食事療法の利益は極めて大きいが、「好きなものが食べられなくなってさびしい」とか「みんなと同じように食べられないのがつらい」などの否定的な感情をもちやすいのも事実である。これらの感情が湧くのはごく自然なことであって、それを認めつつ、一方で食事療法の意義の理解、効果の実感、できるという自信などを修得してもらうことである。そうすることによって食事療法に対する肯定的な考え方が育まれ、態度が変わってくる。また、1型患者は「インスリン治療とのマッチング」、2型患者では「総エネルギーとバランスの適正化」と食事療法の考え方が異なる。これを正しく伝えることが重要である。

2型患者における適応という観点からより問題になるのは、インスリン治療の開始である。「インスリンを始めるということは病気が重篤であることを意味する」「もう病気が元に戻らないということだ」など、インスリン治療そのものがもつ象徴的な意味がある。すなわち病気への絶望感を抱く患者が多い。同時に、「注射は怖い」など注射行為そのものに対する抵抗も強い。食事療法と同様であるが、これら陰性的な感情が湧くのはごく当然のことであり、それを理解したうえで、インスリン注射の必要性の説明や技術指導にあたりたい。

(3) 重篤な合併症の発症時

重大な合併症が発症したときにも強い心理的反応(悲嘆反応)が起こる。ショック期、深い悲しみの時期、解消期に分類されている。ショックや否認に続く深い悲しみの時期には、抑うつ状態が認められ、不安、泣く、引きこもり、自殺念慮が認められる。これらの心理反応は固定したものではなく、時間の経過とともに変化していく。やがて、回復への小さい変化がみられるようになり、家族や医療者から社会的なサポートを得て、新しい価値や関係を見出していこうとする行動が始まる。

2) 治療との関連で問題となる心理・行動状態

(1) 糖尿病に対する感情的負担

1990年前後ジョスリン糖尿病センター・メンタルヘルスチームは心理学者William

Polonsky博士が中心となって、糖尿病患者の感情状態を測定する質問紙を開発した[3]。彼らは、自己管理ができない患者の診療経験から、その原因は知識不足でもなく、理解力不足でもなく、糖尿病とその治療法に対する陰性的な感情が大きい原因となっていることに気づいた。

「糖尿病なんて大嫌いだ」「なぜ自分が糖尿病にならなければならなかったのか」など糖尿病という病気への怒り、「自分だけが好きなものを食べられない」「インスリンを打とうとすると涙が出る」など治療に対するゆううつ、「世間は糖尿病であることを理解してくれない」「家族が非協力的だ」など周囲や社会への怒り、などの陰性感情が強いと望ましい治療に取り組めないということである。このような感情的負担度の高さは、過食、インスリン注射の省略、燃え尽きなどにつながりやすいことが証明されている。

(2) 糖尿病とその治療への考え方の歪み

「糖尿病は大きい問題ではない」「糖尿病の治療は無効である」「何をしても合併症は避けられない」などの考え方や、逆に、「糖尿病の治療を完璧にしなければならない」「周囲の期待に応えなければならない」などの考え方は、治療の破綻につながりやすい。

(3) 糖尿病であることによる社会的不適応

家族関係の問題の発生や不登校などがある。家族から適切な援助が得られない場合、効果的な自己管理ができず血糖コントロールが不良であることが報告されている。また、家族内の葛藤の存在は不安定糖尿病（ブリットル型）を生む一つの要因と考えられている。

(4) 一般的ストレス

日常的ストレスやライフイベントが血糖コントロールを悪化させることも報告されている。ただし、その反応はいくつかの要素によって修飾される。ストレスの程度が大きくかつ長続きする場合、家族や医療者などの協力が得られない場合、対処法（コーピング）が不適切な場合などに、ストレスは血糖コントロールを悪化させる。

3）糖尿病に合併しやすい精神疾患など

しばしば糖尿病に合併しやすい精神疾患などとして以下のものがある。すなわち、気分障害（うつ病）、不安障害、摂食障害、アルコール依存症、機能性嘔吐、パーソナリティ障害、失感情症（アレキシサイミア）などである[4]。

(1) うつ病

糖尿病におけるうつ病発症の頻度は15〜20％で、一般人口の約3倍であることが指摘されている[5]。また、48の疫学研究を調べたメタアナリシスでは、成人糖尿病患者の26％が中等度から重度のうつ症状を訴えていた[6]。うつ病の存在は、身体活動の減

少、食生活の乱れ、糖尿病治療に対するコンプライアンスの低下などをきたす。またうつ病自体が視床下部−下垂体−副腎系を亢進させ、血中コルチゾールの上昇をもたらすとされる。これらうつ病による社会行動的危険因子と生理的異常から、血糖コントロールは悪化し、細小血管障害のみならず、心血管疾患の発症率も高いと報告されている。したがって、糖尿病の日常診療では身体面だけでなく、精神面に対しても注意深い観察が必要である。

(2) 摂食障害

1型糖尿病患者と摂食障害の合併は、欧米においては1980年代頃から、多数の報告[7〜9]がなされているが、わが国においても、最近大きな注目が集まってきている[10〜12]。摂食障害が思春期以降の若い女性に発症するのと同様、1型糖尿病患者においても摂食障害を合併するのはほとんどが若い女性であり、その合併率は、10%前後とする報告が多い。さらに、摂食障害の診断基準を満たさない程度の食事や体重に関する問題を抱えている者まで含めると、約1/3といわれている。1型糖尿病に摂食障害を合併すると、血糖コントロールは極めて悪化し、身体的のみならず、心理・社会的にも深刻な影響を及ぼす。したがって、その治療にあたっては、糖尿病と摂食障害の両方に通じた専門家が担うのが望ましい。

(3) その他

アルコール依存症患者では禁酒を守ることが困難である。家族やキーパーソンの援助が奏効する場合もあるが、重症患者では精神科のアルコール依存症専門医による治療を要する。不安障害患者では不安を飲食で解消する傾向がみられる。機能性嘔吐では、頻回の嘔吐のために、アシドーシスをきたして入退院を繰り返し、血糖コントロールが困難となる。境界性パーソナリティ障害患者は、情緒の不安定性が特徴である。そのため些細なことでも感情のコントロールができず、良好な治療関係が結べず、治療コンプライアンスが悪く、ドロップアウトしがちである。アレキシサイミア患者では、自らの感情認知に乏しく、そのために感情を表出するのが困難となり、他者とのコミュニケーションがとりにくい。

3. 診断ガイドライン−解説とその根拠−

先述したように、糖尿病患者は多くの心理的課題を抱えており、それが糖尿病治療の実行度(自己管理の程度)や血糖コントロールに影響する。また当然のことながら、ウェルビーイングやQOLにも大きい影響を及ぼす。それらの状態にある患者を特定することは糖尿病治療上重要な意義を有する。診断ガイドラインとしては、医学的検査法による特定化と、心理学的検査法により特定する場合の両面からのアプローチ法とする(図6-1)。

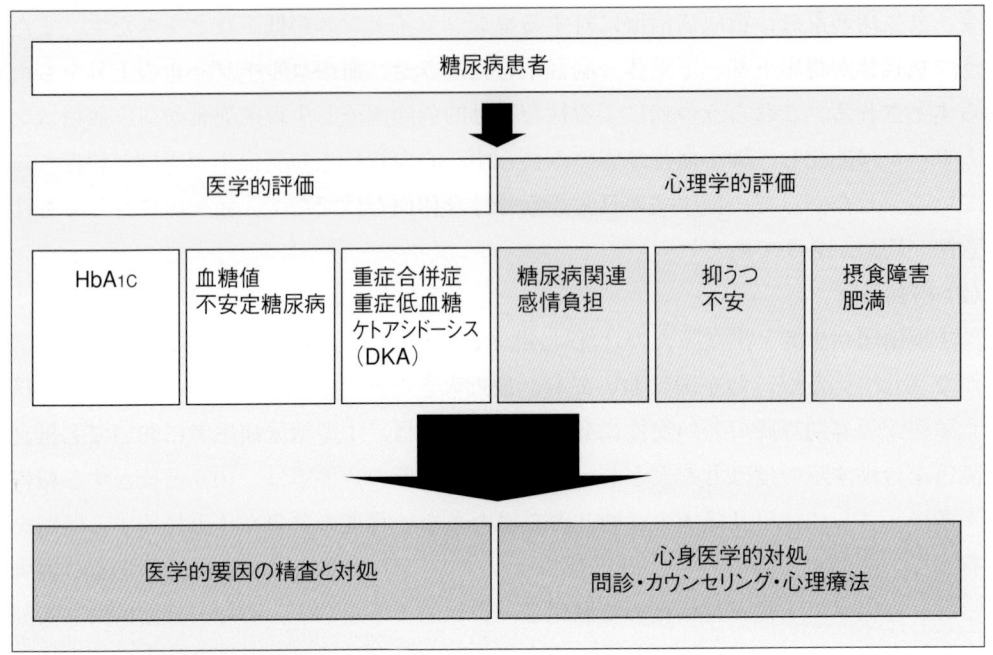

```
┌─────────────────────────────────────────────────────────────┐
│                        糖尿病患者                            │
│                            ▼                                │
│  ┌─────────────────────────┬─────────────────────────────┐  │
│  │      医学的評価          │      心理学的評価           │  │
│  │ ┌──────┬──────┬──────┐  │ ┌──────┬──────┬──────┐      │  │
│  │ │HbA1C │血糖値│重症合併症│  │糖尿病関連│抑うつ│摂食障害│  │
│  │ │      │不安定糖尿病│重症低血糖│感情負担│不安 │肥満  │      │  │
│  │ │      │      │ケトアシドーシス│      │      │      │      │  │
│  │ │      │      │(DKA) │  │      │      │      │      │  │
│  │ └──────┴──────┴──────┘  │ └──────┴──────┴──────┘      │  │
│                            ▼                                │
│  ┌─────────────────────────┬─────────────────────────────┐  │
│  │   医学的要因の精査と対処  │      心身医学的対処         │  │
│  │                         │  問診・カウンセリング・心理療法 │  │
│  └─────────────────────────┴─────────────────────────────┘  │
└─────────────────────────────────────────────────────────────┘
```

図6-1　心身医学的治療ガイドライン

1）医学的診断法

（1）HbA1c

　HbA1cは血糖コントロールを表す代表的指標である。食事療法単独、経口血糖降下薬、およびインスリン治療など治療法によって平均HbA1cに違いはあるが、全国調査ですべてを平均すると7.1%±1.3%程度である。したがって初診例を除けばHbA1c 10%以上は極めて血糖コントロールが不良な集団と考えられる。疫学調査でHbA1c 10%以上は慢性合併症発症の危険率も極めて高いことが知られている。また、この集団の患者には、心理社会的問題が合併していることが多い。

（2）血糖値

　血糖値の変動が大きいタイプを不安定型糖尿病あるいはブリットル型と呼ぶ。一般的には、空腹時血糖値の標準偏差が80mg/dL以上あるいは最高値と最低値の差が200mg/dL以上などを不安定型糖尿病と呼んでいる。このタイプには心理社会的問題をもつ患者が含まれている。

（3）合併症

　慢性合併症として重篤な障害を発症した患者や、急性合併症としてのケトアシドーシス（DKA）の反復、重症低血糖を反復する患者が挙げられる。

2）心理学的診断法

(1) PAID（Problem Areas in Diabetes Survey：糖尿病問題領域質問表）

　米国ジョスリン糖尿病センターの臨床心理学者William Polonsky博士は、その臨床経験から糖尿病とその治療に対する感情状態が自己管理行動に大きい影響を与えていることを発見し、これを測定することを考えた。そこで作成されたのがPAIDである。PAID原版は1990年頃に作成され[3,13]、日本語版は1996年、石井らによって完成した[14,15]。

　原著者らのデータに基づいて質問表の信頼性と構造について説明する[3,13]。質問は20項目からなり、内部一貫性はCronbach alpha＝0.95と高値である。因子分析の結果、質問表は一つの因子「糖尿病に関する負担感情」で構成されている。したがって、すべての得点を合計してトータルスコアとすることができる。これが高いほうが糖尿病とその治療に対する感情的負担が高いことになる。

　質問項目の代表的なものとしては以下の項目がある。

2．自分の糖尿病の治療法が嫌になる
3．糖尿病の治療に関連して周りの人たちから嫌な思いをさせられる
6．糖尿病をもちながら生きていくことを考えるとゆううつになる
11．常に食べ物や食事が気になる
12．将来のことや重い合併症になるかもしれないことが心配である
13．糖尿病を管理していくことから脱線したとき、罪悪感や不安を感じる
14．自分が糖尿病であることを受け入れていない
17．糖尿病のせいでひとりぼっちだと思う
18．自分が糖尿病管理のために努力していることに対して、友人や家族は協力的でないと感じる
20．糖尿病を管理するために努力し続けて、疲れ燃え尽きてしまった

＊数字は項目番号を表す

　妥当性に関しては、自己管理行動の実行度、血糖コントロール状態、低血糖の有無、慢性合併症の有無、病型、治療法、ヘルス・ビリーフやセルフエフィカシーなど他の健康行動関連概念との関係が検討されている[3,13]。

　その結果のうち治療と関連するものは以下のとおりである。
1．自己管理ができていないほど感情負担度が高い。
2．血糖コントロールが悪いほど感情負担度が高い。
3．慢性合併症があるほど感情負担度が高い。
4．病型は1型、治療法はインスリン治療者で感情負担度が高い。
5．治療の副作用としての低血糖があるほど感情負担度が高い。

　これらの結果が示すところは、まさに「治療がうまくいかなければ将来重篤な合併症をきたす可能性がある、それを回避するためには治療に伴う制約を甘受しなければならない」という患者の心情を表している。

また、他の健康行動関連概念との関係は以下のとおりである。
1．治療に効果があると思う程度や、その治療を実行できるという自信が強いほど感情負担度が低い。
2．糖尿病から逃避する、または回避しようとする態度や、受動的な態度が強い人は、感情負担度が高い。
3．挑戦的な姿勢をもつ人の感情負担度は低い。
4．家族がよく話を聞いたり、患者の行動を評価する場合、患者の感情負担度は低い。

以上のことは、感情負担というものが単に病気やその治療結果によるもののみで規定されるものではなく、対処法や態度、社会的サポートの有無によって修正できるものであることを示している。

この質問紙は5段階のlikert scaleで評価されるようになっているが、その単純総計の平均値は42±15程度であり、60点以上を感情負担中等度、70点以上を感情負担高度と判定している。

(2) Well-being Questionnaire 12 (W-BQ 12)

Clare Bradleyにより作成された質問表で、こころの状態を総合的に測定する。不安定感情4項目(ゆううつや不安)、身体的充実感4項目(目覚めがよいなど)、生活の満足感4項目(生活の喜びと充実)から構成されている[15]。

(3) アキュチェックインタビュー(心理・行動状態診断用ソフトウェア)

患者がどの治療について困難を感じているのか、主な障害要因は何か、負担度はどの程度か、うつの合併はないか、などを短時間でスクリーニングするためにGarry Welch博士らにより開発された糖尿病患者問題探索型コンピュータ・ソフトである。患者がこのソフトの各質問に回答していくと、糖尿病治療に対して抱いている関心や問題点が明らかになるように作られている。回答にかかる時間は平均15分程度であり、結果が1枚のレポートに印刷される(図6-2)。患者にわかりやすい表現であるように工夫され、問題点が交通信号で表示され一目でわかる[16,17]。

アキュチェックインタビューで評価される事柄：以下のような情報が得られる。
①全般的情報(1段目)
　年齢、生年月日、性別、BMI、治療法と実施度、喫煙状況、低血糖頻度
②問題点のまとめ(2段目)
　左欄：関心のある自己管理領域−患者が問題だと思う治療上の事柄、自己管理の要点−
　右欄：感情負担度、抑うつ度、低血糖症状、ニコチン依存度を赤信号(重大)、黄信号(中程度)、青信号(問題なし)で表示
③関心のある自己管理領域(3段目)

問診日付：●●年●月●日				
氏名：●●●		糖尿病治療法：経口薬、インスリン療法		
ID番号：123456789		血糖自己測定：1日2回		
誕生日（和暦）：s25/01/01（52歳）		喫煙習慣：吸う（1日1箱以下）		
性別：男性		低血糖症状：あり（重症）		
肥満度（BMI）：22.49（170.00cm/65.0kg）		年間の通院回数：12回		

自己管理の問題事項：	感情的負担	抑うつ度	低血糖症状	ニコチン依存度
食べ物と食事 患者にとってこの領域を改善することの重要性は高い。 患者にとっての領域で変化を起こす自信は中程度である。	高い	高い	重症	中程度

関心のある自己管理領域：	アキュチェックインタビューによって患者さんがもっとも相談したいと思っている糖尿病治療の領域がわかります。この話から始めることが大切です。
所見	具体的問題点と対策
関心のある領域： 　　食べ物と食事	患者さんは行動を変えるうえでいくつかの障害を抱えています。最も援助を必要とするのは以下の3項目です。 1. 脂肪分を避けるのが困難 2. 退屈やストレスで食べる 3. 健康によい食事をつくる時間がない。
変化を起こすことの重要性： 　　高い	
変化を起こす自信： 　　中程度である	
糖尿病に関する感情的負担：	アキュチェックインタビューは糖尿病とともに生きていくことによって生じる患者さんの感情的負担について評価しています。
所見	具体的問題点と対策
総合的な感情負担度： 　　高い	患者さんが最も強く感じている以下の3つの感情的負担について話し合いましょう。 1. 療養できない罪悪寒や不安 2. 将来や合併症への不安 3. 治療がいやになる。
抑うつ状態のスクリーニング：	アキュチェックインタビューは患者さんにうつ病の症状がないかチェックします。うつ病は確実に糖尿病への対処能力を低下させます。
所見	具体的問題点と対策
1.ゆううつな気分 2.日常生活への興味喪失 3.睡眠の変調 4.動作が緩慢か落ち着かない 5.集中力低下、決断困難	おそらくうつ病がある。治療か紹介を考える。

図6-2　アキュチェックインタビューのサマリーシート例

患者がいま相談したい領域が7領域（食事、血糖測定、低血糖、運動、喫煙、その他、今日はなし：図6-2）から選択されており、それを変化させることの重要性と自信の程度が下欄に示される。変化への障害となっている事柄のうち困難度が高いと患者が感じている3項目が右欄に示される。

④糖尿病に関する感情的負担（4段目）

感情負担度は、PAID 20項目への回答で判定される。右欄には、負担度が高いと患者が感じている3項目が表示される。

⑤抑うつ状態のスクリーニング（5段目）

抑うつ状態はDSM-Ⅳの診断基準で判定される。その所見が左欄に表示され、判定と対策が右欄に表示される。

(4) うつ病／うつ状態

　糖尿病患者の診察にあたっては、身体症状や血糖値にだけに注意するのではなく、心理面の変化にも関心を払うべきである。ただ、うつ病では、最初から抑うつ気分を訴えるのではなく、身体症状を中心に訴える場合（いわゆる仮面うつ病）も多いので、うつ病の身体症状も十分知っておく。典型的には不眠、食欲不振であるが、頭痛、胸痛、腹痛、腰背部痛などの不定愁訴的な痛みもうつ病ではよくみられる症状である[18]。したがって、これらの訴えがあるときは、うつ病も念頭におき、気分や意欲の変化も尋ねるようにする。日常の診療では、少なくとも、不眠や食欲不振については常に聞く態度が望まれる。抑うつのスクリーニングとしては、先に挙げたアキュチェックインタビューが簡便である。糖尿病患者を対象にしたW-BQ 12も抑うつや不安の程度をみる尺度として適している。また自己記入式のZung Self-rating Depression Scale(SDS)やBeck Depression Inventory(BDI)も抑うつ状態の指標としてよく用いられている。うつ病の診断は、通常DSM-Ⅳ[19]などの気分障害の項に基づいて行う。表6-1にうつ病の診断基準を示す。診断にあたって留意すべきは、一般身体疾患（うつ病以外の病

表6-1　DSM-Ⅳによるうつ病の診断基準

(1) 抑うつ気分がほとんど1日中、ほとんど毎日ある
(2) 興味、喜びの著しい減退がほとんど1日中、ほとんど毎日ある
(3) 著しい体重減少（時に体重増加）、食欲の減退（時に増加）
(4) 不眠（早朝覚醒が多い）、または睡眠過多がほとんど毎日ある
(5) 意欲低下のため動きが乏しくなる、または焦燥感がほとんど毎日ある
(6) 易疲労性、または気力の減退がほとんど毎日ある
(7) 無価値観、罪責感がほとんど毎日ある
(8) 思考力や集中力の減退、または決断困難ほとんど毎日ある
(9) 自殺念慮、自殺企図

気)が原因と判断される症状は、うつ病の診断に際してはカウントしてはならない点である。コントロールされていない糖尿病は、うつ病の典型的な症状(倦怠感や体重減少)とオーバーラップするので、この基準は有用である。

この9項目のうち、(1)(2)のいずれかを含む5項目が、同じ2週間の間に存在しているときは、うつ病と診断される。ただし、これらの症状は、社会的、職業的、または他の重要な領域における機能の低下を引き起こしていることが必要である。また、その症状は物質(乱用薬物、投薬)の直接的な生理学的作用、または一般身体疾患による場合、あるいは死別反応による場合は含まない。

(5) 摂食障害

摂食障害を合併した患者は、しばしばその事実を隠すため、摂食障害を発見できないまま経過しがちである。しかし、以下のような状況は、摂食障害の存在を示唆するので参考になる[30]。

①HbA_{1c}の高値(10%以上)
②繰り返す糖尿病性ケトアシドーシス(DKA)
③頻発する重症の低血糖
④体重への過度の関心と増加防止行為
⑤指示されたインスリン量を注射しない
⑤家族内の深刻なストレス

また、摂食障害に関連したテストであるEating Disorder Inventory(EDI)やEating Attitude Test(EAT)は、摂食障害の早期発見に役立つ。診断はDSM-Ⅳでは、1)神経性食欲不振症、2)神経性過食症、3)特定不能の摂食障害に分類される。いわゆる気晴らし食いやだらだら食いは、むちゃ食い障害と呼ばれるが、診断としては3)の特定不能摂食障害に分類される。2)が体重増加を防ぐために不適切な代償行為(例えば、自己誘発性嘔吐、下剤、利尿剤、浣腸などの乱用、絶食、過激な運動、インスリン注射の意図的な省略・減量など)を繰り返す(少なくとも3カ月間にわたって、平均して週2回以上)のに対し、むちゃ食い障害はそのような不適切な代償行為の定期的使用がない。

4．治療ガイドライン－解説とその根拠－

1) 行動を変化し、それを維持することへの心理的援助[21,22]

(1) 治療関係の成立－感情の明確化

まず、相談して治療法を考えていく関係であることを保証する。そのうえで、患者の疾病観やそれに対する感情および考え方を尋ねる。

- 「診察に来られた理由を話してください」
- 「そのことについてどのように考えられていますか？」
- 「そのことのどんなところが不安ですか？」
- 「どんなことで困っていますか？」

この「4つの質問」は、患者が問題をどのように認識しているか、および患者の感情状態、動機づけの状態、障害の有無などを知るために有効な質問法である。批判や批評をしないで質問を最後まで続けること、焦点を絞ることを急ぎすぎないことを心がける。

(2) 問題の特定化

患者が最も関心を抱いている点、不安に思っている点から相談を始める。以下に示すのが適切な質問である。

- 「今日はどんなことについて相談しましょうか？」
- 「今日話し合いたいと思っておられることは何ですか？」

(3) 変化の重要性、自信、準備状態の評価

特定の問題、例えば食事の仕方を変えていくことなどに関して、考え方を尋ねる。

第一は「重要性の認識」であり、「今の食事の仕方を変えていくことがどの程度重要だと思っていますか？」という質問をする[22]。認識度が低い場合は、変えていくことの利益(肯定的な考え)と不利益(否定的な考え)を述べてもらって、バランスシートを作成するのがよい方法である。

第二は「自信の程度」である。「今、食事の仕方を変えるとして、成功する自信はどの程度ありますか？」という質問をする[22]。変化の障害となっているものを減らしながら、実現できそうな目標を立てていく。変化への障害の理由は極めて個別的であり、重要である。例えば、「食事療法のどんなところが難しいですか」と尋ねる。食事療法を始めることが難しい理由としては、食事療法の仕方がよくわからない、有効性が実感できないなどがある。継続が難しい理由としては、食物の誘惑に負けてしまう、ストレスで食べてしまう、空腹感で食べてしまう、などの個人的な理由と、人に勧められると断れない、人が食べているのをみると食べたくなるなど対人関係ないしは環境的な理由がある。その他には、期待した結果が得られない、正しい食事を続けるのは楽しくない、といったことがある。これらを知ることは解決への重要な鍵となる。

第三は「変化への準備状態」である。「適切な食事療法を始めることについてどの程度決心されていますか？」という質問になる。「全くやる気はない」から「もうすでに半年以上やっている」までいろいろな段階の回答がある。これを変化ステージと呼ぶが、「全くやる気がない」状態(前熟考期)や「迷っている」状態(熟考期)には、前述の手順が有効である。「始めるつもりがある」(準備期)人には、具体的目標の設定と治療技術の

提供(糖尿病教育)を行う[23,24]。

(4) 個別的な対策を考え、プランを立てる

例えば、食べ物の誘惑に抵抗しがたいときや外食で食べ過ぎてしまう場合には、食生活に関する環境を変えることが有効である。具体的には、買わないようにする、間食が欲しくなる時間帯に他の用事を入れる、食べることにつながる手がかりをなくすなどである。考えられる対策をすべて挙げて、どれがやれそうか選択し、実行する。

(5) フィードバックと行動の維持

行動目標を設定したら、必ずその結果のフィードバックを行い、うまくいかない場合は再設定する。

参考1：変化ステージモデル(多理論統合モデル：transtheoretical model)

糖尿病患者の行動変化を支援する際に有用なモデルが変化ステージモデル(多理論統合モデル)である。変化ステージモデル(stages of change)は、元来禁煙行動がどのような段階を経て完成されるかという研究から生まれた[23]。糖尿病治療に重要な食事療法、運動療法、薬物治療、血糖自己測定などにも応用されている。このモデルによれば、自己管理行動(健康行動)は5段階を経て完成に至る。すなわち、①前熟考期(全く変化する気がない、変化に抵抗している)、②熟考期(考え方に変化、しかし行動変化はない)、③準備期(すぐに始める気があるか、少し始めている)、④行動期(望ましい行動が開始されている。6カ月未満)、⑤維持期(6カ月以上望ましい行動が続いている)、である。

このモデルのもう一つの特徴は、それぞれの時期によってどのような心理学的技法が行動変化の促進に有効かを提示していることである。糖尿病治療に適応したモデルを図6-3に示す[24]。

前熟考期の患者に、食事療法の具体的なやり方を説明しても聞く耳をもたず、むしろ反発や抵抗にあうことがある。この時期には特に、本人の考えや気持ちを聞くことが有効である。準備期には、決心を述べてもらったうえで、具体的な方法を示し、どこから取り組むかを決めるのがよい。行動期は望ましい行動が始まった時期であり、最も後戻りが多い。対策を考え、訓練しておくことが有効である。

参考2：行動変化支援の基本的構想—エンパワーメント—

これらの理論や方法を使って療養指導する際には、それを使うための基本的構想(姿勢)を考えておく必要がある。同じ行動学的方法を用いても、指示に従わせようとする意図のもとで使う場合と、問題をともに解決するために使おうとする場合とでは、出てくる結果は異なる。糖尿病をコントロールしていくのは患者自身であり、その力を発見し、育てていくのが療養指導の目的であるとするのがエンパワーメントという構想である[25]。この構想に基づいた援助をすることによって、治療成績やQOLが向上することが報告されている。

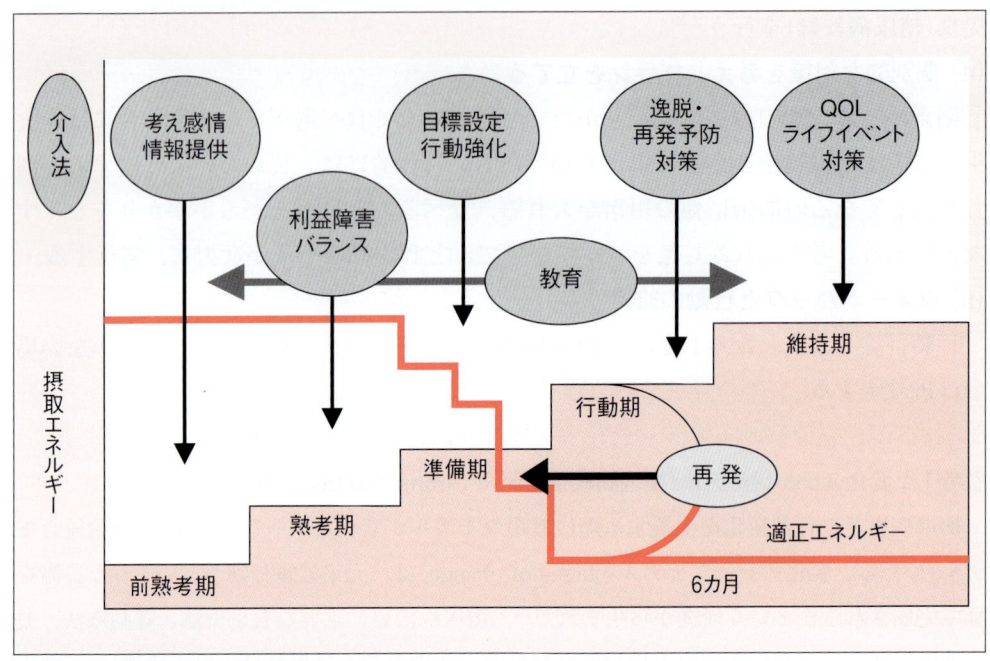

図6-3　変化ステージモデル
　食事療法を例に取っている。前熟考期(全く変化を起こすつもりがない、考えたくない)。熟考期(変化するかどうか迷っている)、準備期(すぐに変化する気がある／変化が始まっている)、行動期(望ましい変化／6カ月以内)、維持期(望ましい変化／6カ月以上)。
注：(前)熟考期(pre-contemplation)については(無)関心期との訳語もあるが、このモデルに初めて用いられた述語であるなどの理由により(前)熟考期を用いている。

2) 重症合併症を発症した患者への対処

　悲嘆期には、強い感情に耳を傾け、受け止める。また自殺企図に注意する。やがて、失われた機能の意味、最も困ることは何かなど、問題を個別化あるいは特定化する発言が聞かれるようになる。これを転回点として、「今一番必要なことは何か」など、問題への対処を志向する発言があれば、必要な援助や情報(例：透析後の生活に関する情報)を提供する。また、その他に利用可能な社会的資源や施設について紹介する[26]。

3) 糖尿病に合併した精神疾患の治療

　以降、合併頻度の比較的高いうつ病と摂食障害について述べる。

(1) うつ病の治療

　うつ病に対しては薬物療法と心理療法(認知療法、認知行動療法、対人関係療法)のいずれもほぼ同等の効果があるとされ、約50〜60%は3カ月以内に寛解がみられる。九州大学心療内科におけるうつ病患者に対するプロスペクティブ・スタディ[20]では、薬物療法と支持的カウンセリングの併用で、3カ月で約半数が「改善」以上を示し、6カ月後には「改善」以上の割合はさらに増加した。糖尿病に合併したうつ病の治療におい

ても、基本的には一般的なうつ病の治療と同様であるが、その研究は海外でも乏しい。無作為二重盲検対照試験を行ったのは、三環形抗うつ薬の塩酸ノリトリプチリン[27]や選択性セロトニン再吸収阻害薬(SSRI)の塩酸フルオキセチン[28]などごくわずかしかない。心理療法では認知行動療法がうつ症状の改善のみならず、血糖コントロールもより良好になったとする無作為対照試験の報告[29]がある。

　以上を踏まえると、糖尿病に合併したうつ病では、①抗うつ薬の使用と支持的カウンセリングや環境調整を行う、②認知行動療法などの心理療法を単独で行う、または③薬物治療と心理療法を併用するといった選択肢がよいと考える。抑うつ症状が強い場合や、職場や家庭から離れて休養が望ましい場合は入院治療が必要となる。抗うつ薬では、第一選択薬としては、抗コリン作用や体重増加などの副作用の少ないSSRIや選択性セロトニンノルアドレナリン再吸収阻害薬(SNRI)が望ましい。希死念慮が強い場合は、早めに精神科医に紹介する。

　抗うつ薬の処方例については、後述「10. 汎用薬剤」を参照されたい。

(2) 摂食障害を合併した1型糖尿病患者の治療[30,31]

　一般に摂食障害の治療は難しいので、糖尿病の臨床現場での対応が可能であるのは、軽症例や摂食障害とまではいえない食行動異常の患者に限られる。しかし、以下の①②の基本的アプローチは摂食障害の重症度にかかわらず共通する。これらで改善が期待できないときは、糖尿病診療経験をもつ摂食障害の専門家に紹介し、統一した治療方針のもとに協力して対応することが大切である。

①糖尿病管理への柔軟なアプローチ

　基本的スタンスとしては、摂食障害の治療を優先させる。摂食障害がよくなれば、血糖コントロールは自ずとつくからである。したがって、通常の1型糖尿病に対するように性急かつ厳格に血糖コントロールをつけようとするのは、意味がないばかりか、かえって反動を招き、むちゃ食いやインスリン省略を誘発する結果となる。

②基本的対応

　表6-2を参照されたい。

③心理療法

　外来でも入院でも必須である。なかでも、認知行動療法は摂食障害の治療の中心となる治療法である。摂食障害を合併した1型糖尿病への認知行動療法では、糖尿病に対するこれまでの辛さや恨みなどの感情に対する傾聴と、受容・共感、摂食障害と糖尿病についての心理教育を前提としたうえで、①体重、体型や血糖値に関する歪んだ認知の修正、②糖尿病の自己管理についての破滅的態度の修正、③行動面から食事摂取やインスリン注射からの回避の遮断を行う。

表6-2 糖尿病を合併した糖尿病患者への基本的対応

1. 摂食障害や食行動に異常をもつ患者が少なくないという実態を知る
2. 摂食障害について学び、基本的なことを理解する
3. 励ましや努力の促しはしばしば逆効果
4. 患者の負担を最大限に減らすこと
5. 血糖コントロールの改善はゆっくりでよい

肥満恐怖が強く、糖尿病を受容できていない患者は、食事制限とむちゃ食いの悪循環に陥り、インスリン省略を繰り返すため、入院治療の適応となる。希死念慮、強い衝動性がみられる場合は、精神科への入院も必要となる。

④家族の協力

糖尿病になったことで二次的に生じた家族関係の亀裂の修復を図る。家族に対しても、1型糖尿病の自己管理のあり方を理解してもらい、患者の能力に見合った管理の必要性と糖尿病の負担をできる限り軽くしてあげることが大切であることを説明する。同時に家族の過剰な不安が患者にも影響するので、悲観的にならないような考えをもつことが必要であることを伝える。

⑤薬物療法

神経性過食症の治療ではSSRIの有効性が確認されているが、1型糖尿病合併例での報告はいまだない。

5．典型的症例提示

1）症例1：2型糖尿病とうつ病の合併例

患者：46歳、男性。公務員。

主訴：抑うつ気分、不眠、全身倦怠感。

現病歴：X－6年、体重70kg。この頃、腰痛のため運動不足になった。X－4年、検診で尿糖陽性を指摘された。X－2年8月、近医で、糖尿病、高脂血症、肝機能障害、高血圧の診断を受けた。このとき、身長177cm、体重85kg。検査値はHbA$_{1c}$ 9.1％、GOT 53、GPT 100、γ-GTP 271、コレステロール330、中性脂肪894であった。降圧剤内服とともに、食事療法の指導がなされたが、血糖値の改善が乏しいため、塩酸ピオグリタゾン30mgを開始したところ著効を示し、HbA$_{1c}$ 5％台となった。

X年4月職場の配置転換で、現場から事務方でコンピュータを扱う部署へ異動した。8月頃より、早朝覚醒、集中力減退、頭重感出現。うつ病の診断で塩酸パロキセチン10mg開始。同年11月うつ症状改善傾向を認めたため、塩酸パロキセチンは中止。しかし12月再び抑うつ気分が出現したため、K大心療内科を紹介された。妻の話では、

8月頃から慣れない仕事でかなり思い詰めるようになったとのことであった。

来院時、体重90kg、血圧160/100mmHg。頭頸部、胸腹部に異常なし、アキレス腱反射は正常、眼底に網膜症なし。AST 36 γ-GTP 114、コレステロール284、中性脂肪249、HbA$_{1c}$ 6.3%であった。また、心理テストではSDS 53、STAI-state 71、STAI-trait 67、CMI Ⅳ領域であった。

治療経過：X＋1年1月、休養とうつ病治療を目的に入院。当初は不安、緊張が強く、休むことで迷惑をかけているという罪責感が強かったが、塩酸パロキセチンを再開し、30mgまで増量。次第に仕事のことを考えることも少なくなり、抑うつ症状もとれてきた。入院前までは「頑張れ」と励ましていたという上司を含めた面接を1カ月目に行った。その後上司は、職場の環境調整に協力的に動き、退院後は患者の希望部署での勤務を取り計らってくれた。

2カ月の入院治療後、1週間の自宅療養を経て職場復帰した。4月には希望の部署へ異動し、その後1年経過しても、うつ症状は出現していない。HbA$_{1c}$は6％前半で推移した。

解説：糖尿病治療中にうつ病を発症した症例である。配置転換により、慣れない仕事を任せられている。このようにストレスフルな環境の変化が要因となってうつ病を発症する例は多い。この場合、内因性うつ病の特徴がそろっていれば、環境の変化が引き金になり内因性うつ病を発症したと考えるべきである。実際、抗うつ薬が奏効する例が多いことからみても、内因性の要素が占める割合が大きいと考えられた。本症例では、うつ病の発症で糖尿病のコントロールが増悪したわけではないが、しばしば悪化例がみられるので注意が必要である。

本症例は、入院による休養と抗うつ薬の増量でうつ症状がとれ、その後の職場での環境調整がスムーズに行えたことで、うつ症状の増悪をみることなく寛解した例である。

2）症例2：1型糖尿病と摂食障害（神経性過食症）の合併例

患者：28歳、女性。
主訴：過食、インスリンを減らす。
現病歴：糖尿病発症前まで体重は48kg前後であった。体重や体型を気にせず、何でも食べていた。X－6年4月（20歳）、感冒罹患後、口渇感など高血糖症状出現し、S大病院で、糖尿病と診断され、1カ月入院。1,400kcalの食事（間食禁止）とインスリン4回投与開始。退院後1カ月で菓子の大量摂取が始まった。22歳時には55kgとなり、体重のことが気になり始め、過度の運動やインスリン減量をするようになり、1年間で45kgになった。過食は毎日することも1週間しないこともあった。X－1年8月、T大病院を受診し、インスリンを定期的投与を行うようになり、体重が55kgから59kg

になったため、以後再びインスリン減量をするようになった。X年1月、K大心療内科を受診。HbA1c 11.3%であった。4月にK大に入院し、まず、3度の食事を規則正しく摂り、指示されたインスリンを打つことを目標とした。気持ちが不安定になると過食衝動が起こることを認識した。カウンセリングを通じて、自分は感情がないと思っていたがそうではなく、感情を抑えていたことを認識してからは、表情も明るくなり、自分の思いを少しずつ出せるようになり、物事を前向きに考えられるようになった。退院後復職。通勤時間が片道2時間と身体的負担は強かったが、最初は食事も定時に摂りインスリンもきちんと打っていた。しかし次第に食事もインスリンも不定期になっていった。体重も減少し、職場も休みがちになった。X＋1年10月、K大2回目入院となった（HbA1c 12.7%）。

入院経過：目標体重の設定では48kgにこだわり、52kgという設定に不服そうであった。病棟主治医が外来主治医と違うことに明らかに不満な態度を示した。食事は全量摂取していたが、インスリンは注射後すぐに針を抜いていた。血糖値も400mg/dL台と高く推移し、入院9日目にケトアシドーシス（DKA）を発症したが、2日後には改善。入院23日目より、1,800kcal（経口600kcal＋鼻注1,200kcal）開始。体重が増えるにつれてイライラ感が増し、主治医への攻撃性を示すようになった。指導医とともに、自分本位で自分の要求が通らないと他罰的になる点や、一度嫌になると口もきかなくなるという未熟な人間関係のパターンを面接で取り扱った。以降徐々に主治医への攻撃性が減っていった。また母親との関係を取り上げ、母親との同席面接を行う中で、母親に対する権威的で否定的なイメージが改善されていった。過食傾向が出てきたが、金銭管理などで制限を強化しても、我慢させることになり、患者にとって現実的ではないと考え、むしろ間食自由とし、実現可能な枠組みの中で、3度の食事の全量摂取とインスリンをきちんと打つことを目標とした。一時過食が増悪したが、体重が50kgを超えてからは間食をしなくなった。肥満恐怖がブレーキになっていると考えられた。

入院137日目に、目標体重52kgに到達。意図的インスリン減量もなく、血糖コントロールも良好であった。しかし、「退院したらインスリンを打たないかも」などと、体重へのこだわりは依然強かった。2回の外泊訓練も順調にこなし、母子関係の修復が進んだ。退院時には、「いかに自分がわがままで自己中心的だったか分った」「苦しいときには、これまでは耐えるだけだったけど、違うことを考えていけばいいことを学んだ。今度の入院は耐えられないほど辛かったけど、少し強くなったと思う」と語った（退院時HbA1c 7.8%、体重52kg）。その後、紹介元の糖尿病専門医に定期的に通院しながら、K大には2、3カ月ごとに受診し、退院後2年でK大心療内科での治療を終了した。

この1年間は、体重が減ることなくHbA1c 6%台を維持し、元気に仕事に出ている。患者は、「『インスリンを増やしても太らない』という事が実感できたら、いつのまに

かもうインスリンを減らすことを考えなくなりました。実際、インスリンを打って体調がよくなったほうがいろんなことができるし、楽だからです。今、私がこうして毎日元気に仕事に行ったり、休日には遊びに行ったり、好きなことをしたりできるのは、インスリンを打っているからで、インスリンをやめたら、何もできなくなるからです。昔は『体重が減ってからまたきちんと打とう』などと浅ましいことを思って、ずるずると悪循環を繰り返していたのですが、逆でした。きちんと打ち始めたら食事も落ち着き、体重も減りました。きちんと打てば食べてもそう血糖値は上がらないので、『食べてもいい』ということを本当に実感でき、食事をしっかり満足に食べられるようになったからかもしれません。いくら先生にいわれても（食べてもいい、インスリンを打っても太らないなど）本当に自分で実感しないと変わらないのだと思いました。そして、本当に実感する度に、改めて先生にいわれたことや、K大で訓練したことなどを思い出しています」と述べている。

解説：本症例は、1型糖尿病発症後、入院での食事制限を契機に、過食が出現した。体重が増加するにつれてインスリンを減量するようになり、血糖コントロールも悪化した。肥満恐怖の背景には母子葛藤があり、失感情症的な傾向をもっていたが、患者はそれをはっきりとは認識していなかった。2回目の入院で主治医への攻撃性を面接で扱う中で、患者の未熟な人間関係を取り上げ、自らの感情への気づきを促したところ、徐々に内省ができるようになった。実際にきちんと食事を摂りインスリンを打てば、体重も増加しないし、むしろ身体も楽になるという経験を得ることで、退院後も十分自己管理できるようになった。行動療法的アプローチとともに母子関係や対人関係にも踏み込んで治療したことが効果的であった症例である。

6．患者／家族用説明文書：こころの問題はだれにでもある

　糖尿病であること、糖尿病を治療していくことには、いくつかの不安や怒り、ゆううつを伴います。糖尿病をもつ人がよく感じる気持ちの問題には次のようなものがあります。

①将来のことや、合併症のことを考えると不安になる。
②コントロールしていくことから脱線すると、罪悪感や不安感を覚える。
③食事や食べ物のことがいつも気になる。
④糖尿病とともに生きていくことを考えるとゆううつになったり、こわくなったりする。
⑤誰も糖尿病であることのたいへんさをわかってくれない。

　糖尿病を治療することの大きい目的の一つは、眼や腎臓や神経および大血管（脳や心臓や足）の合併症を予防することや、進行を遅らせることにあります。これら合併症が進行すると、生活面に大きい影響を及ぼします。血糖コントロールがうまくいかないときには、そのことがたいへん気になり、重苦しい気持ちになるかもしれません。うまくいっていても、少し目がかすむとか、足が痛くなると合併症ではないかと不安になることもあるでしょう。
　食事療法は糖尿病治療の最も基本的なものです。総カロリーとバランス、そして食事時間に気を配りながら毎日行っていく必要があります。昼食を何にするか、おやつが出たらどうするか、友人と食事するときどうするか、旅行で何を食べるかなど、決断していかなければならないことがたくさんあります。また、よくないこととはわかっていても、好物が食べたい、好きな時間に食べたい、もっと量がほしい、みんなと同じように食べたい、断って理由を聞かれるのがいやだなど、食事に関する悩みは尽きないようです。誘惑に負けて食べてしまうと、そのときはよいのですが、あとから後悔するとか、不安になります。血糖値が上がるからです。そして、時おり、いやな病気だなと腹がたったり、ゆううつになったりします。
　そのほかにも、家族や友人が理解してくれない、いろいろなことに干渉される、他人に知られたくない、など他人との関係においていろいろな悩みを伴うことがあります。
　糖尿病をもちながら暮らしていくことには、このようなこころの負担を感じることが誰にでもあります。ただし、これらの負担が重過ぎると、自己管理がうまくやっていけなくなります。極端な場合は、食事療法や運動療法を続ける気力がなくなり、血糖値をみたくなくなってしまいます。したがって、ふだんからこのような気持ちをどう処理していくかを練習しておく必要があります。

7. 他のガイドラインとの異同

　日本糖尿病学会・編「科学的根拠に基づく糖尿病診療ガイドライン」[32]では、第18章「糖尿病の療養指導」の中で、エンパワーメント法の重要性について言及している。また、同学会・編「糖尿病治療ガイド」[21]では、糖尿病患者教育と心理的問題の扱い方の節に、本ガイドラインに記述されているような問題への対処法がコンパクトに掲載されているので参照されたい。

8. 専門医に紹介するポイント

　糖尿病に合併しやすい精神疾患を常に念頭におきながら、うつ病、摂食障害、アルコール依存症、機能性嘔吐などが疑われるときは、できるだけ早く専門医に紹介もしくは助言を求めるのが望ましい。特に糖尿病と摂食障害の合併例については、いずれにも精通した専門家（その数は少ないが）の治療が必要である。紹介しようとしても、患者がすぐには承諾せず受診してもらうことが困難な場合もあるが、いつでも気軽に紹介やコンサルトできるような専門医と連携をもてるようにしておくと役立つ。

9. 今後の課題

　糖尿病の心理的側面に着目した診断と治療のガイドラインはこれまでわが国にはなく、海外においてもほとんどみられない。それは、この分野での科学的なエビデンスが少ないことと関係する。わが国においては、ようやく糖尿病治療に心理学・行動科学の知見を取り込みながら、医師のみならず、心理士、栄養士、ソーシャルワーカーなど医療スタッフが協力して糖尿病治療に参加しようという機運が生まれつつある段階である。本章においては、糖尿病の心身医学的因子の評価法と有効と考えられる心身医学的アプローチについて述べたが、わが国で科学的エビデンスとして確立されたものではない。したがって、今後は、糖尿病治療に対して、心身医学的アプローチの無作為対照試験などの介入試験を実施し、その成果を集積して、確固たる科学的なエビデンスに基づいたガイドラインを作成することが課題となる。

10. 汎用薬剤

　薬物による糖尿病治療については、日本糖尿病学会の診療ガイドライン[32]に示されているので参考にされたい。本章では、抑うつ、不安症状の強い患者に対する抗うつ薬、抗不安薬を紹介する。

1）抑うつ症状の強い例に対して		
①マレイン酸フルボキサミン（ルボックス®、デプロメール®）	50〜100mg	分2
②塩酸パロキセチン（パキシル®）	10〜20mg	分1
③塩酸ミルナシプラン（トレドミン®）	50〜100mg	分2
2）不安の強い例に対して		
①エチゾラム（デパス®）	1.5〜3mg	分3
②アルプラゾラム（コンスタン®、ソラナックス®）	1.2〜2.4mg	分3
③ロフラゼプ酸エチル（メイラックス®）	2 mg	分2

11．担当研究者名

石井　均（天理よろづ相談所病院内分泌内科）

久保千春（九州大学大学院医学研究院心身医学／九州大学病院心療内科）

野崎剛弘（福岡刑務所）

12．文献一覧

1) 石井　均. 行動変化の患者心理と医師の対応. 日内会誌 2000；89：2356-64.
2) Alberti G. The DAWN (Diabetes Attitudes, Wishes and Needs) study. *Pract Diab Int* 2002；19：22-24a.
3) Polonsky WH, Anderson BJ, Lohrer PA, et al. Assessment of diabetes-related distress. *Diabetes Care* 1995；18：754-60.
4) 野崎剛弘, 玉井　一. 糖尿病と心の病気. *Practice* 1994；11：47-50.
5) Anderson BJ, Rubin RR. Practical Psychology for Diabetes Clinicians. Alexandria：American Diabetes Association；1996. （中尾一和, 石井　均・監訳. 糖尿病診療のための臨床心理ガイド. 東京：メジカルビュー社；1997. p.157-67.）
6) Anderson RJ, Freedland KE, Clouse RE, et al. The prevalence of comorbid depression in adults with diabetes；a meta-analysis. *Diabetes Care* 2001；24：1069-78.（評価　Ⅰ-A）
7) Rodin GM, Daneman D. Eating disorders and IDDM：a problematic association. *Diabetes Care* 1992；15：1402-12.
8) Rubin RR, Peyrot M. Psychosocial problems and interventions in diabetes：a review of the literature. *Diabetes Care* 1992；15：1640-57.（評価　Ⅰ-A）
9) Marcus MD, Wing RR. Eating disorders and diabetes. In：Holmes CS, editor. Neuropsychological and Behavioral Aspects of Diabetes. New York：Springer Verlag；1990. p.102-21.
10) Takii M, Komaki G, Uchigata Y, et al. Differences between bulimia nervosa and binge-eating disorder in females with type 1 diabetes：the important role of insulin omission. *J Psychosom Res* 1999；47：221-31.
11) Takii M, Uchigata Y, Nozaki T, et al. Classification of type 1 diabetic females with bulimia nervosa into subgroups according to purging behavior. *Diabetes Care* 2002；25：1571-5.
12) Takii M, Uchigata Y, Komaki G, et al. An integrated inpatient therapy for type 1 diabetic females with bulimia nervosa：a 3-year follow-up study. *J Psychosom Res* 2003；55：349-56.（評価　Ⅲ-B）

13) Welch GW, Jacobson AM, Polonsky WH. The Problem Areas in Diabetes Scale-An evaluation of its clinical utility. *Diabetes Care* 1997；20：760-6.（評価　Ⅳ）
14) 石井　均, 古家美幸, 岡崎研太郎, 他. PAID（糖尿病問題領域質問表）を用いた糖尿病患者の感情負担度の測定. 糖尿病 1999；42（Suppl 1）：S262.（評価　Ⅳ）
15) 石井　均. 糖尿病患者のQOL. In：池上直巳, 福原俊一, 他・編. 臨床のためのQOL評価ハンドブック. 東京：医学書院；2001. p.70-9.
16) Welch G, Guthrie DW. Supporting lifestyle change with a computerized psychosocial assessment tool. *Diabetes Spectrum* 2002；15：203-7.
17) 屋宜宣治. アキュチェックインタビューの使用経験：インタビューを必要としている患者とは. 糖尿病診療マスター 2003；1：240-1.（評価　Ⅳ）
18) 野崎剛弘. 軽症うつ病. In：久保千春, 中井吉英, 野添新一・編. 現代心療内科学. 大阪：永井書店；2003. p.530-50.（評価　Ⅲ-B）
19) Diagnostic and Statistical Manual of Mental Disorders, 4th ad. Washington DC：American Psychiatric Association；1994.（DSM-Ⅳ精神疾患の分類と診断の手引き. In：高橋三郎, 大野裕, 染谷俊幸・訳. 東京：医学書院；1995.）
20) 野崎剛弘, 吉村隆之, 菅原英世, 他. 心療内科を受診したうつ病患者のプロスペクティブ・スタディ（第1報）－病型と治療成績との関係－. 心身医 2002；42：575-84.（評価　Ⅲ-B）
21) 日本糖尿病学会・編. 糖尿病治療ガイド2006-2007. 東京：文光堂；2006.
22) Smith DE, Hechemyer CM, Kratt PP, et al. Motivational interviewing to improve to adherence to a behavioral weight-control progaram for older obese woman with NIDDM：a pilot study. *Diabetes Care* 1997；20：52-4.
23) Prochaska JO, DiClemmente CC, Norcross JC. In search of how people change：Applications to addictive behaviors. *Am Psychol* 1992；47：1102-14.
24) 石井　均. 糖尿病における心理・社会的問題. In：繁田幸男・編. 糖尿病治療事典. 東京：医学書院；2004. p.440-1.
25) Anderson B, Funnell M. The art of empowerment：Stories and strategies for diabetes educators. American Diabetes Association：Alexandria；2000（石井　均・監訳. 糖尿病エンパワーメント. 東京：医歯薬出版；2001）
26) 日本糖尿病学会・編. 糖尿病患者の心理的問題. 糖尿病専門医研修ガイドブック. 東京：診断と治療社；2003. p.295-301.
27) Lustman PJ, Griffith LS, Clouse RE, et al. Effects of nortriptyline on depression and glucose regulation in deiabetes：results of double-blind placebo-controlled trial. *Psychosom Med* 1997；59：241-50.（評価　Ⅱ-B）
28) Lustman PJ, Griffith LS, Freedland KE. Fluoxetine for depression diabetes：a randomized double-blind placebo-controlled trial. *Diabetes Care* 2000；23：618-23.（評価　Ⅱ-A）
29) Lustman PJ, Griffith LS, Kenneth E, et al. Cognitive behavior therapy for depression in type 2 diabetes mellitus：a randomized, controlled trial. *Ann Int Med* 1998；129：613-21.（評価　Ⅱ-A）
30) 瀧井正人. 1型糖尿病への摂食障害の合併－病態と対策－. 日本臨床 2001；59：497-502.（評価　Ⅳ-B）
31) 瀧井正人. 糖尿病患者教育－摂食障害にどのように取り組むか. *Pharma Medica* 2002；20：53-9.（評価　Ⅳ-B）
32) 日本糖尿病学会・編. 科学的根拠に基づく糖尿病診療ガイドライン. 東京：南江堂；2004

疾患各論

7. 摂食障害　Eating Disorder：ED

7. 摂食障害　Eating Disorder：ED
（神経性食欲不振症 anorexia nervosa、神経性過食症 bulimia nervosa）

　摂食障害（eating disorder：ED）は、最近増加傾向にあり、その障害は、単に食行動の異常にとどまらず、家族や職場を巻き込んだ混乱を招き、社会的にも大きな支障をきたす。放置すれば、低血糖や脱水などによる意識障害をきたし、あるいは不整脈による突然死が起こりうる。この疾患の治療上の最大の問題は、致死的で重篤な疾患で、社会的影響も大きいにもかかわらず、本人と治療関係を結ぶことが困難であること、家族の協力を必要とすること、身体面および心理面の両面からの治療が必要であることにある。そのため、各方面からの多彩なアプローチを必要とし、治療チームによる多数の介入が必要である。

　EDにおける治療の困難性については、国際的にも大きく取り上げられているところであり、各種の工夫や努力が行われているが、現在のところ単一の方法では対処が困難であると理解されている。ここでは、EDの診断と治療について米国精神医学会の摂食障害の治療に関する臨床ガイドライン[1]を参考に、国際的に合意されていると思われる点を中心に紹介する。

1. 疾患概説

1）臨床像

　EDとは、通常、神経性食欲不振症（anorexia nervosa：AN）と神経性過食症（bulimia nervosa：BN）を包含したものをいう。疾患カテゴリーとしては、1980年に米国精神医学会[2]が発表したDSM-Ⅲに初めて登場している[2]。

　典型的な臨床像については、過去の報告でも明らかにされている。ANについて初めて医学的な記載をしたのは、ロンドンの開業医のMorton[3]であるとされている。彼は1689年に出版した本の中で、18歳の女性の例を報告しているという。心労ののち完全に月経が止まり、食欲喪失、高度のやせ、便秘をきたしたが、勉強と読書に熱中し、病気だと思わず、医師の治療に対しても拒否的であり、診察を受けてから3カ月後に、「ただ皮膚だけをかぶった骸骨」のようになって死亡したという。

　また、系統的な研究としてANを詳述したのはGull[4]である。彼は、1868年、英国医学会の講演論文で、若い女性に多く、拒食と極度のるいそうを特徴とする疾患を報告し、1873年にこれを「anorexia nervosa」と名づけた。彼は報告の中で、「食欲不振、無月経、徐脈、軽度の低体温、呼吸数の減少などの症状を示し、著しく活動的であること」「飢餓のために死亡することがあること」「器質的疾患ではなく、原因は心理学的要因であること」「患者の家族が病気の発症に関与していること」「身内や友人は一般に最

悪の看護者であること」「ANの中に、強迫的な過食が起こる場合があること」などを指摘している。

また、同じ1873年に、フランスのLasègue[5]は、EDを「15～20歳の女性で、何らかの心的外傷の後に起こる。減食して活動的になる。満ち足りたような精神状態で、治そうとする意志がなく、不愉快を感じているようでもない。家族は因って、懇願したり、脅したりするが、それらは患者の抵抗を増すばかりである」と報告している。

これらの症例報告は、現代のED患者にもみられる典型的な臨床像をよく表している。EDにみられる最も基本的な症候は、①体重についての過度のこだわり、②体重や体型の自己評価への過剰な影響である。

EDでは、ANとBNの両者の症状が混在していることが多い。たとえば、ANの患者の50％は過食症状を併発し、過食症状で発症した患者のいくらかもANを併発する[6]。また、アジアでは、肥満恐怖、やせた身体を誇らしげに思う気持ち、体型への認知のゆがみなどが明らかでない非定型例も少なくない[7,8]。

(1) 症候について

EDでみられる臨床症状の多くは、栄養失調や準飢餓状態による結果である[9,10]。

食物への執着、食物の溜め込み、味覚の嗜好異常、むちゃ食い、その他の食欲制御の障害が、抑うつ、強迫症状、無気力、イライラ、性格変化とともに認められる。かなり時間はかかるが身体状況が正常に戻れば、これらの準飢餓状態に伴う諸症状は回復する[11]。

BNの患者は、身体的には標準体重の範囲内であるが、準飢餓状態と似た心理的・生物学的症状をきたす。これは、おそらく体重は正常の範囲であっても、その人の生物学的に設定された基準には達していないためと考えられている[12]。

ANにみられる一般的な身体的症候を表7-1にまとめた。たとえわずか数カ月間でも無月経をきたすと、回復不能な骨粗鬆症が潜在的に促進され、病的骨折を高率に生じる[13]。10歳代から成人期にかけて、エストロゲン値低下を伴う無月経をきたしたAN患者は特に骨粗鬆症の危険が大きい。なぜなら、骨量が不足するだけでなく、発達上の大事な時期に骨が形成されないからである。最も骨粗鬆症に侵されやすい部位は腰椎と骨盤である。

ANの重大な合併症として脱水、電解質異常、その他が挙げられる[14]。死因は、心停止が最も多く、次いで不整脈である。BNにみられる一般的な身体的症候は表7-2にまとめた。

(2) 検査所見の異常について

ANでは、好中球減少、肝機能異常、低血糖、コルチゾール高値、高コレステロール血症、低カロテン血症、血中亜鉛の低下、電解質異常、各種ホルモン異常(low T_3を含む)がみられる。血中リン値は、加療が始まってからの値だけが反映されるため、

表7-1 神経性食欲不振症(AN)の身体所見

系統	症状	症候	検査所見
全身	疲労感	栄養障害	体重低下、BMI低下、体脂肪率低下
中枢神経系	無欲状態、注意欠如	認知障害、抑うつ状態、焦燥感	CT:脳室拡大、MRI:灰白質、白質の減少
心・循環器系	動悸、めまい、息切れ、胸痛、四肢冷感	脈拍;徐脈、微弱、起立性低血圧、四肢のチアノーゼ	ECG:徐脈、不整脈、Q-Tcの延長（危険のサイン）
骨格系	運動時の骨痛	圧痛、骨発育の停止	X線写真:病的骨折、骨量の低下、骨粗鬆症
筋肉系	筋力低下、筋痛	筋肉量低下	重症時:筋肉系酵素上昇
生殖器系	性成熟の停止、性欲低下	無月経、二次性徴の遅れ、新生児の障害増加	エストロゲン、LH、FSH低下、卵巣、卵胞低下
内分泌・代謝系	疲労、寒がり、利尿薬使用、自己嘔吐	低体温	血中コルチゾール上昇、γT3上昇、T3低下、脱水、電解質異常、P低下、血糖低下
血液系		稀に皮下出血	貧血、白血球低下、血小板減少、稀に凝固障害
胃腸系	嘔吐、腹痛、便秘	食後の腹部膨満、腹鳴増加	胃排出時間上昇、肝機能障害
泌尿器系		浮腫	BUN上昇、GFR低下、腎障害
その他	脱毛		

表7-2 神経性過食症(BN)の身体所見

系統	症状	症候	検査所見
心・筋肉系	動悸、脱力	心機能不全、筋力低下	心筋症、末梢筋障害
生殖器系	不妊	生理障害	エストロゲン低下
内分泌・代謝系	虚脱、過敏性	皮膚緊満感低下	脱水、低K血症、低Cl性アルカローシス（嘔吐時）、低Mg血症、低P血症（下剤乱用時）
胃腸系	腹痛、腹部違和感、嘔吐、便秘、腹鳴	ときに血液の混じった吐物、胃炎、食道炎、マロリー・ワイス症候群、膵炎、大腸運動低下	
歯科・口腔外科領域	歯痛	齲歯、唾液腺の腫脹	歯牙エナメル質の溶解、唾液腺過形成を伴う高アミラーゼ血症

身体全体のリンの欠乏状態を正確には反映していない[15]。

　頭部MRIについて、白質と脳脊髄液の量は、体重の回復に伴って正常に復するが、灰白質の量的欠損は、体重が戻ってからも持続する[16〜18]。持続的な神経学的所見を認

めた患者は、転帰も不良である。
(3) 精神症状と行動異常について
　AN患者では、社会的孤立、抑うつ、不安、強迫症状、完全癖、融通の利かない認知スタイルなどがみられ、特に制限型では、性的な関心のなさもしばしばみられる。発症初期には、AN患者は多くの場合、症状を自我親和的(ego-syntonic)なものとして受けとめている。BN患者では、抑うつ、不安、衝動行為、性的葛藤、親密さの障害などが多くみられるが、彼らは自分の症状を恥だと考えるため、受療が遅れる。むちゃ食い／排出型のAN患者では自殺や自傷行為がみられることがある。

2) 疫学
　EDの頻度や罹患数は全体のサンプルや測定方法によって異なるが、女性のANの生涯罹患率は0.5〜3.7％といわれている[19,20]。女性のBNでは1.1〜4.2％といわれている[21,22]。EDは女性に多く、その男女比は1：6〜1：10といわれている（しかし、欧米の若い患者の中では19〜30％が男性患者であるという）[23,24]。

　日本は西欧文化圏でない中で唯一、EDが持続的に増加している国である。最近の調査では受診者は約24,000人と推定されている。病識の乏しさから受診していない患者も多いといわれており、実際の患者数は受診者の数倍いるとも考えられている[25,26]。また、中国でも、社会の西欧化が進むにつれて、EDが増加傾向を示している。

　過剰な運動もEDになりやすいと最近はいわれている。長距離走者や器械体操の女性選手はEDになりやすい。

　長女にED患者が多いことや、双子では二卵性よりも一卵性のほうがよりEDになりやすいという報告がある[27,28]。BN患者のいる家族では、何らかの乱用（アルコール中毒など）の確率が多い。また、BN患者の家族は気分障害や肥満になりやすい。一般に、BN患者は、親としての包容力の欠如（特に母性の欠如）があり、衝動コントロールができないといわれる[29,30]。

　ANまたはBN患者に、うつ病または、抑うつが併存する確率は50〜75％といわれている。ANまたはBN患者での双極性障害の罹患率は通常4〜6％といわれるが、なかには13％という説もある。ANで強迫性障害を合併している患者は最高で25％であり、また体重回復期のAN患者の大半では強迫傾向がある[31,32]。

　ED患者では不安障害、特に社会恐怖を併存することが多い[29]。AN患者のうち、30〜37％の割合で物質乱用があるとされる。

　ED患者ではパーソナリティ障害の併存率が高く、42〜75％である。BNとB群およびC群パーソナリティ障害（特に境界性、回避性パーソナリティ障害）の関連、また、ANとC群パーソナリティ障害（特に回避性、強迫性パーソナリティ障害）に関連があると報告されている[33]。

パーソナリティ障害を伴うED患者の割合は多い。むちゃ食い／排出型のAN患者は制限型や正常体重のBNの患者よりもパーソナリティ障害の比率が高い。

　ED患者における性的虐待の経験を有する頻度は、20〜50％に認められる。BNの方が制限型のANよりも性的虐待が多い。幼児性的虐待の既往はEDの患者では、一般の同世代の人よりも多い。性的虐待の経験を有するED患者はそうでない患者に比べ併存型のEDになりやすい[34,35]。

3）自然経過
(1) ANについて
　ANで完治に至るものはわずかである。症候学的には改善しても、多くの場合、身体イメージの障害やゆがんだ食生活、その他の精神症状を残している[36]。発症から4年以上にわたるある大規模な追跡調査の結果によれば、44％が良好（体重が標準体重の15％以内に回復し月経が戻っているもの）、24％が不良（体重が標準体重の15％以内に回復せず、月経はないかあっても散発的であるもの）、28％が良好と不良の間、5％が死亡であった。青年期のAN患者を対象とした入院治療についての10〜15年にわたる詳細な調査によると、76％が完全回復しており、回復までの期間は57〜79カ月間であった[32]。心停止や自殺による死亡例は、追跡調査の期間が長くなればなるほど増加し、20年の経過では20％に達する。しかし、前述の10〜15年の調査によれば、集中的な治療を受けたものでは、死亡例はみられなかった。ある報告によれば、ANの女性患者の死亡率は、年齢をマッチさせた一般女性の12倍であり、他の精神障害者の2倍であった。最近のデータでは、すべての精神障害者の死亡例の中で、EDと薬物乱用に関連する死亡例が増えてきているという。予後不良の因子は、初期の体重、嘔吐、以前の治療の失敗、発症前の家族関係の問題、結婚していること、などである。排出型の患者ではより多くの合併症を伴っている。一般的には、成人よりは青年のほうが、青年期の中でも若いもののほうが転帰は良好であった[37,38]。

(2) BNについて
　1〜2年の期間の調査によると、BNの自然寛解はわずかで、むちゃ食い、自己嘔吐、下剤の乱用が軽減していたのは約25〜30％であった[39]。心理社会的治療や投薬を受けた患者の短期予後調査での改善率は50〜70％であった[36]。

　治療後6カ月から6年間調査したある報告では、治療で症状が改善した患者の再発率は、30〜50％の間で、治療効果は10〜15年の間持続的に働き改善を促すとしている。治療による改善から6年後の大規模な予後調査によると、60％が良好、29％が中程度、10％が不良、1％が死亡であった。治療初期の時点で、社会的能力が保たれ外来治療が可能な患者は、社会的能力が落ちていて入院の適応になる患者に比べて予後は良好な傾向にある。治療を受ける前の嘔吐の頻度が多いと予後不良であるという報告、治

摂食障害　Eating Disorder：ED

療開始前に患者に動機づけをすることの重要性を説く報告などがある[40～42]。

2．心身医学的因子とその評価（生物・心理・社会的因子）

心身症モデルとしてのED

　今日、EDの発症要因は、身体的次元から心理・社会的次元まで多次元にわたっている。身体因説や心理因説、社会因説、認知行動論的病因説、家族システム論的病因説などがあるが、一元論的に理解するよりも、これらの各因子が複雑に作用し合うとする多元的病因説のほうが有力である。

　一元的な病因説は、少数の症例研究を一般化したものが少なくなく、一部のAN患者の病因を説明することは可能であっても、ED全体の病因仮説ということになると不十分である。

　多元的病因説としてよく知られているものは、GarnerとGarfinkel[43]の説である。彼らは、ANの素因形成因子は患者個人だけでなく、家族や社会・文化など多次元にわたること、またプロセスを重視し、症状の出現や持続には結実因子や持続因子が存在すること、さらに症状出現後にもこれらの因子が相互関係をもつことなどを提唱した。

　またPiazzaら[44]も、自我の発達過程に重点を置く多元的病因説を展開している。ED患者では、素因形成因子として先天的な神経内分泌系の脆弱性や早期の母子関係の障害、家族システムの障害があり、素因としての欠陥のある自我前駆体が作られ、さらに欠縮のある自我に成長し、神経内分泌因子や自立などの精神内界の要因、社会的要因などの結実因子によってEDが発症するというものである。

　EDを心身症モデルとすることを提案したのはShawとRaj[45]である。ANを心身症とする考えは一般的であり、日本心身医学会においても代表的な心身症の一つとされている。

　ShawとRajは、Engel[46]によって提唱された「bio-psycho-social medical model」を用い、EDの概念モデルを提唱している。金子ら[47]は、こうした心身医学モデルを用いて、EDの発症機転を模式化している。それによると、まず症状の発現には多次元にわたる発症準備因子が存在しており、これに誘発因子が加わり発症するという。さらに持続因子によって、症状が持続され、また症例によっては悪化因子にもなるとしている。

　発症因子としての社会的因子には、養育と教育の歪みやスリム体型嗜好の社会的風潮、心理的因子としては家族病理、自己同一性の葛藤、また身体的因子としては、間脳（食欲中枢、情動中枢、自律神経中枢）の脆弱性があるという。

　誘発因子は主に心理的ストレスであり、肥満の指摘やダイエットの開始など自己の体型にかかわるもの、学業成績に対する不満足、入学、単身生活の開始など自立にかかわるものが多いという。

　これらの諸因子が間脳、特に視床下部の機能障害を引き起こし、拒食や食欲不振、

無月経などの症状を出現させる。その後は飢餓状態、嘔吐、ボディイメージの障害などの持続因子により症状は持続し、また場合によって悪化するとしている。

3．診断ガイドライン－解説とその根拠－

　EDの診断基準としては、米国精神医学会による「DSM-Ⅳ 精神障害の診断と分類のための手引き」が最も広く用いられている[48]。その中でEDは、「神経性食欲不振症」、「神経性過食症」、「特定不能の摂食障害」の三つに分類されている。その他、WHOによるICD-10の診断基準[49]、Feighnerらの診断基準[50]、わが国の厚生省の神経性食欲不振症の診断基準[51]などが知られている。

　一方、診断のためのガイドラインやアルゴリズムとしては、DSM-Ⅳにプライマリ・ケアで用いやすいように考案されたDSM-Ⅳ-PC（Diagnostic and Statistical Manual of Mental Disorders Fourth version Primary Care version International version with ICD-10 Codes）がある[52]。

DSM-Ⅳ-PCによる診断のアルゴリズム（体重変化または異常摂食アルゴリズム）

　1989年から精神疾患の診断基準であるDSM-Ⅳを一般医にも用いやすいものにするための作業が米国メンタルヘルス国立研究所を中心に行われ、英語版は1996年に出版された。このDSM-Ⅳ-PCはわが国でも翻訳され入手可能となっている。

　このアルゴリズムは、5つのステップからなっており、ここに含まれる症状としては、過度の体重減少、過食・むちゃ食い、体重増加に対する過度の恐れ、無月経、食欲変化などがある。

ステップ1A：一般身体疾患に起因する場合を考える。

　提示されている症状が一般身体疾患の直接的な生理学的影響によるものかどうかを決定する。ANの場合には、胃腸疾患、脳腫瘍、潜在性の悪性腫瘍および後天性免疫不全症候群（AIDS）などで、著しい体重減少が起こりうる。しかしこれらの場合には、通常患者は歪んだボディイメージをもたず、さらに体重が減少することは望んでいないことが多い。

　上腸管膜動脈症候群は、間欠的な胃幽門閉塞による食後の嘔吐が特徴であり、ANやBNと区別されなければならないが、この症候群は、ANでも著しいいそうのために生じることがあるので注意が必要である。

ステップ1B：患者が臨床的に重大な障害や苦痛を引き起こす物質を定期的に使用しているか、または医薬品の投与を受けている場合を考える。医薬品や物質使用（例えばアンフェタミンやコカイン）に関係すると判断される体重変化である。

ステップ1C：その他の精神障害に起因する場合を考える。

　例えば、大うつ病性障害の部分症状としての食欲低下または体重減少／増加、統合

摂食障害　Eating Disorder：ED

失調症の部分症状として奇異な食行動や体重減少などがある。しかし、大うつ病では、体重減少への過度の願望や体重増加への極端な恐怖はもたないのが普通である。統合失調症では、奇異な食行動を呈したり著しい体重減少をきたすこともあるが、体重増加への恐怖やボディイメージの障害を示すことは滅多にない。

ステップ2：症状が、過度の体重減少または正常体重からの著しい減少である場合、ANを考える（（1）ANの診断基準参照）。

ステップ3：過食・むちゃ食いを反復するエピソードや体重増加の防止のための自己誘発性嘔吐、緩下剤の過剰使用またはその他の方法による排出行為がある場合、BNを考える（（2）BNの診断基準参照）。

ステップ4：臨床上、著明な体重変化や摂食異常が認められるが、ANやBNの診断基準のいずれをも満たさない場合には、特定不能のEDを考える。

ステップ5：臨床上明らかな障害は存在しないが、症状の存在を記録したいと医師が考えた場合、以下のコードを用いる。

　R63.4　過度の体重減少
　R63.5　過度の体重増加
　R63.0　食欲低下
　R63.2　過度の食欲

1) ANの診断基準

現在では、DSM-ⅣのANの診断基準（表7-3）が国際的に広く用いられており、Feighnerらの診断基準をもとに作成されていて、現在のところ最も適切な診断基準とみなされている。

(1) 体重減少

通常、減量は、食物総摂取量を減らすことで達成されている。初期には高カロリーと考えられる食物から制限を始めるが、最終的には非常に制限された食事しか摂らなくなる。減量の他の方法としては、自己誘発性嘔吐、下剤や利尿薬の乱用などの排出行動、あるいは過度の運動により行われる。

体重は、標準値より15％以上の減少が診断への第一条件である。標準体重の算出には種々の方法があるが、下記に示す平田の方法が簡便で使いやすい。BMI 17.5kg/m^2 を用いる場合もある。

身長160cm以上では、
　　（身長cm－100）×0.9　(kg)
　身長150cm以下では、
　　（身長cm－100）　　　(kg)
身長150～160cmは、1cmについて0.4kgを50kgに加える。

表7-3　DSM-Ⅳにおける神経性食欲不振症(AN)の診断基準

> ■307.1　神経性食欲不振症の診断基準
> A．年齢と身長に対する正常体重の最低限、またはそれ以上を維持することの拒否(例：期待される体重の85％以下の体重が続くような体重減少；または成長期間中に期待される体重増加がなく、期待される体重の85％以下になる)。
> B．体重が不足している場合でも、体重が増えること、または肥満することに対する強い恐怖。
> C．自分の体の重さまたは体型を感じる感じ方の障害；自己評価に対する体重や体型の過剰な影響、または現在の低体重の重大さの否認。
> D．初潮後の女性の場合は無月経。つまり月経周期が連続して少なくとも3回欠如する(エストロゲンなどのホルモン投与後にのみ月経が起きている場合、その女性は無月経とみなされる)。
> ▶病型を特定せよ
> 　制限型：現在の神経性食欲不振症のエピソード期間中、その人は規則的にむちゃ食いまたは排出行動(つまり、自己誘発性嘔吐または下剤、利尿薬、または浣腸の誤った使用)を行ったことがない。
> 　むちゃ食い／排出型：現在の神経性食欲不振症のエピソード期間中、その人は規則的にむちゃ食いまたは排出行動(つまり、自己誘発性嘔吐または下剤、利尿薬、または浣腸の誤った使用)を行ったことがある。
> 注)高橋らによる日本語版(医学書院、1996年)では「神経性無食欲症」と訳されているが、本ガイドラインでは心身医学会用語集にのっとり、「神経性食欲不振症」の語で統一する。

(2) 肥満恐怖(やせ願望)

肥満に対する強い恐怖ややせ願望が認められる。軽度の肥満恐怖ややせ願望は、若い女性であれば認められるのが普通であるが、ED患者の肥満恐怖ややせ願望は著しく強く、標準体重以下の体重や体型を理想と定め、それに向かって強迫的に食事の制限をする。体重が減少しても肥満恐怖が緩和されることはない。

(3) 身体像(ボディイメージ)の障害

自分の身体の重さ、寸法、形に関する感じ方の障害が認められる。現実にはやせているのにもかかわらず、やせていることを認めなかったり、太り過ぎていると主張したりする。また、下腹が出ている、尻が大きい、脚が太いなどといって、さらにやせようとする。

(4) 無月経

無月経は、体重減少が始まってから比較的早期に現れる症状である。患者にとってANの本質が女性性の嫌悪や成熟拒否にあるとすると、無月経は重要な意味のある症状である。

(5) 除外規定

まず、やせをきたす身体疾患を除外する。また、統合失調症、躁うつ病、心因反応などとの鑑別を要する。

(6) 発症年齢
　発症年齢は大部分が思春期から30歳以下である。Feignerらの診断基準では25歳以下、厚生省研究班の診断基準では30歳以下となっている。初潮前（児童期、前思春期）や青年期を過ぎて発症する例も認められる。

(7) 食行動の異常
　ANでは、不食、大食（多食）、隠れ食い、（意図的）嘔吐などの食行動の異常が認められる。もし、BNの診断基準にあるようなむちゃ食いのエピソードが認められる場合には、BNの診断が併記される。

(8) その他の症状
　Feignerらの診断基準では、ANにおいてよく認められる身体症状である、うぶ毛密生、徐脈、行動異常の一つである活動性亢進も診断基準として採用されている。この活動性亢進とは、患者がやせているにもかかわらず衰弱することなく、活動的で、じっとしていることがない状態を指す。やせるために動き回っていることもあるが、むしろ何かに駆り立てられるようにみえることが多い。

2）BNの診断基準
　BNの診断もDSM-Ⅳによるのがよい。DSM-Ⅳの診断基準を表7-4に示す。

(1) むちゃ食い
　むちゃ食いのエピソードとその頻度が診断のポイントとなる。

(2) 摂食行動
　患者はむちゃ食いの時間中、摂食行動を自己抑制できないという感じがある。したがって、BNの摂食行動とアルコール依存症の飲酒行動との類似性も指摘されている。

(3) 食行動の異常
　BNではむちゃ食いのほか、自己誘発性嘔吐、下剤や利尿薬の使用、厳格な食事制限または絶食などの食行動の異常が認められる。BNの経過中、ANの診断基準を満たすことがあり、このような場合にはANの診断が併記される。

(4) 身体の形や体重についての関心
　身体の形や体重を過度に重視する。自尊心を保つためにこれらのことが最も重要であるために症状が起こる。ANの症状とよく似ているが、ANのエピソードの期間中のみ症状が起こっているときにはANの診断を優先する。

ICD-10によるEDの診断基準
　1992年にWHOからICD-10が公表された。この中でEDは、精神疾患が含まれる第Ⅴ章「精神および行動の障害」の「F5生理的障害および身体的要因に関連した行動症候群」の中に分類されている。

表7-4　DSM-Ⅳにおける神経性過食症(BN)の診断基準

■307.51　神経性過食症の診断基準
A．むちゃ食いのエピソードの繰り返し。むちゃ食いのエピソードは以下の2つによって特徴づけられる。
　(1) 他とはっきり区別される時間の間に(例：1日の何時でも2時間以内の間)、ほとんどの人が同じような時間に同じような環境で食べる量よりも明らかに多い食物を食べること。
　(2) そのエピソードの間は、食べることを制御できないという感覚(例：食べるのをやめることができない、または、何を、またはどれほど多く食べているかを制御できないという感じ)。
B．体重の増加を防ぐために不適切な代償行動を繰り返す。例えば、自己誘発性嘔吐；下剤、利尿薬、浣腸、またはそのほかの薬剤の誤った使用；絶食；または過剰な運動。
C．むちゃ食いおよび不適切な代償行動はともに、平均して、少なくとも3カ月間にわたって週2回起こっている。
D．自己評価は、体型および体重の影響を過剰に受けている。
E．障害は、神経性食欲不振症のエピソード期間中にのみ起こるものではない。

▶病型を特定せよ
　排出型：現在の神経性過食症のエピソードの期間中、その人は定期的に自己誘発性嘔吐をする、または下剤、利尿薬、または浣腸の誤った使用をする。
　非排出型：現在の神経性過食症のエピソードの期間中、その人は、絶食または過剰な運動などの他の不適切な代償行為を行ったことがあるが、定期的に自己誘発性嘔吐、または下剤、利尿薬、または浣腸の誤った使用はしたことがない。
　注)高橋らによる日本語版(医学書院、1996年)では「神経性大食症」と訳されているが、本ガイドラインでは心身医学会用語集にのっとり、「神経性過食症」の語で統一する。

　ICD-10ではEDとして、神経性食欲不振症、非定型神経性食欲不振症、神経性過食症、非定型神経性過食症、他の心理的障害と関連した過食、他の心理的障害と関連した嘔吐、他の摂食障害、摂食障害、特定不能のものの8つが挙げられている。そのうちANとBNの診断基準を表7-5に示す。
　ANの診断基準について、DSM-Ⅳの診断基準との相違点をみると、体重減少の基準の一つとして、Quetelet's body-mass indexが用いられていること、体重を減少させる方法が診断基準の一つに採用されていること、さらに、男性や前思春期のEDについても言及されていることなどである。
　BNの診断基準では、過食の期間と頻度については記載がないが、ANの病歴がしばしば認められると明記している。

摂食障害　Eating Disorder：ED

表7-5　ICD-10における摂食障害の診断基準

> **F50　摂食障害　eating disorders**
>
> **F50.0　神経性食欲不振症　anorexia nervosa**
> A．体重減少は（子どもでは通常のように体重が増加せず）、標準体重あるいは年齢と身長から期待される体重より少なくとも15％下回っていること。
> B．体重減少は、「太るような食物」を自らが避けることによって招いた結果である。
> C．肥満に対する病的な恐怖を伴った太り過ぎというボディイメージの歪みであり、このために体重の許容限度を低く設定して自らに課す。
> D．視床下部一下垂体一性腺系を含む広範な内分泌障害が顕症化する。それは、女性では無月経によって、男性では性的な関心と性的能力の喪失によって確認される（明らかに例外的なものとして、避妊薬に代表されるホルモンの補充療法を受けていると、神経性無食欲症の女性でも持続的な性器出血をみることがある）。
> E．神経性過食症（F50.2）の基準A項、B項を満たさないこと。
>
> **F50.2　神経性過食症　bulimia nervosa**
> A．短時間の間に大量の食物を消費する過食のエピソードを繰り返すこと（週2回以上の過食が少なくとも3カ月間）。
> B．食べることへの頑固なこだわり、および食べることへの強い欲求または強迫感（渇望）。
> C．患者は、次に示すうちの1項目以上のことで、食物の太る効果に対抗しようと試みる。
> 　（1）自己誘発の嘔吐
> 　（2）自発的な下剤使用
> 　（3）交替性にみられる絶食の時期
> 　（4）食欲抑制薬や甲状腺製剤または利尿薬のような薬物の使用。糖尿病患者が本症になると、インスリン治療を故意に怠ることがある。
> D．肥満に対する病的な恐怖を伴う、太り過ぎというボディイメージの歪み（結果的にやせ気味のことが多い）。
>
> 注）中根らによる日本語版（医学書院、1994年）では「神経性無食欲症」「神経性大食症」と訳されているが、本ガイドラインでは心身医学会用語集にのっとり、「神経性食欲不振症」「神経性過食症」の語で統一する。

4．治療ガイドライン－解説とその根拠－

　EDの患者は、拒食から過食まで多様な症状を示す。このため、治療には複雑なアプローチが必要である。

1）治療選択

　まずは、ED患者の評価をすることが、適切な治療選択のために必要である。治療方針を決めるにあたって、最も重要なのは、体重、循環動態、栄養状態である。
　ED患者は、バイタルサインが異常を示すなど身体状況が不安定になる前に入院さ

せるべきである。

　入院適応となるのは、①経口摂取量が急激に減ったときや持続的に減り続けているとき、②外来治療や危機介入的入院治療にもかかわらず体重が減っているとき、③一過性のウイルス感染症などで経口摂取ができないとき、④体重の増減が著しいとき、⑤精神面の治療に入院が適しているとき、などである。

　BN患者の場合、複雑な病態でなければ、多くの場合は入院の必要はない。しかし、①外来治療をしても全く効果がないときや全身状態が悪いとき（電解質異常、吐血、バイタルサインの変化、嘔吐をコントロールできないなど）、②自殺念慮があるとき、③ED以外に精神症状が激しく入院が必要なとき、④重症のアルコール依存や薬物依存を有するときなどは入院を考慮する。

　入院する場合、どこで（精神科病棟、一般内科病棟、小児・思春期科病棟など）治療を行うかは、患者の全身状態、病棟スタッフの許容能力、外来治療・デイケアなど退院後の治療構造を見通して決定するべきである。

2）精神面の管理

　精神面の管理はED患者の治療の基本であり、他の療法と併行して行うべきである。
　ED患者の精神管理において重要なのは、①まず治療同盟（ラポール）を形成し維持すること、②他科医と協力して治療に臨むこと、③ED症状と行動を観察・評価すること、④患者の精神状態と危険性を評価すること、⑤家族についての評価と治療をすることなどである。

3）AN特有の治療選択

　AN患者の治療目的は、①患者を健康体重に回復させること（女性なら月経と排卵の再来、男性なら正常な性機能と血清ホルモン値への回復、小児・思春期患者なら身体・性機能の健康な発育などが回復の目安となる）、②身体合併症の治療、③治療意欲の動機づけ、④健康的な食事の摂り方についての教育、⑤患者の根底にある、不適応的な思考・行動、EDに関する感覚の正常化、⑥感情コントロールの悪さ・自己高揚感や行動など精神面の治療、⑦家族の支援（家族面接、適宜に治療介入）、⑧再発予防である。

(1) AN患者の栄養状態の回復

　著明な低体重の患者は、栄養状態の回復が不可欠である。それには、目標体重を決めて徐々に体重を増やしていく（入院の場合1,000～1,400g/週、外来の場合230～450g/週）。経口摂取量は、1日あたり30～40kcal/kg（約1,000～1,600kcal/日）で始め、漸増していく。体重を増やす時期には、経口摂取量を1日70～100kcal/kgまで増量する。体重を維持する時期や小児・思春期患者の成長期なら、1日40～60kcal/kgを維持する。

身体維持に必要なカロリーがこれよりも多い患者は、食べ物を捨てたり、嘔吐したり、過活動や小さな動作(そわそわするなど)でエネルギーを消費しているのかもしれない。その他に、本当に基礎代謝量の高い患者もいるであろう。ビタミンやミネラルの補充も必要である(特に、血清リンを補充して低リン血症を予防することが重要である)。

栄養回復期(refeeding期)には、必ず身体面の注意深い観察を行う。バイタルサインのみならず、食物のin-outや水分のin-out、電解質管理(血清リンも含む)、浮腫の有無、急速な体重増加(主として水分貯留による)、心不全徴候、胃腸症状、特に便秘や腹満などを観察する。小児や思春期患者で栄養状態が非常に悪い場合(標準体重の70%未満)は、特に夜間心電図モニターが有用である。安静度は、その患者の経口摂取量やエネルギー消費量によって適宜決定する。

栄養回復プログラムは、体重へのこだわりやボディイメージの歪みを正したり、EDという疾患の危険性を学習させるなど、患者本人と家族を支援することも併行して行う。

(2) ANの心理社会面に対する介入

精神療法を導入し、治療関係を維持することが有効である。

患者の体重が増加し始める時期には、特に精神療法をきちんと行うとよい。ただしED患者全般に対してどのような精神療法が優れているのか、明らかにした研究報告はいまだにない。心理社会的介入は、患者の精神力動的葛藤・精神発達の程度・心的防衛機制・家族の問題・ED以外の精神障害の有無などを理解・評価したうえで行う必要がある。

なお、重症な低栄養状態のAN患者に精神療法だけを施行しても、一般に効果は不十分である。ANの精神病理が回復するまでサポートするためには、個人精神療法は少なくても1年、多くは5～6年の時間がかかる。

家族療法など、精神療法をいくつか組み合わせることで、ED症状の緩和だけでなくその背景にある家族病理の治療が可能になってくる。ANの補助的治療として集団精神療法が用いられることがあるが、患者同士でやせていることを競い合ったり、患者間の関係が混乱したりすることのないように注意しなければならない。

(3) ANの薬物療法

向精神薬だけでANを治療してはならない。抗うつ薬は、患者の栄養状態が回復してからも体重が増え続けるときに有効とされている。薬物療法は、体重が回復した患者の再発予防や、抑うつ気分・強迫症状などの精神症状を治療するために利用すべきものである。

4）BN特有の治療選択
（1）BN患者の栄養の回復／カウンセリング
　食行動異常や拒食の軽減、多種多様な食べ物を摂ることや適度な運動を促進するために、栄養指導を他の療法と組み合わせて行うと有効であろう。
（2）BNの心理社会面に対する介入
　心理社会的介入は、患者の精神力動的葛藤・精神発達の程度・心的防衛機制・家族の問題・ED以外の精神障害などを理解・評価したうえで行う必要がある。エビデンスに基づいたEDの研究によれば、認知行動療法（cognitive behavioral therapy：CBT）が今のところ最も治療効果が高いといわれている。しかし個人精神療法（interpersonal psychotherapy）も著効するという比較検討試験報告もある。

　行動療法的技法（食事計画、行動記録など）もまた有効である。症例報告によれば、むちゃ食い／排出がない時期には個人療法や集団療法の中で精神力動的技法や精神分析的技法を用いるのもよいとされている。ANとBNを繰り返し、重いパーソナリティ障害を有する症例にはもっと進んだ精神療法が必要である。

　家族療法は、できる限り導入すべきである。特に思春期症例で家族と同居している患者や、成人症例で親子の葛藤が遷延している患者では、可能な限り家族療法を導入すべきである。

（3）BNの薬物療法
　抗うつ薬は、初期治療に用いられることが多い。SSRIは現在のところ最も安全性の高い抗うつ薬であり、特に、抑うつ・不安・強迫症状・衝動的症状などを有する症例で、他の心理社会的治療に反応の悪い患者には有用であろう。その他の各種抗うつ薬は、むちゃ食い／排出の症状軽減や再発予防に役立つ。三環系抗うつ薬やMAO阻害薬もBNの治療に用いられることがあるが、自殺の危険性が高い患者では三環系抗うつ薬は慎重に投与すべきである。また、むちゃ食い／排出のある患者にはMAO阻害薬は禁忌である。

　精神療法と薬物療法を組み合わせることで、高い寛解率が得られるという報告がなされているので、治療初期には十分に考慮して治療を始めるべきである。

5．典型的症例提示

症例：21歳、女性。
診断：ANならびにBN。
主訴：るいそう、過食、焦燥感。
現病歴：X年の高校生時代、同級生から「足が太い、でぶ」と悪口をいわれてから、やせる努力をするようになった。46kgだった体重（身長163cm）がX＋1年の春には39kg、月経停止し、さらに夏には32kgとなり、やせることが快感になっていた。

X＋2年4月高校を中退し、家業のレストランで働き始めたが、8月頃より店の菓子などを盗んで食べるなど、過食が認められるようになった。このためX＋3年の6月から8月まで入院した。入院時体重32kg、入院時には焦燥感が強く、攻撃的言動も目立った。補液や食事指導により、次第に過食や精神症状も落ち着いたため退院、退院時体重38kg。

X＋4年になり、コンビニエンスストアで働くようになったが、ウエストが太いのでやはり34kgにまでやせなければならないという目標設定をした。しかし、同年5月頃からは、帰宅後、自宅にて連日甘い物を大量に摂取し、摂取後自ら嘔吐するようになった。一度食べ始めると止まらなくなり、嘔吐後は自己嫌悪に陥った。しかし32kgのときは気分がよかったのでやせたいという願望が強い一方で、過食を抑えることができず、過食後の嘔吐が持続した。

過食をしてはいけないという気持ちが強いのに、その禁を破って過食してしまう自分に対して強い自己嫌悪を感じ、自罰的、抑うつ的となり、そのうち、下剤を40～80錠も飲んで身体から食べ物を排出しようとする行動が目立つようになった。

その後、自己嘔吐、下剤の乱用による脱水と偽性バーター症候群を思わせる電解質異常のため、たびたび入院する状態が3年にわたり繰り返された。その間、入院時および外来通院において、断続的に個人精神療法、行動療法的アプローチ、家族面接などを行ったところ、発症より8年後の現在では、交際相手との関係も順調で、時折、過食、嘔吐がみられるものの、元気よくアルバイトに精を出している。

6. 患者／家族用説明文書

Q．摂食障害とはどのような病気ですか。
A．摂食障害には、神経性食欲不振症（AN）と神経性過食症（BN）があります。体重や体型を気にしてほとんど食物を食べなくなるものをANといいます。BNは、短時間に多くの食物を食べるものを指しますが、これらの人も、多くは体重や体型を気にしており、体重が増えることを嫌って、自己嘔吐を行ったり、下剤を乱用したり、利尿薬を乱用して、体重を減らそうとします。

このように拒食や過食などの食行動に異常がみられる人で、体重が標準値の85％以下になるものをANといい、正常体重にとどまるものをBNといいます。ANには、食事を極端に制限する制限型と、過食と自己嘔吐により低体重をきたすむちゃ食い／排出型に分けることができます。

Q．摂食障害の原因は何ですか。
A．原因は、元々の素因に加えて、幼少時の生育歴、性格、ストレス、やせた体型をよしとする社会的要因など、多くの要因が関与して発症するものと考えられていますが、詳細は不明です。

Q．摂食障害の症状にはどのようなものがありますか。
A．ANの症状として目立つのは、極端なやせ、食事の拒否、野菜中心の食事、体重への過度のこだわり、肥満への恐怖などです。過食を伴う場合には、短時間のう

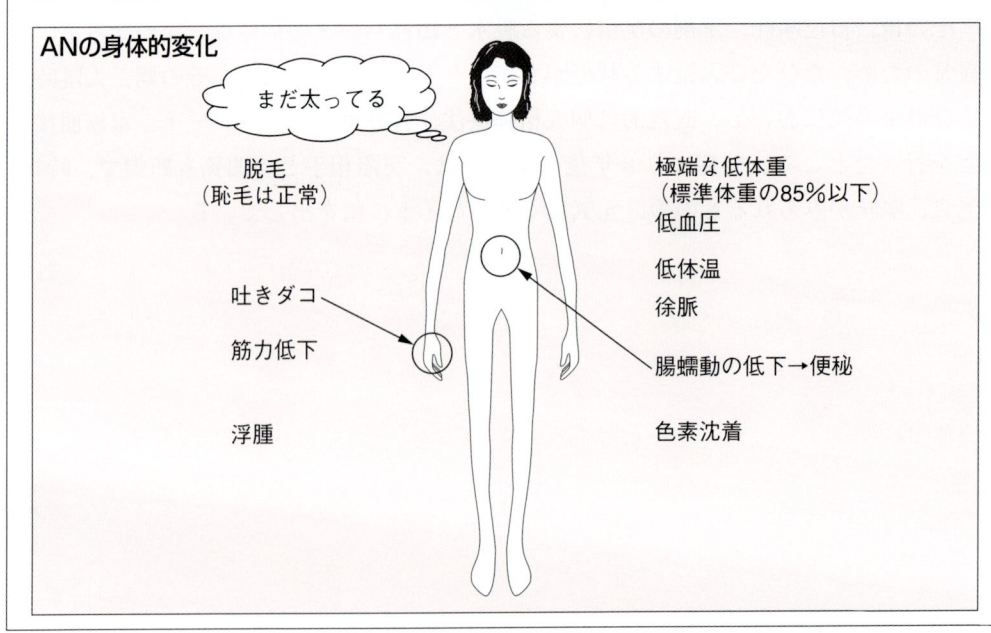

ANの身体的変化

（まだ太ってる）

- 脱毛（恥毛は正常）
- 吐きダコ
- 筋力低下
- 浮腫
- 極端な低体重（標準体重の85％以下）
- 低血圧
- 低体温
- 徐脈
- 腸蠕動の低下→便秘
- 色素沈着

摂食障害　Eating Disorder：ED

ちに過剰な食物の摂取、隠れ食い、自己嘔吐、下剤の乱用などがみられますが、多くは隠れて行うので、家族にも知られていないことが少なくありません。

　主な身体症状は図に示すとおりですが、体重減少が著しくなると、冷え、脱毛、徐脈、甲状腺ホルモンの低下、肝機能障害、腎機能障害、白血球の減少や赤血球の減少、大脳の萎縮などが起こってきます。

　嘔吐や下剤乱用の著しい場合には、電解質の異常が起こり、突然死や不整脈死の原因となることがあります。

Q．摂食障害の治療にはどのようなものがありますか。
A．治療としては、やせが著しく、肝障害や腎障害、不整脈がみられる場合には、入院して身体面の治療が優先されます。心理面へのアプローチも大事で、まず病院にいくこと、治療者とかかわりをもつことが重要です。精神療法としては、支持的精神療法、集団療法、認知療法、認知行動療法、行動療法、家族療法、芸術療法など、その人に応じて、適切な治療方針を立てることが重要で、家族の協力も大事な要素となります。

　家族の負担も大きいのがこの病気の特徴です。治療は長期にわたることがほとんどですから、何よりも焦らずに、患者さんを理解してあげようとする姿勢が大事です。また、食事の異常ばかりにとらわれ、そのことに一喜一憂したりせずに、ともに楽しむ方法を模索し、社会適応を図り、それなりに充実した毎日を送れるようにすることが大事といえます。

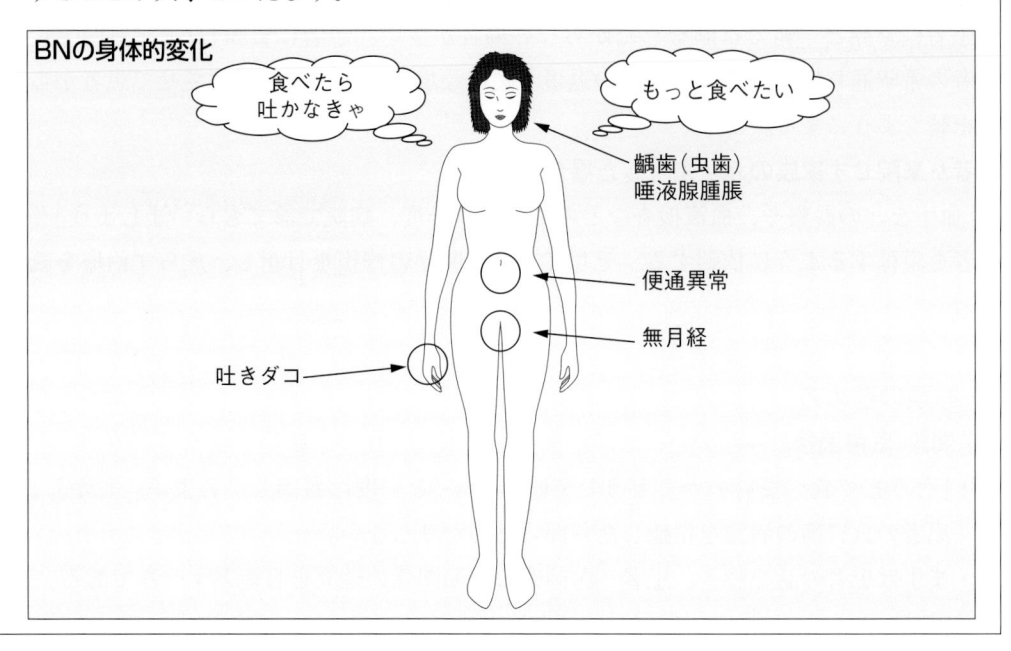

BNの身体的変化

- 食べたら吐かなきゃ
- もっと食べたい
- 齲歯（虫歯）唾液腺腫脹
- 便通異常
- 無月経
- 吐きダコ

7. 他のガイドラインとの異同

今回、主にDSM-Ⅳの診断基準を用いたが、他にはICD-10の診断基準がある。DSM-Ⅳでは、ANを制限型とむちゃ食い／排出型の2型に分類しているが、ICD-10では2型に分類していない。ICD-10の診断基準は表7-5に示すとおりであるが、その内容はほぼDSM-Ⅳと同様である。

8. プライマリ・ケアにおける診療と専門医への紹介のポイント

やせて無月経の若い女性が受診した場合、EDの可能性を常に考えて対応することが望ましい。

EDは「初診時に医師からどのような説明を受けたか」が、患者の予後に重大な影響を及ぼすことがありうるので、EDが疑われた場合、医師は、慎重に患者と家族に接する必要がある。

1) 初診時

受診の動機・治療意欲を確認するため、以下の質問から始める。
質問①：自分で希望してこられたのですか、ご家族のすすめでこられたのですか？
質問②：ご家族に退席していただき、患者さんだけにお話を聴くことができますが、そうしましょうか？

家族に連れてこられた場合

患者の治療拒否が強い場合が多いので注意を要する。しかし、患者は嫌々ながらも来院はしたのだから、何か医師に話したいことがあるに違いないと考えて対応する。

患者は家族と一緒では話をしたがらない場合が多い。患者に質問し（上記質問②）、患者の希望通りにする。もし患者の返事が曖昧な場合は、家族を退席させて患者から話を聴くようにする。

患者が来院せず家族のみが来院した場合

「血圧などの診察や、血液検査などのために、一度、病院で診てもらいましょう」と患者を説得するように依頼する。そして、家族関係の修復を目指し、焦らず治療を続ける。

2) 診察の進め方

(1) 問診（医療面接）
- 「どうして食べないのか」「どうして吐くのか」と一度は質問してもよい。しかし、患者の食行動の異常を指摘したり問い詰めたりしない。
- まずは患者の話を聴き、患者－医師間の信頼関係の確立を目標とすべきである。

摂食障害　Eating Disorder：ED

(2) 臨床検査について
- やせの原因として考えられる器質的疾患をチェックするために検査を施行しても、異常が認められない場合がしばしばある。
- しかし、患者に「病気でないから、もう受診しなくてもよい」「元気そうだから、がんばってください」は、禁句である。
- 検査に異常がなくても「無月経は女性にとって極めて異常である」ことを強調し、経過を定期的にみる必要があることを伝える。

(3) 甲状腺機能について
- 低栄養のため、甲状腺ホルモンは、しばしば低下する。血液検査で甲状腺ホルモン低下が認められても、すぐに甲状腺ホルモンを投与してはいけない。
- 低T3症候群は、しばしばEDなどの消耗性疾患に認められるので、慎重に対処すべきである。

(4) 病気の説明について
- 「お母さんの子育てが原因でEDになった。お母さんが悪い。お母さんの責任だ」などと家族を悪者扱いしたり、「患者が悪い」と患者を責めることは禁句である。
- いくつもの因子が重なってEDの発症に至ったものと伝えておく必要がある。
- 「こころの発達の過程の病気であると思う。家族は患者の話を根気よく聴いてあげてください」と説明する。

(5) 患者・家族への接し方について
　常に支持的に患者や家族に接するように心がける。

3) 専門医への紹介のポイント
①脱水や電解質異常が著しいとき
②患者－医師関係を結ぶことや維持が困難なとき
③家族の不安が著しいとき
④リストカット、性的逸脱、窃盗などの逸脱行為がみられるとき
⑤抑うつ感や希死念慮が強いとき
⑥3カ月以上経過をみても、症状の改善がみられないとき

9．今後の課題
　EDの疫学、原因、経過、および治療法の有用性などについて、まだ不明の部分が多く、より一層の研究が必要である。以降にそれらの課題を挙げる。

1) 疫学、原因、経過について
①発症因子、死亡、治療抵抗性、再発などに関する危険因子(性別、心理的、家族的、

社会的、文化的要因など）
②前駆的な脆弱性、疾病罹患および回復による栄養学的変化
③幼児期から後期成人期にわたる、時期によるEDの現れ方の相違
④思春期における身体的な発達と精神的な発達の連鎖について
⑤気分、不安、薬物乱用、強迫症状、パーソナリティ障害、外傷後ストレス障害（PTSD）、認知的障害が疾患の経過や治療予後に及ぼす影響
⑥過度の運動や食事制限がEDの発症や維持に及ぼす影響
⑦現在、特定不能とされている病態や気晴らし食いに関する頻度、危険因子、治療および予後について
⑧発症、症状維持に関与する家族要因や疾患が家族に与える影響に関する検討

2）治療について
①一次予防のプログラム
②発症に関するリスクファクターと早期介入プログラムおよびスクリーニング方法
③短期治療、長期治療についての予後調査とより有効なガイドラインの作成
④空腹時、飢餓状態に特有の生物学的および心理的変化、ならびにその対応
⑤栄養管理、心理社会学的治療、患者や家族による自助グループに関する検討、認知療法、認知行動療法、集団療法、対人療法、精神力動的治療、家族療法、精神分析など、個人精神療法と集団精神療法の併用に関する検討
⑥EDに関与するプライマリケア、心理療法家、一般精神科への教育と治療的連携
⑦ED治療専門家の養成・組織化
⑧治療マニュアルの作成（コンピュータを用いた治療プログラムなど）
⑨重大な合併症への対応とそれに対応する治療プログラム

10．汎用薬剤
1）ANにおける治療薬剤
　向精神薬だけでのAN治療は行うべきではない。抗うつ薬などの向精神病薬は、患者の栄養状態が回復してから用いられるべきで、抗うつ薬が、抑うつ気分・強迫症状などの精神症状が強く残存する場合や、体重が回復した患者の再発予防の目的で用いられる。

　SSRIは、一般的に体重増加効果はないが、抑うつ的な、強迫的なAN患者には投与を考慮してもよい。

　ANと関連する著明な強迫性、および精神病の考え方、食事についての心配を減らすために、低容量の新しい抗精神病薬を、SSRIとともにまたは他の新しい抗うつ薬ともに使われることがある。

副作用として注意すべきものに、SSRI使用時における体重減少があるが、三環系抗うつ薬の使用は、特に、水分補給が不適切だったり、心臓の状態の悪いパージング患者では、低血圧、心伝導時間延長、および不整脈を引き起こす危険性がある。

2) BNにおける治療薬剤

抗うつ薬が、初期治療に用いられる。なかでもSSRIは現在のところ最も安全性の高い抗うつ薬であり、特に、抑うつ・不安・強迫症状・衝動的症状などを有する症例で、他の心理社会的治療に反応の悪い患者には有用である。三環系抗うつ薬もBNの治療に用いられることがあるが、自殺の危険性が高い患者では慎重に投与すべきである。

11. 担当研究者

執筆者

坪井康次（東邦大学医学部心療内科）
久保木富房（東京大学名誉教授）
野添新一（志學館大学大学院心理臨床学研究科／人間関係学部心理臨床学科）
切池信夫（大阪市立大学大学院医学研究科神経精神医学）

研究協力者

天野雄一（東邦大学医学部心療内科）
生野照子（神戸女学院大学人間科学部心理・行動科学科）
石川俊男（国立精神・神経センター国府台病院心療内科）
一條智康（九段坂病院心療内科）
苅部正巳（国立国際医療センター病院第一専門外来部第七内科医長）
久保千春（九州大学大学院医学研究院心身医学／九州大学病院心療内科）
兒玉直樹（産業医科大学神経内科（心療内科））
瀧井正人（九州大学病院心療内科）
竹林直紀（関西医科大学心療内科）
地嵜和子（ちさきこどもクリニック）
中井吉英（関西医科大学心療内科）
長井信篤（鹿児島大学病院呼吸器・ストレスケアセンター心身医療科）
端詰勝敬（東邦大学医学部心療内科）
長谷川久見子（東邦大学医学部心療内科）
久松由華（東邦大学医学部心療内科）
藤田光恵（関西医科大学心療内科）
占部宏美（上野病院）

山岡昌之(九段坂病院心療内科)
山中　学(東京女子医科大学東医療センター内科)

12. 文献一覧

1) American Psychiatric Association. Practice guideline for the treatment of patients with eating disorders (revision). *Am J Psychiatry* 2000；157(suppl)：1-39.
2) American Psychiatric Association：DSM-Ⅲ. Diagnostic and Stastical Manual of Mental Disorders (3rd edition). Washington DC：American Psychiatric Association；1980.
3) Morton R. Phthisiologia, or, a Treatise of Consumptions. London；Walford；1694 (Translated from the Latin original of 1989)
4) Gull WW. Anorexia nervosa (apepsia hysterica, anorexia hysterica). *Trans Clin Soc London* 1874；7：222-8.
5) Lasègue EC. De l'anorexie hystérique. *Arch Gen Med* 1873；21：385.
6) Bulik CM, Sullivan PF, Fear J, et al. Predictors of the development of bulimia nervosa in women with anorexia nervosa. *J Nerv Ment Dis* 1997；185：704-7.
7) Lee S, Ho TP, Hsu LK. Fat phobic and non-fat phobic anorexia nervosa：a comparative study of 70 Chinese patients in Hong Kong. *Psychol Med* 1993；23：999-1017.
8) Strober M, Freeman R, Morrell W. Atypical anorexia nervosa：separation from typical cases in course and outcome in a longterm prospective study. *Int J Eat Disord* 1999；25：135-42.
9) Casper RC, Davis JM. On the course of anorexia nervosa. *Am J Psychiatry* 1977；134：974-8.
10) Garfinkel PE, Kaplan AS. Starvation based perpetuating mechanisms in anorexia nervosa and bulimia. *Int J Eat Disord* 1985；4：651-5.
11) Keys A, Brozek J, Henschel A, et al. The Biology of Human Starvation. Minneapolis：University of Minnesota Press；1950.
12) Fichter MM. Starvation-related endocrine changes. In：Halmi KA, editor. Psychobiology and Treatment of Anorexia Nervosa and Bulimia Netvosa. Washington DC：American Psychopathological Association；1992. p.193-210. (評価　Ⅳ-A)
13) Bachrach LK, Guido D, Katzman D, et al. Decreased bone density in adolescent girls with anorexia nervosa. *Pediatrics* 1990；86：440-7.
14) Stewart DE, Robinson E, Goldbloom DS, et al. Infertility and eating disorders. *Am J Obstet Gynecol* 1990；163：1196-9.
15) Halmi KA. Anorexia nervosa and bulimia. *Ann U Rev Med* 1987；38：373-80.
16) Krieg JC, Pirke KM, Lauer C, et al. Endocrine, metabolic, and cranial computed tomographic findings in anorexia nervosa. *Biol Psychiatry* 1988；23：377-87.
17) Golden NH, Ashtari M, Kohn MR, et al. Reversibility of cerebral ventricular enlargement in anorexia nervosa, demonstrated by quantitative magnetic resonance imaging. *J Pediatr* 1996；128：296-301.
18) Lambe EK, Katzman DK, Mikulis DJ, et al. Cerebral gray matter volume deficits after weight recovery from anorexia nervosa. *Arch Gen Psychiatry* 1997；54：537-42.
19) Garfinkel PE, Lin E, Goering P, et al. Should amenorrhoea be necessary for the diagnosis of anorexia nervosa? Evidence from a Canadian community sample. *Br J Psychiatry* 1996；168：500-6.
20) Walters EE, Kendler KS. Anorexia nervosa and anorexic-like syndromes in a population-based female twin sample. *Am J Psychiatry* 1995；152：64-71.
21) Garfinkel PE, Lin E, Goering P, et al. Bulimia nervosa in a Canadian community sample：

prevalence and comparison of subgroups. *Am J Psychiatry* 1995；152：1052-8.
22) Kendler KS, MacLean C, Neale M, et al. The genetic epidemiology of bulimia nervosa. *Am J Psychiatry* 1991；148：1627-37.
23) Fosson A, Knibbs J, Bryant-Waugh R, et al. Early onset anorexia nervosa. *Arch Dis Child* 1987；62：114-8.
24) Hawley RM. The outcome of anorexia nervosa in younger subjects. *Br J Psychiatry* 1985；146：657-60.
25) Kiriike N, Nagata T, Tanaka M, et al. Prevalence of binge-eating and bulimia among adolescent women in Japan. *Psychiatry Res* 1988；26：163-9.
26) Nadaoka T, Oiji A, Takahashi S, et al. An epidemiological study of eating disorders in a northern area of Japan. *Acta Psychiatr Scand* 1996；93：305-10.
27) Strober M, Lampert C, Morrell W, et al. a controlled family study of anorexia nervosa：evidence of familial aggregation and lack of shared transmission with affective disorders. *Int J Eat Disord* 1990；9：239-53.
28) Bulik CM, Sullivan PF, Carter FA, et al. The role of exposure with response prevention in the cognitive behavioral therapy for bulimia nervosa. *Psychol Med* 1998；28：611-23.（評価　Ⅲ-A）
29) Lilenfeld LR, Kaye WH, Greeno CG, et al. Psychiatric disorders in women with bulimia nervosa and their first-degree relatives：effects of comorbid substance dependence. *Int J Eat Disord* 1997；22：253-64.
30) Hudson JI, Pope HG Jr, Yurgelun-Todd D, et al. A controlled study of lifetime prevalence of affective and other psychiatric disorders in bulimic outpatients. *Am J Psychiatry* 1987；144：1283-7.
31) Pyle RL, Mitchell JE, Eckert ED. Bulimia：a report of 34 cases. *J Clin Psychiatry* 1981；42：60-4.
32) Halmi KA, Eckert E, Marchi P, et al. Comorbidity of psychiatric diagnoses in anorexia nervosa. *Arch Gen Psychiatry* 1991；48：712-8.
33) Skodol AE, Oldham JM, Hyler SE, et al. Comorbidity of DSM-Ⅲ-R eating disorders and personality disorders. *Int J Eat Disord* 1993；14：403-16.
34) Wonderlich SA, Brewerton TD, Jocic Z, et al. Relationship of childhood sexual abuse and eating disorders. *J Am Acad Child Adolesc Psychiatry* 1997；36：1107-15.
35) Wonderlich SA, Mitchell JE. Eating disorders and comorbidity：empirical, conceptual and clinical implications. *Psychopharmacol Bull* 1997；33：381-90.
36) Herzog DB, Nussbaum KM, Marmor AK. Comorbidity and outcome in eating disorders. *Psychiatr Clin North Am* 1996；19：843-59.
37) Nussbaum M, Shenker IR, Baird D, et al. Follow-up investigation in patients with anorexia nervosa. *J Pediatr* 1985；106：835-40.
38) Sullivan PF. Mortality in anorexia nervosa. *Am J Psychiatry* 1995；152：1073-4.
39) Yager J, Landsverk J, Edelstein CK. A 20-month follow-up study of 628 women with eating disorders, I：course and severity. *Am J Psychiatry* 1987；144：1172-7.
40) Hsu LK, Sobkiewicz TA. Bulimia nervosa：a four- to six- year foltow-up. *Psychol Med* 1989；19：1035-8.
41) Keel PK, Mitchell JE. Outcome in bulimia nervosa. *Am J Psychiatry* 1997；154：313-21.
42) Keel PK, Mitchell JE, Miller KB, et al. Long-term outcome of bulimia nervosa. *Arch Gen Psychiatry* 1999；56：63-9.
43) Garner DM, Garfinkel PE. Socio-cultural factors in the development of anorexia nervosa. *Psychol Med* 1980；10：647-56.
44) Piazza E, Piazza N, Rollins N. Anorexia nervosa：controversial aspects of therapy. *Compr*

Psychiatry 1980；21：177-89.（評価　V-A）
45) Shaw K, Raj A. 保崎秀夫, 高木洲一郎・監訳. 心身症のモデルとしての摂食障害（神経性食思不振症・過食症の治療）. 東京：医学書院；1982. p.117.（評価　IV-B）
46) Engel G. The need for a new biomedical model：a challenge for biomedicine. *Science* 1977；196：129-36.
47) 金子元久, 熊代　永, 青野哲彦. 摂食障害の心理社会的発症要因と中・長期経過. 心身医学 1990；30：383.
48) American Psychiatric Association：Diagnostic and Statistical Manual of Mental Disorders, Fourth Edition. Washington DC：American Psychiatric Association；1994（高橋三郎, 大野　裕, 染谷俊幸・訳. DSM-IV精神疾患の診断・統計マニュアル. 東京：医学書院；1996）
49) WHO：The ICD-10 Classification of Mental and Behavioural Disorders：Diagnostic criteria for research. 1993（中根允文, 岡崎祐士, 藤原妙子・訳. ICD-10精神および行動の障害－DCR研究用診断基準－. 東京：医学書院；1994.）
50) Feighner JP, Robins E, Guze SB, et al. Diagnostic criteria for use in psychiatric research. *Arch Gen Psychiatry* 1972；26：57-63.
51) 厚生省特定疾患神経性食欲不振症調査研究班. 神経性食欲不振症への対応のために－治療（研究）用マニュアル. 1992.（評価　IV-A）
52) American Psychiatric Association. Diagnostic and statistical Manual of Mental Disorders, Fourth Edition, Primary Care Version（DSM IV-PC）；International Version. Washington DC：American Psychiatric Association；1996.（武市昌士, 佐藤　武・訳. DSM IVプライマリ・ケアのための精神疾患の診断・統計マニュアル－ICD-10コード対応. 東京：医学書院；1998.）

疾患各論

8. 慢性疼痛

8. 慢性疼痛

1. 疾患概説

　「痛み」は患者の訴えの中で最も多い症状の一つで、痛みからの解放は医学・医療の原点といえる。最近実施されたわが国の「慢性の痛み」を抱えた国民の実態についての大規模調査[1]で慢性疼痛保有率は13.4%と報告された。患者の訴える痛みについては、その強さ、程度、性質の客観的評価は困難なことが多く、日常診療において慢性疼痛[2]の多くは、原因がはっきりせず臨床各科で対応や治療に難渋している。患者をはじめその家庭、学校や職場、ひいては社会に与える影響は大きく、医療経済からみても大きな問題である。1986年国際疼痛学会は、「痛みは組織の実質的あるいは潜在的な傷害に結びつくか、このような傷害を表す言葉を使って述べられる不快な感覚・情動体験である」と定義し[3]、基礎医学系、臨床医学系、心理学系の研究者の間で広くコンセンサスを得ており、それによって痛み研究が進歩した。これまでの痛み研究により、生体への警告反応である急性疼痛とは異なり、「慢性疼痛」は複雑系の病態をもった疾患、すなわち、侵害刺激による末梢または中枢における種々の痛覚過敏のメカニズムがいくつか絡み合い、臨床的に複雑な症候を呈するものといわれている。最近、機能的脳画像の進歩[6]により、前帯状回や島皮質などの大脳皮質が痛みの認知に役割を果たし、痛みの不快な情動体験に寄与することが明らかになってきた[4,5]。

　慢性疼痛の診断[7]に際しては、まず患者の痛みに関する訴えを支持的対応で傾聴することから始め、良好な患者－医師関係を構築することである。そして、患者の身体的因子、心理社会的因子、認知行動学的因子、実存的因子など多面的に評価し、さらに経過中これらの評価を繰り返し行っていく段階的評価が必要である。疼痛閾値に個人差があることから、傷害の程度と痛みの強さが相関しないことも多い。また、患者は持続する疼痛や自律神経反応で苦しんだり、気分障害や不安障害、精神病性障害が疼痛に先行あるいは同時発症したり、その結果として発症したりすることもある。患者の中には疼痛と心身医学的因子との関係（心身相関）[8]に気づかない、あるいはそれを認めないという人もいる。初診時に慢性疼痛と診断しても、抗うつ薬や抗不安薬などの薬物療法のみで著明な改善ないし治癒した症例は、その時点で慢性疼痛と診断せず、その精神疾患を最終的な確定診断とする。ただし、慢性疼痛と精神疾患が併存する場合は、診断は併記することが望ましい。

　慢性疼痛の治療は、痛みの完全な除去ではなく、痛みを受容しその自己コントロール感を獲得し日常生活の行動範囲を広げ社会生活への適応を改善していくことを目標にする。治療方法は、器質的疾患がある場合はその治療を十分に行いながら、心身医

学療法[9]（薬物療法、カウンセリング、自律訓練法、バイオフィードバック療法、森田療法、絶食療法など）を組み合わせて実施する。特に、慢性疼痛の心理療法は、これまで痛みの訴えより痛みに伴う態度や行動（痛み行動）を治療対象と考えるオペラント行動療法[10]が行われてきた。しかし、最近では痛みが単に潜在する組織病変のみでなく、認知、感情、行動というものに影響を受ける複合した多次元の経験だとする考え方を基礎にした認知行動療法が国際的に重要な治療法として認知され、効果を上げている[11]。

2．慢性疼痛の心身医学的因子とその評価[12]

慢性疼痛の心身医学的因子とその評価は、身体的因子、心理社会的因子、認知行動学的因子、社会生活機能障害の4つに分けて評価していくと患者の全体像や病態が理解しやすい。これらの因子については、問診・面接、心理テスト、質問票などによって明らかにしていく。特に、実際の問診・面接では、まず患者の訴えを支持的態度で傾聴し、良好な患者－医師関係を構築して各評価を進めていくことが重要である。

1）身体的因子の評価
（1）疼痛の強さの評価

痛みの強さの評価は、慢性疼痛の疾患診断や治療効果を評価するうえで必要である。臨床的には、言語、数字、患者の行動、痛みに対する身体反応という4つに大別される。一般的には、数字による痛みの強さスケール（numerical rating scale：NRS）[13]で0を「全く痛みがない」、10を「耐え難い痛み」として0から10の間の数字で痛みを評価する方法がある。さらに、100mmの直線上で左端（下端）を「痛み0」から右端（上端）を「考えうる限りの最大の痛み」として現在の痛みを評価する視覚的アナログ目盛り法（visual analog scale：VAS）、顔の表情を描いた絵から自分の気分を最もよく表現すると思われる絵を選ばせるフェーススケール法もよく用いられる。また、痛みの主観的訴えの性状や強度の測定には、McGill pain questionnaire（MPQ）[14]が国際的に評価されている。臨床の現場で繰り返し使用する場合、その短縮版short-form MPQ（SF-MPQ）が有用であるが、現在その日本語短縮版MPQの開発[15]が行われている段階である。

（2）全身状態の評価

十分な病歴、現症の聴取をとり、諸検査所見に基づいて患者の身体的状態を把握する。特に痛みの原因となる器質的疾患や機能的疾患がないかどうかの検査は十分行う必要があるが、過去に実施された検査はなるべく重複しないようにする。

2) 心理社会的因子の評価

治療初期に患者の訴える症状が疼痛の器質的要因や重症度と合致しない場合、あるいは疼痛の慢性化による後遺症が残っている場合には心理社会的因子も併せて検討する必要がある。

(1) 問診・面接による評価

生育歴、職業歴、友人・家族関係、経済状態、結婚生活、宗教、ストレス因子、性格特性、現在の心理状態などを調査する。

(2) 心理テスト

患者の心理・性格特性[16]を把握するため心理テストを組み合わせて行い(テストバッテリー)、補助診断として利用する。抑うつや不安の自覚的症状については、Beck Depression Inventory(BDI)、Center for Epidemiological Studies-Depression scale(CES-D)、Self-rating Depression Scale(SDS)、Hospital Anxiety and Depression scale(HAD)、State Trait Anxiety Inventory(STAI)といった質問票が有用である。うつについての客観的尺度としては、Hamilton Depression rating scale(HAM-D)、不安の客観的尺度としてはHamilton Anxiety rating scale(HAM-A)が使用される。その他、Cornell medical index(CMI)健康調査表、Profile of Mood States(POMS)、矢田部－ギルフォード性格検査(Y-G)、Minnesota Multiphasic Personality Inventory(MMPI)などを用いる。慢性疼痛患者の性格特性として、心気的、抑うつ的、ヒステリー性の傾向が認められることが多いが、画一的ではない。例えば、患者が心理社会的因子を認めようとしなかったり、心身相関に気づかなかったりする場合では心理テストの評価には注意が必要である。

3) 認知行動学的因子

(1) 痛み行動の評価

痛み行動を明らかにするには、痛みの先行刺激と強化刺激を丹念に調べる必要がある。先行刺激については、痛みがどのような状況下や時間帯で起こるか、どのような身体活動や情報が引き金になるか、また痛みと相容れない行動は何かを明らかにする。強化刺激については、痛みの訴えに治療者や周囲の人々がどのような処置や対応(鎮痛薬、湿布、マッサージ、職場を休む、同情を得るなど)をしているか調査する。患者自身による痛みの強さ、持続時間、出現パターンなどを記録してもらい、面接の際参考にするとよい。患者の日常行動の観察を行う場合、周囲からの情報も重要である。

(2) 痛みに対する認知と対処法

認知の因子については、疼痛制御感(pain control beliefs：痛みの性状とそのコントロールの可能性についての感じ方)、自己効力感(self efficacy beliefs：患者が痛みに対処できるという自信)、恐怖回避感(fear-avoidance beliefs：痛みに関する恐怖と回避

傾向についての感じ方)、コーピングについての形式と戦略(coping styles and strategies：痛み体験とのつきあい方)の4つの観点から分析する。各症例でこれらの認知の方式について検討し、痛みの否定的な見方に焦点を合わせた破滅的(catastrophizing)感じ方を積極的な痛みとのつきあい方(active coping)に置き換えていくことが、認知行動療法の原則である。

4) 社会生活機能の障害の評価

　慢性疼痛が難治・遷延化している場合、家族システムにも異常をきたしていることが多く、患者が治療中あるいは治療後適応していく家庭や職場での社会生活機能を評価することは重要である。疼痛生活障害評価尺度[17]（Pain Disability Assessment Scale：PDAS）が有用とされており、心身医学的治療の効果の評価にも利用することができる。

3．診断ガイドライン[18]－解説とその根拠－(表8-1、図8-1)

表8-1　心身症としての慢性疼痛の診断ガイドライン

A．1つまたはそれ以上の解剖学的部位における疼痛が、既存の身体的検査と治療[注1]にもかかわらず6カ月以上臨床像の中心を占めている。

B．その疼痛は、臨床的に著しい痛みの自覚と愁訴、それによる日常生活での活動の制限ないし障害を引き起こしている。

C．心理社会的要因、または心理社会的要因と身体的要因の両方が、疼痛の発症、持続または悪化、重症度に重要な役割を果たしている[注2]。

D．気分障害や不安障害が、疼痛に先行あるいは同時発症したり、その結果として発症する場合もある[注3]。

除外項目
1．(虚偽性障害や詐病のように)意図的に作り出されたりねつ造されたりしている。
2．重篤な精神病性障害の既往があるか、現在もその疑いがある。
3．明らかな学習能力の障害、妄想性障害がある。
4．末期状態の疾患に罹患している。

注1：既存の身体的検査と治療とは、臨床で実施可能な血液・画像・生理学的検査、および以下の治療方法を指す。
　・薬物療法(非ステロイド性抗炎症薬、鎮痛薬、抗うつ薬、抗不安薬、麻酔薬など)
　・神経ブロック療法
　・電気刺激療法
　・レーザー療法
　・鍼灸療法
　・手術療法
　・リハビリテーション

注2：心理社会的因子の関与は、問診・面接、心理テストやバイオフィードバック法などの評価によって明らかにする。患者が心理・社会的因子や心身相関に気づかない、あるいは認めようとしないことも慢性疼痛の特徴の一つである。

注3：合併する精神疾患の経過中、薬物療法により疼痛が著明に改善あるいは治癒した場合、慢性疼痛と診断せず、その精神疾患を最終的な確定診断とする。ただし、慢性疼痛と精神疾患が併存する場合、併記することが望ましい。

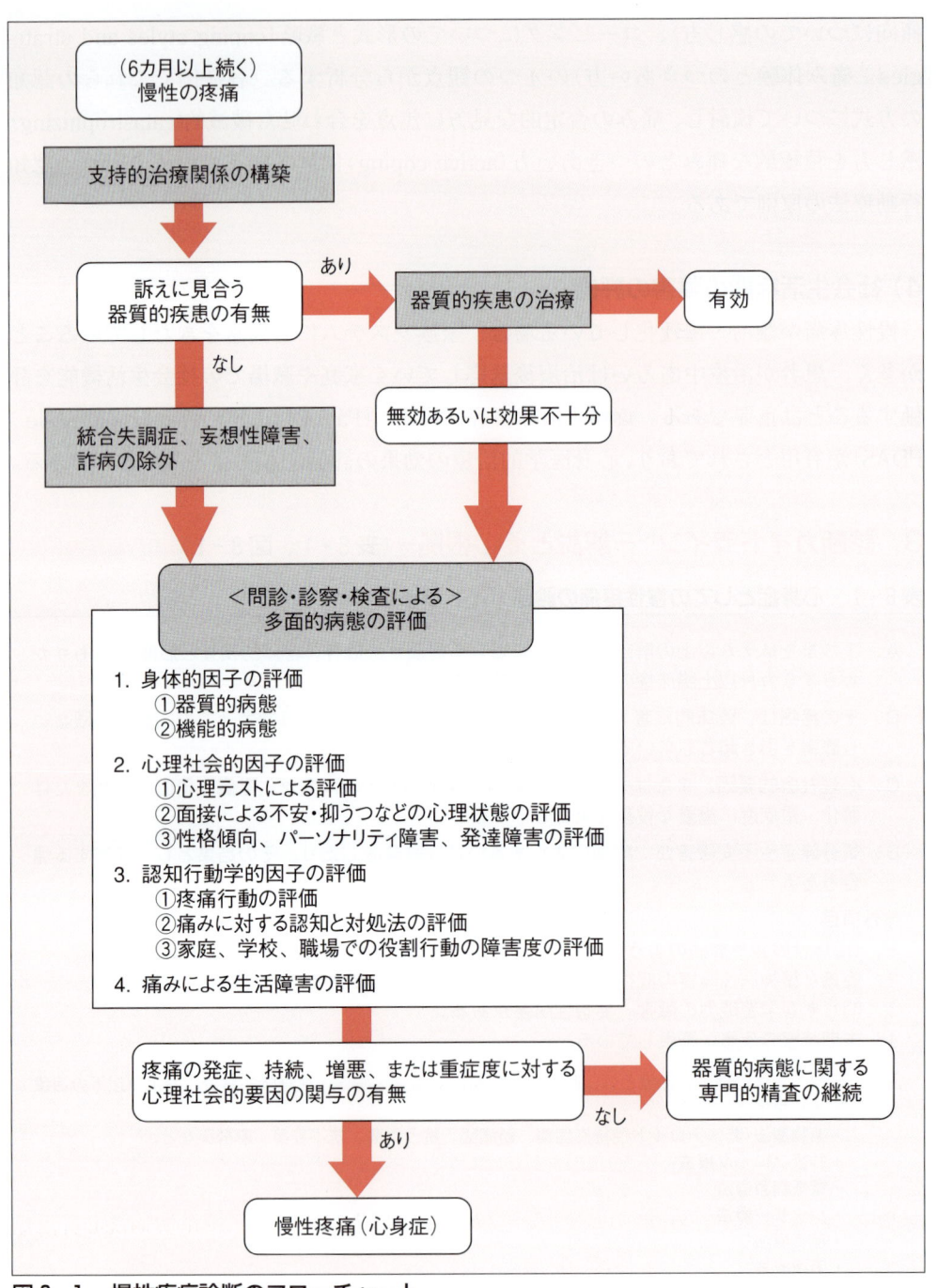

図8-1 慢性疼痛診断のフローチャート

1) 根拠

　現在、国際的に認められているDSM-IVの「疼痛性障害」の診断基準[19]のいくつかは、心身症としての慢性疼痛の診断基準にも適用できる。平成11年度は厚生省精神・神経

慢性疼痛

疾患委託研究「心身症の診断・治療ガイドライン作成とその実証的研究」の班会議の発足以来行ってきた「『慢性の痛み』についての調査表」の分析結果を参考に、DSM-Ⅳの「疼痛性障害」の診断基準をベースに「慢性疼痛(心身症)の診断ガイドライン」を作成した。その後の班会議および調査研究でガイドラインの妥当性を議論・検討し、平成12年度は大きく2つの問題点について研究を行った。一つは、他の精神疾患(特に気分障害[20])との関連をどのように取り扱うかということ、もう一つは、心理社会的要因の関与をどのように明らかにするかということである。

(1)「慢性の痛み」を主訴に受診した患者の特徴の研究

対象：2000年1～12月の1年間に「6カ月以上持続する慢性の痛み」を主訴として鹿児島大学医学部附属病院心身医療科外来を受診した患者185人(男性76人、女性109人)。平均年齢44.8歳(13～86歳)。

方法：初診時の診断が「慢性疼痛」、「うつ(気分障害)」、「その他」の3群に分け、「慢性疼痛」群の特徴を検討した。

結果：「慢性疼痛」群では初診時に心理社会的因子が明らかになったものは8割弱で、心理テスト(CMI、Y-G、SDS)では健常レベルにとどまるものが少なからず認められた(CMI：領域Ⅰ、Ⅱ＝36％)。「慢性疼痛」群の52％にうつの合併が認められた。「うつ」群の半数以上が外来治療での抗うつ薬の使用のみで軽快・治癒していた。

Sternbachら[21]は、MMPIによる急性疼痛患者と慢性疼痛患者の心理的特性を比較し、「慢性疼痛患者では心気症尺度、抑うつ性尺度、ヒステリー性尺度という神経症性三尺度が高く、これらは慢性化する中で痛みの症状が拡大し、患者の大きな部分を占めるようになったことを反映している」と報告している。しかし、今回の調査結果では、慢性疼痛患者の心理特性は画一的ではなく、むしろ患者が心理社会的因子に気づかない場合や認めようとしない症例もみられた。「慢性疼痛」群の治療経過は検討していないが、初診時に慢性疼痛と診断しても抗うつ薬のみで著明な改善が認められるような症例は、その時点で「うつ(気分障害)」という最終的な診断にするべきである。

(2) 慢性疼痛(心身症)患者の心理社会的要因の検討

「慢性疼痛(心身症)の診断ガイドライン」に基づき、慢性疼痛患者の心理社会的要因を検討した。

対象：2000年1月～2001年10月までの22カ月間に鹿児島大学医学部附属病院心身医療科外来を2回以上受診した患者のうち、「慢性疼痛(心身症)」と診断した72名(男性34名、女性38名)。

方法：臨床像、CMI、現在の転帰状況、心理社会的要因(家族・家庭内問題、家族以外の対人関係問題、学校・職場の問題、社会的支援、経済的問題)を調査した。

結果：臨床像は平均年齢48.5±18.5歳(11～86歳)、病悩期間34.9±37.8カ月(0～156カ月)、治療期間54.4±49.1カ月(6～252カ月)、受診病院数4.6±2.3カ所(2～15カ所)。

身体的問題は器質的疾患あり35名、なし37名。器質的疾患がある35名のうち、21名（60％）は整形外科的疾患であった。
　CMI（65名施行）の結果はⅠ領域5名、Ⅱ領域16名、Ⅲ領域26名、Ⅳ領域16名。21名（32.3％）がⅠ・Ⅱ領域の健常レベルであった。
　現在の転帰状況は良好18名（23.6％）、やや良好32名（45.8％）、不変・悪化22名（30.6％）。
　心理社会的要因の有無は、あり64名（88.8％）、なし8名（11.2％）。心理社会的要因のあった64名の内訳は、学校・職場の問題30名、家族・家庭内問題29名、経済的問題14名、社会的支援なし8名、家族以外の対人関係6名であった。2つ以上の要因をもった患者は18名で、不変・悪化群の22名中8名（36.3％）が、良好群18名中3名（16.7％）、やや良好群32名中7名（21.8％）に比べて多かった。気分障害は27名（37.5％）に認められた。
　以上、慢性疼痛（心身症）の64名（88.8％）に心理社会的要因が明らかにできたが、8名（11.2％）は不明のままであり、心身相関に気づきがない場合や心理社会的問題への介入を拒否する例の存在が明らかになった。心理社会的要因が、慢性疼痛（心身症）の準備因子、発症因子、持続・増悪因子のどの因子が、どの段階に、どの程度関わっているかを症例ごとに詳細に検討する必要がある。

(3) 慢性疼痛の器質的疾患の有無による臨床像と心理社会的要因および機能の全体的評価の関連性

方法：対象は2000年1月～2001年10月に鹿児島大学医学部附属病院心身医療科外来を2回以上受診、ガイドラインに基づいて明らかな心理社会的要因を認めた慢性疼痛63名（男性29名、女性34名）。
方法：診療録をもとに以下の項目を調査した。
①臨床像：年齢、性、当科初診までの期間、病悩期間、受診病院数、器質的疾患の有無。
②不安障害・気分障害の有無。
③社会的要因の有無（複数回答可）：(1)家庭内問題、(2)家族以外の対人関係問題、(3)学校・職場の問題、(4)社会的支援、(5)経済的問題。
④機能の全体的評定（the Global Assessment Scale of Functioning：GAF）：調査時点のGAFを、軽度（61～）を1、中等度（51～60）を2、重度（41～50）を3として3段階で評価した。
結果：
①臨床像は平均年齢47.3±18.1歳（11～83歳）、初診までの期間33.9±38.5カ月（0～156カ月）、病悩期間55.1±51.0カ月（6～252カ月）、受診病院数4.6±2.2カ所（2～15カ所）、器質的疾患あり35名、なし28名。
②不安障害・気分障害の有無はあり25名（39.7％）のうち、不安障害8名、気分障害16名、不安障害＋気分障害1名。

③社会的要因の有無、④機能の全体的評定(GAF)：(1)家庭内問題29名(46.0％)、(2)家族以外の対人関係問題6名(9.5％)、(3)学校・職場の問題28名(44.4％)、(4)社会的支援なし8名(12.7％)、(5)経済的問題あり13名(20.6％)であった。

　器質的疾患あり群vs.なし群の2群間の比較では、病悩期間(28.0±33.3カ月vs.40.9±43.5カ月、p＝0.0192)、GAF(1.86±0.76vs2.37±0.63、p＝0.0064)で有意な差が認められた。心理的要因としての気分障害の有無は年齢と有意な相関が認められたが、GAFとの有意な相関は認められなかった。また、社会的要因の項目とGAFの関連性として、「経済的問題あり」の患者はGAFの重症と有意な相関が認められたが、要因数とは有意な関連性は認められなかった。

4. 治療ガイドラインー解説とその根拠ー(図8-2)
1) 器質的疾患の検討・治療

　6カ月以上続く、持続性または反復性の疼痛を認めた患者が受診または紹介された場合、詳細な問診(疼痛の範囲、強度、質、継続時間、鎮痛処置の種類・量・使用パターン、救急外来受診回数、入院回数、疼痛の出現に伴う精神状態、家庭・職場での役割の変化)をもとに、訴えに見合うだけの器質的疾患の有無を検討する。器質的疾患の鑑別が不十分であれば検査を行う。器質的疾患が存在するならば、侵害刺激を除去・軽減する検査治療を行う。各専門科へのコンサルトを実施し、薬物治療(NSAIDs、鎮痛薬、鎮痛補助薬など)、神経ブロック療法、理学療法、リハビリテーション、(再)手術療法のよい適応があればそれを実施する。治療にあたる医師は、疼痛専門医として、神経ブロック、整形外科領域での特殊な技術に習熟している必要はないが、各診療科を結ぶ横断的な知識が要求される。これらの科での受診・加療を数施設で経験してから来院する患者も少なくないため、検査や治療の中から適切な選択を行い、各部分の調整を図ることが必要である。患者のドクターショッピングや医療不信の増悪、不必要な検査・治療による医療費の無駄遣いを避けることも重要である。訴えに見合う器質的疾患がないか十分に検討し、その疾患・症状に見合う加療にもかかわらず、疼痛が残存する場合には、心身医学的な診断・治療を行っていく。

2) 心身医学的診断のための面接および心理テスト

　慢性疼痛患者の心身医学的因子の評価を問診・面接、心理テスト、質問表などによって身体的因子、心理社会的因子、認知行動学的因子、社会生活機能障害など多面的に評価して、慢性疼痛(心身症)の診断を行う。ここまでの段階で虚偽性障害(外的動機によらず病者の役割を演じるために疼痛を意図的に操作・ねつ造しているもの)、詐病(外的誘因のため意図的に疼痛のふりをしているもの)、妄想性障害(どのような説得によっても修正不可能な疼痛の妄想にとらわれているもの)、重篤な精神病性障

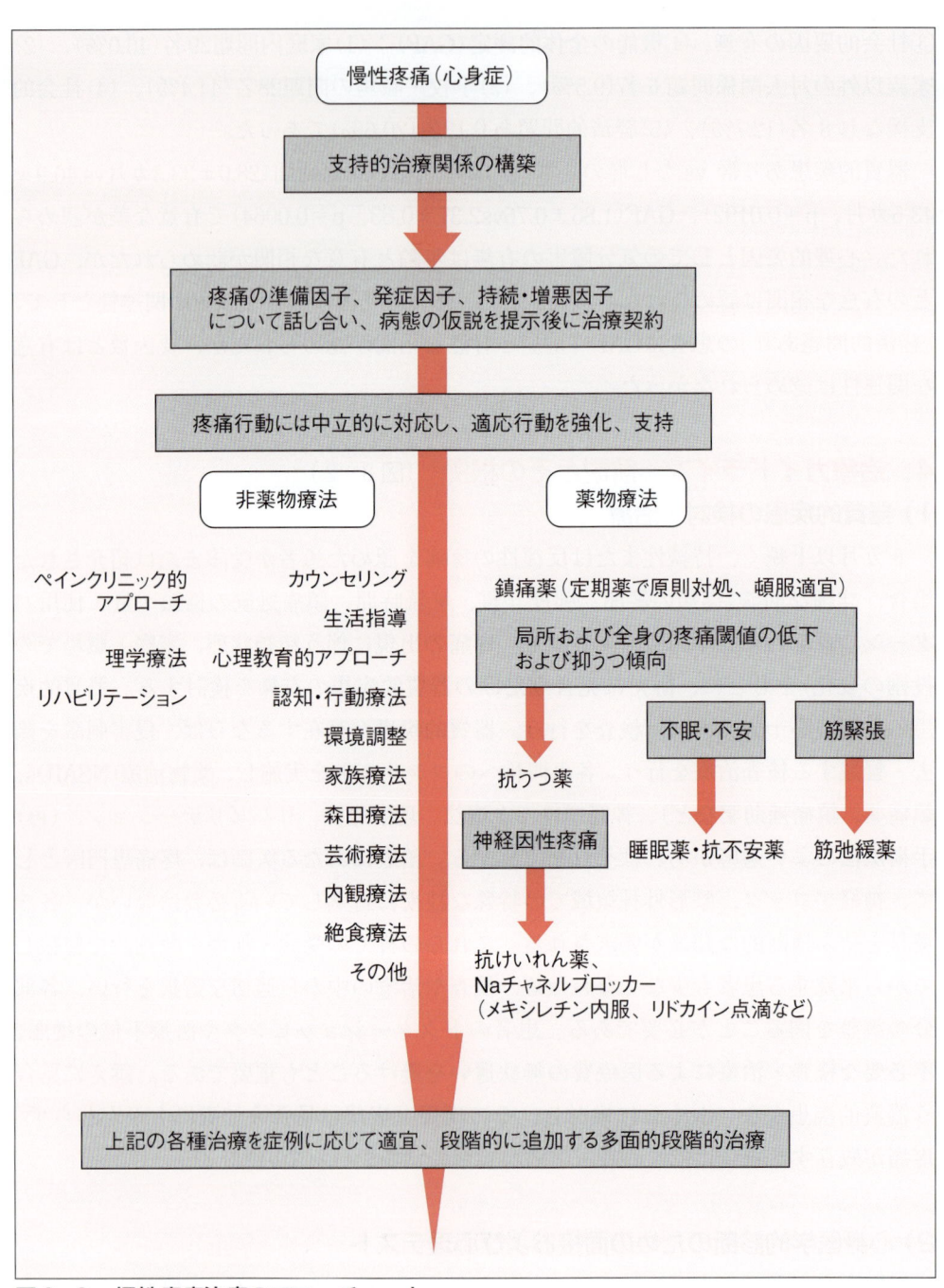

```
                    慢性疼痛（心身症）
                           ↓
                   支持的治療関係の構築
                           ↓
              疼痛の準備因子、発症因子、持続・増悪因子
              について話し合い、病態の仮説を提示後に治療契約
                           ↓
              疼痛行動には中立的に対応し、適応行動を強化、支持

                    非薬物療法              薬物療法

 ペインクリニック的    カウンセリング      鎮痛薬（定期薬で原則対処、頓服適宜）
    アプローチ         生活指導         ┌─────────────────┐
                                       │局所および全身の疼痛閾値の低下 │
    理学療法       心理教育的アプローチ   │および抑うつ傾向          │
                                       └─────────────────┘
   リハビリテーション   認知・行動療法           ↓        不眠・不安   筋緊張
                      環境調整                                ↓        ↓
                      家族療法               抗うつ薬      睡眠薬・抗不安薬  筋弛緩薬
                      森田療法          ┌─────┐
                      芸術療法          │神経因性疼痛│
                      内観療法          └─────┘
                      絶食療法                ↓
                      その他            抗けいれん薬、
                                       Naチャネルブロッカー
                                       （メキシレチン内服、リドカイン点滴など）

              上記の各種治療を症例に応じて適宜、段階的に追加する多面的段階的治療
                           ↓
```

図8-2　慢性疼痛治療のフローチャート

害（統合失調症、器質性精神障害など）などは除外し、場合によっては、精神科などへの転科を考慮する。しかし、入院後の行動分析によってこれらのことが判明することも少なくない。

表8-2　慢性疼痛の原因

1. 侵害受容性疼痛
   関節リウマチ、末梢血管障害、骨粗鬆症、慢性膵炎、消化性潰瘍、悪性腫瘍など
2. 機能性疼痛
   Functional dyspepsia、過敏性腸症候群、機能性胆道障害、緊張型頭痛、筋筋膜症候群など
3. 神経因性疼痛
   複合性局所疼痛症候群(complex regional pain syndrome：CRPS)、反射性交感神経性萎縮症、求心路遮断症候群(帯状疱疹後神経痛、腕神経叢引き抜き損傷、幻肢痛、視床痛)など
4. 学習性疼痛
   ①オペラント学習性　②回避学習性
5. 精神医学的疼痛
   ①うつ病　②転換性障害　③心気症など

病態仮説の作成

　詳細な病歴聴取、受診目的の確認、収集した情報を整理して病態仮説を立てる。患者に仮説に基づく治療の説明を行うが、治癒過程において心理的洞察自体を言語化させることは必ずしも必要ではないと考える。心理的問題への直面が行動化をきたすおそれがある場合や、背景の問題が治療者に処理困難なほど複雑である場合は心理機制を把握できていても身体的治療で関係を繋ぎながら介入の機会を待つことを考慮すべきである。慢性疼痛の原因[9]を表8-2に挙げる。

(1) 侵害受容性疼痛

　健常な組織を傷害するか、その危険性をもつ侵害刺激が加わったために生じる痛みを指す。具体的には関節リウマチ、末梢血管障害、骨粗鬆症、慢性膵炎、慢性消化性潰瘍、悪性腫瘍などが挙げられる。

(2) 機能性疼痛

　自律神経系の機能異常による消化管、末梢血管などの平滑筋の不安定な収縮や拡張、骨格筋の緊張によって末梢性の疼痛が生じる型。これらの病態は体質性素因によっても、情動ストレスによる精神生理学的反応としても生じる。

(3) 神経因性疼痛

　組織障害によってではなく、神経損傷に続いて生じる神経系の変化によって発生する疼痛。複合性局所疼痛症候群(complex regional pain syndrome：CRPS)などがある。神経因性疼痛の疾患概念は一般にあまり普及していないため、原因不明として心療内科を紹介されることがあるが、その存在が疑われたら速やかにペインクリニックへ紹介するべきである。しかし、慢性、難治性の神経因性疼痛症例では、後述する精神医学的疾患や学習性疼痛のメカニズムが合併して関与していることがしばしばあり、その場合は心身医学的治療を積極的に導入する必要がある。

(4) 学習性疼痛
①オペラント学習性
　痛みの原因が治癒しても疼痛行動(言語的に疼痛を訴える、苦しそうな表情をする)が持続する場合にはその患者にとって報酬となる結果が随伴している、という学習理論に基づく。これらは、意図的に自覚して行動しているものではなく、患者が孤立・不安・葛藤・家族崩壊などの苦境に追いつめられているとき、唯一、疼痛行動でしかそれを和らげられない場合に疼痛行動が持続していると考えるのが妥当である。報酬には以下のものがある。
- 重要な人物からの注目・関心・擁護的かかわり(擁護反応)
- 家庭または社会生活への再適応の回避(現実回避)
- 怒り・不満・罪悪感といった心理的苦痛の抑圧の回避(葛藤回避)
- 他の家族構成員間の葛藤の回避(家族システムの維持)

②回避学習性
　外傷などの治癒過程で何らかの動作に伴って痛みが自覚されたときに「痛みを起こす動作は病変を悪化させる」と予期すると、圧がかからないように足を引きずったり、不自然な姿勢をとったりなどの痛みを回避する行動を引き起こす。回復期には、損傷された部位の安静はとても重要なものであるが、治癒後も不快な結果を伴うと予想してその行動を回避し続けると、ある筋肉がいつも収縮状態となり、脊柱がいつも異常な形に傾くことになり、そこに新たな痛みが出現する。それによって患者の予期不安はさらに強固となり回避行動が継続する。やがて筋萎縮や関節の拘縮、筋緊張の亢進などをきたし二次的な痛みの原因となることがある。

(5) 精神医学的疼痛
　うつ病と転換性障害が多く、依存症、虚偽性障害は比較的少ない。うつ病では、意欲の低下、気分の不安定、睡眠障害、食欲不振などを伴っている。転換性障害は前述のオペラント学習性疼痛とほとんど同義の概念であるが、疼痛は意図的なものではなく、また、ヒステリー性格など人格水準の問題を混同するべきではない。軽躁状態や精神病性障害の患者では、用紙いっぱいに詳細に痛みの部位や性状を記録したり、「電波」などといった奇異な痛みの表現をしたりすることがある。
　九州大学病院心療内科に入院していた慢性疼痛重症例〔1990年1月～2000年1月、男性36名、女性47名。12～83歳(平均43.4歳)〕の検討では、身体疾患としては機能性疼痛が約35%、神経因性疼痛が約17%。精神医学的疼痛ではうつ病が約66%、転換性障害が約24%であった。慢性疼痛には多面性があり、単独の原因しかないようにみえるときでもそれぞれの要因の存在する程度と相互関係を評価し、限定しないことも重要である。

3）心身医学的治療（薬物療法、非薬物療法、生活指導）の実施

　病態仮説に基づいた病状の観察をすすめ、引き続き治療による病状の変化を検証し、これを繰り返しながら治療関係を確立していく。必要に応じて、病態仮説・治療法は改変していくべきである。また、基本的な心理療法（支持的精神療法）による、受容、保証、支持的態度を初回受診時から継続するのも重要である。薬物療法に限らず、心理療法にしても、良好な患者－医師関係があって初めて効果が期待される。明らかに心理的機制が存在する場合でも、多くの慢性疼痛患者では身体的・心理的・社会的苦痛が混沌としており、心理面への介入に拒否的であるために初期の段階で全貌を把握することはしばしば困難である。そのような場合、器質的、機能的病態に対する身体的治療や、神経生理的病態を基礎とするうつ病に対する薬物療法などを十分に実施すると、心理機制が顕在化してくることがある。心理機制に対する介入開始の目安としては、睡眠・食欲・活動レベル（日常生活活動の障害度・社会的役割分担）の回復を目安にする。心理的介入に合わせて、身体的治療の質・量ともに漸減していく。場合によっては疼痛や抑うつを軽減したために、問題が重篤化することがある。

(1) 薬物療法

　慢性疼痛の薬物療法の基本は、経口投与、定時投与であることが望ましい。鎮痛薬、麻酔、神経ブロックといった急性疼痛に対する鎮痛法は無効であることが多い。また、1カ月程度の薬物療法を継続しても効果が全く得られない場合は、他の生理的・心理的機制の存在を考慮すべきである。

①抗うつ薬

　塩酸アミトリプチリン、塩酸クロミプラミン、塩酸イミプラミンのような三環系抗うつ薬は、うつ病に対する効果だけでなく、下行抑制系の機能を賦活することによって痛みを緩和することが神経因性疼痛などでも確認されており[10]、抑うつ症状がない場合でも鎮痛作用を目的に投与されうる。また、痛みのために不眠を訴える患者にも有効である。抗うつ薬の鎮痛作用は抑うつの治療に必要とされる投与量より少量で、速やかに出現することが多い。外来患者では、これらの三環系抗うつ薬を10～25mg/日より眠前、経口で開始し、2～3週ごとに段階的に75～100mg/日まで増量する。入院患者では、塩酸クロミプラミンの点滴静注療法により、疼痛閾値の改善がみられることが多い。点滴500cc中に塩酸クロミプラミン12.5mg/日を混入し、就眠前などに点滴投与する。50mg/日程度まで漸増していく。2～4週間を目安に経口薬（およそ30～75mg/日）へ切り替える。p188で述べた、九州大学病院心療内科に入院した慢性疼痛重症例の検討では、実際に点滴静注療法の適応があった患者（66%）の約75%に短期的な改善（復職、復学などの社会機能の回復）を認めた。抗コリン性の副作用（めまい、立ちくらみ、便秘、排尿障害、口渇）に関しては投与前に十分な説明を実施して納得してもらったうえで処方すべきである。一つの薬剤で十分な効果が得られない場

合は、脳内アミンに対する作用スペクトラムが異なると考えられている薬物（アモキサピン、塩酸ロフェプラミンなど）を用いる。高齢者、緑内障患者、前立腺肥大症患者などの場合には、前述の副作用があるため投与量に限界があり、抗コリン作用の少ない選択的セロトニン再取込み阻害薬：SSRI（塩酸パロキセチン、マレイン酸フルボキサミンなど）やセロトニン・ノルアドレナリン再取込み阻害薬：SNRI（塩酸ミルナシプランなど）を使用する。

②抗不安薬・鎮静催眠薬

　痛みに伴う不安、焦燥、不眠に対して用いるだけではなく、筋緊張の緩和作用を期待して用いられる。抗不安作用、筋弛緩作用などによって使い分ける。アルプラゾラム、ジアゼパムなどを使用する。ロラゼパム、エチゾラムなどは筋弛緩作用が強い。長期投与による耐性や依存性があるので、できるだけ長期投与にならないように減量するのが望ましい。また、高齢者ではせん妄、小児では衝動耐性の低下をきたす危険性があるために、少量より開始する。

③抗精神病薬

　急性の混乱、錯乱や難治性の不眠に対してハロペリドール、塩酸クロルプロマジンなどを処方することがある。できれば専門医へのコンサルトを実施してから開始するのが望ましい。長期投与や大量投与でジストニア反応が出現するため抗ヒスタミン薬を併用する。抗うつ薬＋リスペリドン（serotonin dopamine antagonist）などの少量投与（1～2 mg/日）が、抗不眠、抗うつ作用の相乗効果を期待して処方されることがある。

④その他の薬

　神経因性疼痛で抗けいれん薬（カルバマゼピンなど）が使用されることがある。機能性疼痛で筋緊張治療薬（塩酸エペリゾンなど）や消化管機能調整薬（マレイン酸トリメブチンなど）が使用されることがある。筋緊張治療薬のうち塩酸チザニジン（テルネリン®）はSSRIのマレイン酸フルボキサミン（ルボックス®、デプロメール®）と併用すると血中濃度が著明に上昇する（33倍）ことから併用禁忌となっており、うつ状態で筋緊張を合併している症例の処方には注意を要する[22]。

（2）非薬物療法・生活指導

　長期化している慢性疼痛例では、薬物療法単独ではなかなか症状が改善されないことが多い。以下の方法を併用することで改善がみられる場合がある。

①リラクセーション

　骨格筋の弛緩に伴う求心性インパルスの減少が、中枢性には不安や緊張を沈静化し、そのことによって交感神経の過緊張を軽減するという目的で導入される。また、これらの技法によって患者が疼痛の制御感すなわち痛みをコントロールできるという自信をもつことが重要であるといった報告がある。自律訓練法、バイオフィードバック法（筋電図、脳波、皮膚発汗などの生体情報を音や光でフィードバックする）、筋弛緩法

などがある。

②カウンセリング

　慢性疼痛固有の特徴としては、疼痛は疼痛として存在するために、心理面接において「なぜ痛むのか？」を最初の話題としても有益でない場合が多い。検査上、異常を認めなくても疼痛は生理学的に十分説明のつくものであることを説明する。患者が痛みを抱えて、何とかやってこられたことをねぎらい、どのように工夫してきたかについて患者自身に説明してもらうことが有用である。苦痛に対する「受容と共感、支持」を実行する。また、家族同席の面接を実施することによって隠れていた心理機制が明らかになることがある。

③行動療法

　環境、行動と身体の関連、認知や情動を対象に加療を行う。また、セルフモニタリングとして痛みの日記などを書いてもらい、患者自身の心身相関の認知、洞察を促す。

　次に、学習性疼痛のタイプに応じた治療法について述べる。

ⅰ）オペラント学習性疼痛

　前述したように、疼痛行動は意図的に作られた仮病ではなく、心理的社会的もしくは実存的苦境に追い詰められた患者の解決的努力であるといえる。報酬を遮断することで疼痛行動の機能を低下させるだけでなく、より適応的な解決方法を形成する必要があることをふまえたうえで、以下の心理的治療を試みる。

（a）擁護反応

　擁護的役割を担っている人物に疼痛行動の持続する病態を説明する。疼痛行動に対する即時的な擁護的対応（付き添う、薬を飲ませる、痛いところを揉んであげるなど）を徐々に止めて、一定の距離において対応する。擁護的対応を軽減していくときは、痛みの訴えを無視していくのではなく、「効果のない方法を繰り返すよりも、他の方法を考えていきましょう」という態度で接する。代わりに少しでも生産的・健康的な行動（活発な動作、痛み以外の会話、精神的苦痛の表現など）に十分なかかわりをもつように指示する。

（b）現実回避

　患者の能力に見合った受け皿を探すこと、社会的技術訓練やストレスに焦点をあてた認知的技法などにより患者の適応能力を高めることなどが必要となる。このタイプの患者は一般に心理療法を通して苦渋に満ちた現実に直面することには強い抵抗を示し、自己破壊的行動や反社会的行動などの行動化をきたして治療が中断に至ることも多い。

（c）葛藤回避

　患者の抱く罪悪感や抑圧といった心理には敬意を払いながらも、不満や攻撃的感情に対して共感を示し、内的葛藤が率直に表現される治療関係を形成する。ときには周

囲の人への最低限の自己主張を促すことも必要となる。

(d) 家族システムの維持

疼痛行動によってもたらされていた家族成員間の葛藤の解決がより適応的な方法で図られるように促す。この際、隠蔽されていた問題（例：隠蔽されていた家族に対する攻撃感情）が顕在化して家族の離反といった結果に至ることがあり、注意を要する。

ⅱ）回避学習性疼痛

身体感覚に対する誤って学習された解釈や意味づけといった認知的要因に対して教育的アプローチを実施し、徐々に運動を再開し、活発な日常生活を維持するほうが効果的であることを理解、体験してもらう。

④家族療法、森田療法、絶食療法

これらの特殊な心理療法が有効である場合が存在する。家族療法の適応は、疼痛が家庭内の葛藤回避や家族システムの維持に関連していると仮説が立てられる場合である。森田療法や絶食療法の適応は疼痛への「とらわれ」が愁訴の中心にあると仮説が立てられる場合である。いずれにしてもこれらの治療を行っている専門病院にコンサルトする必要がある。

⑤心理教育的アプローチ

痛みに関連する解剖・生理学的知識、例えば不安や抑うつによって痛みの閾値は低下すること、活動低下による筋肉や関節の萎縮・末梢循環不全にはリハビリテーションが効果的であることなどを説明し、作業療法などを含めて徐々に活動を再開し、活発な日常生活を維持するほうが効果的であることを理解、体験してもらう。心理教育的アプローチは患者だけでなく家族にも行い、家族の「本当に痛いのか？」という不信感を取り除くことも重要である。

(3) 治療におけるその他の注意事項

①薬物依存、医療処置に対する依存に関して

頻繁な鎮痛処置の要求、夜間外来受診や頻回入院、医療スタッフへの過度に依存的な態度、それらが得られないときの攻撃的な言動は医療現場に混乱を招き、治療の妨げとなる。患者の穏やかな痛みの訴えを無視して、激しく訴えたときのみ反応すると、後者の頻度が増加する。このような場合は、患者の訴えによく耳を傾け十分な検査や治療を行うことが患者の穏やかな行動を増加させる。また、患者に対しては（疼痛が出現してから適宜実施するのではなく）定期的に必要な処置・処方を実施する。臨時の処置は、薬剤・投与法・投与間隔を明確に定めたうえで、感情を交えずに事務的に迅速に行い（中立的な対応）、患者の行動を助長しないようにする。臨時処置の量や質に合わせて一定の行動制限（数時間の安静など）を設けることもある。疼痛行動に対して治療者が怒りや不快感をあからさまにすると、患者が問題を医療者の問題に転換して疼痛行動の維持に利用されてしまうので慎むべきである。

②入院について

　入院時契約の際には、患者と治療者間で治療目標・治療方法・入院期間が合意されていることが重要である。入院することによって疼痛が増悪する可能性があること（隠れていた心理機制が明らかになる、入院している他患者に巻き込まれる、退院に対する恐怖・不安が生じるなど）、増悪した場合には外来治療に切り替えたり転院になる可能性があることをあらかじめ入院前に説明していなくてはならない。場合によっては家族にも十分説明し、明文化しておいてもよい。緊急入院はできるだけ短期入院として仕切り直したほうがよい。治療目標によっては疼痛の緩和よりも、QOLの改善を図ることが中心になることもある。入院後は、すぐに治療を開始するよりも1〜2週間の観察期間をおき、十分な安静および患者の疼痛行動の分析を行う。入院治療が望ましくない病態としては、転換性障害、薬物乱用、薬物依存などがある。薬物乱用および依存や処置依存の患者に関しては、問題となっている薬物や処置を入院時には完全に止めることを条件に入院契約を行う。

③患者が医学的に根拠のない治療法を希望している場合[11]

　痛みに対して有効であると患者が強く信じているものがあれば、いかに医学的に根拠のない治療であってもあからさまに否定しない。神経ブロックやリハビリテーションに関しても、医師や理学療法士による処置そのものが治療的意義をもつことがあり、根拠がないからといって代償のないままに処置を中止すると疼痛の増悪を招くことがある。プラセボ反応は強力で広範に認められる現象であり、患者がプラセボに反応したからといって、本当は痛みをもっていなかったと考えることは誤りである。徐々に病態仮説に基づいた治療にシフトしていくことが望ましい。

④うつ病との鑑別について

　うつ病は大脳生理学的にみると神経伝達物質のセロトニン・ノルアドレナリンの機能的欠乏が生じているといわれている。痛みに対する下行性抑制系のうち延髄の大縫線核からの神経線維はセロトニン作動性、橋の青斑からの神経線維はノルアドレナリン作動性と考えられている。すなわち、うつ病では下行性抑制系の機能低下が疼痛発生に関与しているものと思われ、両者は相互関係にある可能性がある。また、強い情動ストレスは疼痛の発症と持続・増悪の原因に十分なりうると考える。

⑤訴訟、保障、離婚などが絡んでいる場合

　一般的に、これらの問題が絡んでいる場合は医療者には処理が困難なことが多い。訴訟、保障の場合は、保険金などの手続きが終了してからでないと治療に取りかかれないことがある。逆に離婚や退職など、人生の重大な結論を出そうとしている場合には、治療が済むまでその決断を待ってもらうことがある。

⑥スタッフミーティングの必要性

　慢性疼痛患者は、入院時などに頻繁に痛みを訴えて処置や鎮痛薬を要求したり、治

療スタッフを過度に攻撃したり、依存的な態度をとることが多い。こうした言動は、医療スタッフ間に不信や反目を生むので、スタッフミーティングを開き情報交換を行い、心身医学的評価・治療方針などを共有し、医療スタッフの精神衛生にも配慮する。

4）治療効果の判定

　治療目標としては、完全に痛みをとることでなく（短期間ではほとんど無理なことが多い）、患者が活発な日常生活を送り、役割活動（就労、就学、家事）が改善し、必要以上の医療依存が減ることを目指したほうがよい。一般に、転換機制の強い疼痛患者はいくら身体的治療を行っても「少しもよくならない」と訴え続けるが、痛み以外の側面をみると、食欲や睡眠状態が改善していたり活動性が向上していたりすることが稀ではない。

5．典型的症例提示

患者：36歳、女性。兼業主婦。
主訴：頸部痛。病悩期間約4年間。
家族歴、生活歴、既往歴：特記すべきことなし。
現病歴：X－4年、誘因なく頸部のつっぱり感が出現したが、徐々に増悪し頸部痛となった。近医整形外科を受診したところ椎間孔の軽度狭小化を指摘されたために、治療を開始したが症状は改善しなかった。整体（鍼・灸・按摩）での治療も無効であった。X－3年、別の整形外科を3施設受診。頸椎MRIで異常を認めず、牽引・電気治療も無効であった。X－2年、症状が増悪。会社の仕事も激務であったが、仕事を休みがちになった。整形外科に約40日間入院したが無効であった。同時期に、締めつけられるような頭痛も出現。さらに別の整形外科を受診したが、異常を認めなかった。この頃より医療不信となり、民間療法、整骨院、カイロプラクティックに通院。他の民間療法でも改善を認めず、症状は徐々に増悪し、臥床している時間が長くなった。脳神経外科でも、異常を認めなかった。別のペインクリニックで星状神経節ブロックを実施したが、むしろ頭痛は増悪し、脱力感も出現した。日常生活にも不自由をきたすようになり、洗顔、排泄、洗濯以外は介助が必要となった。当院脳神経外科、ペインクリニックを受診。器質的疾患を認めないために、心療内科の受診を勧められたが、本人は痛みの原因を頸部の器質的疾患と考え、整形外科での継続治療を希望した。症状が改善しない絶望感から、食欲不振・睡眠障害・希死念慮を認めていたため、夫と両親の強い勧めで、X－1年、心療内科外来を受診。初診時、本人は来院せず、家族のみの受診であった。家族への共感、支持、保障、および外来での抗不安薬の処方で症状が若干軽減したことをきっかけに、本人も受診するようになった。十分な説明のもとに抗うつ薬の内服が開始され、2カ月間の外来での心身医学的治療により、うつ状

態は改善傾向を示したが、痛みはほとんど改善を認めなかった。X年、頭・頸・背部痛に対する精査加療目的で心療内科入院となった。心療内科に受診するまでの医療施設および民間治療施設数は16施設であった。

心理社会的背景：(心理テストは拒否)病前性格は、本来は明るく、気の強い、真っ直ぐな性格。完璧主義で頑張りすぎて趣味などで長続きしなかったことがある。疼痛が発症しても辛抱強く頑張ってきたが、限界がきてしまった。とことん落ち込んでいると語る。2人兄弟の長女として誕生し、小さい頃から努力家であった。短大を卒業して20歳で就職。24歳時に結婚、退職。翌年、長男出産。30歳時、義父が死去し、義母と同居を開始せねばならなくなった。義母とは折り合いが悪く、一緒に家にいたくないために、同年、再就職。かなり努力して、中途採用ながら優秀な営業成績を修めた。32歳時、頸部痛が出現。疼痛が出現してから夫とのコミュニケーションは頻回になり、休養のため両親のいる実家に里帰りすることが多くなっていた。

入院後経過：疼痛のために二次的な抑うつ状態であり、不安、睡眠障害、食思不振、集中力低下を認めた。疼痛の原因としては緊張型頭痛が示唆されたが、長期にわたる疼痛の訴え、それによって引き起こされている障害の程度が、器質的所見から予想されるよりも過度であるために慢性疼痛と診断した。排泄・洗面以外の一日の大半をベッド上で仰臥位の姿勢で過ごしていた。心理社会的背景より、完璧主義、過剰適応的行動、嫁姑関係での心理的葛藤、優しいが多忙な夫とのコミュニケーション不足が示唆され、これが疼痛の持続因子として働いている可能性があった。薬物療法として塩酸クロミプラミン点滴静注療法(10週、最高量50mg/日)を開始したところ、数回の点滴後より、疼痛に変化がみられ改善傾向となり、その後は神経ブロックにも反応するようになった。その頃からリハビリテーションも開始し、ベッド上以外での活動も可能となった。疼痛の改善を認めた後に、家族療法を実施した。夫を交えた計8回の家族面接(両親と義母が参加したセッションが各1回)と、試験外泊で、基本的には夫を通して嫁姑の問題を解決する方向に進めるように、また、本人が仕事を頑張りすぎるときも、夫がブレーキをかけるように指示した。主治医が転勤のために交代する際や、点滴中止時、退院前に疼痛、不安の一時的な増強を認めた。外泊練習時に疼痛が増悪せず、行動範囲が広がっていることを確認した後、塩酸クロミプラミンを経口投与に切り替えて退院とした。外来治療でも疼痛は認めるものの日常生活は可能となっている。

退院時処方：①塩酸クロミプラミン(25mg) 4錠分4　②フルニトラゼパム(1mg) 2錠分1　③酸化マグネシウム(1.5g)分3　④ジクロフェナクナトリウム(25mg) 1錠頓用、頭痛時(1日2回まで)

6. 患者／家族用説明文書

「どこも悪くない。精神的なものだ」という説明は避ける。説明のつかない身体の痛みイコール心の痛みという解釈は、実際には身体的因子、心理社会的因子、実存的因子が相互作用し合って疼痛を形成しているため、誤りである。また、説明および心療内科への紹介は、患者本人のみならず家族に対しても実施することが望ましい。家族に対して治療者からの病状説明が不十分であると、患者に対して「本当に痛いのか」と疑いを持ったり、「見放された、ノイローゼ扱いされた」などと感じたりすることがあり、心療内科での治療を困難にする。家族、とりわけ配偶者は、同情、支持、介護の面で、重要な役割を果たす。

慢性疼痛についての説明（患者用）

　慢性疼痛とは、持続または反復する痛みが6カ月以上続いて、その痛みが著しい苦痛または、社会的、職業的、または他の重要な領域において障害を引き起こしている病気です。現代の医学では、がんや骨折など（器質性疾患といいます）以外の痛みの原因を証明するのは限界があり、血液検査、エコー（超音波）、レントゲン、CTなどの検査では異常を示さないこと（機能性の疾患などがあります）は珍しくありません。検査をしてどこも悪くないからといって痛みが存在しないわけではなく、決して単なる気のもち方や仮病ではありません。しかし、当科でこれだけ痛み刺激を取る治療を受けていても治らないのならば、別の面からの治療が必要かもしれません。心療内科では、痛みだけでなく、長期にわたる痛みのために、自律神経や内分泌系を含めた身体のバランスが乱れて出現した、不安、食欲不振、体重減少、睡眠障害など、身体の平穏を乱すさまざまな症状を治療することができます。いまは痛みが注意を独占して、痛みとは直接かかわりのない活動は中断させられている状態です。この痛みによって独占されている注意を、日常生活に注意を取り戻す試み、注意転換法を工夫して援助することもできます。また、痛みは人間の感情の動きや認知によって大きな影響を受けますが、それらを取り扱うスタッフもいます。これらの二次的な症状を治療するのには、心療内科での治療が有効なことがあります。

　心療内科での治療は、一般的に一進一退を繰り返しながら改善していきます。患者さんだけでなく家族も焦らないことが大事です。ご家族のみなさまには家族内で役割分担を決め、バックアップ態勢を作っていただけると幸いです。また、心療内科では、できない治療もあり、場合によっては他の医療機関に紹介することもあります（が決して見放すわけではありません）。

7. 他のガイドラインとの異同

1) 米国麻酔学会の慢性疼痛治療の診療ガイドライン

　慢性疼痛治療の診療ガイドラインを米国麻酔学会の疼痛管理に関するタスクフォース委員会が1997年に報告している[12]。その中で、慢性疼痛の定義、ガイドラインの目的、焦点、適応などが細かく定められている。慢性疼痛とは「悪性腫瘍以外のあらゆる原因で持続的あるいは間欠的に生じる疼痛で、疼痛の期間と強さにより患者の機能と健康が悪影響を受けている状態」である。慢性疼痛治療の診療ガイドラインの目的として、①痛みが全くない状態を達成することはできないかもしれないことを認識して、痛みのコントロールを最適に施行する、②合併症や費用を最小限に抑える、③機能と身体的、心理的健康を向上させる、④慢性疼痛患者の生活の質を向上させることの4つが挙げられている。このガイドラインはもともと麻酔科医が慢性疼痛患者をいろいろな状況で診療する際に役立つように作られたものであるが、慢性疼痛の管理は心理社会的機能や生活の質など多岐にわたるヘルスケアの枠組みの中で捉えなければならないとして、集学的アプローチを重視している。そのような観点から考えて、心身症としての慢性疼痛のガイドラインと基本的には類似している。

　米国麻酔学会の慢性疼痛治療に関する診療ガイドラインの具体的な内容を挙げると、まず、慢性疼痛患者の包括的評価と治療プランを立てるうえでの重要な要素には、病歴聴取、身体的所見、心理社会的評価、印象と鑑別診断、治療プラン作成の5項目がある。

　心理社会的評価は、不安や抑うつや怒りといった心理学的兆候や精神的異常やパーソナリティ特質、諸問題に遭遇したときの対応の仕方や痛みの意味などに関する情報をもとに行う。家族や職業的あるいは法律的問題の背景を考えて対処する。これらの評価をもとに、痛みの原因や痛みの影響を検討する。痛みの治療は集学的に行い、治療と予後の目標を患者と話し合う必要がある。診断的評価では、画像診断、薬理学的診断、電気的診断やその他の検査とともに、痛みの原因と場所を明確にするために局所麻酔による診断的神経ブロックが推奨される。これらの臨床的データをもとに、治療計画、付随する不確定要素、再評価の計画を設定する。麻酔科医は慢性疼痛の診断、治療選択、リハビリテーション、経過目標に関して患者に適切なカウンセリングを提供すべきである。加えて、麻酔科医は、他の健康管理専門家やリハビリテーション専門家、職業的、社会的関係者、法律家と協調的ケアをすべきである。痛みの評価を、VASやpain relief scaleにて、定期的に正確に行い、経過を分析することが慢性疼痛患者管理の質の向上につながる。

　集学的ケアを実現するために理学療法やバイオフィードバック、行動療法やその他の心理社会的方法を実施することで、鎮痛薬の使用を減少させ、鎮痛薬を使用しない状況を作ることを治療の第一目標とする。多極的疼痛治療（multimodality pain management)とは、一治療者の管轄のもとに、別々な治療法を組み合わせて行うことで、有効性をアップさせるとともに悪影響を軽減しようとすることである。神経ブロックと投薬、あるいはリハビリ治療を組み合わせることで、単一の治療では得られなかった効果が得られる。

具体的な治療法の中で、補足的鎮痛薬として、抗うつ薬、抗けいれん薬と非ステロイド抗炎症薬(NSAIDs)が挙げられている。交感神経ブロックも慢性疼痛治療全体の中で一方法として取り入れるべきであるが、実施する際には効果と副作用を定期的に評価しなければならない。さらに、局所ステロイド薬投与も効果をもたらすことがあるので、経過を適切に観察しながら用いる。経皮的電気神経刺激(transcutaneous electrical nerve stimulation：TENS)は簡便でリスクも少ないので早期の治療法に挙げられるし、末梢神経刺激法は局所神経ブロックや神経刺激に反応した末梢単一神経障害患者のために準備しておくべきである。脊髄刺激法は初期の治療法としては勧められないが、薬物治療に反応がみられないときに考慮してもよい。麻薬の使用は、慢性疼痛治療が麻薬以外の薬物や電気治療で不十分な場合に考慮してもよいが、長期間の麻薬の使用は副作用をもたらす可能性があるので、効果と副作用を検討しながら投与する。患者の要求に応じて、麻薬の全身投与や脊髄近辺への投与を行う。その際には、経験を積んだ疼痛治療専門家のセカンドオピニオンを得ることが望ましい。アルコールや高周波熱凝固による神経破壊法は、他の治療法が無効の場合に最後の手段として用いるべきである。

2) 薬理学的疼痛機序判別試験

難治性の慢性疼痛の診療にあたって、神経学的所見や画像診断に加えて、薬理学的疼痛機序判別試験(ドラッグチャレンジテスト)を行う方法[13]がペインクリニックで用いられることがある。ドラッグチャレンジテストは鎮痛に関係する薬剤を少量静注し、その効果でその疼痛の機序を判別しようとするものである。用いられる薬剤として、メシル酸フェントラミン、バルビツレート、塩酸リドカイン、塩酸モルヒネ、NSAIDsおよび塩酸ケタミンがある。それぞれの薬物による試験の目的は、まず、痛みに交感神経の関与があるか否かを調べる目的でメシル酸フェントラミン(1回5mgを3回計15mgまで)を、心理的要因の有無や中枢神経系の過敏状態の有無を調べるためにバルビツレート(1回50mgを3回計150mgまで)を、神経線維の異所性興奮の有無を調べる目的で塩酸リドカイン(静注用リドカインを1.5mg/kg/静注、または3～5mg/kgを30～60分かけて点滴静注でVASが25%未満に減少)を、侵害受容性疼痛の有無については塩酸モルヒネ(1回3mgを5回計15mgまで)を、炎症性の疼痛かどうかをみるためにNSAIDsを投与して判定する。また、神経原性疼痛や中枢神経系の過敏化にNMDA受容体が関与しているという事実から、NMDA受容体拮抗薬の塩酸ケ

タミン（1回5 mgを3回計15mgまで）を用いた試験が行われる。生理食塩水のプラセボ効果を判定し薬物の効果を判定する。この方法は、検査的薬物投与によって疼痛の機序を推測し、効果があれば治療に用いていこうとするものであるが、痛みの軽減が得られたからといって、その薬剤の薬理作用と疼痛機序が直接的に結びつけられるかというと問題も多い。例えば、バルビツレートが痛みを軽減させる効果があったからといって、その痛みが心理的要因にのみ基づいているとは必ずしもいうことはできない。しかし、慢性疼痛は複数の因子で構成されており、それらが重複し輻輳して痛みを形成していることから、それらの構成因子の関与度を推測する手がかりにはなるのではないかと思われる。

3）国際疼痛学会の定義

国際疼痛学会は「痛みとは組織の実質的あるいは潜在的な傷害に結びつくか、このような傷害を表す言葉を使って述べられる不快な感覚、情動体験である」と定義した[14]。慢性疼痛はこのように定義された痛みが慢性化している状態ということになる。慢性疼痛は不快な感覚および情動体験の慢性化、不安、注意集中、抑うつ、などといった情動体験と捉えることができる。すなわち、慢性疼痛を器質性か心因性かの二つに区分することは本来、無意味であることを、国際疼痛学会の痛みの定義が示している。慢性の場合は、明らかに器質的疼痛であっても、身体的、心理的、行動面、社会面での障害が生じることになり、包括的、集学的なアプローチが要求されるということを意味している。

8．専門医に紹介するポイント

慢性疼痛の病態は、器質的、機能的、心理的要因が重複した病態であり、その期間が長くなるほど、痛みの発現や経過に心理的要因の占める比重が高くなる。疼痛患者を診る医師は、どの診療科であっても、この点を踏まえ、心身両面からのアプローチが必要であることをまず認識しなければならない。

慢性疼痛における心理的要因の関与は、問診やカウンセリング、心理テストやバイオフィードバック法などの評価によって明らかになる。専門医に紹介するポイントの第一は、器質的要因に対する治療を行い、かつ心身両面からのアプローチを心がけているにもかかわらず、疼痛治療がうまくいかなくなったときである。そのようなときに、心理的要因の関与を評価する必要が出てくる。しかし、患者が心理的要因を認めようとしないことも慢性疼痛の特徴の一つである。たとえ心理的要因の関与を正確に評価するためであっても、患者のほうからそれを望むか納得のうえでなければ、心身医学や精神医学の専門家に紹介することは逆効果になる。身体的治療を行う医師が、治療をあきらめて患者を突き放す形で、専門家に心身医学的、精神医学的治療を依頼

するのは望ましくない。

　慢性疼痛では、たとえ心理療法や行動療法などの心身医学的治療を行うにしても、身体医としての治療関係をまず構築していくことが重要である。身体疾患としての枠組みを維持しながら、心理社会的要因に対する治療を導入させていくことが大切である。慢性疼痛の場合、持続期間が長いほど、痛みの原因にかかわらず、患者は神経症的傾向が強くなる。痛みの器質的な原因は同じでも、その痛みの表現型は人それぞれである。身体の痛みを訴えて来院する患者の背後には、大うつ病性障害、転換性障害、身体表現性疼痛障害、虚偽性障害、詐病などの精神障害が存在するケースも稀ではない。慢性疼痛はその原因により、①神経因性、②学習性、③精神生理学的、④精神医学的の4つのメカニズムに分類されるが[14]、③④の要素が強く考えられるときが、専門家に紹介する大切なポイントといえよう。神経因性疼痛には帯状疱疹後神経痛、複合性局所疼痛症候群（complex regional pain syndrome）、幻肢痛、視床痛などの求心路遮断性疼痛があり、主にペインクリニックでみられる疼痛である。精神生理学的疼痛は、過敏性腸症候群など消化管運動機能異常に基づくもの、緊張型頭痛や筋痛症のように筋肉性の機能異常によるものなどが挙げられる。精神医学的な疼痛の代表はうつ病性障害に伴う痛みである。しかし、①の神経因性疼痛も、②〜④のメカニズムにより、痛み行動が修飾されるため、実は早くから心身医学の専門家や精神科医を交えた集学的な治療がなされたほうがよい場合がある。神経因性疼痛だからといって、身体的治療を積み重ね、痛みを一時的に和らげる表面的な対応を続けることは、逆に、患者の痛み行動の正の強化子となり、患者の病者役割を固定化することにもなりかねない。このような、医療的な側面を念頭において、痛みの訴えの背後にある心理社会的な要因を読みとり、専門家を交えた集学的治療を速やかに開始することが望ましい。

9．今後の課題

　心身医学的治療における多面的治療のうち、どの点が、実際にどの疼痛に有効であったかということの科学的証明は、その強力なプラセボ効果を含めて非常に困難である。良好な患者－医師関係や支持的精神療法は不可欠のものであるが、ここの治療が痛みに対してどのように働いているかというエビデンスは不明である。長期的な予後に関する報告も認めていない。薬物療法に関しても、帯状疱疹後神経痛など一部の神経痛を除いて、三環系抗うつ薬の有用性は、いまだ無作為二重盲検試験での評価がなされていない。現在、うつ病の治療薬として台頭してきたSSRI、SNRIを含め、今後、エビデンスに基づいた検討が必要であると考えられる。

10. 汎用薬剤

経口投与、定時投与を基本とする。

薬剤名	処方例
抗うつ薬 三環系 　塩酸アミトリプチリン 　塩酸クロミプラミン 　塩酸イミプラミン 　アモキサピン 　塩酸ロフェプラミン 選択的セロトニン再取込み阻害薬(SSRI) 　塩酸パロキセチン 　マレイン酸フルボキサミン セロトニン・ノルアドレナリン再取込み阻害薬(SNRI) 　塩酸ミルナシプラン	うつ病に対する効果だけでなく、痛みの下行性抑制系の賦活化(鎮痛)作用を目的に投与されうる。痛みのために不眠を訴える場合にも有効である。1つの薬剤で十分な効果が得られない場合、作用スペクトクラムが異なるとされる薬剤を用いてみる。高齢者や緑内障患者、前立腺肥大症患者などの場合には抗コリン性副作用の少ないSSRI、SNRIを使用する。 外来および入院患者に対して：10〜25mg/日より眠前、経口で開始。段階的に75〜100mg/日まで増量。 入院患者に対して：塩酸クロミプラミン点滴静注(点滴500cc中に塩酸クロミプラミン12.5mg/日を混入、就寝前点滴投与)で即効性あり。50mg/日まで漸増可で、2〜4週間を目安に経口薬(約30〜75mg/日)へ切り替える。
抗不安薬・鎮静催眠薬 ベンゾジアゼピン系(短時間型) 　エチゾラム* ベンゾジアゼピン系(中間型) 　アルプラゾラム 　ロラゼパム* ベンゾジアゼピン系(長時間型) 　ジアゼパム	痛みに対する不安、焦燥、不眠に対する使用、筋緊張の緩和を目的に使用される。 各薬剤のもつ抗不安作用、筋弛緩作用などで使い分ける。 長期連用による耐性、依存性の獲得に注意し、長期連用にならないよう減量する。 高齢者、小児に対する使用は慎重に行う。 *筋弛緩作用が強い
抗精神病薬 ブチロフェノン系 　ハロペリドール フェノチアジン系 　塩酸クロルプロマジン セロトニン・ドパミンアンダゴニスト(SDA) 　リスペリドン、フマル酸クエチアピン	急性の混乱、錯乱や難治性の不眠に対して使用(できるだけ専門医へのコンサルトを実施してから開始) 長期投与や大量投与でジストニア反応が出現するため、抗ヒスタミン薬を併用する。 抗うつ薬とSDAの少量投与(リスペリドン；1〜2mg/日あるいはフマル酸クエチアピン；25〜75mg/日)が抗不眠、抗うつ作用の相乗効果を期待して使用されることがある。
その他 抗けいれん薬 　カルバマゼピン　など 筋緊張治療薬 　塩酸エペリゾン、 　塩酸チザニジン**　など 消化管機能調整薬 　マレイン酸トリメブチン　など	神経因性疼痛、機能性疼痛などで使用されることがある。 **塩酸チザニジン(テルネリン)とマレイン酸フルボキサミン(ルボックス、デプロメール)やシプロフロキサシン(シプロキサンなど)との併用は、代謝酵素のCYP1A2を阻害し、塩酸チザニジンの血中濃度をAUCで33倍、10倍に上昇させたとする報告があり、併用禁忌であり、他院からの処方へも留意する。

11. 担当研究者

執筆者

久保千春（九州大学大学院医学研究院心身医学／九州大学病院心療内科）

成尾鉄朗（鹿児島大学大学院医歯学総合研究科社会・行動医学講座行動医学分野）

外　須美夫（北里大学医学部麻酔科）

研究協力者

細井昌子（九州大学病院心療内科）

安藤勝己（安藤内科）

河田　浩（九州歯科大学医療人間学講座医療心理学分野）

長井信篤（鹿児島大学病院呼吸器・ストレスケアセンター心身医療科）

鷲山健一郎（鹿児島大学病院呼吸器・ストレスケアセンター心身医療科）

12. 文献一覧

1）服部政治, 竹島直純, 木村信康, 他. 日本における慢性疼痛を保有する患者に関する大規模調査. ペインクリニック 2004；25：1541-51.

2）Bonica JJ. General considerations of chronic pain. In：Bonica JJ, editor. The Management of Pain. Philadelphia：Lea & Fibiger；1991. p.180-96.

3）Mersky H. IASP Subcommitee on Taxonomy：Classification of chronic pain. *Pain* 1986；Suppl 3：s217.

4）Dostrovsky JO, Giamberardino MA, Basbaum AI, et al. Pain 2002−An update review. Seattle：IASP Press；2002.（評価　Ⅱ-A）

5）土肥修司. 痛みシグナルの制御機構と最新治療エビデンス, はじめに−"痛み研究の10年"この5年, 医学のあゆみ 2004；211：349-51.

6）細井昌子, 久保千春. 慢性疼痛の心身医療と帯状回−from Bench to Bed−. *Clin Neurosci* 2005；23：1276-9.

7）野添新一, 久保千春, 外　須美夫. 慢性疼痛. In：西間三馨・監. 心身症診断・治療ガイドライン 2002. 東京：協和企画；2002. p.8-11.

8）出口大輔, 野添新一. 慢性愁訴としての痛み−心理的な痛み. In：宮崎東洋, 小川節郎・編. 実地医家のための痛み読本, 第1版. 大阪：永井書店；2000. p.360-7.

9）長井信篤, 野添新一. 慢性疼痛の心身医学的治療−心療内科の立場から. 心身医療 1994；6：13-7.

10）Fordyce WE. Behavioral Methods in Chronic Pain and Illness. St. Louis：CV Mosby；1983. p.44-5.

11）Lissen AC, Spinhoven Ph. Multimodal treatment programmes for chronic pain：A quantitative analysis of existing research data. *J Psychosom Res* 1992；36：275-86.（評価　Ⅲ-A）

12）Dworkin RH, Turk DC, Farrar JT, et al. Core outcome measures for chronic pain clinical trials：IMMPACT recommendations. *Pain* 2005；113：9-19.

13）Farrar JT, Young JP Jr, LaMoreaux L, et al. Clinical importance of changes in chronic pain intensity measured on an 11-point numerical pain rating scale. *Pain* 2001；94：149-15.

14）Melzack R. The McGill Pain Questionnaire. Major properties and scoring methods. *Pain* 1975；1：275-99.

15）久保千春. 慢性疼痛の診断・治療ガイドライン. 厚生省精神・神経疾患研究委託費心身症の診

断・治療のガイドライン研究－平成14年度報告書. 2003. p.9-17.
16) Dersh J, Polatin PB, Gatchel RJ. Chronic pain and psychopathology：research findings and theoretical considerations. *Psychosom Med* 2002；64：773-86.
17) 有村達之, 小宮山博朗, 細井昌子. 疼痛生活障害評価尺度の開発. 行動療法研究 1997；23：7-15.
18) Practice guidelines for chronic pain management. A report by the American Society of Anesthesiologists Task Force on pain management, chronic pain section. *Anesthesiology* 1997；86：995-1004.
19) American Psychiatric Association. Diagnostic and Statistical Manual of Mental Disorders, 4th ed. Washington DC：American Psychiatric Association；1994（高橋三郎, 大野　裕, 染矢俊幸・訳. DSM-Ⅳ 精神疾患の診断・統計マニュアル. 東京：医学書院；1996. p.451-68.）
20) Pincus T, Williams A. Models and measurements of depression in chronic pain. *J Psychosom Res* 1999；47：211-20.
21) Sternbach RA, Worf SR, Murphy RW, et al. Traits of pain patients：the low bach "loser". *Psychosom* 1973；14：226-9.
22) Granfors MT, Backman JT, Neuvonen M, et al. Fluvoxamine drastically increases concentrations and effects of tizanidine：a potentially hazardous interaction *Clin Pharmacol Ther* 2004 75：331-41.
　（評価　Ⅴ-A）

疾患各論

9. 緊張型頭痛

9. 緊張型頭痛

1. 疾患概説

　頭痛の分類として現在広く普及しているのは、国際頭痛学会によるInternational Classification of Headache Disorders 2nd Edition（国際頭痛分類第2版、ICHD-Ⅱ）である[1]。以前、頭痛は病態生理学的観点から分類がなされていたが、1988年に国際頭痛学会は国際頭痛分類初版を提案し操作的診断基準を定めた。その後の研究の進歩を取り入れて2004年に改訂されたものがICHD-Ⅱである。ICHD-Ⅱでは頭痛を一次性頭痛（従来の機能性頭痛）、二次性頭痛（従来の症候性頭痛）、顔面痛・神経痛の3つに大きく分類し、さらに14のグループ分類が存在する。一次性頭痛は頭痛の原因となる基礎疾患が存在しないものであり、緊張型頭痛は、片頭痛、群発頭痛などとともに一次性頭痛に分類される。緊張型頭痛はその頻度からさらに稀発反復性、頻発反復性、慢性の3つに分類されている。ICHD-Ⅱによる緊張型頭痛の診断基準[1]を表9-1に示す。

　緊張型頭痛は一次性頭痛の中でも最もよくみられるもので、生涯有病率は30～78%とされている[1]。罹患率は男性より女性が高く、性比は男性：女性で1：1.5である。発症は10歳代が多いが罹患率は30歳代が一番高い[2,3]。

　緊張型頭痛の病態生理はいまだ明らかにはなっていないが、緊張型頭痛患者において頭蓋周囲筋の圧痛が健常者よりも頻度が高いことなどから、末梢性のメカニズムの関与が考えられる一方で、慢性緊張型頭痛の患者において疼痛閾値が低下していることから、中枢性のメカニズムの関与もあるものと考えられ、さまざまな異常が推定されている[4]。また、稀発反復性緊張型頭痛や頻発反復性緊張型頭痛では末梢性メカニズムの関与が大きく、慢性緊張型頭痛では中枢性メカニズムの関与が大きいと考えられている[1]。

　さらに後述のように、緊張型頭痛の発症や経過には心理的ストレスなどの心理社会的因子が関与することが示されてきている。

2. 緊張型頭痛の心身医学的因子とその評価

　緊張型頭痛の発症や経過には、特に心理的ストレスやソーシャルサポートなどの心理社会的因子が関与することがこれまでに報告されてきている。

　緊張型頭痛と心理的ストレスの関連についてはstressful life events（急性の大きなストレス）が頭痛発症、頭痛発作の前に起きていることが多く、頭痛発作期間のstressful life eventsは発作の頻度を増していた[5]という報告や、慢性の緊張型頭痛患者ではcontrolに比較しdaily hassles（日常の慢性的な些細なストレス）が有意に高かった[6,7]と

表9-1 ICHD-Ⅱ（国際頭痛学会）による緊張型頭痛の診断基準

稀発反復性緊張型頭痛

A．平均して1カ月に1日未満（年間12日未満）の頻度で発現する頭痛が10回以上あり、かつB〜Dを満たす
B．頭痛は30分〜7日間持続する
C．頭痛は以下の特徴の少なくとも2項目を満たす
　1．両側性
　2．性状は圧迫感または締めつけ感（非拍動性）
　3．強さは軽度〜中等度
　4．歩行や階段の昇降のような日常的な動作により増悪しない
D．以下の両方を満たす
　1．悪心や嘔吐はない（食欲不振を伴うことはある）
　2．光過敏や音過敏はあってもどちらか一方のみ
E．その他の疾患によらない[注1]

頻発反復性緊張型頭痛

A．3カ月以上にわたり、平均して1カ月に1日以上、15日未満（年間12日以上180日未満）の頻度で発現する頭痛が10回以上あり、かつB〜Dを満たす
B〜E．稀発性反復性緊張型頭痛に同じ

慢性緊張型頭痛

A．3カ月以上にわたり、平均して1カ月に15日以上（年間180日以上）の頻度で発現する頭痛で[注2]、かつB〜Dを満たす
B．頭痛は数時間続くか、あるいは絶え間なく続くこともある
C．頭痛は以下の特徴の少なくとも2項目を満たす
　1．両側性
　2．性状は圧迫感または締めつけ感（非拍動性）
　3．強さは軽度〜中等度
　4．歩行や階段の昇降のような日常的な動作により増悪しない
D．以下の両方を満たす
　1．光過敏、音過敏、軽度の悪心はあってもいずれか1つのみ
　2．中等度〜重度の悪心や嘔吐はどちらもない
E．その他の疾患によらない[注3,4]

注：
1）病歴および身体所見・神経所見より二次性頭痛を否定できる、または、病歴あるいは身体所見・神経所見よりこれらの疾患が疑われるが、適切な検査により除外できる、または、これらの疾患が存在しても、初発時の発作と当該疾患とは時期的に一致しない。
2）慢性緊張型頭痛は、反復性緊張型頭痛から時間経過に伴い進展する。それに対し、最初の頭痛発現から3日間以内に連日かつ絶え間ない継続的な頭痛となり、A〜Eを満たすことが明らかな場合に、新規発症持続性連日性頭痛としてコード化する。頭痛がどのように起こったか思い出せない、あるいは不明確な場合は、慢性緊張型頭痛としてコード化する。
3）病歴および身体所見・神経所見より二次性頭痛を否定できる、または、病歴あるいは身体所見・神経所見よりこれらの疾患が疑われるが、適切な検査により除外できる、または、これらの疾患が存在しても、初発時の発作と当該疾患とは時期的に一致しない。
4）薬物乱用があり、薬物乱用頭痛が疑われる場合は、薬物を中止した後改善効果が得られないまま2カ月が経過するまではこのEが満たされるかどうかは不確実である。

する報告、ある時点でのストレス（家、学校、仕事での出来事）は4週間後の頭痛の頻度・強さ・持続と関連があった[8]とする報告、緊張型頭痛患者では片頭痛や群発頭痛の患者に比較してdaily hasslesの得点が有意に高かった[9]という報告がある。心理的ストレスに関する当科の研究においては、頭痛発症に際して、心理的ストレスとなるようなイベントが64.7%に認められ、また、現在の頭痛の強さと日常的な出来事との間にも有意な正の相関が認められた[10]。

また、ソーシャルサポートに関しては、頭痛患者は対照群と比較すると、ソーシャルサポートは有意に少なかった[11]とする報告、ソーシャルサポートの存在については頭痛患者と対照群で差はなかったが、頭痛患者ではその関係に満足していないことが多かった（利用できていないといえた）[12]とする報告がある。しかし、ストレスコーピングについては対照群と比較しても差がないとする報告が多かった[12]。

3. 診断ガイドライン－解説とその根拠－

緊張型頭痛（心身症）の診断ガイドラインのフローチャートを図9-1に示す。

まず①に示すように緊張型頭痛を診断する。ICHD-Ⅱによる緊張型頭痛の診断基準[1]は表9-1に示した。

---

① 国際頭痛分類（国際頭痛学会による）の緊張型頭痛の診断基準を満たす

↓

② 頭痛の症状が心理社会的因子との関連をもつ

例えば以下のような場合が挙げられる。

・発症前または発作の頻度が増加する前にストレスとなる大きな出来事（ライフイベント）があった
　　例：失業、家族の死、破産、結婚など
・発作の頻度または強さが増加する前に日常のストレスが強かった
　　例：多忙な仕事、家庭内不和、近隣の騒音など
・社会的支援が少ないか、または十分量あったとしてもそれに満足していないことが緊張型頭痛の症状と関連していると考えられる

※上記①および②を満たした場合は、緊張型頭痛（心身症）と診断される

図9-1　緊張型頭痛（心身症）の診断フローチャート

表9-2 DSM-Ⅳ-TRによる「一般身体疾患に影響を与えている心理的要因」

> A．一般身体疾患が存在している。
> B．心理的要因が、以下のうち1つ以上の形で一般身体疾患に好ましくない影響を与えている。
> 　(1) その要因が一般身体疾患の経過に影響を与えており、その心理的要因と一般身体疾患の発現、悪化、または回復の遅れの間に密接な時間的関連があることで示されている。
> 　(2) その要因が一般身体疾患の治療を妨げている。
> 　(3) その要因が、その人の健康にさらに危険を生じている。
> 　(4) ストレス関連性の生理学的反応が、一般身体疾患の症状を発現させ、またはそれを悪化させている。
> 　　心理的要因の内容に基づいて名称を選ぶこと：
> 　　　一般身体疾患を示すことに影響を与えている心理的症状
> 　　　　(例：喘息を悪化させている不安)
> 　　　一般身体疾患を示すことに影響を与えている人格傾向または対処様式
> 　　　　(例：心循環器系疾患に関与している敵対的、心迫的行動)
> 　　　一般身体疾患を示すことに影響を与えている不適切な保健行動
> 　　　　(例：食べ過ぎ、運動不足)
> 　　　一般身体疾患を示すことに影響を与えているストレス関連生理学的反応
> 　　　　(例：潰瘍、高血圧、緊張型頭痛のストレスによる悪化)
> 　　　一般身体疾患を示すことに影響を与えている、他のまたは特定不能の心理的要因
> 　　　　(例：対人関係的、文化的、または宗教的要因)

　続いて緊張型頭痛の中でも心身症の病態であるか否かについては、②に示すように、頭痛症状が心理社会的因子との関連をもつか否かで判断する。これは、総論の表1（p.2）に示す日本心身医学会による「心身症」の定義[13]に基づくものである。つまり、緊張型頭痛（心身症）とは、「緊張型頭痛の中で、その発症や症状の経過に心理社会的因子が密接に関与している病態」をいい、身体化障害などの一症状としての頭痛症状は（そもそも緊張型頭痛として診断されないが）除外されることになる。なお心身症の概念は米国精神医学会のDSM-Ⅳ-TR[14]における「一般身体疾患に影響を与えている心理的要因」に相当する。参考事項として表9-2にこれを示す。

　診断ガイドラインのフローチャートには、頭痛症状が心理社会的因子と密接な関連をもつと考えられる例として、「発症前または発作の頻度が増加する前にストレスとなる大きな出来事（ライフイベント）があった（例：失業、家族の死、破産、結婚など）」「発作の頻度または強さが増加する前に日常のストレスが強かった（例：多忙な仕事、家庭内不和、近隣の騒音など）」「社会的支援が少ないか、または十分量あったとしてもそれに満足していないことが緊張型頭痛の症状と関連していると考えられる」の3つを掲げた。これらは、どのような事項が心理社会的因子に該当するか広くは知られていないことを考慮し、代表的と考えられるものを例示したものである。したがっていずれかを満たす必要があるというわけではなく、ここに例示した以外であっても頭痛症状と心理社会的因子の間に密接な関連が認められれば心身症の病態であると診断

されることになる。
　頭痛症状と心理社会的因子が密接な関連をもつ例として前述の3つを示したのは以下の根拠による。
・「発症前または発作の頻度が増加する前にストレスとなる大きな出来事(ライフイベント)があった(例：失業、家族の死、破産、結婚など)」：stressful life events(急性の大きなストレス)が頭痛発症、頭痛発作の前に起きていることが多く、頭痛発作期間のstressful life eventsは発作の頻度を増していたという報告[5]がある。
・「発作の頻度または強さが増加する前に日常のストレスが強かった(例：多忙な仕事、家庭内不和、近隣の騒音など)」：ある時点でのストレス(家、学校、仕事での出来事)は4週間後の頭痛の頻度・強さ・持続と関連があった[8]という報告、現在の頭痛の強さと日常的な出来事との間にも有意な正の相関が認められた[10]という報告がある。
・「社会的支援が少ないか、または十分量あったとしてもそれに満足していないことが緊張型頭痛の症状と関連していると考えられる」：頭痛患者は健常対照群と比較すると、ソーシャルサポートが有意に少なかった[11]という報告や、ソーシャルサポートの存在については頭痛患者と健常対照群で差はなかったが、頭痛患者ではその関係に満足していないことが多かった(利用できていないといえた)[12]という報告がある。

4．治療ガイドライン－解説とその根拠－

　図9-2に緊張型頭痛(心身症)の治療ガイドラインのフローチャートを示す。
　発作急性期には鎮痛薬を頓用で内服する。根拠は後述のとおりである。非ステロイド性抗炎症薬(NSAIDs)では胃腸障害や造血器障害に、またカフェインの併用時には消化器系副作用に注意が必要となる。さらにこれらの薬剤により薬剤乱用頭痛を誘発する可能性があることに注意が必要である。
　発作急性期以外の予防的治療としてはまず日常生活上の増悪因子の除去や歯科的異常、視力矯正の不適合などの是正を行うことが挙げられる。また心身症の病態である場合には、心身相関の病態の理解を含めた患者教育が重要であり、まず行われるべきものと考えられる。
　効果が不十分である場合、特に鎮痛薬の使用が頻回である場合には、薬物療法や心身医学的治療法を中心とした非薬物療法による積極的な予防療法を考慮する必要がある。薬物療法については、後述するように、筋弛緩薬や抗不安薬の効果に関する根拠は少ないが、抗うつ薬と抗不安薬のいずれを選択するかについての情報も十分でないことや抗うつ薬では副作用が忍容性を含め問題となることが多いことから、筋弛緩薬あるいは抗不安薬をまず用いることとした。なお、「心身症診断・治療ガイドライン2002」(以下2002年版)[15]では筋弛緩薬と抗不安薬の併用を挙げていたが、併用の有効性は根拠が十分ではないため、今回の改訂版(2006年版)では列挙するのみにとどめた。

緊張型頭痛 9

```
発作急性期治療（薬物療法）

鎮痛薬として下記のいずれかを用いる
    アセトアミノフェン300～500mg/回　1日3回まで
    アセチルサリチル酸660mg/回　1日2回まで
    イブプロフェン200mg/回　1日3回まで
    ケトプロフェン50mg/回　1日3回まで
    ナプロキセン100～200mg/回　1日3回まで
    ジクロフェナクナトリウム　12.5～50mg/回　1日2～3回まで

上記のいずれかにカフェイン100～300mg/回を併用　1日2～3回まで
```

```
予防的治療

・日常生活上での増悪因子（過労、睡眠不足、悪い姿勢）や歯科的異常の除去
・心身相関の病態の理解を含めた患者教育

        ↓
    十分な効果が得られない場合

薬物療法                          非薬物療法

筋弛緩薬                          筋電図バイオフィードバック
    塩酸チザニジン3mg分3            リラクセーション法（自律訓練法など）
    または塩酸エペリゾン150mg分3    認知行動療法
抗不安薬
    アルプラゾラム                単独あるいは薬物療法と併用して行う
    またはエチゾラム1.5～3mg分3
十分な効果が得られない場合変更・増量を行う

    ↓ 十分な効果が得られない場合、
      抗うつ薬への変更、または
      抗うつ薬の併用を行う

抗うつ薬（少量より開始し、経過に応じて漸増）
    塩酸アミトリプチリン10～75mg分1～3     マレイン酸フルボキサミンはチザニジ
    または塩酸マプロチリン25～75mg分1～3   ンとは併用禁忌。そのほかの場合も併
    または塩酸ミアンセリン10～30mg分1～3   用薬剤には注意する
    またはマレイン酸フルボキサミン50～100mg分2
```

図9-2　緊張型頭痛（心身症）の治療フローチャート

◆211

さらに効果が不十分である場合には、抗うつ薬への変更あるいは併用を行う。塩酸アミトリプチリン10～75mg分1～3（10～25mg就寝前から開始し、経過により漸増する）、または塩酸マプロチリン25～75mg分1～3（10～25mg就寝前から開始し、経過により漸増する）、塩酸ミアンセリン10～30mg分1～3（10mg分1から開始し、経過により漸増する）、マレイン酸フルボキサミン50～100mg分2（25mg分1または50mg分2から開始し、経過により漸増する）などを併用薬や副作用の特徴を考慮して選択する。

予防的治療としての薬物療法の継続期間については明らかな根拠はないが、定期的に評価を行いながら、少なくとも3カ月ごとには薬物療法の減量あるいは変更などの見直しを行うべきであると考えられている。

また予防的治療のうち非薬物療法については2002年版[15]では抗うつ薬治療によっても十分な効果が得られない場合に考慮するものとしていたが、薬物療法と認知行動療法の併用で効果が増加するとの報告もあり、早期より併用する方法や、あるいは患者の希望により薬物療法を好まない場合などには非薬物療法単独で開始する方法もあると考えられる。そこで2006年版では非薬物療法は薬物療法と並列に記載し、随時単独あるいは併用で行うことを検討する形とした。

以下に、各薬剤・治療法の根拠について列記する。

①発作急性期鎮痛薬

アセチルサリチル酸500～1,000mg、アセトアミノフェン500mg、イブプロフェン200～400mg、ケトプロフェン25～50mg、ナプロキセン375mg、ジクロフェナクナトリウム12.5～25mgなどが緊張型頭痛の急性期治療として有効であったとの報告がある[16～21]。

NSAIDsやアセトアミノフェンにカフェインを併用すると緊張型頭痛の急性期治療効果が有意に増加する[22,23]。

②予防的治療（薬物療法）

塩酸チザニジン（24mgまで）は緊張型頭痛患者においてプラセボに比較して頭痛症状を予防する効果があったという報告がある一方[24]、慢性緊張型頭痛患者において塩酸チザニジン6mgと塩酸チザニジン（徐放錠）12mgとプラセボは頭痛症状予防効果に有意差がなかったとの報告もある[25]。

塩酸エペリゾン、ダントロレンナトリウムについては報告が少ない。

アルプラゾラムは慢性緊張型頭痛患者において頭痛症状の緩和に有効であったという報告があるが、エチゾラムやジアゼパムについての報告は少ない[26]。

塩酸アミトリプチリン（25～75mg）は慢性緊張型頭痛患者において頭痛症状の改善に有効であると複数の報告がある[27,28]。しかし反復性発作性緊張型頭痛では有効でなかったとの報告がある[29]。

塩酸ミアンセリンは慢性緊張型頭痛患者において頭痛症状の改善に有効であった[30]。

臭化水素酸シタロプラム20mgは単剤では慢性緊張型頭痛患者で頭痛症状の改善効果を認めなかったとの報告[27]があるが、塩酸アミトリプチリン50mg無効例に併用すると頭痛症状の改善効果がみられたとの報告もある[28]。塩酸パロキセチン（20〜30mg）は慢性緊張型頭痛患者で効果なしとの報告がある[31]。マレイン酸フルボキサミン（50〜100mg）は有効との報告がある。

なお、緊張型頭痛患者を対象としたランダム化比較試験のメタ分析では、三環系抗うつ薬とこれらのセロトニン選択的再取り込み阻害薬（SSRI）との比較では三環系抗うつ薬のほうが有効であり、副作用は三環系抗うつ薬で多いが中断率には有意差がなかったとしている[32]。

そのほか日本未発売のミルタザピン（15〜30mg）、ベンラファキシン（37.5〜300mg）が有効と示唆する報告がある[33,34]。

③予防的治療（非薬物療法−心理療法）

リラクセーション法のうち漸進的筋弛緩法は、緊張型頭痛患者で対照群と比較して頭痛症状を改善したという報告[35,36]が、対象患者数は少ないものの複数ある。自律訓練法についても、対象数が少ないか、あるいは診断が質問紙で確認されたのみであるという問題点はあるが、緊張型頭痛患者で頭痛症状を改善したという報告[37,38]がある。

バイオフィードバックについては、緊張型頭痛患者に対する研究では筋電図バイオフィードバックがほとんどである。ランダム化比較試験は少ない（リラクセーション法と併用して行われているものがいくつか存在する）。対照群をおかない研究で頭痛の改善を認めたとする報告がある[39]。

認知行動療法については慢性緊張型頭痛患者を対象としたランダム化比較試験で、プラセボ、抗うつ薬（塩酸アミトリプチリン100mgまで、または塩酸ノルトリプチリン75mgまで）、認知行動療法、三環系抗うつ薬と認知行動療法の併用を比較し、それぞれ単独でも有効であったが、併用療法はそれぞれの単独療法よりも有効であったとの報告がある[40]。

複数種類の心理療法に関するメタ分析では、リラクセーション法、筋電図バイオフィードバック、認知療法のすべてについて、緊張型頭痛に対して有効であると結論づけている[41]。

④予防的治療法（非薬物療法−心理療法以外の治療法）

ボツリヌス毒素については有効性について報告によって結果が一定しない[42〜44]。

鍼灸療法についても有効性について報告によって結果が一定しない[45〜48]。

理学療法は緊張型頭痛患者を対象としたランダム化比較試験のメタ分析で、慢性緊張型頭痛患者に対する予防効果では塩酸アミトリプチリンに劣ると結論づけられている。しかし副作用が少ない点や費用対効果も含め、今後さらに検討される必要がある

ことが示唆されている[49]。

5. 典型的症例提示

1) 症例1
患者：48歳、女性。
現病歴・治療経過：44歳時、パート勤務を開始した頃より、週の後半を中心に1日5〜6時間、後頭部から頭頂部にかけて締めつけられるような痛みが生じた。近医で頭痛に対してロキソプロフェンナトリウムを処方され、頭痛時に使用して症状は緩和していた。頭痛が1年ほど持続したため、総合病院にて頭部CT検査を受けたが特に異常は指摘されなかった。総合病院内科にて緊張型頭痛と診断され、エチゾラム1.5mg/日、塩酸アミトリプチリン75mg/日、頭痛時ロキソプロフェンナトリウム1回60mgが処方され、頭痛は1カ月に1回、1回2〜3時間の持続にとどまり、頻度・持続時間・強さとも明らかに改善していた。エチゾラム、塩酸アミトリプチリンの服用を中断していたが、47歳時、義母(脳梗塞発症後)の介護が始まった直後より、再び頭部全体の締めつけられるような頭痛がほぼ毎日、1日4〜5時間生じるようになった。同薬の服用を再開した4カ月後には、頭痛の持続時間は1〜3時間に減少したが、頻度や強さは改善しなかった。そこで同薬の服用は続行としたまま、自律訓練法の集団教室(全5回のセッション)に参加し、1日1回5分の自律訓練法を毎日3カ月続けたところ、頭痛は1週間に1回程度、1回1時間となり、強さも減弱したため、頭痛時に使用していたロキソプロフェンナトリウムの服用も不要となった。

2) 症例2
患者：40歳、女性。
現病歴・治療経過：大学在学中より、徐々に頭痛症状を自覚するようになったが市販鎮痛薬の頓用で治まっていた。28歳で結婚、33歳で第2子を出産、育児をしながら自宅で机に向かい仕事をするようになり、多忙になるとともに、頭痛が頻繁になった。頭痛は次第にほぼ連日持続的に存在するようになり、性状は頭部全体を締めつけられるようなものであった。MRIによる頸椎の精査を行ったが異常なく、歯科でも特に異常は指摘されず、緊張型頭痛と診断された。その後は特に通院することなく市販鎮痛薬の使用を続けていた。40歳時、自律訓練法を希望し受診。慢性緊張型頭痛と診断され、8週間の自律訓練法の集団教室に参加した。自宅でも1日最低2回の自律訓練法の実践を励行した。教室参加中、子の入院に伴い頭痛の増悪を認めたが、教室の参加は継続した。結果、教室開始時には頭痛の強さ(1週間平均)はvisual analogue scale(0〜10)で5.2であったが8週間の終了時には0.5まで減少した。また、頭痛日記の服薬記録も、教室参加前は市販鎮痛薬を週7〜8回、ときには1日指定用量より多く内

服することもあったが、8週間の終了時には、週1〜2回の内服に減少した。さらに教室終了後も自宅で自律訓練法を継続し、終了後2カ月の時点でも効果は持続しており、「自律訓練法を続けていくことで薬に頼る部分を減らしたい」とのことであった。

3) 解説

　症例1と2はいずれも緊張型頭痛と診断された症例であるが、症例1ではパート勤務の開始や義母の介護、症例2では多忙や子の入院という心理社会的因子が頭痛症状の経過と関連していることから、緊張型頭痛(心身症)と診断される。

　症例1では、急性発作時にはロキソプロフェンナトリウムを頓用としながら、薬物療法による予防的治療としてエチゾラム、塩酸アミトリプチリンを内服し、さらに非薬物療法による予防的治療としてリラクセーション法(自律訓練法)を併用している。

　症例2では予防的治療として非薬物療法であるリラクセーション法(自律訓練法)を初めから選択している。治療ガイドラインのフローチャート(図9-2)に掲げたように、非薬物療法は必ずしも薬物療法を試みた後でなくても選択肢になると考えられる。

　また、頭痛に対する心身医学的治療法の目指すところに、セルフコントロールの習得が挙げられるが、症例2では実際、リラクセーション法(自律訓練法)をある程度習得した後は、通院を終了しても自宅で継続し効果を維持することが可能であった。これはセルフコントロールの習得の一面に過ぎないが、十分メリットとして挙げられる点である。

　なお頭痛の治療を行う際、その治療効果の評価には、日常生活下で頭痛症状がどの程度かを評価する必要がある。従来そのための方法として、症例2でも用いられているような、日記形式で頭痛の強さや持続時間、服薬状況などを記録する「頭痛日記」が用いられてきた。これは症状の程度を把握し評価することに利用されるとともに、セルフモニタリングといわれる、一般的に行いうる心身医学的治療アプローチの一つでもある。

6．患者／家族用説明文書

Q．頭痛が起きたらどのように対処すればよいですか。
A．頭痛は、誰もが経験しうるよくみられる病気です。しかしなかには危険な頭痛もありますので、頭痛が起きたときに、まず、どのようなタイプの頭痛かを見極めることが、治療への第一歩であるといえます。

頭痛には、片頭痛・緊張型頭痛・群発頭痛など（これらを一次性頭痛といいます）と、くも膜下出血や脳出血、脳腫瘍、髄膜炎、側頭動脈炎、緑内障などの病気に伴うもの（これらを二次性頭痛といいます）があります。

急激に起きた強い頭痛、日が経つごとに強さが増す頭痛、手足の麻痺などの神経症状や発熱・嘔吐・眼症状を伴う頭痛、発熱や首が硬くなるなどの症状を伴う頭痛は、二次性頭痛の可能性があります。生命にかかわることや、脳外科手術をはじめとする治療が必要となることもありますので、病院を受診し頭部CTやMRIをはじめとした検査を受けたほうがよいと考えられます。

Q．緊張型頭痛とはどのような病気ですか。
A．一方、一次性頭痛は生命にはかかわらないながら、毎日のように悩まされる患者さんもいて、生活の質を落とすことにもつながるため、治療が必要となることもまれではありません。

緊張型頭痛は、この一次性頭痛の一つで、3割以上の人が一生に一度は経験するといわれています。緊張型頭痛には筋肉の緊張や、痛みの感じやすさ、精神的なストレスが関係していることが多いといわれています。

緊張型頭痛の特徴は次のとおりです。

- 頭痛の性質：重苦しく、締めつけられるような頭痛（心臓の拍動に一致した痛みはない）
  ※「はちまきをしているような」「帽子をかぶっているような」と表現する人もいる
- 頭痛の頻度：毎日のように生じることもある
- 頭痛の部位：後頭部、全体、両側のことが多い
- 頭痛の程度：日常生活はなんとか送ることができる程度
- 前兆：ない
- 持続時間：30分から7日間と幅がある
- 入浴すると（温まると）：楽になることが多い
- アルコールを飲むと：楽になることが多い

・運動すると：楽になることが多い

このようなタイプの頭痛が生じたら緊張型頭痛の可能性が高いと考えられます。

Q．緊張型頭痛の一般的な治療法を教えてください。
A-1．生活における注意点
・姿勢に注意し、前かがみのうつむき姿勢を避けること
・自分に合った高すぎない枕を選ぶこと
・自分に適したストレスへの対処の仕方、リラックス法を学ぶこと
・休憩をとること
・長続きしそうな適度な運動をすること

A-2．病院・医院における薬物治療
・筋肉の緊張を取り除く薬
・不安や緊張を取り除く薬
・抗うつ薬
・鎮痛薬（多用すると、かえって頭痛を招くこともあります）

A-3．薬物以外の治療
・リラクセーション法（自律訓練法）
・バイオフィードバック法
（機械で筋肉の緊張度をみながら自分で筋肉の緊張を調整していく練習をする方法）
・認知行動療法
（ストレスとうまく付き合えるよう考え方や行動を変えていき、また痛みがあってもそれに左右されずに過ごす方法を身につけていく方法）

Q．緊張型頭痛だと思ったときはどのように対処すればよいですか。
A．まず、③の生活における注意点を見直してください。それでも改善がなければ、お近くの医師にご相談ください。

また、緊張型頭痛にはストレス（例えば、騒音・育児・人間関係などのストレスや、転居・家族の病気・退職・昇進などの出来事によるストレス）が関与していることも多く、その場合は特にリラクセーション法などの専門的治療法が効果があることもあります。これらを希望される場合や、相談された医師がこれらの治療法が必要であると判断した場合、心療内科などの専門科を受診していただくことになります。

7．他のガイドラインとの異同

　わが国で緊張型頭痛（心身症）としての緊張型頭痛の診断・治療ガイドラインの作成が試みられたのは本ガイドライン（2002年版）[15]が初めてである。

　緊張型頭痛の治療に関しては、一般内科やプライマリケアの臨床の現場においては、身体的なアプローチのみが優先されることが多く、海外における心理社会的因子との関連の報告が、十分治療に活かされているとはいえない。この主な要因としては、これらの報告の内容が心療内科などの専門科以外の場へ浸透していないことと、心理社会的因子が関連する身体疾患をもつ患者の特徴との二つがあると考えられる。後者は、過剰適応やアレキシサイミア（失感情症と呼ばれ、自分の内的な感情への気づきとその言語表現が制約された状態を指す）といった、心身症に特徴的な傾向のことである。この特徴を有する患者では、主訴が身体症状に終始する場合が多く、背景に心理社会的問題があったとしても最初から表面化することはむしろ少ない。通常の内科的治療に抵抗し、症状の改善がみられない場合には、その維持要因として心理社会的問題があるか否かを念頭に置く必要がある。

　以上の背景から、プライマリケアを中心とした現場においても、心理社会的因子との関連の有無を判断し心身症としての緊張型頭痛の診断ができることが必要であると考えられる。そこで診断ガイドラインでは頭痛症状と心理社会的因子の関連する例を示しながら心身症の診断が容易となるよう心がけた。このガイドライン作成の重要な意味は、緊張型頭痛の中で心身症としての背景をもっているケースに関し、プライマリケアの現場において診断や治療に円滑に入っていける道筋をつけるということだと考えている。これが可能になれば、緊張型頭痛の中で心理社会的因子の関与する患者を、見落とすことなく心身医学的アプローチによる治療の対象として取り上げることができる。

　緊張型頭痛の治療に関しては慢性頭痛の診断ガイドライン作成に関する研究班による「慢性頭痛の診療ガイドライン」[50]に緊張型頭痛の項があり、薬物療法については本ガイドラインはほぼこれと相違ないものである。非薬物療法については、本ガイドライン（2006年版）では、緊張型頭痛（心身症）の治療ガイドラインであることから、特に心身医学的治療法の位置づけを明らかにすることを意図した。しかしこれらの心身医学的治療法の根拠となった研究は緊張型頭痛（心身症）のみを対象としたものではなく、心身症以外の緊張型頭痛もすべて対象としている。そのため、これらの心身医学的治療法は必ずしも心身症の病態をとる緊張型頭痛においてのみ重要というわけではない。

　緊張型頭痛は、生命予後の点に関しては問題が少ない疾患であるものの、社会適応の観点からは、患者自身、困難を感じていることが多く、治療のニーズは高い。緊張型頭痛の治療の目標は、頭痛そのものに対する患者の苦痛を軽減させることはもとよ

り、成因や維持要因へ対処することによる病態を改善することや、セルフコントロールを高めること、個々人に合った社会適応性の回復を図ることも含む。そのためにはまさに心身医学的な視点が有用であり、その点においても、心身症の病態を取らない緊張型頭痛であっても心身医学的治療法は重要な役割をもつと考えられる。

8. 専門医に紹介するポイント

治療ガイドライン(p.210)に示したように、専門的な心身医学的治療法は、非薬物療法による予防的治療としてどのタイミングでも考慮されうるものである。特に考慮すべき場合としては、緊張型頭痛の発症や経過に心理社会的因子が密接にかかわっている場合、すなわち緊張型頭痛(心身症)と診断される場合や、十分量の薬物療法による予防的治療を行っても十分な効果の得られない場合、患者が非薬物療法、専門的な心身医学療法を希望する場合が挙げられる。

また、緊張型頭痛はうつ病に合併することもあるが、この場合はうつ病としての治療を並行して行う必要がある。うつ病としての治療を行うか、不可能であれば心療内科や精神科などの専門医への紹介が望ましい。

9. 今後の課題

今回の改訂版(2006年版)で、心身医学的治療法は薬物療法による予防的治療と並列とする形で示した。これは必ずしも薬物療法を優先する根拠がないことによる。しかしガイドラインによりプライマリケアにて対処可能な部分から、専門科での対処が望ましい部分までの円滑な流れを目指すのであれば、特に心身医学的治療法が有効であると考えられる場合について示すことが望ましく、今後さらなる検討が必要であると考えられる。

また、抗不安薬の位置づけについては2002年版[15]発行時に問題として掲げたとおりである。わが国において、筋弛緩作用のある抗不安薬は緊張型頭痛の治療に用いられることが多いが、先行研究においては、コントロール比較にて有意な差をもって効果が出現したとの報告はほとんどない。よって、抗不安薬は、臨床的印象により汎用されてはいるものの、その役割を言及することは難しく、ガイドラインにおいては暫定的な位置づけを取らざるを得なかった。なお、抗不安薬のエチゾラムに関しては緊張型頭痛に対して保険適用されている。

10. 汎用薬剤

緊張型頭痛に用いられる薬剤

一般名	商品名	使用量	副作用
(1)予防的治療に用いられる薬剤			
A．筋弛緩薬(漸減して中止する)			
塩酸チザニジン	テルネリン	3mg分3	眠気・ふらつき・脱力感・めまい
塩酸エペリゾン	ミオナール	150mg分3	
B．抗不安薬(漸減して中止する)			
アルプラゾラム	ソラナックス	0.8〜1.2mg分2〜3	眠気・ふらつき・脱力感・めまい・口渇
エチゾラム	デパス	1.5〜3.0mg分3	
C．抗うつ薬(開始時は漸増し、漸減して中止する)			
塩酸アミトリプチリン	トリプタノール	10〜75mg分1〜3	悪心・嘔吐・めまい・ふらつき・眠気
塩酸マプロチリン	ルジオミール	25〜75mg分1〜3	
塩酸ミアンセリン	テトラミド	10〜30mg分1〜3	
マレイン酸フルボキサミン	デプロメール	50〜100mg分2	
(2)急性期の治療薬剤			
アセチルサリチル酸	アスピリン	660mg/回	胃腸障害 造血器障害
アセトアミノフェン	ピリナジン	300〜500mg/回	
イブプロフェン	ブルフェン	200mg/回	
ケトプロフェン	メナミン	50mg/回	
ナプロキセン	ナイキサン	100〜200mg/回	
ジクロフェナクナトリウム	ボルタレン	12.5〜50mg/回	
(併用として)カフェイン	カフェイン	100〜300mg/回	消化器症状

処方例)
(1) ソラナックス®0.8mg分2、トリプタノール®50mg分2
(2) テルネリン®3mg分3、テトラミド®20mg分2

11. 担当研究者

分担研究者

　吉内一浩(東京大学医学部附属病院心療内科)

研究協力者

　菊地裕絵(東京大学大学院医学系研究科ストレス防御・心身医学)
　赤林　朗(東京大学大学院医学系研究科ストレス防御・心身医学)
　端詰勝敬(東邦大学医学部心療内科)
　坪井康次(東邦大学医学部心療内科)

12. 文献一覧

1) Headache Classification Subcommittee of the International Headache Society. International classification of headache diosrders ; 2nd Edition. *Cephalalgia* 2004 ; 24(suppl 1) : 1-160.
2) Rasmussen BK. Epidemiology of headache. *Cephalalgia* 2001 ; 21 : 774-7.
3) Schwartz BS, Stewart WF, Simon D, et al. Epidemiology of tension-type headache. *JAMA* 1998 ; 279 : 381-3.
4) Jensen R. Peripheral and central mechanisms in tension-type headache : an update. *Cephalalgia* 2003 ; 23(suppl 1) : 49-52.
5) Marlowe N. Stressful events, appraisal, coping and recurrent headache. *J Clin Psychol* 1998 ; 54 : 247-56.
6) Holroyd KA, Stensland M, Lipchik GL, et al. Psychosocial correlates and impact of chronic tension-type headaches. *Headache* 2000 ; 40 : 3-16.
7) Schrff L, Turk DC, Marcus DA. Psychosocial and behavioral characteristics in chronic headache patients : support for a continuum and dual-diagnostic approach. *Cephalalgia* 1995 ; 15 : 216-23.
8) Labbe EE, Murphy L, O'Brien C. Psychosocial factors and prediction of headaches in college adults. *Headache* 1997 ; 37 : 1-5.
9) De Benedittis G, Lorenzetti A. Minor stressful life events (daily hassles) in chronic primary headache : relationship with MMPI personality patterns. *Headache* 1992 ; 32 : 330-4.
10) 久保木富房, 吉内一浩, 山中 学, ほか. 緊張型頭痛の診断・治療ガイドライン；平成11年度厚生省神経・精神疾患研究委託費による研究報告集 2000. p.429.
11) Siniatchkin M, Riabus M, Hasenbring M. Coping styles of headache sufferers. *Cephalalgia* 1999 ; 19 : 165-73.
12) Martin PR, Theunissen C. The role of life event stress, coping and social support in chronic headaches. *Headache* 1993 ; 33 : 301-6.
13) 日本心身医学会. 心身医学の新しい診療指針. 心身医学 1991 ; 31 : 574.
14) 高橋三郎, 大野 裕, 染矢俊幸・訳. DSM-Ⅳ-TR 精神疾患の分類と診断の手引. 東京：医学書院；2002.
15) 久保木富房, 吉内一浩, 宮坂菜穂子, ほか. 緊張型頭痛. In：西間三馨・監. 心身症診断・治療ガイドライン2002. 東京：協和企画；2002.
16) Kubitzek F, Ziefler G, Gold MS, et al. Low-dose diclofenac potassium in the treatment of episodic tension-type headache. *Eur J Pain* 2003 ; 7 : 155-62.（評価　Ⅱ-B）
17) Steiner TJ, Lange R, Voelker M. Aspirin in episodic tension-type headache : placebo-controlled dose-ranging comparison with paracetamol. *Cephalalgia* 2003 ; 23 : 59-66.（Ⅱ-B）
18) Prior MJ, Cooper KM, Mey LG, et al. Efficacy and safety of acetaminophen and naproxen in the treatment of tension-type headache. A randomized, double-blind, placebo-controlled trial. *Cephalalgia* 2002 ; 22 : 740-8.（評価　Ⅱ-B）
19) Lange R, Lentz R. Comparison ketoprofen, ibupurofen and naproxen sodium in the treatment of tension-type headache. *Drugs Exp Clin Res* 1995 ; 21 : 89-96.（評価　Ⅱ-B）
20) Schachtel BP, Furey SA, Thoden WR. Nonprescription ibuprofen and acetaminophen in the treatment of tension-type headache. *J Clin Pharmacol* 1996 ; 36 : 1120-5.（評価　Ⅱ-B）
21) SteinerTJ, Lange R. Ketoprofen (25mg) in the symptomatic treatment of episodic tension-type headache : double-blind placebo-controlled comparison with acetaminophen (1000mg). *Cephalalgia* 1998 ; 18 : 38-43.（評価　Ⅱ-B）
22) Migliardi JR, Armellino JJ, Friedman M, et al. Caffeine as an analgesic adjuvant in tension headache. *Clin Pharmacol Ther* 1994 ; 56 : 576-86.（評価　Ⅱ-B）
23) Diamond S, Balm TK, Freitag FG. Ibuprofen plus caffeine in the treatment of tension-type

headache. *Clin Pharmacol Ther* 2000；68：312-9.
24) Saper JR, Lake AE 3rd, Cantrell DT, et al. Chronic daily headache prophylaxis with tizanidine：a double-blind, placebo-controlled, multicenter outcome study. *Headache* 2002；42：470-82.（評価 Ⅱ-B）
25) Murros K, Kataja M, Hedman C, et al. Modified-release formulation of tizanidine in chronic tension-type headache. *Headache* 2000；40：633-7.（評価 Ⅱ-C）
26) Shukla R, Nag D, Ahuja RC. Alprazolam in chronic tension-type headache. *J Assoc Physician India* 1996；44：641-4.（評価 Ⅲ-B）
27) Ashina S, Bendtsen L, Jensen R. Analgesic effect of amitriptyline in chronic tension-type headache is not directly related to serotonin reuptake inhibition. *Pain* 2004；108：108-14.（評価 Ⅱ-B）
28) Rampello L, Alvano A, Chiechio S, et al. Evaluation of the prophylactic efficacy of amitriptyline and citalopram, alone or in combination, in patients with comorbidity of depression, migraine, and tension-type headache. *Neuropsychobiology* 2004；50：322-8.（評価 Ⅱ-B）
29) Cerbo R, Berbanti P, Fabbrini G, et al. Amitriptyline is effective in chronic but not in episodic tension-type headache：pathogenetic implications. *Headache* 1998；38：453-7.（評価 Ⅲ-B）
30) Manna V, Bolino F, Di Cicco L. Chronic tension-type headache, mood depression and serotonin：therapeutic effects of fluvoxamine and mianserine. *Headache* 1994；34：44-9.（評価 Ⅲ-B）
31) Lengemark M, Olesen J. Sulpiride and paroxetine in the treatment of chronic tension-type headache. An explanatory double-blind trial. *Headache* 1994；34：20-4.（評価 Ⅲ-C）
32) Moja PL, Cusi C, Sterzi RR, et al. Selective serotonin re-uptake inhibitors（SSRIs）for preventing migraine and tension-type headaches. *Cochrane Database Syst Rev* 2005；CD002919.（評価 Ⅰ-C）
33) Bendtsen L, Jensen R. Mirtazapine is effective in the prophylactic treatment of chronic tension-type headache. *Neurology* 2004；62：1706-11.（評価 Ⅱ-B）
34) Adelman LC, Adelman JU, Von Seggern R, et al. Venlafaxine extended release（XR）for the prophylaxis of migraine and tension-type headache：A retrospective study in a clinical setting. *Headache* 2000；40：572-80.（評価 Ⅲ-B）
35) Blanchard EB, Nicholson NL, Taylor AE, et al. The role of regular home practice in the relaxation treatment of tension headache. *J Consult Clin Psychol* 1991；59：467-70.（評価 Ⅱ-B）
36) Blanchard EB, Appelbaum KA, Radnitz CL, et al. Placebo-controlled evaluation of abbreviated progressive muscle relaxation and of relaxation combined with cognitive therapy in the treatment of tension headache. *J Consult Clin Psychol* 1990；58：210-5.（評価 Ⅱ-B）
37) Zsombok T, Juhasz G, Budavari A, et al. Effect of autogenic training on drug consumption in patients with primary headache：an 8-month follow-up study. *Headache* 2003；43：251-7.（評価 Ⅲ-B）
38) ter Kuile MM, Spinhoven P, Kinssen AC, et al. Autogenic training and congnitive self-hypnosis for the treatment of recurrent headaches in three different subject groups. *Pain* 1994；58：331-40.（評価 Ⅱ-B）
39) Grazzi L, Bussone G. Italian experience of electromyographic-biofeedback treatment of episodic common migraine：preliminary results. *Headache* 1993；33：439-41.（評価 Ⅲ-B）
40) Holroyd KA, O'Donnell FJ, Stensland M, et al. Management of chronic tension-type headache with tricyclic antidepressant medication, stress management therapy, and their combination：a randomized controlled trial. *JAMA* 2001；285：2208-15.（評価 Ⅱ-B）
41) Penzien DB, Rains JC, Andrasik F. Behavioral management of reccurent headache；three decades of experience and empiricism. *Appl Psychophysiol Biofeedback* 2002；27：163-81.（評価 Ⅰ-B）
42) Schulte-Mattler WJ, Krack P. Treatment of chronic tension-type headache with botulinum toxin

A：a randomized, double blind, placebo-controlled multicenter study. *Pain* 2004；109：110-4.（評価　Ⅱ-D）
43) Porta M, Camerlingo M. Headache and botulinum toxin. *J Headache Pain* 2005；6：325-7.（評価　Ⅱ-C）
44) Schmitt WJ, Slowey E, Fravi N, et al. Effect of botulinum toxin A injections in the treatment of chronic tension-type headache：a double blind, placebo-controlled trial. *Headache* 2001；41：658-64.（評価　Ⅱ-C）
45) Melchart D, Linde K, Fischer P, et al. Acupuncture for idiopathic headache. *Cochrane Database Syst Rev* 2001；CD001218.（評価　Ⅱ-B〜C）
46) Melchart D, Streng A, Hoppe A, et al. Acupuncture in patients with tension-type headache：randomised controlled trial. *BMJ* 2005；331：376-82.（評価　Ⅱ-C）
47) Karst M, Reinhard M, Thum P, et al. Needle acupuncture in tension-type headache：a randomized, placebo-controlled study. *Cephalalgia* 2001；21：637-42.（評価　Ⅱ-C）
48) White AR, Resch KL, Chan JC, et al. Acupuncture for episodic tension-type headache：a multicentre randomized controlled trial. *Cephalagia* 2000；20：632-7.（評価　Ⅱ-C）
49) Bronfort G, Nilsson N, Haas M, et al. Non-invasive physical treatments for chronic/recurrent headache. *Cochrane Database Syst Rev* 2004；CD001878.（評価　Ⅰ-C）
50) 慢性頭痛の診療ガイドライン作成に関する研究班. 慢性頭痛診療ガイドライン. 2005.

疾患各論

10. 片頭痛

10. 片頭痛

1．疾患概説

　頭痛は2003年に国際頭痛学会によって発表された「国際頭痛分類第2版」（ICHD-Ⅱ）により、一次性頭痛と二次性頭痛に大別されることとなった。片頭痛は一次性頭痛に属し、緊張型頭痛と並んで神経・筋肉系心身症の代表的疾患であり、頭痛のために医療機関を受診する患者の15%は片頭痛とされている。

　疫学的にみると、欧米における片頭痛の年間有病率は12〜25%とされている[1〜4]。一方、わが国においては片頭痛の時点有病率は2.0%、年間有病率は6.0%（疑い例を含めると8.4%）とされており、年間数百万人の日本人が片頭痛で悩んでいる計算になる[5,6]。本邦における片頭痛の有病率が欧米と比べて低い理由として生活習慣や人種差などが考えられているが不明な部分も多い。

　性差では、片頭痛に関するほぼすべての研究において女性に多いとされ、男性の2〜3倍と考えられている[7〜9]。また、しばしば遺伝傾向がみられ、特に母親に片頭痛が多いといわれている。

　本邦における有病率のピークは男性20歳代・女性30歳代と、男女とも30歳代と報告されている[6]。米国では女性で35〜40歳にピークがあり、男性はそれより少し若い時期にピークがある[1]。片頭痛は一般に若年者に多く、高齢になると有病率が減少する傾向を示す。

1）臨床症状

　片頭痛の頻度として、月に1〜2回から多いときで週に2〜3回の中等度〜強度の頭痛発作が出現し、日常生活に支障をきたす。頭痛は運動によって増悪し、頭痛発作中は臥床することも少なくない。性状として、片側性または両側性の拍動性頭痛が発作性に反復し、多くの場合は随伴症状を伴う。随伴症状は悪心、嘔吐、光過敏、音過敏、ふらつき、めまい、しびれなどであるが患者により多様性がある。

　頭痛の誘発因子として、精神的ストレス、疲労、感情の変化、チーズ、チョコレート、アルコール、喫煙、月経周期の関連などが知られている。

　前駆症状（前兆：aura）として、頭痛の20分ほど前に閃輝性暗点、失語、半身の感覚障害、片麻痺、半盲などといった脳局所神経症状を呈することがあるが、片頭痛全体のなかでは前兆を伴わない片頭痛のほうが頻度は高い。閃輝性暗点とは視野周囲に広がるキラキラした鋭いノコギリのような模様で、次第に視野全体に広がっていく。閃輝性暗点などの視覚異常は前兆の90%以上を占める[10]。

2) 片頭痛の病態

　片頭痛の発症機序として、以前は血管説が主流であった。しかし、現在は三叉神経血管説が最も有力視されている。三叉神経血管説とは硬膜血管に分布する三叉神経が何らかの原因で刺激されると、サブスタンスP、カルシトニン遺伝子関連ペプチド（CGRP）などの神経伝達物質が放出され、血管拡張や血漿蛋白の血管外漏出といった神経因性炎症が引き起こされるというものである[11]。このほか、セロトニンをはじめとするトランスミッターやマグネシウム、ミトコンドリア、遺伝子の異常などが片頭痛の原因として研究されているが、解明すべき点は多く残されている。

2. 片頭痛の心身医学的因子とその評価

　片頭痛や緊張型頭痛は神経・筋系の代表的な心身症であるが、以前は特に緊張型頭痛に対して精神的ストレスとの関係が注目されていた。近年になり、片頭痛もその発症や経過において心理社会的要因が深く関与していることが注目され、ライフイベント、抑うつや不安、パーソナリティ障害などとの関連について研究が進められている。

1) 片頭痛とストレス

　日常生活の精神的ストレスは片頭痛の有力な発症要因の一つと考えられており、片頭痛と精神的ストレス、アルコール、天候の変化などの関連について検討された調査において、44％がストレスを発症要因としており、他の発症要因の中で最も多いことが指摘されている[12]。

　片頭痛と精神的ストレスが相互に関係するという報告は多いが、精神的ストレスと片頭痛発作の出現には多少の時間的ずれがあると一般的にいわれており、精神的ストレスから数日遅れて頭痛発作が出現することが多い[13]。また、月経周期との関連が指摘され、認知面とコーピングも片頭痛の活動性と関連するとされている[14,15]。さらに、片頭痛患者は頭痛のない健常者と比較して痛みの感受性が高く、希望的観測、自己批判的な傾向が強いことや自責的でソーシャルサポートに頼らない傾向があることなどが指摘されている[16,17]。

2) 片頭痛と性格

　片頭痛患者において自尊心が強く、野心家で完全主義、権威主義、偏見をもちやすく、易怒的であるが感情を抑圧するなどといった特徴的な性格傾向が認められやすいことは古くから指摘され、いわゆる「片頭痛性格」と呼ばれている。これらはWolffの研究によるところが大きいが、片頭痛性格に関するWolffの業績に対して批判的な意見もある[18]。

3) 片頭痛とうつ病、パニック障害

　てんかん、脳血管障害と並んでうつ病とパニック障害は片頭痛の重要なcomorbidityとして考えられている[19〜21]。片頭痛におけるうつ病の生涯有病率は20〜40%とされている。片頭痛におけるうつ病の生涯における発生頻度は片頭痛をもたない人の3〜4倍とされている[22,23]。一方、片頭痛とパニック障害との関連についても報告されている[24]。

　われわれの行った調査では、片頭痛の既往を有する一般大学生の中で28%にうつ病の症状が、34%にパニック障害の症状が認められた。特に前兆を伴わない片頭痛は頭痛をもたないものと比較して有意にうつ病やパニック障害の症状を有する割合が高かった。

　このように片頭痛とうつ病やパニック障害との関連を指摘する報告は多く、片頭痛、うつ病、パニック障害のいずれもその発症要因として、セロトニンの代謝異常が想定されていることから、片頭痛、うつ病、パニック障害の発症には心理社会的ストレス要因の他、共通の生物学的素因が存在するのではないかと考えられている[25]。しかし、各疾患においてセロトニンなどの神経伝達物質がどのように関与しているかについては不明な部分が多く、うつ病やパニック障害などのcomorbidityと片頭痛との関連についても明確なエビデンスはまだ示されていない。

3. 診断ガイドライン－解説とその根拠－

　片頭痛の身体医学的診断にはICHD-Ⅱを、心理的側面の診断にはDSM-Ⅳを用いることが望まれる。片頭痛患者は疼痛症状にとらわれることが多く、心理社会的問題が表面化することは少ない。そのため、抑うつや不安などの随伴について、医師が積極的に疑い、その対応を行っていくことが最も重要な事項である。

　また、片頭痛の診断にあたって、鎮痛薬、エルゴタミン製剤を連用、乱用することによって生じる薬物乱用頭痛にも留意しなくてはならない（表10-1に薬物乱用頭痛におけるICHD-Ⅱの診断基準を示した）。

　心身症としての片頭痛に対する心身医学的な診断プロセスを図10-1に示した。

表10-1　薬物乱用頭痛

A．頭痛は1カ月に15日以上存在し、CおよびDを満たす
B．薬物を3カ月を超えて定期的に乱用している
C．頭痛は薬物乱用のある間に出現もしくは著明に悪化する
D．乱用薬物の使用中止後、2カ月以内に頭痛が消失、または以前のパターンに戻る

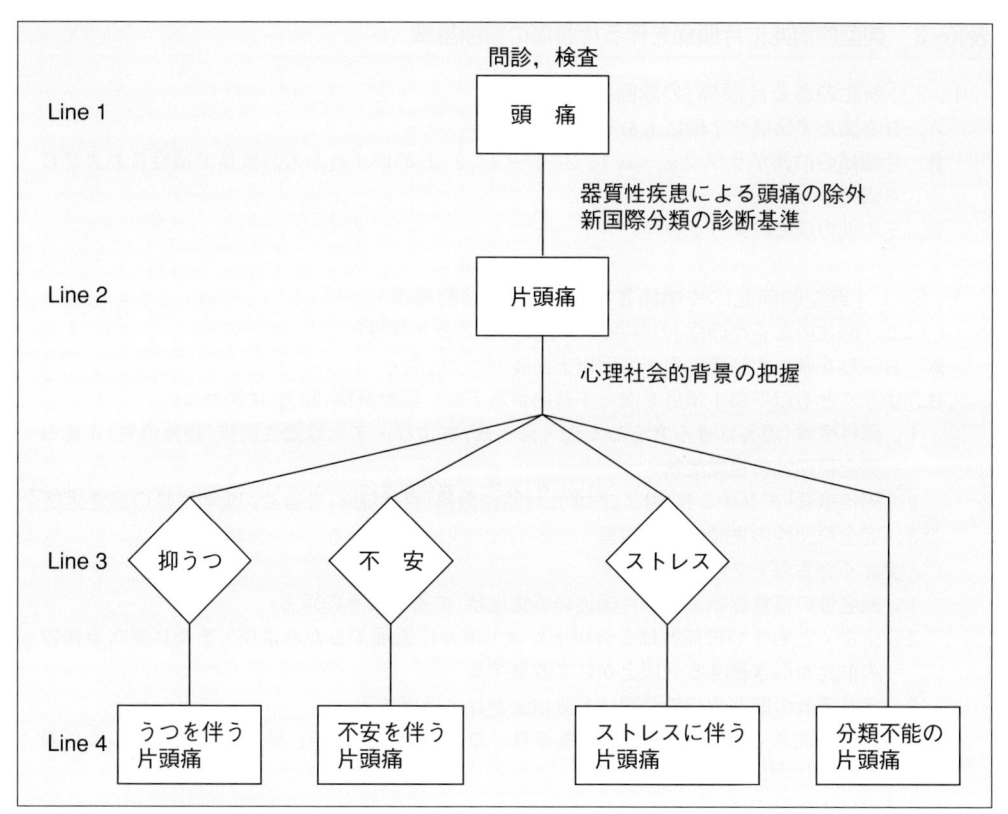

図10-1　片頭痛の診断アルゴリズム

図10-1　Line 1：頭痛に関する問診と検査から器質的疾患による頭痛を除外し、新国際分類の診断基準に従って片頭痛と診断する。表10-2、10-3にICHD-IIの片頭痛に関する診断基準を示した。

表10-2　前兆のない片頭痛の診断基準

A．B～Dを満たす頭痛発作が5回以上ある
B．頭痛の持続時間は4～72時間（未治療もしくは治療が無効の場合）
C．頭痛は以下の特徴の少なくとも2項目を満たす
　1．片側性
　2．拍動性
　3．中等度～重度の頭痛
　4．日常的な動作（歩行や階段昇降などの）により頭痛が増悪する、あるいは頭痛のために日常的な動作を避ける
D．頭痛発作中に少なくとも以下の1項目を満たす
　1．悪心または嘔吐（あるいはその両方）
　2．光過敏および音過敏
E．その他の疾患によらない

表10-3　典型的前兆に片頭痛を伴う片頭痛の診断基準

1.2「前兆のある片頭痛」の診断基準
　A．Bを満たす頭痛が2回以上ある
　B．片頭痛の前兆がサブフォーム1.2.1～1.2.6のいずれかの診断基準項目BおよびCを満たす
　C．その他の疾患によらない

1.2.1「典型的前兆に片頭痛を伴うもの」の診断基準
（1.2「前兆のある片頭痛」の診断基準を満たすことが前提）
　A．B～Dを満たす頭痛発作が2回以上ある
　B．少なくとも以下の1項目を満たす前兆があるが、運動麻痺（脱力）は伴わない
　　1．陽性徴候（例えばきらきらした光・点・線）および・または陰性徴候（視覚消失）を含む完全可逆性の視覚症状
　　2．陽性徴候（チクチク感）および・または陰性徴候（感覚鈍麻）を含む完全可逆性の感覚症状
　　3．完全可逆性の失語性言語障害
　C．少なくとも以下2項目を満たす
　　1．同名性の視覚症状または片側性の感覚症状（あるいはその両方）
　　2．少なくとも1つの前兆は5分以上かけて徐々に進展するかおよび・または異なる複数の前兆が引き続き5分以上かけて進展する
　　3．それぞれの前兆の持続時間は5分以上かけて進展する
　D．1.1「前兆のない片頭痛」の診断基準B～Dを満たす頭痛が、前兆の出現中もしくは前兆後60分以内に生じる
　E．その他の疾患によらない

図10-1　Line 2～4：片頭痛と診断された際には、次に心理社会的因子および背景を把握するための問診や必要に応じた心理テスト（うつに関してはSelf-Rating Questionnair for Depression（SRQD）、Self-rating Depression Scale（SDS）など、不安に関してはState-Trait Anxiety Inventory（STAI）、Manifest Anxiefy Scale（MAS）など）を行い、心身医学的観点からの片頭痛を評価する。そこで、心理面と社会面の評価により片頭痛が「うつを伴う片頭痛」「不安を伴う片頭痛」「ストレスに伴う片頭痛」「分類不能の片頭痛」に分類される。なお、心理社会的要因の関与が低いと判断される片頭痛は「分類不能の片頭痛」に分類される。

　抑うつを評価するための質問例として、「気分が沈んで、何も楽しめなくなっていませんか」「眠れますか」「集中力が落ちた感じはありませんか」などが挙げられる（表10-4）。

　参考資料として米国精神医学会による「精神疾患の分類と診断の手引」（DSM-Ⅳ）におけるうつ病の診断基準を示す（表10-5）。

　不安を評価するための質問例として、「急に不安な気持ちになることはありませんか」「急に動悸がしたり、息苦しい感じがしたり、冷や汗が出たりすることはないですか」などが挙げられ、参考資料としてDSM-Ⅳにおけるパニック発作の診断基準を示

表10-4 うつ、不安、ストレスに対する質問例

- うつに対する質問例
 「気分が沈んだり、憂うつな気持ちになったりすることがありましたか」
 「どうしても物事に対して興味がわかない、あるいは心から楽しめない感じがありましたか」
- 不安に対する質問例
 「急に不安な気持ちになることはありませんか」
 「急に動悸がしたり、息苦しい感じがしたり、冷や汗が出たりすることはないですか」
- ストレスに対する質問例
 「何か心当たりはありますか」
 「頭痛以外にどのようなことで困っていますか」
 「どんなときに頭痛がすることが多いですか」

表10-5 DSM-Ⅳにおけるうつ病の診断基準

以下の症状のうち5つ(またはそれ以上)が同じ2週間の間に存在し、病前の機能からの変化を起こしている：
これらの症状のうち少なくとも1つは、(1)抑うつ気分または(2)興味または喜びの喪失である。
(1) その人自身の言明(例えば、悲しみまたは、空虚感を感じる)か、他者の観察(例えば、涙を流しているように見える)によって示される、ほとんど1日中、ほとんど毎日の抑うつ気分
(2) ほとんど1日中、ほとんど毎日の、すべて、またはほとんどすべての活動における興味、喜びの著しい減退(その人の言明、または他者の観察によって示される)
(3) 食事療法をしていないのに、著しい体重減少、あるいは体重増加(例えば、1カ月で体重の5％以上の変化)、またはほとんど毎日の、食欲の減退または増加
(4) ほとんど毎日の不眠または睡眠過多
(5) ほとんど毎日の精神運動性の焦燥または制止(他者によって観察可能で、ただ単に落ち着きがないとか、のろくなったという主観的感覚ではないもの)
(6) ほとんど毎日の易疲労性、または気力の減退
(7) ほとんど毎日の無価値感、または過剰であるか不適切な罪責感(妄想的であることもある)、(単に自分をとがめたり、病気になったことに対する罪の意識ではない)
(8) 思考力や集中力の減退、または、決断困難がほとんど毎日認められる(その人自身の言明による、または、他者によって観察される)
(9) 死についての反復思考(死の恐怖だけではない)、特別な計画はないが反復的な自殺念慮、自殺企図、または自殺するためのはっきりとした計画

す(表10-6)。

　ストレスを評価するための質問例として、「何か心あたりはありますか」「頭痛以外にどのようなことで困っていますか」「どんなときに頭痛がすることが多いですか」などが挙げられる。また、抑うつ・不安・ストレス要因のそれぞれが関与している片頭痛もありうる。

　注意すべきこととして、片頭痛様の頭痛を訴える患者の中に、妄想や強い思考障害が認められることがある。統合失調症などの精神病において、身体症状が前面に出る

表10-6　DSM-Ⅳにおけるパニック発作の診断基準

> 強い恐怖または不安を感じるはっきり他と区別できる期間で、そのときに、以下の症状のうち4つ（またはそれ以上）が突然に出現し、10分以内にその頂点に達する。
> (1) 動悸、心悸亢進、または心拍数の増加
> (2) 発汗
> (3) 身震いまたは震え
> (4) 息切れ感または息苦しさ
> (5) 窒息感
> (6) 胸痛または胸部の不快感
> (7) 嘔気または腹部の不快感
> (8) めまい感、ふらつく感じ、頭が軽くなる感じ、または気が遠くなる感じ
> (9) 現実感消失（現実でない感じ）、または離人症状（自分自身から離れている）
> (10) コントロールを失うことに対する、または気が狂うことに対する恐怖
> (11) 死ぬことに対する恐怖
> (12) 異常感覚（感覚麻痺またはうずき感）
> (13) 冷感または熱感

ため精神症状が隠れている場合も多く、精神病の存在を常に念頭に置いて診療にあたる必要があり、陽性または陰性の精神症状の存在が疑われる際には、一度、精神科へコンサルトを行うことが望ましい[26,27]。

近年、毎日のように出現する頭痛が長期にわたり持続するタイプが注目され、chronic daily headache（慢性連日性頭痛）と呼ばれている。発症の当初は片頭痛であったが、加齢に伴い毎日の頭痛になったものなど4つのタイプの頭痛が知られており、Silbersteinの基準によると、1日に4時間以上の頭痛が月に15日以上あることとされている。また、1日4時間以上持続する頭痛が月に15日以上あり、1年以上認められることとする立場や、少なくとも週5日以上の頭痛が少なくとも1年以上続くこととする立場もある[28]。Chronic daily headacheでは、抑うつ、不安、パーソナリティ障害の合併といった心理面の問題や鎮痛薬の乱用など行動面の問題をもつことが多く、心身医学的観点からの治療が特に重要となる。

4. 治療ガイドライン－解説とその根拠－

片頭痛の治療は急性期治療と予防的治療に大別される。急性期治療は薬物療法が中心となり、薬剤因性頭痛を出現させないために服薬指導を適切に行う必要がある。一方、予防的治療は薬物療法、生活指導、心身医学的介入などを組み合わせた包括的な介入が中心となる（図10-2）。

1) 薬物療法

片頭痛の治療に用いる薬物は多岐にわたる。また発作の頻度や重症度、随伴症状、

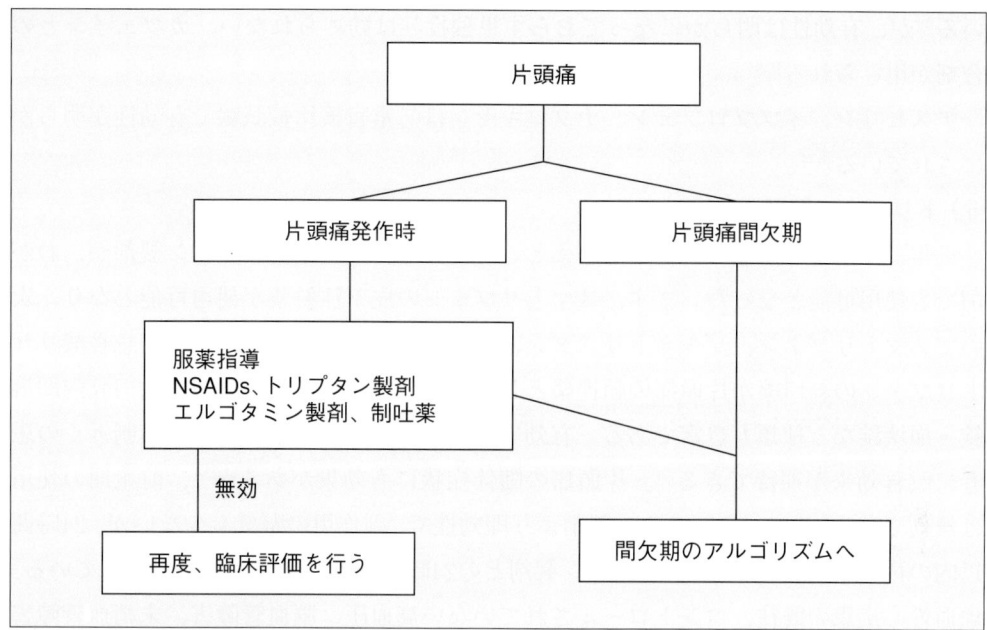

図10-2 片頭痛の治療アルゴリズム

　日常生活への支障の度合いには個人差があり、個々の発作によっても異なるため、患者にこれらを記録することを勧め、これに基づいて各々に適した治療法を選択する。費用対効果も検討し、患者の意向を考慮する。
　片頭痛の薬物療法は、急性期治療と予防的治療に大別される。

(1) 急性期治療薬
①基本的事項
　鎮痛には単剤投与を基本とする[29]が、随伴症状がある場合は制吐薬や筋弛緩薬、鎮静薬を併用する[30]。特に重度の嘔気がある場合は制吐薬の使用を制限しない[31]。発作3回までは同じ薬を同じ量で使用する[30]。
　一般に急性期治療薬の過剰使用は薬剤因性の頭痛を引き起こすため、長期連用を避けるよう十分な注意が必要であり[31]、患者にも説明しておくべきである[32]。定期的な急性期治療薬の使用は週2日までとする専門家が多い。過剰使用する患者には予防的治療を行う[31]。

②薬剤(p.245　表10-8参照)
　主な薬剤を表10-8に示した。また代表的薬剤のエビデンスの質(level of evidence)と推奨の強さ(quality of evidence)も表中に示した。

ⅰ) 鎮痛薬
　わが国で頭痛の保険適応があるのはアスピリン、アセトアミノフェン、メフェナム酸のみである。アセトアミノフェンは非ステロイド性抗炎症薬(NSAIDs)不適例で用

いる[29]が、有効性は明らかになっておらず単独投与は勧められない。カフェインとの合剤が用いられる[31,32]。

アスピリン、イブプロフェン、ナプロキセンは二重盲検比較試験で有効性が明らかにされている[31,32]。

ⅱ) トリプタン製剤

近年、欧米で片頭痛の急性期治療薬として注目されていたトリプタン製剤が、わが国でも使用可能となった。まず、スマトリプタンの皮下注射薬が使用可能となり、次いでスマトリプタン、ゾルミトリプタン、臭化水素酸エレトリプタン、安息香酸リザトリプタンの経口薬が片頭痛の頓挫薬として使用可能となった。現在では口腔内即溶錠・崩壊錠など種類も豊富である。有効率は高く、投与後1時間以内に7割近くの患者に改善効果が期待できる[32]。片頭痛の随伴症状にも効果があるが[29]、前兆期の使用は無効である[29,32]。エルゴタミン製剤より即効性で、副作用の嘔気も少ないが、24時間以内の再発率は高い[32]。エルゴタミン製剤との24時間以内の併用は禁忌とされている。虚血性心疾患の既往、コントロールされていない高血圧、脳血管障害、末梢血管障害のある患者でも禁忌であり、高齢者には慎重に投与することが必要である。

ⅲ) エルゴタミン製剤

わが国では酒石酸エルゴタミン配合剤が用いられる。海外ではジヒドロエルゴタミンが急性期治療に使用されるが、わが国では予防的治療に用いられている。乱用・依存作用があるため、頻回に（月3回以上）発作がある患者には適さない[29]。トリプタン製剤との24時間以内の併用は禁忌である。1日服用したら3日間は休薬する。

副作用はスマトリプタンと類似するが、嘔気の頻度は高く、一方胸痛は少ない[32]。

ⅳ) 制吐薬

メトクロプラミド、ドンペリドン、プロクロルペラジン、クロルプロマジンなどがある。他の急性期治療薬との併用で高い効果が期待できる。

③適応

前兆期にはトリプタン製剤以外を用いる。軽度～中等度の発作には、鎮痛薬が適する[29,31,32]。軽度でも嘔気の強い発作の場合、制吐薬のみで十分なこともある[29]が、有効性は十分に検証されていない[32]。鎮痛薬の効果が不十分な場合はトリプタン製剤またはエルゴタミン製剤を用いる[29]。

中等度～重度の発作には、前兆の有無にかかわらずトリプタン製剤が第一選択薬である。これが無効の場合はエルゴタミン製剤を用いる。トリプタン製剤やエルゴタミン製剤が使用できない場合は、鎮痛薬を用いる[29]。

特に重症の発作や嘔気が強い場合は、スマトリプタン皮下注が第一選択となる。その他、クロルプロマジン0.1mg/kgを20分かけて静注（無効の場合15分おきに総量37.5mgまで繰り返す。血圧低下予防のため生食で血管確保しておく）、クロルプロマ

ジン50mgまでの筋注、プロクロルペラジン5～10mg静注または筋注なども効果が検証されている[31,32]。デキサメタゾン12～20mg静注が有効との報告もある[32]。

小児および妊婦では、基本的に薬物療法は避けるべきであるが、必要時はアセトアミノフェンまたはアスピリンが勧められる[30]。

(2) 予防的治療薬

①適応

急性期治療薬の頻用を止めると発作が改善することが多いため、予防薬開始前2～3カ月間は急性期治療薬の過量使用を禁じておく必要がある[30]。予防的治療の適応を検討するため、急性期治療のみで最低3カ月の観察期間をおく[29]。並行して急性期治療薬の調整や心理社会的背景の検討も行う[30]。

適応となるのは、日常生活に支障をきたすような発作や遷延する発作が月2～3回以上あり急性期治療が無効の場合[29～32]、急性期治療薬を月に10回以上使用する場合[30]、急性期治療薬で有害事象が生じる場合[31]などである。

②治療目標

患者のQOLを改善し、薬剤の副作用を最小限に抑えることが予防的治療の目的である。現行の予防的治療では、発作の頻度・重症度を軽減することは期待できるが、ほとんどの場合はときに急性期治療を必要とする[30,32]。発作の頻度や強さが半分以下に

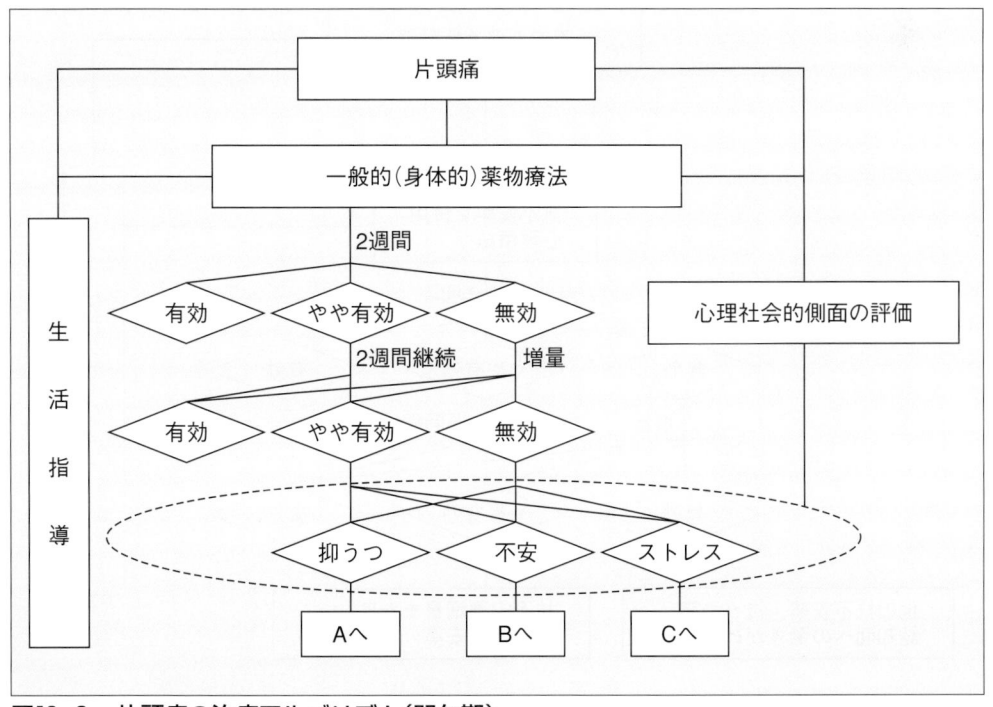

図10-3　片頭痛の治療アルゴリズム（間欠期）

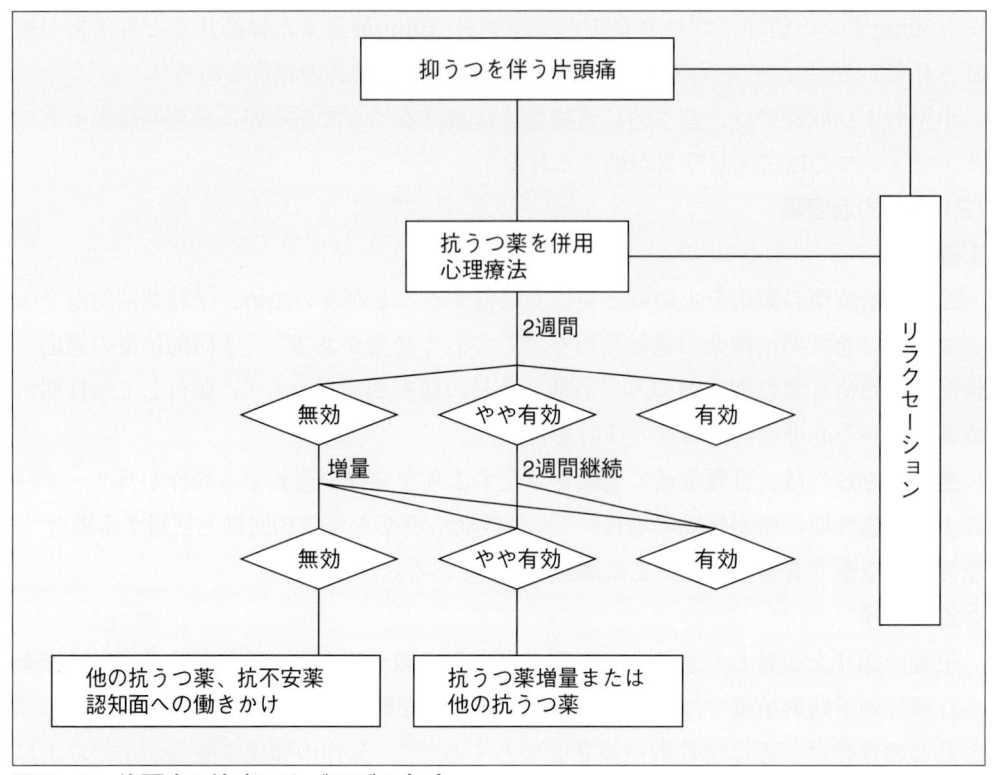

図10-4　片頭痛の治療アルゴリズム(A)

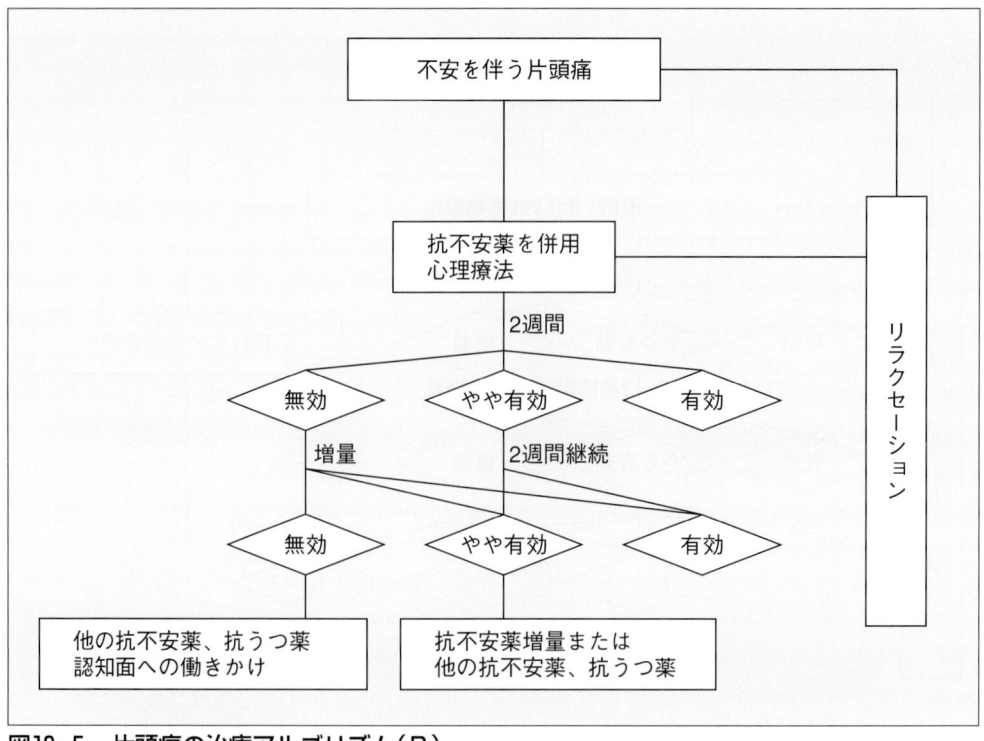

図10-5　片頭痛の治療アルゴリズム(B)

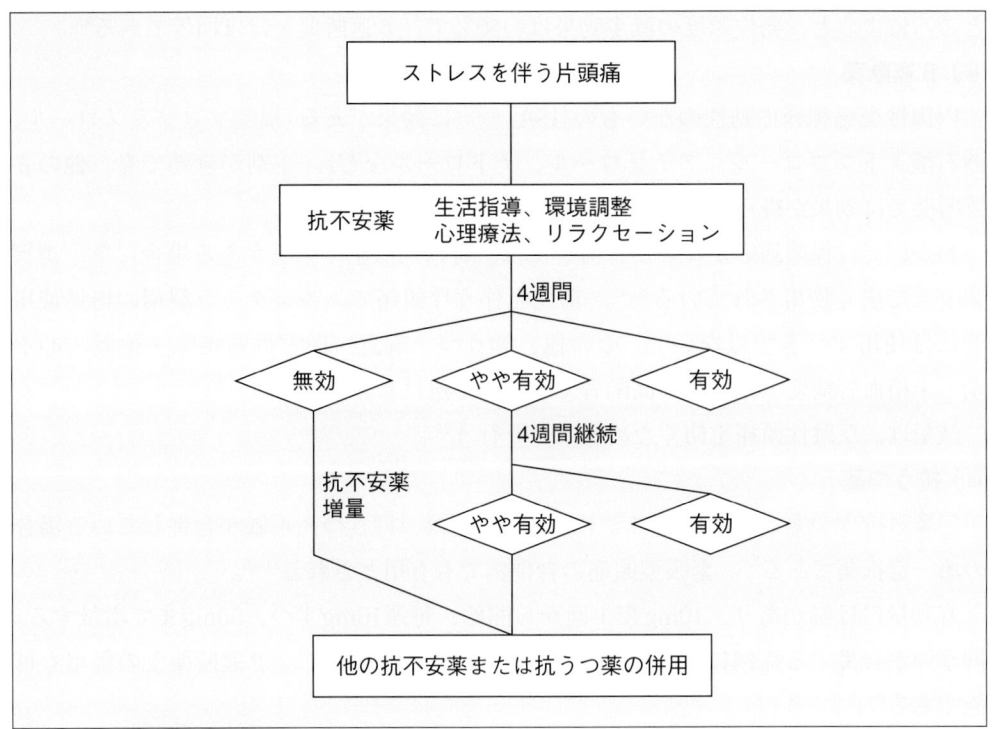

```
         ┌─────────────────────┐
         │  ストレスを伴う片頭痛   │
         └──────────┬──────────┘
                    │
         ┌──────────┴──────────────────┐
         │ 抗不安薬  生活指導、環境調整      │
         │          心理療法、リラクセーション │
         └──────────┬──────────────────┘
                   4週間
         ┌─────┐  ┌─────┐  ┌─────┐
         │ 無効 │  │やや有効│  │ 有効 │
         └──┬──┘  └──┬──┘  └─────┘
            │      4週間継続
         ┌──┴──┐  ┌─────┐  ┌─────┐
         │抗不安薬│  │やや有効│  │ 有効 │
         │ 増量 │  └──┬──┘  └─────┘
         └──┬──┘     │
            │        │
         ┌──┴────────┴──────────────┐
         │ 他の抗不安薬または抗うつ薬の併用 │
         └─────────────────────────┘
```

図10-6　片頭痛の治療アルゴリズム（C）

なれば治療効果は十分である[32]。

③基本的事項

　抑うつ、不安、ストレスといった心理社会的要因を考慮して、薬物を選択することが望ましい[31]（図10-3〜6）。最小有効量から開始し、有害事象が発現することなく臨床効果が得られるまで漸増する[31, 32]。その間、頭痛日記を参考にして治療効果を評価する[29]。効果出現には時間がかかることが多く、数週間から数カ月を要する場合もあることを患者に説明しておく必要がある[30]。3〜6カ月後に発作が十分に抑制されていれば減量または中止を検討する[31]。

④薬剤（p.246　表10-9参照）

　わが国で片頭痛予防に保険適応をもつのは塩酸ロメリジン、メシル酸ジヒドロエルゴタミン、メシル酸ジメトチアジンのみである。海外ではβ遮断薬が広く使われている。表10-9中にエビデンスの質（level of evidence）と推奨の強さ（quality of evidence）を示した。

ⅰ）カルシウム拮抗薬

　塩酸ロメリジンはわが国での第一選択薬である。その他、塩酸ベラパミル、塩酸ジルチアゼムなどが選択される。低血圧・うっ血性心不全・不整脈では使用を避ける。パーキンソン病およびβ遮断薬服用者でも注意を要する。Pryse-Phillipsらのまとめた

ところによると、発作頻度の減少効果は約50％で、β遮断薬とほぼ同等である[32]。

ⅱ）β遮断薬

内因性交感神経作動性のないもの（ISA（-））に効果がある（塩酸プロプラノロール、酒石酸メトプロロール、アテノロール、ナドロールなど）。1剤が無効でも、他のβ遮断薬では効果が得られることがある[30,32]。

わが国では保険適応がないが、海外では、特に高血圧や頻脈がある場合に第一選択薬として広く使用されている[29,30]。前兆を伴う片頭痛でエルゴタミン製剤の慢性使用者には使用すべきではない[29]。その他、抑うつ・喘息・閉塞性肺疾患・徐脈・心不全・末梢血管病変・糖尿病・高齢者では投与を避ける。

減量は、反跳性頭痛を防ぐためゆっくり行う[32]。

ⅲ）抗うつ薬

三環系抗うつ薬である塩酸アミトリプチリンは、抑うつ・不眠が合併している場合の第一選択薬である[29]。緊張型頭痛の合併例でも有用とされる[29,32]。

有効量には幅があり、10mg夜1回から開始、毎週10mgずつ、50mgまで増量する。抑うつが合併する症例に対しては、さらに大量を使用する[32]。β遮断薬との併用も可能である[29]。

選択的セロトニン再取込み阻害薬（SSRI）はセロトニンとの関係から片頭痛の治療薬として注目されているが、その効果はまだ立証されていない。

ⅳ）抗不安薬

不安を伴う片頭痛には、抗不安薬の投与が必要であるが、実際には塩酸ロメリジンなどの予防薬と併用されることが多い。しかし、片頭痛に特異的に有効な抗不安薬は確立されていない。したがって、薬剤の選択は年齢、不安の強さ、コンプライアンスなど種々の因子の総合的検討から決定される。

ⅴ）その他

NSAIDsのナプロキセン、抗痙攣薬のバルプロ酸ナトリウムなどに片頭痛発作の予防効果が認められている[32]ほか、わが国では抗セロトニン薬のメシル酸ジヒドロエルゴタミン、メシル酸ジメトチアジンなどが用いられている。特にメシル酸ジヒドロエルゴタミンは起立性低血圧を伴う片頭痛に、またメシル酸ジヒドロエルゴタミンおよびナプロキセンは週末片頭痛（36～48時間）、月経に伴う片頭痛（月経開始3日前から3日後まで）での予防投与が有効である[29]。

⑤非薬物療法・指導法

非薬物療法については、頭痛誘発因子からの回避を含めた生活指導、認知行動療法、バイオフィードバック療法などの片頭痛に対する有効性が示されている。また、薬物療法との併用でさらに治療効果が高まるとされている[33]。

5．典型的症例提示

1）症例1

患者：30歳，女性。
主訴：頭痛。
現病歴：元来，月経前に身体の調子が不調になることが多く，高校時代は全身倦怠感，腹痛のため欠席することもあった。5年前に結婚して以来，主訴が月経と関連して生じるようになった。

　結婚後しばらくは，市販の鎮痛薬で対応していたが，数年前より市販の鎮痛薬では効果が得られなくなり，大学病院の内科総合外来を受診した。外来にて頭部X線CT，採血などを施行されたが，異常所見は認められなかった。エルゴタミン製剤を処方されたが軽快せずに1カ月で内服を自己中断し通院も中止した。その後も月経前に頭痛発作は繰り返されていた。

　3年前に転居をして以来頭痛発作はますます増悪するようになり，発作時に鎮痛薬の注射を受け，どうにか治めていた。最近1年くらいは月経前のみならず，1カ月に7～8回ほど発作が出現し，発作出現日はほとんど寝込む状態であった。また，この頃より頭痛発作時に，動悸，呼吸困難感，手指のしびれ，恐怖感も随伴するようになった。さらに，満員電車内で動悸，呼吸困難感，恐怖感が生じて以来，同様の状況下で上記症状を数回認めた。以降，再び症状が出現することへの不安が強くなり外出を避けるようになっていた。最近では，発作の持続および程度が以前に比べ増強してきたため当科受診となった。

　頭痛は片側性で右前頭部に生じ，拍動性で発作は朝，起床時に多く，通常2～3時間持続し，その際顔面の浮腫感を生じることが多く，その他悪心も必発した。

既往歴：特記すべきことなし。
生育歴：2人姉妹の長女。父親は会社役員をしており，厳格な家庭で育てられた。地元の短大を卒業後，商社に勤務し，充実した毎日を過ごしていたが結婚を機に25歳で退職している。結婚後は夫と2人暮らしをしていたが，舅の死去に伴い1年前より姑と3人で暮らしている。姑とは反りが合わず，家事全般にさまざまな指摘をされ，また子どもを早く作るよう急かされている。
性格：明るく外向的。周囲の人の相談に乗ることも多い。場の空気を乱すように感じられるときはいいたいことがあっても黙っている。
治療経過：頭痛発作に対してゾルミトリプタン2.5mgを頓服として投与したが，症状に変化は認められなかった。パニック症状に対して，アルプラゾラム0.8mg/分2，塩酸パロキセチン20mgを投与したところ頭痛発作の随伴症状であった動悸，呼吸困難感，手指のしびれが投与後1カ月ほどで徐々にではあるものの改善されてきた。しかし頭痛発作自体の頻度は変わらなかった。

薬物療法のみでは症状改善は困難と考えられたため、心理環境因子の評価を併せて行うこととした。頭痛発作の増悪が、退職、結婚、姑との同居などライフイベントと重なっていることを考慮し、家族を含めた環境調整を図った。
　まず、頭痛発作の出現は、月経のみではなく、心理環境要因が関与している可能性があり、精神的なストレスも発作の増悪因子になりうることを伝え、本人に教育的な対応を行った。続いて家族の理解も不可欠と考え夫、姑も同席のうえで、同様の教育的なアプローチを行った。しかし、姑は家事も満足にできないことでは困ると不満を訴えるばかりであった。家族へのアプローチは継続して行いながら、頭痛の随伴症状であるパニック症状についても治療を進めることにした。自律神経症状は投薬にて軽減しているため、予期不安、回避行動を改善するために行動を促すアプローチを行った。家庭内にひきこもりがちなことは頭痛に対しても、パニック症状に対しても増悪因子になると考え、最終目標をパート勤務に通えるようになることと設定し、スケジュールを決め、少しずつ電車に乗るよう促した。家族にも外出することが治療につながることを伝え、同意を得ることに成功した。
　この頃より頭痛発作の頻度は変わらないものの、発作の程度が若干ではあるが軽減するようになってきた。勤務にはまだ至っていないが、外出は可能となり現在も定期的に通院している。

2) 症例2

患者：25歳、男性。
主訴：頭痛、いらいら、意欲低下。
現病歴：生来健康であった。高校卒業後、空調設備のメンテナンス業に就いていた。24歳時に支社に異動となり、仕事量が激増し、早朝出勤や深夜までの残業を行うなど生活も不規則になった。以来、週に3回程、両こめかみに拍動痛を3時間程度自覚するようになった。市販の鎮痛薬では効果が得られなかったため、勤務先の医師よりエルゴタミン製剤、消炎鎮痛薬を処方されていたが、改善は認められなかった。この頃に、交際していた女性と別れるということがあり、頭痛の出現が頻回になり、鎮痛薬を乱用するようになった。また、入眠困難、中途覚醒も出現し、痛みを粉らわせるためもあり、アルコールを多量摂取するようになった。気分の落ち込み、意欲低下も出現するようになり、仕事の能率も低下し始め、一日中いらいらするようになった。集中力も低下し、仕事に支障をきたすことも多くなったため、同僚に勧められて当科受診に至る。気分の落ち込みに日内変動なし。希死念慮も認めない。
既往歴：特記すべきことなし。
生活歴：両親は本人6歳時に離婚。以後、母に養育される。3つ年上の兄がいるが高校中退後は音信不通となっている。本人は、学業成績は芳しくないが出席は良好であ

り、高校時代は剣道部で優秀な成績を修めている。趣味は車の運転。勤務後や休日になると峠でドライブを楽しんでいる。しかし転勤後は、ほとんど運転をする機会がなくなっている。現在はひとり暮らし。

性格：生真面目で神経質。他者配慮にも長けているが、仕事がうまくいかないときは部下を怒鳴りつけることも多い。

嗜好品：アルコール；ウイスキーのボトルを約3日で空ける。最近はほぼ毎日飲酒。
　　　　　タバコ；40本/日。

治療経過：深夜に及ぶ残業やアルコールの多飲など生活習慣の乱れが頭痛および抑うつ状態の増悪因子と考えられたため、嗜好品の乱用や精神的、身体的な疲労が症状の増悪につながることを伝え、生活習慣の改善、生活リズムの改善を促した。同時にアルコールを多量摂取している状態では薬物療法を行うことができない旨を伝え、禁酒も促した。

　アルコールの摂取量は低下したものの、頭痛発作が生じたときにはどうしてもアルコールに頼ってしまうこと、仕事を続けることは限界だが、休めるような状況ではないし、休んでしまった場合、解雇されるのではないかという不安などを主治医に訴えてきた。

　そのため、ブロチゾラム0.25mg、スルピリド100mg分2、ロラゼパム1.5mg分3、ゾルミトリプタン2.5mgを処方し、アルコールと併用してしまった場合は、薬物療法は中止することを伝えた。投薬によりいらいらの軽減および頭痛の鎮痛効果が若干得られ、アルコールの摂取量は低下するようになった。

　しかし頭痛の頻度に特に変化はなく、意欲低下も継続して認めていたため、職場の環境調整を行うこととした。本人の了解をとったうえで、職場の上司に来院してもらい、本人のためには現在休養が必要であること、薬物療法のみでは限界があることを伝え、1カ月の休職をとることにした。

　休職後2週間ほどは、睡眠障害は改善されたものの意欲低下や頭痛の頻度に変化は認められなかったが、徐々に意欲低下の改善が認められ、それに伴い頭痛の頻度、程度も少しずつ軽減するようになった。

　職場復帰後はしばらくの間は午前中のみの勤務とし、復帰1カ月より残業のない状態での通常勤務に戻った。

6. 患者用説明文書

Q．片頭痛とはどのような病気ですか。
A．月に1～2回ほど、頭のこめかみの部分がズキズキと脈打つように感じる頭痛のことです。日本人の約8％ほどにみられ、母親が片頭痛をもっていると子どもも片頭痛になりやすい傾向があります。

　片頭痛の発作が起きる前に、気分が不安定になったり、あくびが出たり、目の前がチカチカするなど「前触れ」がみられることもあります。

Q．片頭痛の原因や誘因は何ですか。
A．なぜ、片頭痛が起こるのかについて、詳しいことはわかっていませんが、セロトニンという物質が関与して、収縮した血管が急に広がってしまうことが原因と考えられています。

　また、片頭痛にはチョコレート、アルコール（特にワイン）、チーズなどの食物や身体的・精神的なストレス、女性ホルモンなどが関係しています。

Q．片頭痛の予防法を教えてください。
A．何よりも疲れを溜めないように、十分な睡眠をとり（睡眠のとりすぎにも注意）、規則正しく生活することが大切です。また、片頭痛が起きやすい人は可能な限り、誘因となる食物を避けましょう。

　イライラや緊張した状態が続くと片頭痛が起こりやすくなりますから、自分なりのリラックス法を日常生活の中でみつけ、それを実行しましょう。

Q．片頭痛の治療法を教えてください。
A．片頭痛の薬には予防薬（発作が起きないようにする薬）と頓挫薬（発作時に飲む薬）があります。

　片頭痛の発作が頻繁に起こるような際には、予防薬を飲む必要があります。

　発作時の頓挫薬は頭が痛くなり始めの、可能な限り早い時期に使うほうが効果的です。痛み止めの薬を使い過ぎると、それが頭痛の原因になりますので、使い過ぎには注意しましょう。

7. 他のガイドラインとの異同

　これまで、世界各国において片頭痛の治療ガイドラインが作成されている。これらのガイドラインは主として、頭痛の身体面からの薬物療法の指針が示されており、その点に関して、本ガイドラインは米国、カナダ、イタリア、デンマークのガイドラインも参照しながら、片頭痛の治療薬はある程度エビデンスが確立されたものを示した。また、わが国における「慢性頭痛治療ガイドライン」および慢性頭痛診療ガイドラインも参考にしている。しかし、これまでのガイドラインは心理的側面への介入についてはほとんど触れられておらず、本ガイドラインは抑うつ、不安といった片頭痛に影響する心理的問題へ積極的に関与するための方法を加えた。

　米国のメニンガーにおける頭痛センターでは、頭痛に対する包括的な治療が積極的に行われ、「ウェルネスプログラム」と呼ばれている。表10-7に同プログラムの頭痛に対する治療オプションを示す。患者の頭痛に対するセルフコントロールが重要であり、患者が積極的に楽しみをもちながら参加できるようなプログラムであることが強調されている[34]。

表10-7　ウェルネスプログラムにおける治療オプション

1）薬物療法
2）セルフコントロール／ストレスマネージメント　スキルトレーニング
3）エアロビック　エクササイズ
4）食生活への注意とマネージメント
5）自尊心、家族や周囲に対する感情への働きかけ

8. 専門医に紹介するポイント

　頭痛の原因は多岐にわたり、脳外科、神経内科、麻酔科、整形外科、耳鼻科、眼科、口腔外科、心療内科、精神科など多数の診療科で認められる症状である。そのため、片頭痛と診断されても治療効果が思わしくない場合には他の疾患の存在を考え、積極的に他科へコンサルトを行う必要がある。

　なお、次のようなケースの際には心療内科や精神科に紹介することが望ましい。

①抑うつや不安が認められ、通常量の抗うつ薬や抗不安薬の投与にても、心理的安定が得られない場合
②ストレスとの関連が強い片頭痛で、そのストレス因子が複雑であるかまたは対応が困難である場合
③パーソナリティ障害の合併が疑われる場合（自傷行為など行動化の激しい場合は精神科に紹介する）

④幻覚・妄想、著しい思考障害、長期にわたる引きこもりなどといった精神症状を伴う場合（精神科に紹介する）

9．今後の課題

　本ガイドラインの身体面からの薬物療法に関しては、ランダム化比較試験などでエビデンスが確認されているものを中心に作成したが、抗うつ薬、抗不安薬の使用など心理社会的要因に関する治療アルゴリズムに関してはこれまで同様の研究報告がほとんどないため、エビデンスの確立された治療法を提示することはできなかった。したがって、今後検討すべき課題として、次の事項が挙げられる。

①心療内科とともに大学病院の内科、神経内科、脳外科、一般開業医など片頭痛患者が受診することが多い医療の場で診断アルゴリズムを用いて、片頭痛と心理社会的要因との関連についての実態調査
②一般臨床科において診断アルゴリズムを用いて評価された片頭痛患者の心理社会的要因について、同一患者に対する心療内科医の面接から、どの程度適切に心理社会的要因が評価されているかについての検討
③片頭痛患者の治療効果を判定するためのエンドポイント（自覚症状、QOL、社会的機能など）に関する検討
④③を用いた多施設合同調査による治療ガイドラインの有効性に関する検討（薬剤の有効性に関する比較試験を含める）とデータの蓄積
⑤本ガイドラインを用いても治療が困難な片頭痛患者の病態に関する検討
⑥本ガイドラインの費用対効果に関する検討

　これらの検討や片頭痛と心理社会的要因に関する今後の研究を通して、このガイドラインに適宜修正を加えていく必要があると考えている。

10. 汎用薬剤（表10-8、9）

表10-8　片頭痛発作治療薬一覧

片頭痛発作治療薬	商品名	投与量(mg/回)	最大投与量(mg/日)	注意点	副作用	禁忌	Level of evidence	Quality of evidence
鎮痛薬					胃潰瘍、発疹、顆粒球減少	過敏症、消化性潰瘍		
アスピリン	アスピリンバファリン	500〜1,500	4,500				I	A
メフェナム酸	ポンタール	500	1,500				I	
イブプロフェン*	ブルフェン	200	600				I	A
インドメタシン*	インダシン	25	75					
ジクロフェナクナトリウム*	ボルタレン	25〜50	100					B
アセトアミノフェン	ピリナジンアンヒバ	300〜500	1,500	4時間あけ2回まで			III	B
トリプタン製剤				エルゴタミン製剤との24時間以内の併用禁忌	胃腸障害、胸部不快感、悪心、咽頭痛、しびれ、めまい、眠気、倦怠感	虚血性心疾患、コントロールされていない高血圧、脳血管障害、末梢血管障害		
スマトリプタン	イミグラン	皮下3 点鼻20 錠50〜100	皮下6 点鼻40 経口200	皮下：追加投与の場合は1時間以上の間隔をおく 点鼻・経口：追加投与の場合は2時間以上の間隔をおく			I	A
ゾルミトリプタン	ゾーミック	錠・RM錠 2.5〜5	10	追加投与の場合は2時間以上の間隔をおく			I	A
エレトリプタン	レルパックス	錠20〜40	40	追加投与の場合は2時間以上の間隔をおく			I	A
リザトリプタン	マクサルト	錠・RPD錠 10	20	追加投与の場合は2時間以上の間隔をおく			I	A
エルゴタミン製剤				トリプタン製剤との24時間以内の併用禁忌	悪心、腹痛、胃腸障害、頭痛、胸部不快感、壊疽、流産	虚血性心疾患、末梢血管障害、妊婦		
酒石酸エルゴタミン+カフェイン	カフェルゴット	1〜2	6	週10mgまで。1日服用したら3日は休薬。				
酒石酸エルゴタミン+イソプロピルアンチピリン	クリアミンA	1〜2	6	週10mgまで。1日服用したら3日は休薬。				
制吐薬								
メトクロプラミド	プリンペラン	筋注・静注10 経口5〜10	筋注・静注20 経口30				III	筋注B 静注B
ドンペリドン	ナウゼリン	経直腸60 経口10					III	
クロミプラミン	ウインタミンコントミン	筋注・静注						筋注C 静注B
プロクロルペラジン*	ノバミン	筋注5						筋注B

＊印は保険適応外

表10-9　片頭痛予防薬一覧

予防的治療薬	商品名	投与量 (mg/日)	副作用	禁忌	Level of evidence	Quality of evidence
カルシウム拮抗薬						
塩酸ロメリジン	ミグシス テラナス	10〜20 分2	めまい、ふらつき、眠気	頭蓋内出血、脳梗塞、妊婦		
塩酸ベラパミル*	ワソラン	120〜240	心伝導ブロック	高度の徐脈、うっ血性心不全、妊婦、重症低血圧、β遮断薬静注	I	B
β遮断薬						
プロプラノロール*	インデラル	30〜90 分3	徐脈、低血圧、抑うつ、不眠	心不全、喘息、高度の徐脈、低血圧	I	A
メトプロロール*	ロプレソール			高度の徐脈、妊婦	I	B
アテノロール*	テノーミン			心不全、高度の徐脈、低血圧	I	B
抗うつ薬						
塩酸アミトリプチリン*	トリプタノール	10〜75 分1〜3	口渇、ふらつき、めまい、眠気	緑内障、重症心・腎・肝・前立腺疾患、甲状腺疾患、低血圧、てんかん	I	A
抗セロトニン薬						
ジヒドロエルゴタミン	ジヒデルゴット	3 分3	過敏症状、胃腸障害、悪心	閉塞性血管障害		
ジメトチアジン	ミグリステン	60〜120	眠気、口渇、ふらつき、月経異常			
NSAIDs						
ナプロキセン*	ナイキサン				I	B
抗てんかん薬						
バルプロ酸ナトリウム*	デパケン	250〜1,000 分2	悪心、眠気、肝障害、振戦、脱毛、体重増加	肝障害	I	A

＊印は保険適応外

表10-8、表10-9のエビデンス

Level of evidence	
I	システマティックレビュー・メタアナリシス
II	一つ以上のランダム化比較試験による
III	非ランダム化比較試験による
IV	分析疫学的研究（コホート研究や症例対象研究による）
V	記述研究（症例報告やケース・シリーズ）による
VI	患者データに基づかない、専門委員会や専門家個人の意見
Quality of evidence	
A	行うことを強く推奨
B	行うことを推奨
C	推奨する根拠がはっきりしない
D	行わないよう勧められる

11. 担当研究者

執筆者
　坪井康次（東邦大学医学部心療内科）
　端詰勝敬（東邦大学医学部心療内科）

研究協力者
　久松由華（東邦大学医学部心療内科）
　長谷川久見子（東邦大学医学部心療内科）
　佐藤朝子（東邦大学医学部心療内科）
　天野雄一（東邦大学医学部心療内科）
　久保木富房（東京大学名誉教授）
　吉内一浩（東京大学医学部附属病院心療内科）
　菊地裕絵（東京大学大学院医学系研究科ストレス防御・心身医学）

12. 文献一覧

1) Stewart WF, Lipton RB, Celentano DD, et al. Prevalence of migraine headache in the United State. Relation to age, income, race, and other sociodemographic factors. *JAMA* 1992；267：64-9.
2) Merikangas KR, Whitaker AE, Isler H, et al. The Zurich Study：XXIII. Epidemiological of headache syndromes in the Zurich cohort study of young adult. *Eur Arch Psychiatry Cli Neurosci* 1994；244：145-52.
3) O'Brien B, Goeree R, Streiner D. Prevalence of migraine headache in Canada：a population-based survey. *Int J Epidemiol* 1994；23：1020-6.
4) Mounstephen AH, Harrison RK. A study of migraine and its effects in a working population. *Occup Med* 1995；45：311-7.
5) 三島香津子，竹島多賀夫，岡田浩子，他：山陰の一小島における頭痛の疫学的検討．自律神経 1996；33：298-305.
6) Sakai F, Igarashi H. Prevalence of migraine in Japan：a nationwide survey. *Cephalalgia* 1997；17：15-22.
7) Wong TW, Wong KS, Yu TS, et al. Prevalence of migrain and other headaches in Hong Kong. *Neuroepidemiology* 1995；14：82-91.
8) Rasmussen BK, Olesen J. Migraine with aura and migraine without aura：an epidemiological study. *Cephalalgia* 1992；12：221-8.
9) Henry P, Michel P, Brochet B, et al. A nationwide survey of migraine in France：prevalence and clinical features in adults. *Cephalalgia* 1992；12：229-37.
10) Peatfield R. 喜多村孝一・監，谷川達也・訳．頭痛．東京：シュプリンガー・フェアラーク東京；1992. p.60-2.
11) Moskowitz MA. The neurobiology of vascular head pain. *Ann Neurol* 1984；16：157-68.
12) Rasmussen BK. Migraine and tension-type headache in a general population：Precipitating factors, female hormones, sleep pattern and relation to lifestyle. *Pain* 1993；53：65-72.
13) Kohler T, Haimerl C. Daily stress as a trigger of migraine attacks：results of thirteen single-subject studies. *J Consult Clin Psychol* 1990；58：870-2.

14) Holm JE, Bury L, Suda KT. The relationship between stress, headache, and the menstrual cycle in young female migraineurs. *Headache* 1996；36：531-7.
15) Holm JE, Lokken C, Myers TC. Migraine and stress：a daily examination of temporal relationships in women migraineurs. *Headache* 1997；37：553-8.
16) Hassinger HJ, Semenchuk EM, O'Brien WH. Appraisal and coping responses to pain and stress in migraine headache sufferers. *J Behav Med* 1999；22：327-40.
17) Stronks DL, Tulen JH, Pepplinkhuizen L, et al. Personality traits and psychological reactions to mental stress of female migraine patients. *Cephalalgia* 1999；19：566-74.
18) Stronks DL, Tulen JHM, Pepplinkhuizen L, et.al. Personality traits and psychological reactions to mental stress of female migraine patients. *Cephalalgia* 1999；19：566-74.
19) Breslau N, Merikangas K, Bowden CL, et al：Comorbidity of migraine and major affective disorders. *Neurology* 1994；44（Suppl 7）：S17-S22.
20) Mitsikostas DD, Thomas AM. Comorbidity of headache and depressive disorders. *Cephalalgia* 1999；19：211-7.
21) Marazziti D, Toni C, Pedri S, et. al. Headache, panic disorder and depression：comorbidity or a spectrum? *Neuropsychobiology* 1995；31：125-9.
22) Breslau N, Davis GC, Andreski P. Migraine, psychiatric disorders, and suicide attempts：an epidemiologic study of young adults. *Psychiatry Res* 1991；37：11-23.
23) Breslau N, Schultz LR, Stewart WF, et al．Headache and major depression：is the association specific to migraine. *Neurology* 2000；54：308-13.
24) Stewart W, Breslau N, Keck PE Jr. Comorbidity of migraine and panic disorder. *Neurology* 1994；44(Suppl 7)：S23-7.
25) Lipton RB, Silberstein SD. Why study the comorbidity of migraine. *Neurology* 1944；44(Suppl 7)：S4-S5.
26) Kuritzky A, Mazeh D, Levi A. Headache in schizophrenic patients：a cotrolled study. *Cephalalgia* 1999；19：725-7.
27) Watson GD, Chandarana PC, Merskey H. Relationships between pain and schizophrenia. *Br J Psychiatry* 1981；138：33-6.
28) Silberstein SD, Lipton RB, Sliwinski M. Classification of daily and near-daily headaches：field trial of revised IHS criteria. *Neurology* 1996；47：871-5.
29) Italian Society for the Study of Headache：Guidelines and recommendations for the treatment of migraine. *Funct Neurol* 1993；8：441-6.（評価　Ⅰ-A）
30) Danish Neurological Society and the Danish Headache Society. Guidelines for the management of headache. *Cephalalgia* 1998；18：9-22.（評価　Ⅰ-A）
31) Silberstein SD. Practice parameter：evidence-based guidelines for migraine headache（an evidence-based review）：report of the Quality Standards Subcommittee of the American Academy of Neurology. *Neurology* 2000；55：754-63.（評価　Ⅰ-A）
32) Pryse-Phillips WE, Dodick DW, Edmeads JG, et al. Guidelines for diagnosis and management of migraine in clinical practice. *CMAJ* 1997；156：1273-87.（評価　Ⅰ-A）
33) Holroyd KA, Penzien DB. Pharmacological versus non-pharmacological prophylaxis of recurrent migraine headache：a meta-analytic review of clinical trials. *Pain* 1990；42：1-13.（評価　Ⅰ-B）
34) Simons A, Solbach P, Sargent J, et al. A Wellness program in the treatment of headache. *Headache* 1986；26：343-52.（評価　Ⅳ-B）

疾患各論

11. アトピー性皮膚炎

11. アトピー性皮膚炎

　本ガイドラインはアトピー性皮膚炎患者の中で心理社会的ストレス（以下、ストレス）の関与がみられる症例などに、皮膚症状や生活の質（QOL）を改善する目的で心身医学的な診断・治療を概説したものである。アトピー性皮膚炎の臨床に携わる多くの医師を対象としている。

1．疾患概説

　アトピー性皮膚炎は増悪・寛解を繰り返す、瘙痒のある湿疹を主病変とする疾患であり、患者の多くはアトピー素因をもつ。アトピー素因とは、①喘息、アレルギー性鼻炎・結膜炎、アトピー性皮膚炎のうちのいずれか、あるいは複数の疾患の家族歴・既往歴をもつ、または②IgE抗体を産生しやすい素因をいう。病因は、アトピー素因などの個体要因に、ダニ・ハウスダストなどの環境要因や食物アレルゲン・発汗・細菌・真菌などの外的要因が加わって発症・悪化するといわれている。これらの原因・悪化因子の組み合わせは個々の患者によって、また年齢や生活様式などによって異なり、非アレルギー的な機序でも誘発される。近年この原因・悪化因子にストレスが加えられるようになった〔表11-1　アトピー性皮膚炎の定義・診断基準（日本皮膚科学会）[1]、アトピー性皮膚炎治療ガイドライン2005（厚生労働科学研究）[2]参照〕。

2．アトピー性皮膚炎の心身医学的因子とその評価

1）アトピー性皮膚炎と心身医学的因子

　ストレスとアトピー性皮膚炎との関連は以下のようにまとめられる。

1．ストレスはアトピー性皮膚炎の発症・悪化因子の一つである[3〜11]。
2．アトピー性皮膚炎にかかっていることがストレスとなって心理的な苦痛や、社会的機能の低下、QOLの低下を引き起こす[12〜23]。
3．さまざまなストレスにより治療のコンプライアンスやセルフケアが障害される[24〜26]。

　これら3つのカテゴリーは心身医学的な病態をもとに分類されており、本ガイドラインの基本となっている[注1]。これら3つの関連はしばしば併存し、相互に関連しあっている[27]。

　筆者らのデータも含めて種々の調査では、アトピー性皮膚炎患者の少なくとも半数以上はストレスを皮膚症状の悪化因子と認識しており[3,27]、筆者らが行った皮膚科医へのアンケートでは96%の皮膚科医がストレスの関連したアトピー性皮膚炎を経験している[28]。またアトピー性皮膚炎患者では健常者に比べて精神的健康度の低いものの

表11-1　日本皮膚科学会「アトピー性皮膚炎の定義・診断基準」

アトピー性皮膚炎の定義（概念） 「アトピー性皮膚炎は、増悪・寛解を繰り返す、瘙痒のある湿疹を主病変とする疾患であり、患者の多くはアトピー素因をもつ。」 アトピー素因：家族歴・既往歴（気管支喘息、アレルギー性鼻炎・結膜炎、アトピー性皮膚炎のうちいずれか、あるいは複数の疾患）、またはIgE抗体を産生しやすい素因。
アトピー性皮膚炎の診断基準 1．瘙痒 2．特徴的皮疹と分布 　①皮疹は湿疹病変 　　・急性病変：紅斑、浸潤性紅斑、丘疹、漿液性丘疹、鱗屑、痂皮 　　・慢性病変：浸潤性紅斑・苔癬化病変、痒疹、鱗屑、痂皮 　②分布 　　・左右対側性 　　　好発部位：前額、眼囲、口囲・口唇、耳介周囲、頸部、四肢関節部、体幹 　　・参考となる年齢による特徴 　　　乳児期：頭、顔にはじまりしばしば体幹、四肢に下降。 　　　幼小児期：頸部、四肢屈曲部の病変。 　　　思春期・成人期：上半身（顔、頸、胸、背）に皮疹が強い傾向。 3．慢性・反復性経過（しばしば新旧の皮疹が混在する） 　乳児では2カ月以上、その他では6カ月以上を慢性とする。 上記1、2、および3の項目を満たすものを、症状の軽重を問わずアトピー性皮膚炎と診断する。そのほかは急性あるいは慢性の湿疹とし、経過を参考にして診断する。
除外すべき診断 　・接触皮膚炎　　　　　　・汗疹 　・脂漏性皮膚炎　　　　　・魚鱗癬 　・単純性痒疹　　　　　　・皮脂欠乏性湿疹 　・疥癬　　　　　　　　　・手湿疹（アトピー性皮膚炎以外の手湿疹を除外するため）
診断の参考項目 　・家族歴（気管支喘息、アレルギー性鼻炎・結膜炎、アトピー性皮膚炎） 　・合併症（気管支喘息、アレルギー性鼻炎・結膜炎） 　・毛孔一致性丘疹による鳥肌様皮膚 　・血清IgE値の上昇
臨床型（幼小児期以降） 　・四肢屈側型　　　　　　・痒疹型 　・四肢伸側型　　　　　　・全身型 　・小児乾燥型　　　　　　・これらが混在する症例も多い 　・頭・頸・上胸・背型
重要な合併症 　・眼症状（白内障、網膜剥離など）：　・伝染性軟属腫 　　　特に顔面の重症例　　　　　　　　・伝染性膿痂疹 　・カポジ水痘様発疹症

割合が高いことが報告されている[18]。アトピー性皮膚炎の治療は長期にわたることが多く、良好な患者－医師関係を維持することが重要であるが、ステロイド忌避をはじめとする医療不信などが患者－医師関係に影響する[24〜26]。

アトピー性皮膚炎患者のうちどのくらいが皮膚科的あるいはアレルギー学的な治療のみでは困難で心身医学的アプローチが必要であるかという統計データはまだないが、筆者らの経験から10〜20％程度ではないかと考えている。ただし治療施設により大きな差がみられるように思われる。筆者らが皮膚科医にアンケートをしたところ、58％の医師がストレス関連のアトピー性皮膚炎の治療に困っていると回答し、心身医学的対処に関心のある医師は95％であった[28]。

注1：心身症とは「身体疾患の中で、その発症や経過に心理社会学的な因子が密接に関与し、器質的ないしは機能的障害が認められる病態をいう。ただし、神経症やうつ病などの他の精神疾患に伴う身体症状は除外する」（日本心身医学会、1991年）と定義されている。したがって上記3つのカテゴリーのうち1が心身症に相当する（狭義の心身症）。しかし上記2、3の関連についても心身医学的アプローチが必要なもの（広義の心身症）として本ガイドラインの対象に含める。

2）心身医学的アプローチの基本

(1) 必要十分な皮膚科的、アレルギー学的診断と治療

アトピー性皮膚炎の病因は多因子であると考えられており、心身医学的アプローチもいくつかのアプローチのうちの一つである。あくまでも皮膚科的、アレルギー学的診断と治療が基本になければならない。

(2) 良好な患者－医師関係の確立

ていねいに説明をして、患者の理解と同意を得ながら診療を進める。患者が話をしやすい雰囲気を作って患者の言葉に傾聴する[注2]。アトピー性皮膚炎による患者の苦痛や苦労を共感する[注3]。そのように患者－医師関係を良好に保つ。

(3) 詳しい病歴の聴取

アトピー性皮膚炎は経過が長いことが多い。そのため患者は過去にさまざまな医療機関にかかったり、民間療法を試したりしているケースが多い。患者が今までどのような診断と治療の経過をたどったのかを詳しくつかむことが大切である。そして過去の治療や民間療法に対する患者の感想をよく聴くことである。このとき治療者側は傾聴と共感の姿勢で臨み、中立を保つことが重要である。

(4) 心理社会的要因を評価する時期

診療開始当初より、ストレスがアトピー性皮膚炎の症状に悪影響を及ぼしうることを伝えたり、皮膚症状だけでなく睡眠や仕事、学校など日常生活を少しずつ聞いておく。通常の皮膚科的・アレルギー学的診断と治療を行い、信頼関係ができて、病状の

変化や治療への反応を観察したのちに、心理社会的要因の関与が疑われた場合や、期待される改善がみられない場合に積極的な心身医学的評価を行う。およその目安は診療開始から1カ月である。患者が心理社会的要因に触れられることに抵抗を示す場合は無理をせず、さらに数カ月間の治療を続け、他の悪化因子について検索および対処したのちに、必要ならば再び心理社会的要因の評価を試みる。

(5) 積極的な心理社会的要因の評価の推奨

これまでは、あらゆる治療を行っても症状のコントロールが困難で難治化した症例でのみ、心理社会的要因が疑われて評価される（除外診断）場合が多かった。本ガイドラインは診療開始後の早い時期から、心理社会的要因を評価する積極診断を奨励する。その理由は、他の原因であっても心身医学的なみかたをした方がコンプライアンスの向上や慢性化・難治化による心理的苦痛の軽減などで、診療を進めていくにあたってよりスムーズになるからである。

(6) パーソナリティに関する話題は慎重に

一般に患者のパーソナリティ、性格、成育史などに関すること[29~31]を話題にすることは患者のこころを傷つけたり、患者－医師関係を損ねたりする危険性があり慎重に行うべきである。十分な患者－医師関係ができるまでは控える方がよい。また問題の原因を患者のパーソナリティや過去に帰するよりも、「今ここで」患者がどのように感じ、考え、行動し、「これから先」どうすればよいか解決方法を探る方がよい。

注2：傾聴とは、患者の話をあるがままに理解しようとし、それに対する意見をできるだけ控えて、ひたすら相手を理解しようと努めること。積極的に傾聴することにより患者が訴えている症状や問題の背後にある心理社会的因子の理解がしやすくなり、同時に良好な患者－医師関係の形成を促すことになる。（例として「ふんふん、なるほど、そうなんですか」など）

注3：共感とは、相手の体験しつつある感情や意向と同一の感情や意向を体験すること。患者の立場に立って共に感じることによって良好な患者－医師関係ができあがる。治療者側は共感し、理解していることを患者に伝えることが大切である。（例として「それは大変でしたね」「さぞつらかったでしょう」など）

3. 診断ガイドライン－解説とその根拠－（図11-1、表11-2）

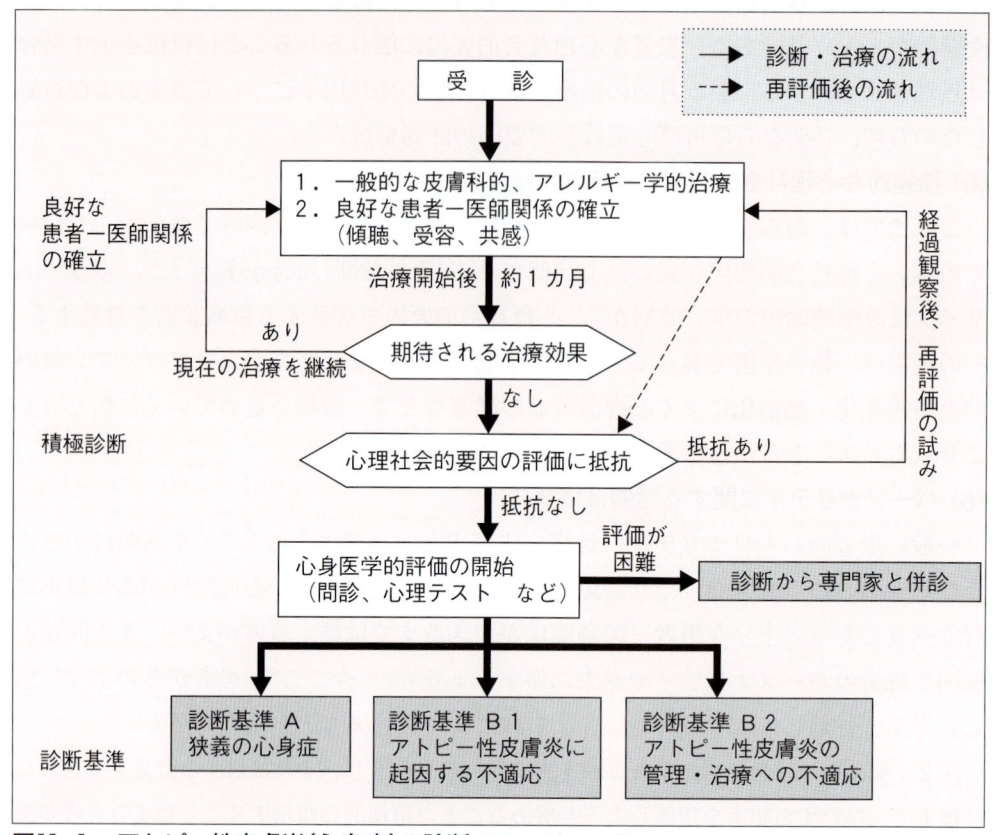

図11-1　アトピー性皮膚炎（心身症）の診断フローチャート

1）A基準：「ストレスによるアトピー性皮膚炎の発症、再燃、悪化、持続（狭義の心身症）」の解説

診断的特徴

　以下のような場合に心理社会的要因がアトピー性皮膚炎の悪化因子あるいは発症因子の一つとなっていると判断する。

1. アトピー性皮膚炎が生活上の大事件またはライフイベント（例：進学、就職、結婚、離婚、転居、配置転換、近親者の病気や死、虐待など）[注4]に引き続いて発症や再発、急激な悪化を示す場合[3,4,32]。
2. 日常生活ストレス[注5]の増加や減少や持続と、皮膚炎の悪化や改善や期待した結果にならないこととの間に密接な時間的関連がみられ、しかもその反応が大きく、皮膚炎のコントロールを困難にしている場合[5]。
3. 情動状態（抑うつ、不安、緊張、怒りなど）と痒みの強さ、あるいは皮疹の程度との間に関連が頻繁にみられ、しかもその反応が大きく、皮膚炎のコントロールを

表11-2　アトピー性皮膚炎の心身医学的診断基準

A．ストレスによるアトピー性皮膚炎の発症、再燃、悪化、持続（狭義の心身症）
　心理社会的ストレスがアトピー性皮膚炎の発症や再燃、悪化、持続に重要な役割を果している。
　以下のうち3つまたはそれ以上で示される。
1）生活上の大きな出来事（ライフイベント）が皮膚炎の発症や再燃に先行してみられる。
2）日常的な心理社会的ストレスの増加や減少、持続と皮膚炎の症状の悪化や軽快、持続との間に密接な時間的関連がある。
3）情動状態（抑うつ、不安、緊張、怒りなど）と皮膚炎の症状の悪化との間に強いあるいは頻繁な関連がみられる。
4）ストレス状況あるいは抑うつ、不安、緊張、怒り、空虚感などによって、搔破行動が誘発されることが皮膚炎の重要な悪化要因となっている。

B1．アトピー性皮膚炎に起因する不適応
　アトピー性皮膚炎の皮疹による容貌の変化・強い痒み・罹病期間の長さ・難治性の経過などや、治療にかかる身体的／精神的／時間的／経済的負担が大きいことなどが理由で、2次的に心理的苦痛や社会生活機能の障害が生じている。
　以下のうちの3つまたはそれ以上で示される。
1）睡眠の障害
2）対人関係の障害
3）社会的状況の回避や引きこもり
4）学業や職業あるいは家事における業績の低下あるいは停滞
5）抑うつ気分
6）不安

B2．アトピー性皮膚炎の治療・管理への不適応
　心理社会的要因によって医師の処方や指導の遵守不良などを生じ、アトピー性皮膚炎に対する適切な身体的治療や管理を行うことが妨げられて、治療や経過に著しい影響を与えている。
　以下のうちの2つまたはそれ以上で示される。
1）薬物や処置に対する不合理な不安、恐怖
2）症状のコントロールについての無力感
3）医療あるいは医療従事者に対する強い不信感
4）皮膚炎の悪化に対する過敏あるいは過度の不安

困難にしている場合[6~10]。

4．搔破行動は皮膚炎の重要な悪化因子であるが、不快な感情（怒り、いらだち、焦り、不安、緊張など）の解消のために、あるいは習慣的に搔破し、そのことが皮膚炎のコントロールを困難にしている場合[11]。

注4：生活上の大きな出来事があると、再び安定した生活パターンを回復するのに大きな精神的エネルギーを要する。またこのような出来事は、しばしばライフサイクルの節目にあたり、その人のそれまでの適応の仕方が破綻することがある。

注5：日常生活ストレスとは、家庭や職場、学校での対人関係の問題、勉学や仕事、家事

の負担などの持続的、慢性的、常態的な性質をもつストレス。いわゆる普段の生活で生じるストレスである。

　A基準の問診
　はじめからストレスとなる出来事を症状と結びつけようとせず、症状の経過と生活上の変化を患者とともに振り返り、整理していくつもりで行うとよい。その際に以下のようなポイントを押さえて聞いていく。

1．発症や増悪前後に思い当たるストレスがなかったかどうかを具体的に尋ねる。
　　質問例：「何か思い当たるきっかけやストレスはありませんか」「お仕事や学校のこと、ご家族のことなどで変わったことはありませんか」
2．年齢、性別、学歴、職歴、婚姻歴、家族構成などの患者背景因子の情報をもとに、ストレスの有無や皮膚症状の変化との関連を尋ねる。
　　質問例：「試験前の症状と、終わってからとでは皮膚の状態は違いますか」
3．症状の強さの日内変化や平日と休日の差、季節変動、悪化しやすい状況などを手がかりにストレスとなっているものを探す。
　　質問例：「1日のうちでどんなときが特にかゆいですか」「どんなときによく掻いていますか、イライラしたときですか」
4．ストレスとなる可能性のあることがあった場合、それを患者がどう受け止めたか、またどのように対処したかを尋ねることによって、患者にとっての重大さや意味、適切な対応ができたかどうかが推測できる。
　　質問例：「昇進されてからお忙しいと思いますが、どうですか」「あまりお忙しいと疲れることがあると思いますが、そんなときどうされていますか」
5．患者は自分の掻破行動に気づいていないことがある。皮疹のパターンから掻破が疑われる（線状のびらんや紅斑など）ときは、その点を患者に指摘する。

2）B1基準：「アトピー性皮膚炎に起因する不適応」の解説
診断的特徴
　アトピー性皮膚炎には皮疹による容貌の変化を惹き起こすことと、強い痒みを伴うこと、慢性再発性に経過し改善の見通しが立ちにくいこと、治療にかかる身体的、精神的、時間的および経済的負担が大きいことなどの特徴があり、患者にとって著しい心理的苦痛や社会生活機能の障害が生じ、心身医学的治療の対象となることがある。
　アトピー性皮膚炎ではしばしば睡眠が妨げられる[15]。アトピー性皮膚炎患者では入眠時間や、総睡眠時間では健常者と差がないが、夜間に中途覚醒する頻度が高いとされている。その結果、熟眠感の欠如や昼間の眠気をきたし、ひどい場合には昼夜のリ

ズムが逆転することがある[22, 23]。対人関係の障害や、社会的状況の回避やひきこもり[13]、学校や職場あるいは家事における業績の低下や停滞、抑うつ気分、全般的な不安などの障害[14, 17, 18]は、アトピー性皮膚炎に罹患していることによるストレスの反応としてみられることがあり、米国精神医学会刊行の精神疾患の分類と診断の手引(DSM-Ⅳ)の適応障害に該当する場合もある[33]。

アトピー性皮膚炎による二次的なものと判断するには、その障害された心理社会的要因が、①アトピー性皮膚炎の発症後または再燃後に出現したもので、②上記のようなアトピー性皮膚炎に特徴的なストレスの関連がみられる必要がある。これらのいずれかを満たさない場合はなんらかの精神疾患が併存していることを疑う。

B 1 基準の問診

下記のいずれかの方法を用いて、心理社会的要因の障害の有無と程度を調べる。

1．アトピー性皮膚炎患者でしばしば起こる障害の一つを取り上げて、気になることはないか尋ねる。
2．市販の心理テストなどを利用する。(いずれも日本語版)[34]
　　例：精神身体症状：CMI健康調査票(210問、三京房)[17, 35]
　　　　一般的精神症状：GHQ-28(General Health Questionnaire, D.P Goldberg)(28問、日本文化科学社)
　　　　不安：顕在状態不安検査STAI(State-Trait Anxiety Inventory, C.D Spielberger)(40問、三京房)[35]
　　　　抑うつ：自己評価式抑うつ尺度SDS(Self-rating Depression Scale, W Zung)(20問、三京房)[17, 35]
　　　　行動パターン：東大式エゴグラム(新版は55問、金子書房)[36]
　　　　健康関連QOL：WHOQOL短縮版(26問、金子書房)
　　　　　　　　　　SF-36スタンダード版自己記入式
　　　　　　　　　　　　　　　　(36問、NPO健康医療評価研究機構)
　　　　皮膚疾患特異的QOL質問紙：皮膚関連にしぼった評価ができるが、他の疾患とは比較できない
　　　　　　Skindex-16(MM Chren)(16問、MPR株式会社)[19, 37]
　　　　　　Skindex-29(MM Chren)(29問、NPO健康医療評価研究機構)[19]
　　　　　　DLQI(Dermatology Life Quality Index, Finlay AY)(10問、NPO健康医療評価研究機構)[21]
3．機能の全体的評定尺度：GAF Scale(Global Assessment of Functioning Scale, DSM-Ⅳ)を利用[33]。

重症度の評価は患者の主観的な苦痛の大きさや、結果として生じた社会的機能の障害の程度で判断する。

3）Ｂ２基準：「アトピー性皮膚炎の治療・管理への不適応」の解説
診断的特徴

　心理社会的要因によって医師の処方や指導の遵守不良などが惹き起こされ、アトピー性皮膚炎に対する適切な身体的治療や管理を行うことが妨げられ、治療や経過に著しい影響を与えている場合をいう。具体的にはステロイド薬をはじめとしたアトピー性皮膚炎治療に用いる薬物や処置に対する不合理な不安や恐怖をもっていること[24,25]、アトピー性皮膚炎の症状コントロールについて無力感があること、医療あるいは医療従事者に対する強い不信感をもっていること、皮膚症状の悪化に対する過敏あるいは過度の不安があり、そのために薬物の使用や処置が過剰になってしまうことなどが挙げられる。

　処方や指導の遵守不良は患者から医師には知らされない場合があるので、その問題の存在に気づくことと、その背景にある理由を知ることが大切である。その中で患者－医師関係が最も重要な因子であるが、その他以下のような可能性を考慮する[24〜26,29]。

1．医師がうまく説明できていないか、または患者が医師の説明を理解していない。
2．患者が治療に厄介な、あるいは危険な副作用があるのではないかという心配がある。
3．病気や現在の病状と治療法に関する患者と医師の考え方の違い。
4．病気に伴う時間、お金、苦痛や努力などの代償が患者の許容範囲を超えている。
5．家族などの周囲のサポートが不足している。
6．患者の実際の生活環境や家族の状況と医師の治療計画との隔たりがある。
7．過去に受けた治療などで嫌な外傷体験をもっている。
8．何らかの精神疾患を合併しているかまたはパーソナリティ障害を伴っている。

Ｂ２基準の問診

　受容と共感の態度を維持しながら、以下のように聴いていく。

1．患者とともに治療の経過を振り返り、患者－医師関係や現在の症状の改善度、治療やセルフケアの実行状況についての認識をお互いにもつように努力する。
2．患者が病気や現在の病状と治療方針についてどのように理解しているかを尋ねる。
3．患者を責めたり批判したりしないように十分注意し、指示された治療やセルフケアが実行できない患者側の理由を聴く。このときもそれを批判したり修正することはしないで、まずは患者の立場に立って共感して理解するように努める。

4) アトピー性皮膚炎用心身症尺度(改訂版)の解説(表11-3)

　心身医学的診断とその病態分類は心身医学を専門としない一般皮膚科医などには難しいという声が多く、簡便な評価方法が求められている。そのような要請に応えてアトピー性皮膚炎患者用の自記式(自ら回答を記入する)の心身症尺度(Psychosomatic Scale for Atopic Dermatitis：PSS-AD)を作成した。これは「ストレスによるアトピー性皮膚炎の悪化」「アトピー性皮膚炎による障害」「アトピー性皮膚炎のコントロール不能感」の3つの傾向について評価することができる。今回のガイドライン改訂にあたり、PSS-ADについても再評価を行い、改訂版を作成した[38]。その結果、初版の14問から12問になった。採点法は以下の通りである。

　総得点：12問すべての得点の合計。28点以上では要注意である。
　　「ストレスによるアトピーの悪化」は1、4、7、9の合計、
　　「アトピーによる障害」が2、5、8、10、12の合計、
　　「アトピーのコントロール不能感」が3、6、11の合計である。

　なお、PSS-ADを臨床で用いる場合は本書の表11-3をコピーして使用してよい。また調査・研究に利用することも基本的に問題ないが、使用状況を把握するため事前に安藤哲也(国立精神・神経センター精神保健研究所)まで連絡していただきたい。

表11-3　アトピー性皮膚炎用心身症尺度PSS-AD改訂版

PSS-AD改訂版
次の質問を読んで、現在から過去1カ月間を振り返ってあなたの状態にもっともよくあてはまると思われる答えの番号をひとつ選び○をつけてもっともよくあてはまると思われる答えの番号をひとつ選び○をつけてください

		全くあてはまらない	あてはまらない	あまりあてはまらない	ややあてはまる	あてはまる	非常にあてはまる
1	ストレスがあるとアトピーがひどくなる	0	1	2	3	4	5
2	アトピーのために何をするのもめんどうになる	0	1	2	3	4	5
3	きちんと治療しているのに、どうしてよくならないのかわからない	0	1	2	3	4	5
4	怒りを感じ始めると痒みが強くなる	0	1	2	3	4	5
5	アトピーがあるために、人間関係が余計に難しくなっている	0	1	2	3	4	5
6	なぜアトピーの症状がひどくなるのか説明がつかない	0	1	2	3	4	5
7	イライラや不安を紛らわすために皮膚を掻く	0	1	2	3	4	5
8	なぜ私だけがアトピーでこんなに苦労しなければならないのだろうと思う	0	1	2	3	4	5
9	くやしいことや腹が立つこと、悲しいことを我慢していると痒みが起こる	0	1	2	3	4	5
10	アトピーがよくなるまで自分は何もできないとあきらめている	0	1	2	3	4	5
11	医者の指示どおりにやってきたのによくならない	0	1	2	3	4	5
12	アトピーのため、人の視線が気になる	0	1	2	3	4	5

PSS-AD　© 2005 by Tetsuya Ando　All rights reserved.

4. 治療ガイドライン－解説とその根拠－（図11-2）

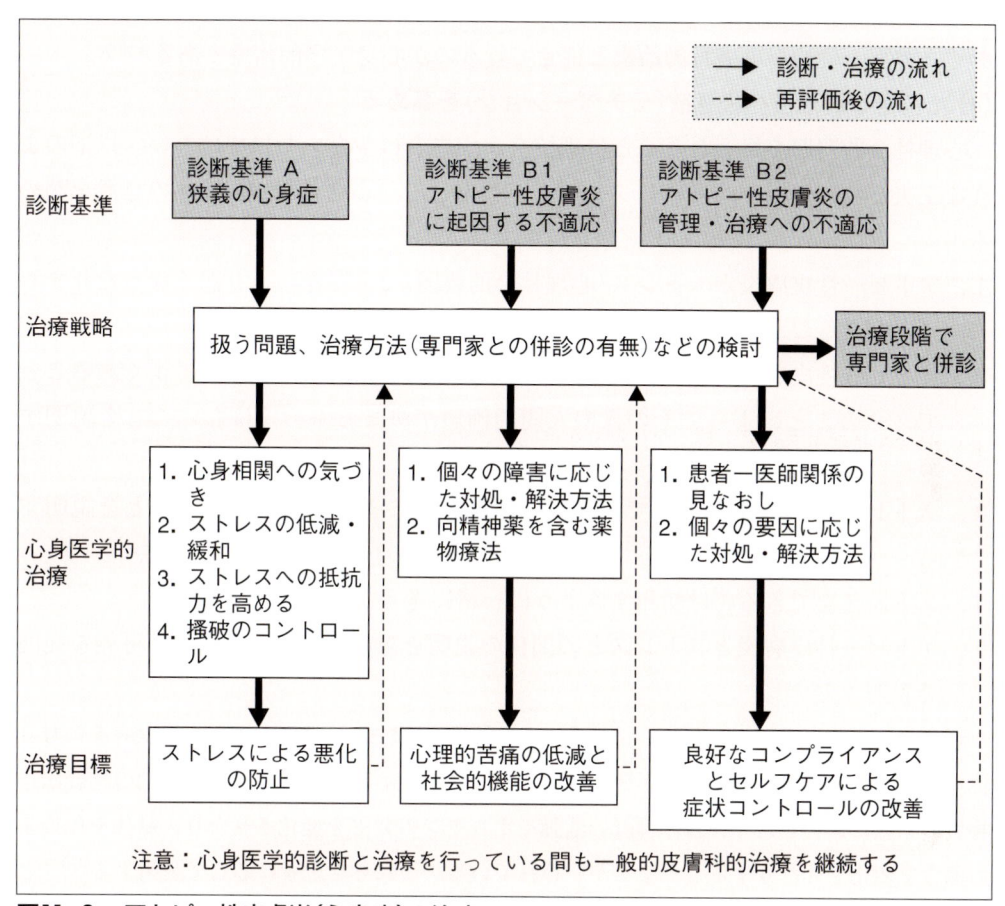

```
                                    ─→ 診断・治療の流れ
                                    --→ 再評価後の流れ
```

診断基準	診断基準 A 狭義の心身症	診断基準 B1 アトピー性皮膚炎に起因する不適応	診断基準 B2 アトピー性皮膚炎の管理・治療への不適応
治療戦略	扱う問題、治療方法（専門家との併診の有無）などの検討		治療段階で専門家と併診
心身医学的治療	1. 心身相関への気づき 2. ストレスの低減・緩和 3. ストレスへの抵抗力を高める 4. 掻破のコントロール	1. 個々の障害に応じた対処・解決方法 2. 向精神薬を含む薬物療法	1. 患者－医師関係の見なおし 2. 個々の要因に応じた対処・解決方法
治療目標	ストレスによる悪化の防止	心理的苦痛の低減と社会的機能の改善	良好なコンプライアンスとセルフケアによる症状コントロールの改善

注意：心身医学的診断と治療を行っている間も一般的皮膚科的治療を継続する

図11-2　アトピー性皮膚炎（心身症）の治療フローチャート

1）総論

（1）傾聴の重要性

　まず患者の話に耳を傾けることが必要である。アトピー性皮膚炎でいかに苦しんできたかという経緯を聴き、どのような点で悩んでいたかを治療者が理解していく[39,40]。尋問のような態度をとらず、患者の目線で話を聴く。これは患者－医師関係を作る第一段階である。忙しい診療の間に時間をとることは難しいが、5分でも話を聴くだけで患者の治療者に対する信頼感は向上する。

（2）治療目標の設定

　治療目標はアトピー性皮膚炎の完全治癒ではなく、症状のコントロールとQOLの改善とする。それぞれの患者に応じた現実的で具体的な目標を患者と話し合い、患者と医師の間で目標を一致させるように努める[29]。目標は最初高いところに設定せず、患者および治療者にとってあまり負担にならないケアを選択する。

(3) 一般的治療の継続

精神医学的治療単独で一般的な皮膚科的治療よりも有効であるという報告はない。あくまでも一般的な皮膚科的治療と併せて行うのが心身医学的治療である[41〜43]。

(4) 心身医学的治療への意欲(モチベーション)を高める

心理社会的問題を扱われることに抵抗を示す患者は少ないわけではない。以下のような工夫をし、付録の患者パンフレットを利用して、心身医学的治療への意欲を高める。

1. アトピー性皮膚炎がストレス(心理社会的要因)でよくなったり悪くなったりすることがあることを説明する。
2. アトピー性皮膚炎とストレスが関係するのは特殊なことではなく、よくあることで、そのことによってその人の人間的価値が決まるものではないことを説明する。
3. ストレスに対処することでアトピー性皮膚炎によい影響を与えることを説明する。
4. ストレスをできるだけ緩和するように一緒に考えていこうと提案する。
5. アトピー性皮膚炎とストレスとの関係の説明を求められた場合には、可能な範囲で説明する[注6]。

注6:こころの座である脳は、神経系や内分泌系(ホルモン)の働きを介して皮膚を含む身体や免疫系とのあいだで相互に影響し合っていること、心理的なストレスが脳内の神経伝達物質の動態に影響したり、自律神経の活動やホルモンの分泌を変化させたり、身体や免疫系の働きを変化させたりすることなどがいわれている。これらを患者に応じて説明する[35,44〜49]。

(5) 問題を扱うコツ

問題に対処するには以下に挙げることを総合的に考慮して決める。

1. 患者のその問題を解決したいという意欲があるか。
2. 今どれだけ困っているか、急いでいるか。
3. 対処や解決が容易であるか、実行可能か。
4. その問題を解決することでアトピー性皮膚炎がよくなる可能性が考えられるか。
5. 心身医学的治療に関する治療者の技量や施設の体制。

個々の症例によって違うが、例えば以下のような手順で行う。

1. まず現在困っていて、何とかしたいという気持ちが強く、その解決が容易な問題から扱う。
2. 表面に表れている、意識している問題から解決し、徐々に背後に隠された問題へと進む。
3. 身体的な問題から扱い、少しずつ心理社会的な問題へと入っていく。

2）各論
A基準：「ストレスによるアトピー性皮膚炎の発症、再燃、悪化、持続（狭義の心身症）」の治療

（1）心身相関への気づきを促す

ストレスとなる出来事と症状の（特に時間的）関連をみていく。このことは患者が自らの生活を見直す契機にもなる。

（2）ストレスの緩和を狙った治療

①ストレスがかかっているその状況を受け入れて（受容[注7]）、患者の立場に立って共感し、そのことに対する患者の感情を表出させる[39,43]。

②リラクセーションとして、趣味やスポーツ、音楽、遊びなど気晴らしになるもの、くつろぎとなるものを勧める。専門的なリラクセーション法として、自律訓練法[41]や漸減的筋弛緩法などがある。ただし自律訓練法は第2公式である温感練習は痒みを増す場合は行わなくてよい。

③ストレスが減少するように、環境調整を可能ならば行う。特に精神身体症状が激しい場合は休学、休職や入院も考慮し、ストレスを生じる環境から一時的に解放する。

注7：受容とは患者の気持ちを治療者が意見や評価を下さずに、ありのままに受け止めること。ただしこれは患者の行動や要求までも受け入れることではない。

（3）ストレスへの抵抗性の向上を狙った治療

①問題となっているストレス状況への対処の仕方を話し合う[注8][41]。必ずしもすぐに正しい解決方法を提示する必要はなく、さまざまな可能性について患者とともに考えて、患者が実行可能な対策をまず提案する。

②周囲（家族など）のそのストレスに対するサポートが得られるように働きかける[注9]。

③カウンセリングや認知行動療法、精神分析療法などの専門的な治療を行う[32,50]。

注8：ストレスへの対処の仕方は、問題解決の手段を見いだす方法（手段的対処行動）や、親しい人に愚痴や悩みを聴いてもらうなどで情動の安定を図る方法（情緒的対処行動）などがある。

注9：家族、職場の同僚、友人、医師などと良好な人間関係をもっていることはストレスの悪影響を緩和する。サポートの方法には、共感・愛情・信頼といった情緒面で支えること（情緒的サポート）と、援助する行動を行うこと（手段的サポート）、知識や情報を与えること（情報的サポート）、努力をほめるなどして評価を高めること（評価的サポート）などがある。

（4）掻破のコントロールを狙った治療

①掻破への気づきを促す

日記に掻破の回数、時間、そのときの状況を記録させる。掻破のきっかけとなるものをみつけさせる。掻破するときの動作を観察させる[11]。

②痒み、搔破への対処方法を教示する。

搔破と両立しない拮抗する動作(例えば搔破することに気づいたら、握りこぶしを作る、消しゴムを握る、ポケットに手を入れるなど)を行うようにする。

リラクセーション法を実行させる[11,41]。

③専門的な治療として搔破の行動の強化因子に着目した行動療法や、痒みのコントロールに関する認知行動療法を行う[41,50〜52]。

B1基準:「アトピー性皮膚炎に起因する不適応」の治療[50]

個々の問題に応じて以下のような対応を行う。

まず患者の示す苦痛に対して、受容・共感的に傾聴する。問診により明らかにされた要因に応じて対処する。以下に対処例を挙げる。

1. 容姿の問題が大きく皮膚科的治療のみで困難な場合は、患者の苦痛に共感しつつも、皮膚科的に困難であることを認識してもらい、症状をもちながら前向きに生活していくように提案する。
2. 予後に対して悲観的になっている場合は、症状の経過や治療の見通しを説明して、これまでの努力をねぎらい、今後も努力を続けていくことに対してサポートする提案をする。
3. 治療を負担に感じている場合は、現在の治療を見直して患者とよく相談して、患者の負担の少ない治療を探す。完璧な治療を目指さない方が負担は少ない。
4. 社会的機能の障害が著しい場合(就学・就業ができないなど)や著しい不適応(不登校、出社拒否、ひきこもりなど)が起こっている場合は専門家(精神科医、心身医学を専門とする医師、臨床心理士など)への紹介を検討する。
5. 睡眠障害が強い場合は、家族などの協力を得て強制的に起床させる、昼は眠らせないなどの生活指導や睡眠薬の投与を行う。
6. 不安、抑うつ、身体的愁訴が強くて他に解決方法がない場合は、向精神薬の投与を行うか、それが無理ならば専門家(精神科医、心身医学を専門とする医師、臨床心理士など)への紹介を検討する。
7. 自殺念慮や自殺企図がある場合や行動化(治療からの著しい逸脱など)がみられる場合は(精神科医、心身医学を専門とする医師、臨床心理士など)への紹介を検討する。

B2基準:「アトピー性皮膚炎の治療・管理への不適応」の治療[50]

(1) まず患者-医師関係の見直し

患者が医師に対して疑問に思っていることなどを話題にしやすい雰囲気にできているか、患者の意見を取り入れた治療方針を立てているかなど、患者-医師関係を見直

す。そのうえで以下のように個々の要因に応じた対処を行う。

(2) 次に個々の要因に応じた対処(例)[29]
1. 患者の理由をまず批判しないでよく聴き、理解したうえで再度丁寧な説明を行う。
2. 病気、現在の症状と治療法に関する患者と医師の考え方の違いがあれば、歩み寄る努力をする。
3. 治療にかかる負担を減らしたり、実行しやすいようにしたり工夫をする。
4. 患者に治療方針や症状の改善の見通しを説明する。
5. うまくできているケアなどを評価して伝える。
6. 家族など周囲の協力が得られるように働きかける。
7. 過去にアトピー性皮膚炎の治療に関して外傷的な体験をもち、医療不信に陥っている場合は、その体験を詳しく聴き、受けた苦痛に対して共感するとともに、どのようなパターンで問題が生じているかを検討して対処する。
8. 1～7のような対応をとっても医師の勧める治療やセルフケアに同意が得られない場合や実行されない場合は、代替的な方法を提案したり、患者の希望を優先した治療を行ったりして、その結果を患者とともに評価してそれを続けることがよいかどうかを患者に見直させる。
9. アトピー性皮膚炎は慢性に経過する疾患であり、完全治癒を目指すとしても直接の目標は症状のコントロールであり、患者と医師がお互いに協力して治療を継続させる必要があることを認識してもらう。

(3) ステロイド薬使用への不安に対する対処

日本皮膚科学会や厚生労働科学研究班においてアトピー性皮膚炎治療ガイドラインが発表、改訂されて普及してきたため[2,53]、外用ステロイド薬の使用に不安をもつ患者や、医師に無断で使用を中止している患者が数年前に比べると減少したように思われる。しかしながら今でもときどきみかけることがある。

不安をもつ理由としては、以下のことなどが挙げられる。
①皮膚の萎縮や毛細血管拡張などの局所副作用。
②皮膚から吸収されたステロイドが副腎機能の障害や免疫低下などを起こすのではないかという全身の副作用。
③やめると悪化するために一度使い始めると一生使わなければならないのではないか（依存性）。
④また使っているうちに効果が衰えてきて強いステロイド薬を使わなければならない体になるのではないか（耐性）。

これらの不安に対する対応としては、正確な知識を伝えることが第一である。
①皮膚の萎縮や毛細血管拡張などの副作用は定期的な医師の診察を受けていれば防げ

ること。
② 皮膚の色素沈着はステロイド薬の副作用というよりは炎症後色素沈着の状態であるため、炎症を繰り返さなければ徐々に消退すること。
③ 通常の外用剤の使用量であれば内臓や免疫機能の障害はまず生じることはないこと。
④ 最近の外用薬はアンテドラッグが多く、血管で吸収されたあと早期に不活化するものが多いこと。
⑤ 医師の指示を守って使用すれば依存性や耐性は生じないこと。
⑥ 外用ステロイド薬を突然中止したら一時的に悪化することはあるが、徐々に減量していけば長期使用していても中止できること。
⑦ 外用ステロイド薬を使わなければ皮膚炎が持続し、苔癬化(皮膚が厚くなった状態)が消えず、皮膚のバリア機能も低下してかえって感染症を生じやすいこと。

など、正しい知識を詳しく説明する。それでも不安がとれない場合は、以下のことを行い、患者の不安の軽減を図る。

① 外からみえない小さな場所に部分的に外用ステロイド薬を使用してみて、その皮膚の状態がどうなるかを患者と医師で一緒に確認する。安全であることを患者が認識したら、徐々に使用範囲を拡大する。
② どうしても使用を拒否する場合は、患者の希望通りの治療を行い、皮膚を患者と医師とで一緒に確認して、改善しているかどうかを再評価する。

3) 小児のアトピー性皮膚炎患者における心身医学的問題とその対応[54](図11-3)

(1) 小児のアトピー性皮膚炎の全般的な心身医学的特徴

・乳児期・幼小児期ではアトピーの皮疹のパターンが成人の場合とは異なるので診断に注意を要する。特に乾燥性湿疹と鑑別が難しく、安易にアトピー性皮膚炎と診断しない方がよい。
・乳児期では食物アレルギーの関与が大きい。
・幼児期では患児と親との関係が、皮膚炎の症状に大きく影響する。
・小児期には、いじめや不登校など学校での問題の重要性が増してくるので、学校との連携が大切である。

(2) 乳児期の心身医学的アプローチ

乳児期では、両親(特に母親)が不安定であると患児がおびえたような態度を示すことがある。両親(特に母親)はしばしば、自分の子どもがアトピーであることを受け入れられなかったり、現在の治療が将来に及ぼす影響を心配したりしている。両親(特に母親)が不安に感じていることをよく聴き、共感を示し、理解したうえで、適切な食事やスキンケア、環境整備を指導する。食物アレルギーは、消化吸収能力の問題か

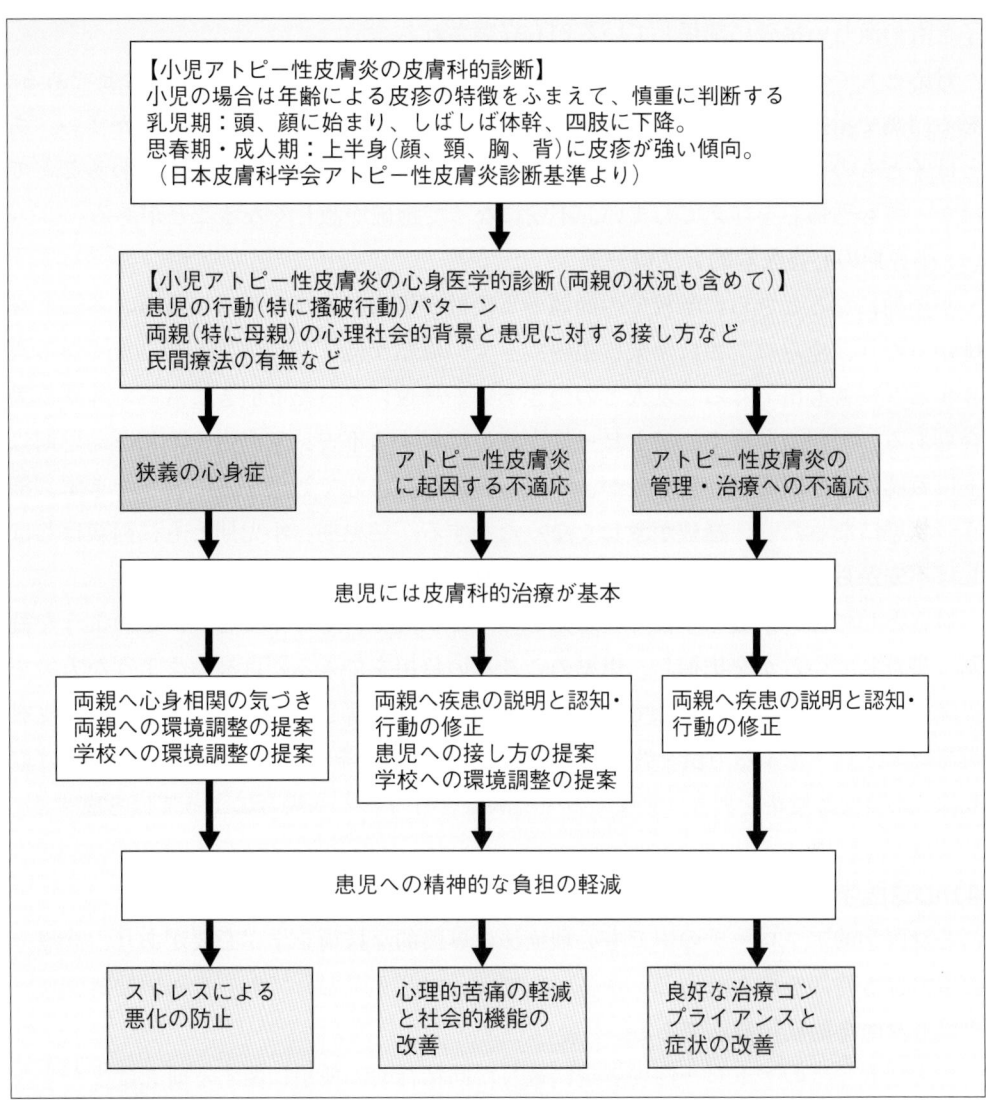

```
┌─────────────────────────────────────────────┐
│【小児アトピー性皮膚炎の皮膚科的診断】      │
│小児の場合は年齢による皮疹の特徴をふまえて、慎重に判断する│
│乳児期：頭、顔に始まり、しばしば体幹、四肢に下降。│
│思春期・成人期：上半身(顔、頸、胸、背)に皮疹が強い傾向。│
│(日本皮膚科学会アトピー性皮膚炎診断基準より)│
└─────────────────────────────────────────────┘
                    ↓
┌─────────────────────────────────────────────┐
│【小児アトピー性皮膚炎の心身医学的診断(両親の状況も含めて)】│
│患児の行動(特に搔破行動)パターン            │
│両親(特に母親)の心理社会的背景と患児に対する接し方など│
│民間療法の有無など                          │
└─────────────────────────────────────────────┘
        ↓              ↓               ↓
  ┌─────────┐  ┌──────────────┐  ┌──────────────┐
  │狭義の心身症│  │アトピー性皮膚炎│  │アトピー性皮膚炎の│
  │          │  │に起因する不適応│  │管理・治療への不適応│
  └─────────┘  └──────────────┘  └──────────────┘
        ↓              ↓               ↓
       ┌─────────────────────────────────┐
       │患児には皮膚科的治療が基本      │
       └─────────────────────────────────┘
        ↓              ↓               ↓
  ┌──────────┐ ┌──────────────┐ ┌──────────────┐
  │両親へ心身相関の気づき│ │両親へ疾患の説明と認知・│ │両親へ疾患の説明と認知・│
  │両親への環境調整の提案│ │行動の修正          │ │行動の修正          │
  │学校への環境調整の提案│ │患児への接し方の提案│ │                   │
  │          │ │学校への環境調整の提案│ │                   │
  └──────────┘ └──────────────┘ └──────────────┘
        ↓              ↓               ↓
       ┌─────────────────────────────────┐
       │患児への精神的な負担の軽減      │
       └─────────────────────────────────┘
        ↓              ↓               ↓
  ┌──────────┐ ┌──────────────┐ ┌──────────────┐
  │ストレスによる│ │心理的苦痛の軽減│ │良好な治療コン│
  │悪化の防止  │ │と社会的機能の │ │プライアンスと│
  │          │ │改善          │ │症状の改善    │
  └──────────┘ └──────────────┘ └──────────────┘
```

図11-3　小児のアトピー性皮膚炎の心身医学的診断と治療のフローチャート

ら生じている場合が多いこと、そしてアトピー性皮膚炎自体も成長するに従って軽快・治癒する場合がほとんどであることなどの見通しを与える。両親(特に母親)をサポートし安心させることが大切である。

(3) 幼児期の心身医学的アプローチ

　幼児期になると、皮疹のために幼稚園や保育園で不快な思いをしたりいじめに遭い、学校に行くのを嫌がったり、不登校にまで発展するケースが出てくる。小学校受験のある子どもでは、痒みで勉学に集中できないことや試験前に皮疹が悪化することが問題となる。両親が子どもに過剰に期待し、プレッシャーを与えている場合は特に問題である。家庭内の不和などで両親(特に母親)がイライラして子どもに当たり、それが

子どもの激しい掻破に関係している例も経験される。

　対応としては、掻破をみつけたら指摘するにとどまり、決して怒らないことである。怒る口調で指摘するとかえって患児がイライラして掻破がひどくなることが多い。あとは子どもの前で夫婦げんかなどをしないように努める。直接本人にかかわることではなくても恐怖心を与えてしまい、不安になって掻破が激しくなることがある。

(4) 小児期の心身医学的アプローチ

　小児期になるとさらに学校での問題の重要性が増し、皮疹を他人にみられることを嫌がったり、痒みのために学業に集中できず、成績が低下して学校へ行けなくなったりするケースも出てくる。友人とのつきあいが疎遠になったり引きこもったりする場合もある。両親の期待や、アトピー性皮膚炎に対する不安、家庭内の不和を幼児期以上に敏感に感じ取るようになるが、それらの問題を自分で処理することができず、抑うつ状態になったり、掻破が激しくなったりする。幼児期、小児期ともに両親はしばしば不安から医師を頻回に替えたり、民間療法を試みたりする。

　対応としては、家庭や学校での患児をめぐる状況や、その中で患児がどのような役割を果たしているかを把握し、患児のこころの負担をできるだけ減らすような方策を提案する。両親が不安に感じていることを傾聴し、理解したうえで、アトピー性皮膚炎をコントロールする方法を教え、病気の経過の見通しを伝えて、不安をできるだけ取り除く。学校と連絡を取り、学校での環境調整を行うことも場合によっては考慮する。

4) 心身医学的薬物療法（向精神薬）[55]

　心身医学的アプローチの中でも心理療法は専門的な技術を学ぶ必要があり、診療そのものにも時間を取られることが多い。プライマリケアとしての心身医学的アプローチは心身医学的薬物療法である。

　心身症としてのアトピー性皮膚炎に適した向精神薬の使用に関する研究はまだ少なく、海外でセロトニン・ノルアドレナリン再取込み阻害薬（SNRI）であるブプロピオンを用いた比較研究があり、有用であるという報告がみられるくらいである[56]。これは今後の大きな課題である。実際に現在、向精神薬を使用している皮膚科医は本邦では少ない。しかし欧米では精神皮膚科医（psychodermatologist）たちが皮膚科の心身医学的薬物療法として、抗不安薬、抗うつ薬、抗精神病薬を用いている[57]。本邦でも筆者を含め心身医学を専門とする皮膚科医（いわゆる日本のpsychodermatologist）のごく一部では、欧米の精神皮膚科医と同様の使い方をしている。本ガイドラインは心身医学を専門としない一般の皮膚科医などを対象としているため、その点を考慮して心身医学的薬物療法の処方例を挙げる。なお、小児のアトピー性皮膚炎心身症患者には、ヒドロキシジンやジアゼパムを用いることがあるほかは、一般に向精神薬は使用しない。表11-4の使用例はすべて成人を基準にしている。

表11-4　皮膚科における心身医学的薬物療法(向精神薬)の処方例

```
┌─ 抗不安薬 ─┐
  比較的作用の弱いもの
    ベンゾジアセピン系
      クロチアゼパム(リーゼ®)           5mg/日を夕食後　～15mg/日を毎食後分3
    非ベンゾジアセピン系
      クエン酸タンドスピロン(セディール®) 30～60mg/日を　朝夕食後分2～毎食後分3など
      塩酸ヒドロキシジン(アタラックス®)   25mg/日を眠前　～75mg/日を毎食後分3
  作用が中等度のもの(ベンゾジアセピン系)
    アルプラゾラム(コンスタン®、ソラナックス®)
                                      0.8mg/日朝夕食後分2　～1.2mg/日を毎食後分3
  作用が強いもの(ベンゾジアセピン系)
    エチゾラム(デパス®)                0.5mg/日を眠前　～3.0mg/日を毎食後分3

┌─ 抗うつ薬 ─┐
  選択的セロトニン再取込み阻害薬(SSRI)
    マレイン酸フルボキサミン(ルボックス®、デプロメール®)
                                      50mg/日を朝食後　～100mg/日を朝夕食後分2
    塩酸パロキセチン(パキシル®)         20mg/日　～30mg/日を夕食後
  セロトニン・ノルアドレナリン再取込み阻害薬(SNRI)
    塩酸ミルナシプラン(トレドミン®)     75mg～150mg/日を　朝夕食後分2～毎食後分3
  三環系
    塩酸クロミプラミン(アナフラニール®) 10mg/日眠前　～75mg/日毎食後分3
  四環系
    塩酸ミアンセリン(テトラミド®)       10mg/日　～25mg/日を眠前
    塩酸マプロチリン(ルジオミール®)     10mg/日　～25mg/日を眠前

┌─ 睡眠薬 ─┐
  入眠障害
    シクロピロロン系
      ゾピクロン(アモバン®)             7.5mg、10mg
    イミダゾピリジン系
      酒石酸ゾルピデム(マイスリー®)     5mg、10mg
    ベンゾジアゼピン系
      ブロチゾラム(レンドルミン®)       0.25mg
      ロルメタゼパム(エバミール®、ロラメット®) 1mg
  睡眠持続障害(ベンゾジアゼピン系)
    エチゾラム(デパス®)                0.5mg～2mg
    ニトラゼパム(ベンザリン®)           5mg
    フルニトラゼパム(サイレース®、ロヒプノール®) 1mg、2mg
```

注：ここではチエノジアゼピン系のエチゾラム、クロチアゼパムをベンゾジアゼピン系に含めている。

(1) 不安症状

イライラ、落ち着かないなどの不安症状を伴う場合は抗不安薬を使用する。痒みが

強くてイライラするときや病気や治療の不安をもっている場合などに使用するとよい。

　ベンゾジアセピン系は強さと持続時間においてさまざまなものがあり、効果発現が早い。主な副作用は眠気・ふらつきなどである。基本的には依存性があるので減量や中止はできるかぎり徐々に行う。併用禁忌はごく一部の薬剤のみであるが、重症筋無力症や狭隅角緑内障などで禁忌となっている。

　非ベンゾジアセピン系のうちクエン酸タンドスピロンはやや作用が弱く、効果発現に2週間以上かかる。しかし眠気は少なく、禁忌や依存性はない。

　抗不安薬の使用経験がない医師の場合、最初は非ベンゾジアセピン系(クエン酸タンドスピロンなど)を用いるのがよい。

(2) 抑うつ症状

　落ち込み気分、意欲の低下、痒みを理由としない入眠困難・中途覚醒・早朝覚醒、焦っているけれど物事がはかどらない(焦燥感)などのときに抗うつ薬を用いる。抗うつ薬はいずれも効果発現に2週間以上かかる。主な共通する副作用は眠気・ふらつきである。依存性はない。

　近年はSSRIやSNRIがよく用いられる。SSRIの副作用として上記以外に嘔気などの消化器症状があるが服薬を続けていると治まることが多い。この消化器症状に対しては、クエン酸モサプリド15mg毎食後分3などで対応する。SSRIでは使用開始後に一時的な情緒不安定をみることがある。なお塩酸パロキセチンは18歳未満の大うつ病には禁忌とされていたが、2006年2月に警告に改訂された。

　SNRIは現在わが国では塩酸ミルナシプランのみであり、この薬剤は作用がやや弱いが投与量を増やすことにより効果が上がる。眠気も少なく併用禁忌もない。三環系抗うつ薬は循環器系の副作用などがあり、現在プライマリケアとして使うには適していない。四環系抗うつ薬は循環器系の副作用が少ない。主な副作用は眠気であり、抑うつ症状による睡眠障害がみられるときなどに用いる。

　抗うつ薬の使用経験がない医師の場合、最初はSNRIである塩酸ミルナシプランやSSRIのマレイン酸フルボキサミン、四環系抗うつ薬の塩酸マプロチリンが使いやすい。

(3) 睡眠障害

　アトピー性皮膚炎の場合は、痒みによる睡眠障害と不安・抑うつなどによる睡眠障害、生活リズムのずれによる睡眠障害がある[58]。生活リズムのずれによるものは、まず昼間眠らせないように家族などが協力する必要がある。薬物のみでの調整は困難な場合が多い。不安・抑うつによるものだけでなく痒みによるものにも睡眠薬を用いることがある。睡眠障害のタイプによって表11-4のように使い分ける。そのほかとして前述した四環系の抗うつ薬を用いることもある。表11-4に挙げた睡眠薬はシクロピロロン系、イミダゾピリジン系ともほぼベンゾジアゼピン系と同様の副作用で依存

性があり、重症筋無力症や狭隅角緑内障で禁忌である。依存性が気になる場合は四環系抗うつ薬などが選択される。

(4) アトピー性皮膚炎における向精神薬使用上の注意

・アトピー性皮膚炎患者に向精神薬を用いるときは、抗ヒスタミン薬の眠気・ふらつきを増強する可能性があるので、非鎮静型の抗ヒスタミン薬を選択するなどの配慮が必要である。それでも眠気が出現するようであれば、向精神薬でクエン酸タンドスピロンなど眠気の少ないものを選択する。
・抗不安薬・睡眠薬のベンゾジアゼピン系（チエノジアゼピン系を含む）、シクロピロロン系およびイミダゾピリジン系は、急激に中止しないで徐々に減量する。減量は2週間で半減するなど、副腎皮質ステロイド薬の内服のときのようにするのがよい。
・向精神薬の投与の際に薬剤の説明を要する。眠気が増強する可能性があることのほか、精神症状を改善する薬剤を併用したほうが、心身症の場合は皮膚症状の改善にも有益であることやアトピー性皮膚炎に対する不安なども和らぐこと、依存性があるものでも医師の指示を守れば問題となることはほとんどないことなどを説明する。

5. 典型的症例提示

症例：28歳、男性。会社員。
現病歴：13歳頃よりアトピー性皮膚炎といわれている。大学生時代は落ち着いていたが、6年前に就職してから症状が悪化してきた。勤務はやりがいのある部署だが、それだけ忙しく、責任も重くなってきている。多忙なときや、重い責任の担当になると皮疹の悪化を繰り返していた。何件かの皮膚科で種々の皮膚科治療や温泉療法を行うが改善せず。気分的にも落ち込んできているときに、温泉入浴後皮疹が悪化し、近医の紹介を経て来院。
既往歴：特記すべきことなし。
現症：四肢体幹の紅斑、苔癬化病変。一部湿潤し、皸裂もみられる。顔面頭部もびまん性の紅斑あり。痒みが強い。睡眠障害があり、夜間覚醒をよくする。食欲もやや低下し、体重も減少。ここ2週間会社を休んでおり、辞めたいという気持ちがある。治療意欲もみられない。自殺企図はない。皮疹は気分的に落ち込んだときに悪化し、その悪化によりさらに気分が落ち込むという。
検査所見：白血球9,000/mm^3、好酸球17%、IgE 3,700 IU/L。
心理検査：CMI健康調査票　Ⅲ領域、状態特性不安検査(STAI)　状態不安Ⅳ／特性不安Ⅴ、自己評価式抑うつ尺度(SDS)　48点、東大式エゴグラム　CPとACが高く、NP、A、FCは低い。
経過：抗アレルギー薬、抗ヒスタミン薬に加え、抗不安薬（アルプラゾラム1.2mg分3）、

抗うつ薬(マレイン酸フルボキサミン50mg、塩酸ミアンセリン20mg)の内服。外用は免疫抑制薬、ステロイド外用薬、保湿剤を用いた。そして退職は今決めないこと、まず休職することを提案し、やりがいがある部署ならもう少し体調が整ってからその部署を続けるかを検討するという案が受け入れられた。初診より3週間後に皮疹がかなり改善し、抑うつ気分もとれ、睡眠障害も改善してきた。「なんとか通勤しながら治療したい」といい始め、初診より4週間後から通勤を始めた。その後は軽い抑うつ状態をときどき呈したが、「やはり自分にはこの仕事が向いている」といい、自分で気分の状態も把握できるようになり、調子の悪いときは早めに勤務を数日休み、コントロールしている。

6．患者・家族用説明文書

Q．アトピー性皮膚炎の一般的治療はどのように行いますか。
A．アトピー性皮膚炎の治療の基本は症状を抑えながら治るのを待つことです。
アトピー性皮膚炎は複雑な病気で、まだその原因やしくみが完全にはわかっていません。しかしスキンケアや生活習慣の見なおし、環境の整備、そしてステロイドや免疫抑制剤の外用薬や抗ヒスタミン薬・抗アレルギー薬などの飲み薬などを使ってかゆみや炎症などの皮膚症状を抑えていると、年月がたつにしたがい、自然に治ってくることがあります。

Q．アトピー性皮膚炎とストレスはどのように関係するのですか。
A-1．ストレスは、しばしばアトピー性皮膚炎を悪化させます。
ストレスでアトピー性皮膚炎がひどくなることは、半分から3分の2の患者さんが経験しています。アトピー性皮膚炎のかゆみはただでさえ強いものですが、イライラしたり、気持ちがふさぐと、ますますかゆみが強くなったり、そのために皮膚をかきむしってしまうこともよくあります。ストレスと上手につきあって、体への影響を少なくすること、気分を出来るだけ落ち着いた状態に保つこと、皮膚をできるだけかかないですむように工夫をすることがアトピー性皮膚炎の症状を抑え、治していくのにとても大切なことです。
A-2．アトピー性皮膚炎にかかっていること自体が大きなストレスとなることがあります。
アトピー性皮膚炎にかかっていることそのものが大きなストレスであると多くの患者さんが感じています。アトピーのかゆみのために眠れなかったり、勉強や仕事に集中できなかったりすることがあります。皮膚を人に見られるのが気になることもあります。いつになったらよくなるのか見通しがたちにくいこともあります。また治療に手間がかかるなど負担が大きい場合があります。このようなことが積みかさなると、イライラしたり気持ちが落ちこんだりするのも無理もないことです。

考察：この症例は狭義の心身症と、アトピー性皮膚炎による適応障害とを併せもった典型例である。本症例の抑うつ状態は軽度ないし中等度であるが、アトピー性皮膚炎患者では軽度から重度まであり、自殺企図がみられれば精神科での管理が必要である。希死念慮が軽い場合は自殺をしない約束をさせて慎重に対応する。通常の皮膚科治療に抗不安薬、抗うつ薬などを加えて治療を開始する。それと同時に気分が改善してくるまでは無理な課題を与えず、支持的に働きかける。気分が改善してきたら、皮疹も改善してくることが多いため、皮疹の改善を本人にフィードバックする。それを繰り返すことにより自信がみられたら、自己管理できるように課題を与える。

Q．アトピー性皮膚炎の治療に不安や疑問を感じたときはどうすればよいですか。

A．アトピー性皮膚炎の治療には医師とのコミュニケーションが大切です。
調査によれば患者さんの約3分の2がステロイド剤の使用に不安を感じると答えています。反対に皮膚炎がひどくならないかと心配で薬を使いすぎる人もいます。どうしたら症状がよくなるのかわからなくなったり、医師やその治療が信じられなくなったりしてしまう人もいます。このようなときのいちばんの解決法は、副作用のことや医師に対して自分が疑問に思っていること、気になっていることを率直に話して納得できるまで説明してもらうことです。検査や治療の進め方についても医師とあなたの考えが一致するように話しあいましょう。

Q．アトピー性皮膚炎とストレスが関係している場合はどのような治療を行いますか。

A-1．ストレスのケアのためにお薬を使うことがあります。
アトピー性皮膚炎とストレスとが関わりがある場合で皮膚科的な治療だけでうまくいかないときに、ストレスをケアするお薬を使うことがあります。こころのお薬は怖いのではないかという先入観があるかもしれませんが、医師の指示に従って使用すれば問題はなく、ストレスのケアとともに皮膚症状もよくなることがあります。

A-2．ストレスのことで気になることがあったら、担当の医師に相談しましょう。
ストレスでアトピーの症状がひどくなることが多かったり、皮膚をひっかくのが止まらなかったりしたとき、アトピー性皮膚炎のために眠れない、集中できない、やる気がでない、気分が落ち込む、人との関係や学校・職場・家庭での生活が思うようにいかないなど、気になることがあったら担当の医師に解決する方法を相談しましょう。

7. 他のガイドラインとの異同

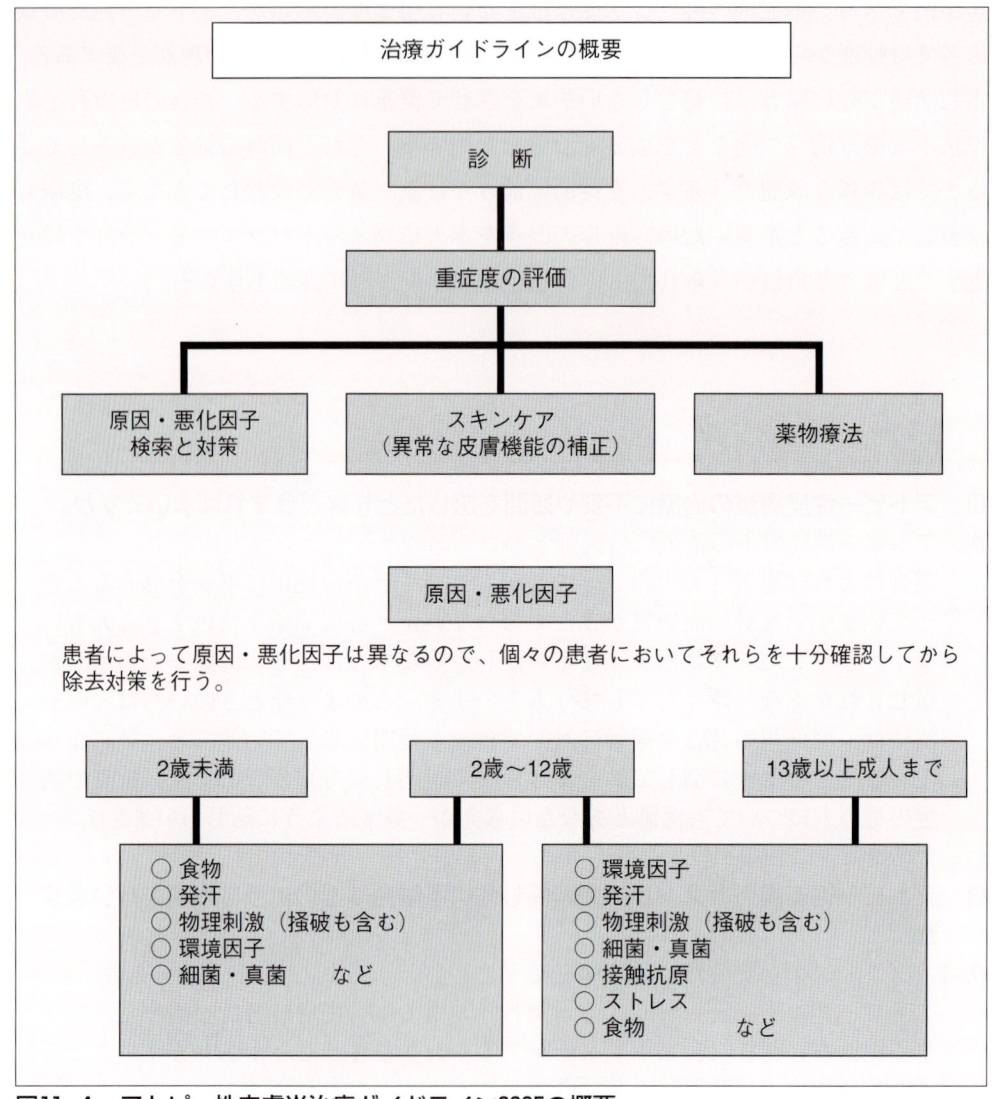

```
          治療ガイドラインの概要

                  診　断
                    │
               重症度の評価
                    │
        ┌───────────┼───────────┐
   原因・悪化因子   スキンケア       薬物療法
   検索と対策    （異常な皮膚機能の補正）


               原因・悪化因子

患者によって原因・悪化因子は異なるので、個々の患者においてそれらを十分確認してから
除去対策を行う。

     2歳未満          2歳～12歳         13歳以上成人まで
        │                │                  │
  ○ 食物           ○ 環境因子
  ○ 発汗           ○ 発汗
  ○ 物理刺激（掻破も含む） ○ 物理刺激（掻破も含む）
  ○ 環境因子         ○ 細菌・真菌
  ○ 細菌・真菌　など     ○ 接触抗原
                   ○ ストレス
                   ○ 食物　　　など
```

図11-4　アトピー性皮膚炎治療ガイドライン2005の概要

　アトピー性皮膚炎治療ガイドライン2005[2]の中に原因・悪化因子の一つとして「ストレス」が挙げられている（図11-4）。しかしこのアトピー性皮膚炎治療ガイドライン2005は、ストレスの対策に関しては述べられていない。また日本皮膚科学会のアトピー性皮膚炎治療ガイドライン2004にも「心身医学的側面」の項目はあるが[1]、具体的・実際的なことは書かれていない。本ガイドラインはこれらのガイドラインのストレス関連の部分を補うものである。

　DSM-Ⅳとの対比では、本ガイドライン診断基準のA基準「ストレスによるアトピー性皮膚炎の発症、再燃、悪化、持続」は「316：一般身体疾患に影響を与えている心理

的要因」と、B1基準「アトピー性皮膚炎に起因する不適応」は「309：適応障害」と、B2基準「アトピー性皮膚炎の治療・管理への不適応」は「316：一般身体疾患に影響を与えている心理的要因」の一部と「V15.81：治療遵守不良」に類似している。しかし本ガイドラインは心身症の病態分類を基盤として診断基準を作成しており、症状分類のDSM-IVとは若干異なる。また本ガイドラインではアトピー性皮膚炎に限定している点も異なっている。

8. 専門医に紹介するポイント

　心身医学的評価や治療が難しい場合や、精神疾患やパーソナリティ障害の合併が疑われる場合は専門医へ紹介する。治療が難しい場合とは専門的な向精神薬を用いた薬物療法や心理療法が必要であると考えられた場合などである。

　心身医学の専門医あるいは精神科医、心理士などへ紹介する場合は以下の点に注意する。

①紹介前に専門医への受診の必要性と有益性を十分に説明し、専門的治療を受ける意欲を高めておく。

②紹介後も皮膚科的・アレルギー学的治療が紹介先もしくは紹介元で継続されることを保証する。

9. 今後の課題

　本ガイドラインは2002年に初版が出版されてから初めての改訂である。先にも述べたが、初版よりこの改訂までの間に本ガイドラインの有用性について皮膚科医にアンケートを採ったところ、58％の医師がストレス関連のアトピー性皮膚炎の治療に困っていると回答し、心身医学的対処に関心のある医師は95％であった[28]。皮膚科医がアトピー性皮膚炎の心身医学的側面を認識し、その治療に対する関心がかなり高まってきている。診断についてはPSS-ADの妥当性をさらに検討し、今回改訂した。しかし治療の部分のエビデンスがまだ不足している。今後はプライマリケアとしてのアトピー性皮膚炎の心身医学的アプローチができるように向精神薬を用いた薬物療法の有用性などを検討していく必要がある。そしてこの改訂版ガイドラインも再度皮膚科医にアンケートを採り、評価をしていただいてさらなる改訂を行っていく。

　またわれわれ執筆者たちも含めて、皮膚科心身医学を専門とする医師が、一般皮膚科医やプライマリケア医の諸先生方に日常臨床で使える工夫を伝えたり、研修医の教育にも用いられるようにしたりして、利用できる対象を拡大していく必要がある。

10. 汎用薬剤

　アトピー性皮膚炎の皮膚科的な治療に関する薬剤の詳細は、アトピー性皮膚炎治療

表11-5 主なステロイド外用薬の臨床効果分類の例

薬効	一般名	代表的な商品名
I群 ストロンゲスト	プロピオン酸クロベタゾール 酢酸ジフロラゾン	デルモベート ジフラール、ダイアコート
II群 ベリーストロング	フランカルボン酸モメタゾン 酪酸プロピオン酸ベタメタゾン フルオシノニド ジプロピオン酸ベタメタゾン ジフルプレドナート アムシノニド 吉草酸ジフルコルトロン 酪酸プロピオン酸ヒドロコルチゾン	フルメタ アンテベート トプシム、シマロン リンデロンDP マイザー ビスダーム ネリゾナ、テクスメテン パンデル
III群 ストロング	プロピオン酸デプロドン プロピオン酸デキサメタゾン 吉草酸デキサメタゾン ハルシノニド 吉草酸ベタメタゾン プロピオン酸ベクロメタゾン フルオシノロンアセトニド	エクラー メサデルム ボアラ、ザルックス アドコルチン リンデロンV、ベトネベート プロパデルム フルコート、フルゾン
IV群 マイルド	吉草酸酢酸プレドニゾロン トリアムシノロンアセトニド プロピオン酸アルクロメタゾン 酪酸クロベタゾン 酪酸ヒドロコルチゾン	リドメックス レダコート、ケナコルトA アルメタ キンダベート ロコイド
V群 ウィーク	プレドニゾロン 酢酸ヒドロコルチゾン	プレドニゾロン コルテス

ガイドライン2005[2]に書かれているのでそちらを参照されるのがよい。

1) 外用ステロイド薬(表11-5)

作用の強さによってI群(ストロンゲスト)、II群(ベリーストロング)、III群(ストロング)、IV群(マイルド)、V群(ウィーク)に分けられている。ステロイド薬の強度、剤型は皮疹の重症度加え、個々の皮疹の部位と性状および年齢などを考慮して選択する。副作用としては皮膚萎縮、毛細血管拡張、酒皶様皮膚炎、ステロイド痤瘡、皮膚感染症の増悪・誘発、多毛、外用剤による接触皮膚炎などがある。

2) 外用免疫抑制薬

現在のところわが国ではタクロリムス軟膏(プロトピック®)のみである。16歳以上は0.1%を、2歳以上15歳以下は0.03%(小児用)を使用する。使用量は成人で1回5gを1日2回までである。小児では体重20kg未満は1回1gを1日2回まで、体重20kg以上50kg未満は1回2〜4gを1日2回まで、50kg以上は1回5gを1日2回までである。本剤使用時は日光への曝露を最小限にし、紫外線療法は併用しない。なお本剤は使用初期に刺激症状が生じることがあるため、最初は小さな部分に外用をして感触をつかんでから広い範囲に使用するのがよい。副作用は前述の刺激症状のほか皮膚感

表11-6　保湿を目的とした主な外用薬（医薬品）

一　般　名	代表的な商品名
ワセリン	
亜鉛華軟膏	
親水軟膏	
尿素含有軟膏	ウレパール軟膏、ケラチナミン軟膏 パスタロンソフト、パスタロン10ローション、 パスタロン20、パスタロン20ソフト
ヘパリン類似物質軟膏	ヒルドイド軟膏、ヒルドイドソフト、ヒルドイドローション
アズレン軟膏	アズノール軟膏

染症の増悪・誘発、接触皮膚炎などがある。

3) 保湿薬（表11-6）
　皮膚の乾燥を改善し、バリア機能の保持にも有用である。副作用は接触皮膚炎などである。

4) 非ステロイド消炎鎮痛外用薬
　ステロイド薬の副作用が生じている局所や、副作用が発生しやすい部位、あるいは炎症反応が軽度な場合に用いる。副作用は接触皮膚炎などがある。

5) 抗ヒスタミン薬
　抗アレルギー作用をもたない第1世代と、抗アレルギー作用をもつ第2世代とがある。第2世代には鎮静系と非鎮静系とがあり、心身症としてのアトピー性皮膚炎の治療において、向精神薬との併用で眠気やふらつきが強いときは非鎮静系を選択する。

　心身症としてのアトピー性皮膚炎の治療において向精神薬とその使い方は4-4) 心身医学的薬物療法の項(p.268)と表11-4を参照されたい。

11. 担当研究者
執筆者
　羽白　誠（大阪警察病院皮膚科部長）
　安藤哲也（国立精神・神経センター精神保健研究所心身医学研究部ストレス研究室長）

研究協力者
　古江増隆（九州大学大学院医学研究院皮膚科学教授）
　幸野　健（独立行政法人労働者健康福祉機構関西労災病院皮膚科部長）
　上出良一（東京慈恵会医科大学皮膚科学講座教授）
　細谷律子（細谷皮フ科院長）
　小牧　元（国立精神・神経センター精神保健研究所心身医学研究部長）

12. 文献一覧

1) 荒田次郎, 他. アトピー性皮膚炎定義・診断基準：日皮会誌 1994；104：1210.
2) 厚生労働科学研究「アトピー性皮膚炎の既存治療法のEBMによる評価と有用な治療法の普及」研究班（主任研究者：古江増隆）. アトピー性皮膚炎治療ガイドライン2005. 2005.
3) Rajka G. Atopic dermatitis. Correlation of environmental factors with frequency. *Int J Dermatol* 1996；25：301-5.
4) Kodama A, Horikawa T, Suzuki T, et al. Effect of stress on atopic dermatitis：investigation in patients after the Great Hanshin Earthquake. *J Allergy Clin Immunol* 1999；104：173-6.
5) King RM, Wilson GV. Use of a diary technique to investigate psychosomatic relations in atopic dermatitis. *J Psychosom Res* 1991；35：697-706.
6) Scheich G, Florin I, Rudolph R, et al. Personality characteristics and serum IgE level in patients with atopic dermatitis. *J Psychosom Res* 1993；37：637-42.
7) Gupta MA, Gupta AK, Schork NJ, et al. Depression modulates pruritus perception：a study of pruritus in psoriasis, atopic dermatitis, and chronic idiopathic urticaria. *Psychosom Med* 1994；56：36-40.
8) Ginsburg IN, Prystowsky JH, Kornfeld DS, et al. Role of emotional factors in adults with atopic dermatitis. *Int J Dermatol* 1993；32：656-60.
9) 針谷 毅, 平尾哲二, 勝山雅子, 他. アトピー性皮膚炎患者における心身の状態と皮膚症状の関連性について. アレルギー 2000；49：463-71.
10) 檜垣祐子, 有川順子, 吉原伸子, 他. アトピー性皮膚炎の難治化における心理社会的負荷の関与について. 日皮会誌 2000；110：27-34.
11) Jordan JM, Whitlock FA. Atopic dermatitis anxiety and conditioned scratch responses. *J Psychosom Res* 1974；18：297-9.
12) Linnet J, Jemec GB. An assessment of anxiety and dermatology life quality in patients with atopic dermatitis. *Br J Dermatol* 1999；140：268-72.
13) Zschocke I, Stein B, Tannò S, et al. Psychosocial characterization of patients with atopic dermatitis in conventional versus alternative-medical therapy. *Forsch Komplementarmed* 1999；6：22-5.
14) Gupta MA, Gupta AK. Depression and suicidal ideation in dermatology patients with acne, alopecia areata, atopic dermatitis and psoriasis. *Br J Dermatol* 1998；139：846-50.
15) Stores G, Burrows A, Crawford C. Physiological sleep disturbance in children with atopic dermatitis：a case control study. *Pediatr Dermatol* 1998；15：264-8.
16) Herd RM, Tidman MJ, Ruta DA, et al. Measurement of quality of life in atopic dermatitis：correlation and validation of two different methods. *Br J Dermatol* 1997；136：502-7.
17) Hashiro M, Okumura M. Anxiety, depression and psychosomatic symptoms in patients with atopic dermatitis：comparison with normal controls and among group of different degrees of severity. *J Dermatol Sci* 1997；14：63-7.
18) Shirata K, Nishitani Y, Fujino Y, et al. The importance of mental support to the patients with adult atopic dermatitis. *Osaka City Med J* 1996；42：45-52.
19) Chren MM, Lasek, RJ, Flocke SA, et al. Improved discriminative and evaluative capability of a refined version of Skindex, a quality-of-life instrument for patients with skin diseases. *Arch Dermatol* 1997；133：1433-40.
20) Reid P, Lewis-Jones MS. Sleep difficulties and their management in preschoolers with atopic eczema. *Clin Exp Dermatol* 1995；20：38-41.
21) Finley AY, Khan GK. Dermatology Life Quality Index（DLQI）-a simple practical measure for routine clinical use. *Clin Exp Dermatol* 1994；19：210-6.
22) Endo K, Sano H, Fukuzumi T, et al. Objective scratch monitor evaluation of the effect of an

antihistamine on nocturnal scratching in atopic dermatitis. *J Dermatol Sci* 1999；22：54-61.（評価 Ⅲ-B）
23) Reuveni H, Chapnick G, Tal A, et al. Sleep fragmentation in children with atopic dermatitis. *Arch Pediatr Adolesc Med* 1999；153：249-53.
24) Charman CR, Morris AD, Williams HC. Topical corticosteroid phobia in patients with atopic eczema. *Br J Dermatol* 2000；142：931-6.
25) Richards HL, Fortune DG, O'Sullivan TM, et al. Patients with psoriasis and their compliance with medication. *J Am Acad Dermatol* 1999；41：581-3.
26) Ohya Y, Williams H, Steptoe A, et al. Psychosocial factors and adherence to treatment advice in childhood atopic dermatitis. *J Invest Dermatol* 2001；117：852-7.
27) 安藤哲也, 羽白　誠, 野田啓史, 他. アトピー性皮膚炎の心身症としての診断・治療ガイドラインの作成. 平成13年度厚生労働省精神・神経疾患研究委託費研究による成果報告書. 2002.
28) 小牧　元, 安藤哲也, 羽白　誠. アトピー性皮膚炎の診断・治療ガイドラインを用いた評価法の開発に関する研究. 平成16年度厚生労働省精神・神経委託費研究による成果報告書. 2005.
29) Platt FW, Gordon GH.（津田　司・監訳）困ったときに役立つ医療面接法ガイド. 東京：メディカル・サイエンス・インターナショナル；2001.
30) White A, Horne DJ, Varigos GA. Psychological profile of the atopic eczema patients. *Australas J Dermatol* 1990；31：13-6.
31) 堀江徹也. アトピー性皮膚炎と性格. 皮膚臨床 1986；28：1355-61.
32) 安藤哲也. アトピー性皮膚炎. 小児内科 1991；23（増）：281-5.
33) American Psychiatric Association（高橋三郎, 大野　裕, 染谷俊幸・訳）. DSM-Ⅳ精神疾患の分類と診断の手引き. 東京：医学書院；1995.
34) 羽白　誠. 皮膚疾患と心理テスト. 日皮会誌 2005；115：2072-5.
35) Hashiro M, Okumura M. The relationship between the psychological and immunological state in patients with atopic dermatitis. *J Dermatol Sci* 1998；16：231-5.
36) 羽白　誠. 心身医学的評価：皮膚の科学 2005；105：47-53.
37) Higaki Y, Kawamoto K, Kamo K, et al. Measurement of the impact of atopic dermatitis on patients' quality of life：a cross-sectional and longitudinal questionnaire study using the Japanese version of Skindex-16. *J Dermatol* 2004；31：977-82.
38) Ando T, Hashiro M, Noda K, et al. Development and validation of the psychosomatic scale for atopic dermatitis in adults. *J Dermatol* 2006；33(7).
39) 原　信一郎, 秋元　豊, 石川俊男, 他. アトピー性皮膚炎と心身医学. 日臨皮誌 2000；66：296-303.
40) 大矢幸弘. アトピー性皮膚炎に対する行動医学療法. 現代医療 1999；31：2121-6.
41) Ehlers A, Stangier U, Gieler U. Treatment of atopic dermatitis：a comparison of psychological and dermatological approaches to relapse prevention. *J Cosult Clin Psychol* 1995；63：624-35.（評価 Ⅱ-A）
42) Norén P, Melin L. The effect of combined topical steroids and habit-reversal treatment in patients with atopic dermatitis. *Br J Dermatol* 1989；121：359-66.（評価　Ⅱ-A）
43) Brown DG, Betteley FR. Psychiatric treatment of eczema：a controlled trial. *Br Med J* 1971；2：729-34.（評価　Ⅱ-B）
44) Schmid-Ott G, Jaeger B, Adamek C, et al. Levels of circulating $CD8^+$ T lymphocytes, natural killer cells, and eosinophils increase upon acute psychosocial stress in patients with atopic dermatitis. *J Allergy Clin Immunol* 2001；107：171-7.
45) Buske-Kirschbaum A, Jobst S, Wustmans A, et al. Attenuated free cortisol response to psychosocial stress in children with atopic dermatitis. *Psychosom Med* 1997；59：419-26.

46) Glinski W, Brodecka H, Glinska-Ferenz M, et al. Increased concentration of beta-endorphin in the sera of patients with severe atopic dermatitis. *Acta Derm Venereol* 1995；75：9-11.
47) Arnetz BB, Fjellner B, Eneroth P, et al. Endocrine and dermatological concomitants of mental stress. *Acta Derm Venereol* 1991；156：9-12.
48) Singh LK, Pang X, Alexacos N, et al. Acute immobilization stress triggers skin mast cell degranulation via corticotropin releasing hormone, neurotensin, and substance P：A link to neurogenic skin disorders. *Brain Behav Immun* 1999；13：225-39.
49) Aioi A, Okuda M, Matsui M, et al. Effect of high population density environment on skin barrier function in mice. *J Dermatol Sci* 2001；25：189-97.
50) 羽白　誠. 各論－アトピー性皮膚炎. 現代心療内科学. 東京：永井書店；2003. p. 437-46.
51) 石田有希, 羽白　誠, 坂野雄二. 成人型アトピー性皮膚炎患者の掻破行動に対するセルフモニタリングについて. 心身医学 2003；43：589-97.(評価　Ⅲ-B)
52) 羽白　誠. 行動療法の適応と留意点－皮膚科における行動療法－. 日本心療内科学会誌 1999；3：159-61.
53) 古江増隆, 古川福実, 秀　道広, 他. 日本皮膚科学会アトピー性皮膚炎治療ガイドライン2004改訂版. 日皮会誌 2004；114：135-42.
54) 羽白　誠. 小児アトピー性皮膚炎におけるストレスの関与とその対応. 皮膚の科学 2004；3(suppl 4)：48-52.
55) 羽白　誠. 特集Psychodermatology. 薬物療法－適応とその実際－. *Visual Dermatol* 2005；4：467-71.
56) Modell JG, Boyce S, Taylor E, et al. Treatment of atopic dermatitis and psoriasis vulgaris with bupropion-SR：a pilot study. *Psychosom Med* 2002；64：835-40.(評価　Ⅲ-B)
57) Lee CS, Koo JYM. The Use of Psychotropic Medications in Dermatology. in：Psychocutaneous Medicine. New York：Marcel Dekker；2003. p.427-51.
58) 植松昌俊, 松島雅人. 慢性疾患における睡眠習慣,睡眠覚醒障害に関する臨床的研究. 総合病院精神医学 2004；16：24-34.

疾患各論

12. 更年期障害

12. 更年期障害

1. 疾患概説

1) 更年期障害 (climacteric disturbance)

　日本産科婦人科学会（産婦人科学会）の用語解説集[1]によると、更年期障害は「更年期に現れる多種多様の症候群で、器質的変化に相応しない自律神経失調症を中心とした不定愁訴を主訴とする症候群をいう。性腺機能の変化が視床下部の神経活動に変化をもたらし、神経性・代謝性のさまざまな生体変化を引き起こすことによると考えられている。更年期は、心理的・社会的にも不安定な時期であるため、その発現には心因性要素も大いに関係している。のぼせ、冷汗、冷え性、心悸亢進など主として血管運動神経障害、精神神経症状が特徴的である」としている。産婦人科学会生殖・内分泌委員会[2]のエストロゲン欠乏に伴い出現する各種疾患・病態を図12-1に示す。

　国際的には、climacteric disturbance（更年期障害）という用語が用いられることは少ない。第1回国際閉経期会議（1976年、フランス）[3]で更年期症候群（climacteric syndrome）と更年期（climacteric）などの用語が定義づけられた。しかしWHO（Research on Menopause, 1980年）ではclimacteric syndromeという用語は定義されていない。このように

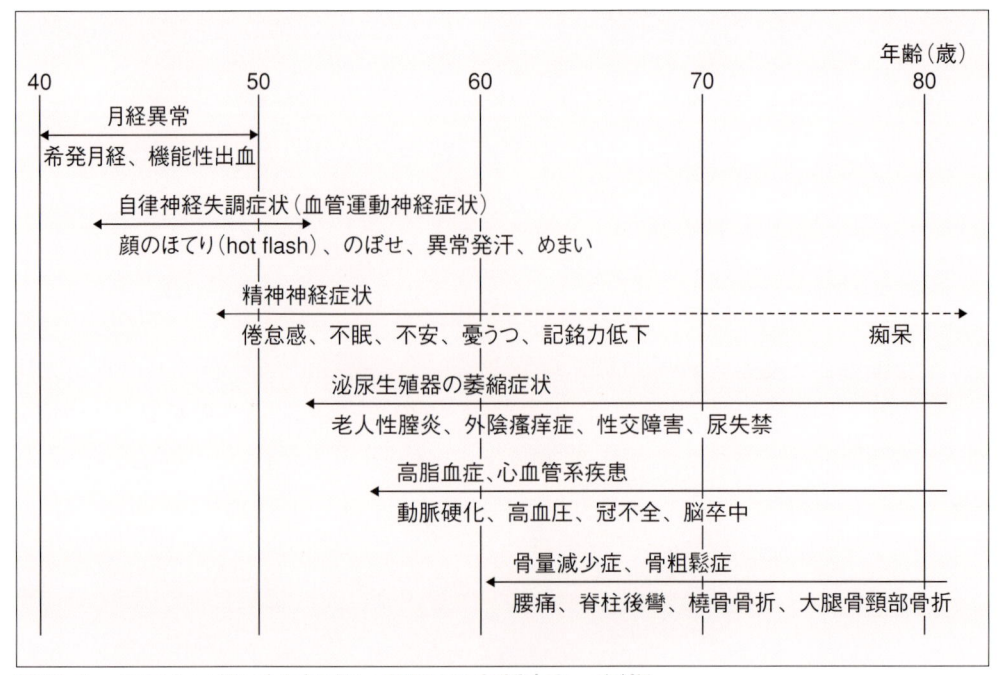

図12-1　エストロゲン欠乏に伴い出現する各種疾患・病態[2]

WHOと国際閉経期会議では考えが異なる。一方ICD10では、更年期障害は女性性器の非炎症性疾患の中のN95「閉経期及びその他の閉経周辺期障害」に分類される。

第1回国際閉経期会議で採択された更年期症候群の成因を表12-1に示した。これは、産科婦人科学会の見解とほぼ同様である。産婦人科学会の更年期障害や、国際閉経期会議の更年期症候群も、発症原因に心理社会的要因が挙げられており、更年期障害は心身医学的要因を多く含んだ疾患といえる。

表12-1　更年期症候群(climacteric syndrome)の成因

1. 卵巣機能の衰退による早発症状early symptoms(ほてり、発汗、萎縮性膣炎)と末梢臓器の代謝性変化による晩発症状later symptomsがある
2. 女性をとりまく環境による社会文化的要因
3. 女性の性格構造に基づく精神・心理的要因

(文献3より作成)

2) 更年期障害診断治療の重要性

特徴的な症状である、のぼせ、発汗などの更年期症状は軽度のものを含めると、ほとんどの更年期の女性にみられるが、それらの多くは特に治療を要しない。しかし、強度なのぼせ・発汗(hot flush：HF)は下着を取り替えなければならないほどひどく、しかも予告なしに発症する。夜間のそれは睡眠の妨げになり、睡眠不足を招く。それが日常生活にも影響し、イライラや、うつ症状の原因となり、対人関係にまで支障をきたすことさえあるといわれる。更年期症状のため医療を必要とする更年期障害は更年期女性の約20％と考えられている。更年期外来受診者の中には更年期障害と思われていても実際には精神疾患であることもあり、適切な診断治療を行い早期に苦痛から開放されることが必要である。このような状況での社会生活や経済面の損失は多大であり、更年期は女性のライフステージの一時期とはいえ、更年期障害の診断治療ガイドラインを作成し、症状を改善することは重要なことといえる。

3) わが国独自の更年期心身症のガイドラインの必要性

多くの更年期障害についての研究は、欧米の白人のデータによるものが多い。しかし、以前より更年期症状は人種や環境により異なることが指摘されていた。米国在住の多民族での更年期症状を比較したThe Study of Women's Health Across the Nation(SWAN)[4,5]調査では、米国に居住していても、人種などによっても更年期症状や症状の強さ、更年期の捉え方が異なり、ある民族の更年期症状は心身症的要素を多く含むことや、ライフスタイルによっても症状が異なるとの報告がなされた。このことからも心身症更年期障害ガイドラインはわが国独自のものを作成しなければならないと考えられる。

4) 用語

　日本更年期医学会雑誌[6]に更年期にかかわる用語の解説が収載されており、表12-2に示す。更年期の時期は、わが国の女性では閉経の前後5年の合計10年間とされ、個人によりその時期は異なる。閉経年齢[7]は、最近の用語委員会の調査結果のまとめを表12-3に示した。わが国の女性の閉経年齢の中央値は50.5歳で、正常範囲は45〜56歳であった。欧米では閉経期と更年期の区別は明瞭ではないが、わが国では更年期の中央に閉経期が位置するものと理解されている。

表12-2　The Council of Affiliated Menopause Societies(CAMS)更年期関連語義

用語	出典
閉経（自然閉経）……自然閉経とは卵巣の卵胞機能の消失により起こる永久的な月経停止と定義する。自然閉経は病的、生理的要因なく12カ月の連続した無月経を確認することにより判定される。閉経は1年あるいはそれ以上立ち戻って後方視的に確認されるところの最後の月経(final menstrual period：FMP)である。閉経に関する適切な生物学的指標は存在しない。	WHO
閉経周辺……閉経周辺とは閉経直前の時期（閉経が近づいたときに起こる、内分泌的、生物学的、臨床的特長が出現するとき）と閉経後1年の期間を意味する。	WHO
閉経移行期……閉経移行期とは最後の月経(FMP)が予測される時期で、通常、月経周期変動が増加する。この言葉は閉経前期の類義語としても用いられる。しかし、閉経前期は混同されるので使わない方が望ましい。	WHO
更年期……女性の加齢に伴う生殖期から非生殖期への移行期である。この時期は月経周辺期と、その前後の変動的な時期を組み込んだものである。	IMS
更年期症候群……更年期は必ずしもそうではないが、症状を伴うことが多い。この症状が出現したとき、更年期症候群という。	IMS
閉経前期……閉経前期は閉経直前の1、2年、あるいは閉経前の生殖期全体を表現するのに曖昧に使われる。我々はこの言葉は最後の月経(FMP)までの生殖期全体だけを意味するものと提唱する。	WHO
閉経後期……閉経後期はFMP以後の時期と定義する。閉経は自然、人工を問わない。	WHO
早発閉経……理想的には早発閉経とはその地域の人口構成における平均閉経年齢の2SDより早く来た閉経を意味する。実際問題として、発展途上国において、確かな自然閉経年齢の統計がない場合は、便宜上40歳をcut-off値としそれより若年を早発とする。	WHO
人工閉経……人工閉経とは手術による両側卵巣摘出（子宮摘出は問わ）ず、医原性卵巣機能の消失（化学療法、」放射線療法）によって起こる月経停止と定義される。	WHO

表12-3　日本人女性の閉経年齢

10%閉経年齢	45歳（45.34歳）
50%	50歳（50.54歳）
90%	55歳（56.34歳）

（　）内、文献中の値

2. 更年期障害の心身医学的因子とその評価

1）更年期障害の心身医学的な側面

　更年期障害についての疫学的調査で、産後のマタニティブルーや月経前症候群になる女性は更年期障害になる確率が高いとの報告がある。これは漢方の「血の道症」と同様と考えられる。共通しているのは、エストロゲンの急激な変化が起こる時期に発症する疾患である。エストロゲンなどのステロイドホルモンは中枢に対する作用が強い物質といわれている。更年期女性の血中セロトニンレベルを測定した報告[8]では、自然閉経や卵巣摘出された女性は、月経が順調な女性に比べセロトニンレベルは低く、ホルモン補充療法（hormone replacement therapy：HRT）を行うと月経が順調な女性のレベルに上昇することから、エストロゲンとセロトニンとの密接な関連性がみられる。更年期のみならずセロトニンとエストロゲンの関連性は生体内の多くの部位に及び、臨床上重要な課題といえる[9]。また、Becker[10]らは、更年期女性の精神的な苦痛は、閉経の特異的な反応というより、個人の精神的、身体的な脆弱性によるものと報告し、ライフスタイル、ストレス対処行動、ストレス要因などを挙げ、その原因としてホルモンの変動やそれに伴う、例えばセロトニンシステムなどの関与の可能性を考え、心身医学的要素の重要性を示している。

2）更年期障害診断に際しての心身医学的診断

　前述したように更年期女性のすべてが更年期障害になるのではないこと、更年期障害の成因に心理社会的要因が挙げられていることから、更年期障害はもともと心身症的要因の占める割合の多い疾患であると考えられる。心身症としての更年期障害を診断するには、米国精神医学会のDiagnostic and Statistical Manual of Mental Disorders Fourth Edition Text Revision（DSM-Ⅳ-TR）[11]の、診断カテゴリー17「臨床的関与の対象となることのある他の状態」の項目の中の、「身体疾患に影響を与えている心理的要因」を用いるのが簡便と考え表12-4に示した。これは、心理的または行動要因が一般身体疾患の経過に影響を与えていると判断するものである。

表12-4　身体疾患に影響を与えている心理的要因

・更年期障害が存在する。

・心理的要因が、以下のうち1つの形で更年期障害に好ましくない影響を与えている。
（1）その要因が更年期障害の経過に影響を与えており、その心理的要因と更年期障害の発現、悪化、または回復の遅れとの間に密接な時間的関連があることで示されている。
（2）その要因が更年期障害の治療を妨げている。
（3）その要因が、その人の健康にさらに危険を生じさせている。
（4）ストレス関連性の生理学的反応が、更年期障害の症状を誘発したり悪化させたりしている。

3. 診断ガイドライン－解説とその根拠－

　更年期症状を訴えて受診した患者に対し、表12-5を参考に問診、外来受診時の検査を行う。更年期障害の診断基準は無いが、表12-1の更年期障害の成因、表12-6の産婦人科学会の更年期症状調査票を参考に診断する。診断ガイドラインのフローチャートを図12-2に示したのでそれに沿って解説する。

1）更年期症状と更年期であることの確認
（1）更年期症状
　表12-6の更年期症状調査票を参考に症状の強度が日常生活に支障をきたすことを目安に更年期障害を判断する。これら症状は代表的な症状と考え、それ以外の辛い症状や問題があれば記載してもらう。図12-1の症状、表12-1の成因も参考にする。他には、症状がスコア化しておりエストロゲン低下症状をよく反映しているといわれる簡略更年期指数（SMI）がある[12]。更年期症状調査票は、更年期障害の治療効果をみるためにも有用である。

（2）更年期の確認
　更年期は、閉経を挟んだ前後の時期とされるが、内分泌的変化は閉経より何年も前から始まる。卵胞刺激ホルモン（FSH）の血中濃度の著明な上昇とエストラジオール低下である。血中FSH濃度は、閉経後2～3年で性成熟期女性の卵胞期の8～10倍になる[13]との報告がある。FSH 30～40mIU/mL以上、エストラジオール（E2）10pg/mL以下で卵巣機能は低下しており、閉経レベルの可能性が高いといわれている。1回の測定ではわからないこともある。他に臨床症状、年齢、月経周期の短縮や延長などの月経不順の発現などから総合的に判断する。また、現在のところ確実に閉経時期を予測する方法はない。

表12-5　検査

更年期症状調査票
背景調査（月経、妊娠、分娩、既往歴）
心理社会的要因調査票（DSM-Ⅳ-TR調査票、ライフイベントなど）
精神症状調査（HADS、M.I.N.I.スクリーン、SDSなど）
血球計数検査（血算）
血液生化学検査
内分泌検査（FSH、LH、PRL、エストラジオール：E2、甲状腺機能）
骨密度測定*

*要すれば行う

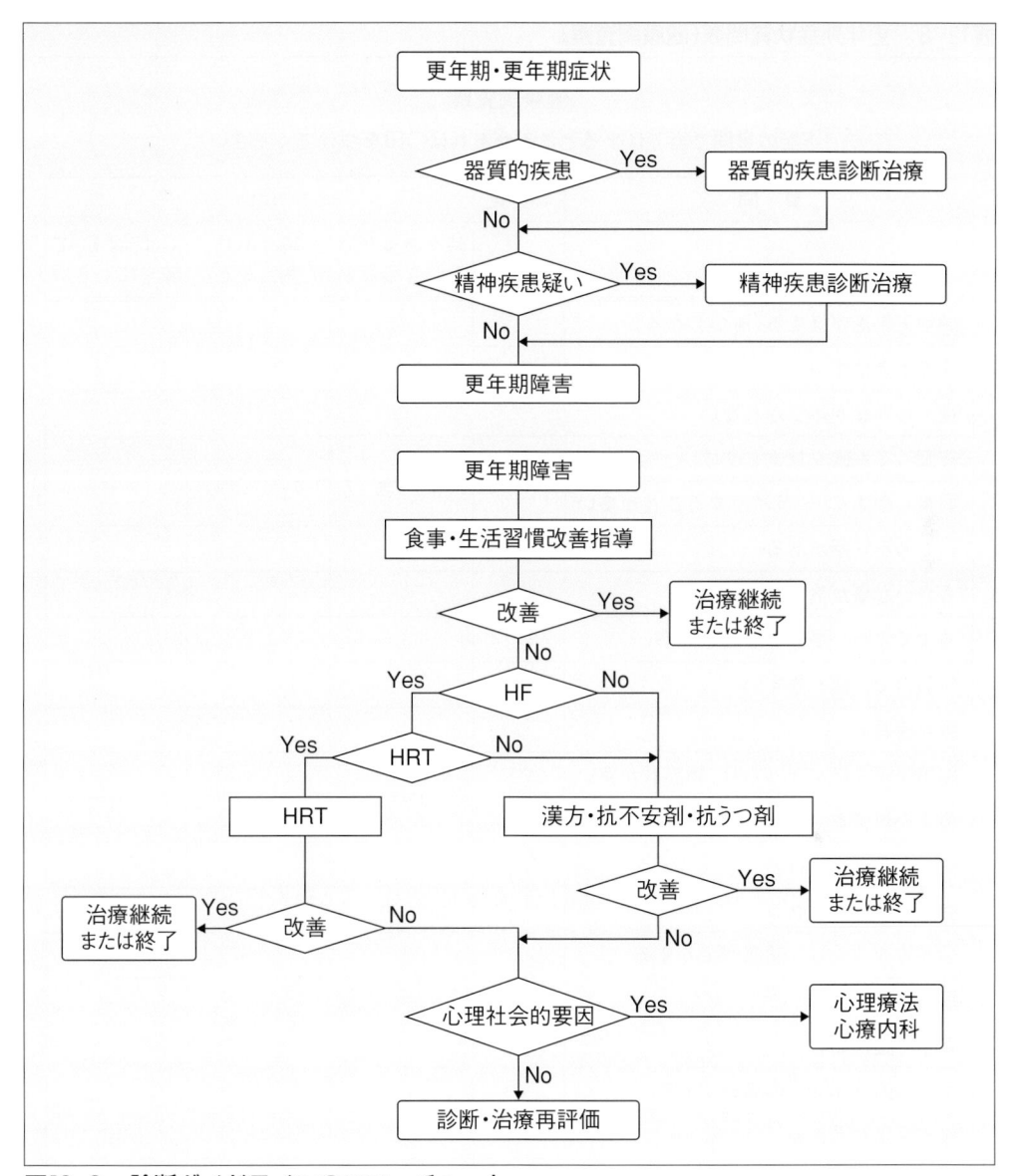

図12-2　診断ガイドラインのフローチャート

2）器質的疾患の除外

　更年期障害では症状に見合う器質的疾患がみられないので他の疾患を除外する必要がある。例えば、心悸亢進、動悸は更年期のHFと類似しているので心疾患との鑑別が必要である。しかしHFであればHRTが有効であることが多いので、禁忌例でなければ2～4週間の短期間のHRTを診断的治療の目的で行い、症状の改善の有無をみることもある。

表12-6 更年期症状質問表（健康調査票）

健康調査票

下記の質問で当てはまるところがあれば〇印をつけてください。

質問	いいえ	はい 時々あるが、気にならない	はい 時々あり、気になる	はい しばしばあって非常につらい
顔や上半身がほてる（あつくなる）				
汗をかきやすい				
夜、なかなか寝つかれない				
夜眠っても眼を覚ましやすい				
興奮しやすく、イライラすることが多い				
いつも不安感がある				
ささいな事が気になる				
くよくよし、憂うつなことが多い				
無気力で、疲れやすい				
眼が疲れる				
物事が憶えにくかったり、物忘れが多い				
めまいがする				
胸がドキドキする				
胸がしめつけられる				
頭が重かったり、頭痛がよくする				
肩や首がこる				
背中や腰が痛む				
手足の節々（関節）の痛みがある				
腰や手足が冷える				
手足（指）がしびれる				
最近、音に敏感である				

それ以外に気になる症状や困ったことがありましたらご記入ください

3）精神疾患の除外

　更年期障害の症状は、しばしば精神疾患の症状と重複する。この中で特に重要なのがうつ病の除外である。うつ病で最も問題となるのは、自殺念慮・企図である。このような訴えがあれば、まず、自殺しない約束を取りつけて即座に精神科に紹介する。甲状腺機能低下によるうつ症状もあるので、甲状腺機能検査（TSH、freeT4、freeT3）

は必要である。不安障害も念頭に入れる必要がある。

　問診のほか、補助診断として、Hospital Anxiety Depression Scale（HADS）[14, 15]、M.I.N.I.スクリーン[16]などを用いる。M.I.N.I.スクリーンは、患者自己記入式で、使用目的と対象はプライマリケア、施行時間は5分で、診断はDSM-Ⅳ、ICD-10に対応している。スクリーンで陽性となった場合、その質問に対応するモジュールのみを改めて質問し診断するものである。SDS、SRQ-Dも参考になる。いずれにしても精神疾患が疑われたら精神科を紹介するが、紹介した後もしばらくは併診したほうがよい。逆に精神疾患のため精神科で治療を受けていたが症状の改善がみられない症例で、のぼせ・発汗などの更年期症状がみられたため更年期外来でHRTを行ったところ更年期症状が軽快し同時に精神症状も次第に軽快する例もある。これは精神疾患に更年期障害が合併した症例であり、注意を要する。

4．治療ガイドライン－解説とその根拠－

　治療の基本は、まず食事をきちんと摂取し、生活習慣の改善を指導し、それで効果を認めない例にはさらに薬物療法を8週間以上行い、症状の改善が認められない例には、表12-4で心理的因子を確認し、心理社会的要因が大きい例には心理療法や心療内科依頼し、小さい例は診断治療の再評価を行う。

1）HF(＋)でHRTを行う例
(1) HRTの効果
　更年期のHF症状に対してHRTは最も効果的な治療法といわれている。この症状こそが更年期症状であるといわれるくらいの代表的な症状である。HFに対する経口エストロゲン補充療法とプラセボ効果を比較した報告では、エストロゲン投与では77％が改善しプラセボでも50.8％の改善をみたとの報告[17]や、エストロゲン70〜80％、プラセボ20〜40％[18]などの報告がある。HRTでHFが改善されればエストロゲン欠乏により出現した更年期の血管運動神経症状とみてよい。さらに不安、不眠[19]、憂うつ[20]などの精神・神経症状などの改善作用が認められている。そのほか萎縮性膣炎、性交障害などの泌尿生殖器症状の改善、コレステロール低下作用（中性脂肪は増加）、骨粗鬆症の予防効果や骨量増加などエストロゲン欠乏に起因する多くの症状に効果を示す（図12-1）。症状の改善をみないものは精神疾患を含めた他の要因で症状が出現している可能性があり、表12-4の心理的要因の検討を含めた再評価を行う。

(2) HRTを行う際の注意事項
　エストロゲンを使用する際には禁忌例[21, 22]でないことを確認することが必要であり、表12-7に投与禁忌疾患を示した。エストロゲン投与禁忌例は、ほとんどがエストロゲン依存性腫瘍とエストロゲンの血液凝固促進作用による血栓・塞栓を起こしやすい

表12-7　HRTの禁忌

絶対的禁忌
・診断のつかない不正出血
・重度の活動性肝疾患
・血栓性静脈炎または血栓・塞栓症とその既往
・最近の乳癌
・最近の子宮内膜癌
・妊娠中または妊娠が疑われる場合

相対的禁忌
・乳癌の既往
・子宮内膜癌の既往
・脳卒中の既往
・慢性肝疾患
・膵疾患

疾患である。

　今までは更年期女性に対するエストロゲン投与は、禁忌例でなければ図12-1に示したエストロゲン欠乏疾患の治療・予防の観点から、特に米国では30％以上の女性にHRTを行っていた。しかし、3つの大規模臨床試験がこれまでのホルモン療法の価値観を大きく変えた。それらはHeart and Estrogen/Progestin Replacement Study(HERS)[23]、HERS Ⅱ[24]、Women's Health Initiative(WHI)[25]とMillion Women Study[26]である。

　HERSは、無作為化盲検プラセボ対照試験ですでに冠疾患(coronary heart disease：CHD)を合併している、子宮摘出を受けていない閉経後女性でエストロゲン／プロゲスチンの併用が、CHDイベントのリスクを変えられるどうかを調べる二次予防試験である。年齢は44～79歳(平均年齢66.7歳)の女性2,763人。うち、ホルモン服用者は1,380人で、結合型エストロゲン0.625mgと酢酸メドロキシプロゲステロン2.5mgの合剤を毎日服用。対照は、プラセボを投与された1,383人。試験期間は平均4.1年。結果は、CHDをもつ閉経後女性におけるCHDイベントを減らすことはなかった。HERSⅡ：HERSでみられた、ホルモン療法群で1年目のCHDリスクは高かったが、3～5年目のリスクは低下したことから、追跡調査を追加すれば試験期間全体のCHDイベントのリスクは低下するのか否かを明らかにするためさらに2.7年間の追加し全体として6.8年間の調査期間になった。

　結果、ホルモン療法を行ってもCHDの既往のある女性の心血管系イベントのリスクは低下しなかったので、CHD既往歴のある女性に、CHDイベントのリスク低下を目的とした閉経後のホルモン療法は行うべきではない。静脈血栓塞栓症の発症率および胆道手術の実施率が上昇した。

　WHIは、米国国立衛生研究所(National Institute of Health：NIH)のサポートのもと

に健康な閉経女性を対象に行われた大規模前向き臨床試験であり、1993～1998年に、50～79歳の161,809人の閉経後女性を登録し、閉経後のホルモン使用について二組の臨床試験を計画し、一組が試験期間の途中で中止になった。中止になったのは、子宮のある健康な閉経後女性16,608人を対象とし、8,506人には、HERSと同様のホルモン剤を連続投与し、対照群8,102人にはプラセボを投与された。臨床試験の主な評価項目は、冠動脈疾患(非致死性心筋梗塞、冠動脈疾患による死亡)と浸潤性乳癌の発症であり、副次評価項目は、脳卒中、肺塞栓、子宮内膜癌、結腸・直腸癌、大腿骨頸部骨折、その他の原因による死亡などである。2002年の委員会は、平均試験期間5.2年の時点での評価で8.5年の試験終了を待たずに中止した。エストロゲン／プロゲスチン群は対照群に比べ浸潤乳癌があらかじめ設定していた基準を超え、グローバルインデックスでもリスクがベネフィットを上回った。Hazard ratio(HR)は、冠動脈疾患29%増、脳卒中41%増、静脈血栓症211%増、浸潤乳癌26%増、結腸・直腸癌や骨折は減少した。子宮体癌、全体死亡は変化がなかった。10,000人の女性にエストロゲン／プロゲスチンを1年間行った場合のリスク(絶対リスク)は、エストロゲン／プロゲスチン群 vs. プラセボ群でみると、冠動脈疾患7人増(37 vs. 30)、脳卒中8人増(29 vs. 21)、静脈血栓症18人増(34 vs. 16)、浸潤乳癌8人増(38 vs. 30)、一方、結腸・直腸癌6人減(10 vs. 16)、骨折5人減(10 vs. 15)だった。試験期間を通じてのすべての死因の原因には差はなかった。結論として、エストロゲン／プロゲスチンを冠動脈疾患の主な予防のために行っている場合には継続すべきではないとしている。

　もう一組の子宮を摘出した女性に対する結合型エストロゲン0.625mg単独投与による、10,739人の閉経後女性を対象とした臨床試験は継続された。

(3) WHI中間報告での論点

　乳癌：日本人の3倍以上といわれる欧米女性は9人に1人が発症するといわれており、エストロゲン／プロゲスチンによりさらにリスクが26%上昇することは問題であるが、10,000人/年で8人の増加をどのように解釈するかは患者との相談で決められるべきである。

　CHD：HERS、HERS IIでは二次予防には有用ではないと報告されたが、WHIでは一次予防の効果も認められなかった。

　静脈血栓症：リスクが高くなることがわかった。日本人は欧米人に比べ低リスクといわれており1/10～20位いとされるが、近年食生活や生活様式の変化などによりその発生率は増加してきていると報告され、注意が必要と考えられる。

　骨折と大腸・直腸癌：予防効果が認められているがこれのみを目的としたHRTを行うかに対しては他の予防的手段や治療法も含め相談して決めるべきである。これらの研究の結果、産婦人科学会からHRTを行う場合の注意事項が出された(表12-8)[27]。

　WHIのもう一組の、子宮摘出後の女性に対して行われていたエストロゲン単独投与

表12-8　日本産科婦人科学会のHRTに関する見解

これからの更年期医療におけるHRT

　今回明らかにされたWHIの中間報告を踏まえて、より安全で効果的なHRTを更年期および閉経後の女性や、エストロゲン欠乏による疾患・病態に対して行うための要点は、日本女性の疾病構造、遺伝的背景や生活習慣などの特異性とHRTとの関連、および子宮のある女性に対するHRTで用いられる黄体ホルモン製剤（プロゲスチン）の影響などが十分に明らかにされていない現状では、以下のようにすべきと考えます。

1）更年期・閉経後女性に対するヘルスケアの基本は、従来から強調されてきたように、精神・身体機能の評価と、これらに基づいた食事・運動・栄養などの生活習慣の適正化であり、それで十分な効果が見られない場合には薬物両方を行う。

2）HRTは薬物療法の1つの選択肢であり、これを選択するに当っては、一人一人の女性について、そのリスクとベネフィットを慎重に判断する。

3）更年期症状（ホットフラッシュ、発汗などの血管運動神経症状、うつ、不眠などの精神神経症状、腟萎縮などの泌尿生殖器萎縮症状）を適応とする短期のHRTのリスクとベネフィットについて今回の報告では言及されていない。更年期症状に対するHRTの効果は明らかであるので、治療前に禁忌でないことを確認し、また治療開始後には、その効果を判定するとともに、乳がんやその他の異常所見の有無をチェックして安全性を確認しながら治療の継続・中止を判断する。

4）閉経後骨粗鬆症に対するHRTの予防・治療効果は明らかであるが、他にも骨折予防効果を有する薬剤があることも伝えるべきである。

5）心血管系疾患の予防を目的として、結合型エストロゲン0.625mg/日と酢酸メドロキシプロゲステロン2.5mg/日の連続服用によるHRTを、本試験の対象となった米国の女性に対して行うことについては否定的な結論が得られた。従って、本邦女性でもリスク因子（肥満、高血圧、喫煙習慣など）を有する場合には、本試験の結論に則し、心血管系疾患の予防を目的としては、この処方によるHRTは行わない。(注)

　　(注)：エストロゲンの脂質代謝・血管機能への効能は証明されており、本試験で行われた以外のHRT（使用ホルモンの種類と量、投与経路など）についての有用性と安全性を否定するものではなく、これらについては今後の検討が必要である。

6）子宮のない女性に対しては、エストロゲンのみを用いる。子宮のある女性に対するHRTには、子宮内膜がんの予防の見地からプロゲスチンの併用が必要である。プロゲスチンの併用方法については、同時連続療法であれ、周期的療法であれ、それに伴うリスクを十分に説明し、納得を得た上で行う。治療開始後は乳房検診・血圧測定・脂質や凝固線溶系の血液検査などを行い、慎重に治療経過を観察する。

による臨床試験[28]が中止された（2004年3月）。その理由は、心保護作用が立証されないことと脳卒中の増加だった。しかしエストロゲン／プロゲスチン併用群とは対照的にプラセボ群よりも浸潤乳癌の発生は23%も少なかった。

　Million Women Study〔観察研究：英国の全国乳癌スクリーニングプログラム、National Health Service Breast Screening Programme（NHSBS）に1996.5～2001.3までに登録された1,084,110人、50～64歳、平均年齢55.9歳、同年代女性の1/4に相当〕では、あらゆるHTが乳癌のリスクを増加させ、HTの中止により1年から5年でリスクは消失すると報告した。

これらの報告の結果を受け、以下に示すガイドラインが2004年に国際閉経学会から発表された。「Guidelines of women in the menopausal transition and beyond：閉経移行期およびそれ以降の女性に対するホルモン療法の指針」の改訂版（*Climacteric*, 2004；7：333-7）で、この日本語訳が、日本更年期医学会雑誌[29]に発表された。
　以下にガイドラインの内容を要約したものを示す。
1．これまでに行われてきたHTの無作為化臨床試験には、閉経移行期に開始されたMHTの成果を評価できるほどの統計検出力はない。これらより、エストロゲン＋プロゲスチン併用療法または子宮摘出術を受けた女性のエストロゲン単独療法を、更年期症状と泌尿生殖器症状の軽減、骨量減少と骨折の回避、結合織と上皮の萎縮回避のためには継続するよう勧告する。
2．閉経移行期にHRTをはじめ、治療により無症状が持続している女性における任意の治療中止も含めて、治療期間に強制的な制限を設ける新たな理由はない。早発閉経後には心血管のイベントの発症率が急激に上昇することおよびMHT中止後の心保護作用の喪失から判断して、このような治療中止は有害でさえあるかもしれない。乳癌発症率に関するWHIの矛盾するデータはこの問題を解決していない。
3．HRTを受けている各患者には、HRTのリスクと予想されるベネフィットに関する現行のデータに基づいた助言を行い、患者が治療を継続するか中止するかを、十分な情報に基づいて適切に決定できるようにしなければならない。
4．MHTによる合併症のリスクは依然として重要な臨床上の問題であるが、適応に関する全般的なガイドラインは存在しない。エストロゲン＋プロゲスチン併用とエストロゲン単独のいずれのMHTも深部静脈血栓症とこれによる脳卒中および肺塞栓症の絶対数を、わずかではあるが増加させる。

　これは、WHIのエストロゲン＋プロゲスチン試験の中止を受けて先に出された産婦人科学会のMHTに対する注意と比べると今回の国際閉経学会のガイドラインは、その後の研究の結果を踏まえずいぶん緩和された内容になっているのがわかる。さらに、ホルモン剤の種類、投与経路、投与量の問題、精神神経系に対する作用の有無など多くの検討しなければならない問題がある。

(4) HRTに用いられる薬剤
①エストロゲン製剤
　結合型エストロゲン（conjugated equine estrogen：CEE、プレマリン）妊馬尿より抽出・精製されたエストロゲンであり、古くから世界中で最も汎用されている天然エストロゲンである。わが国では1.25mgと0.625mgがあるが、0.625mgが汎用される。欧米では0.3mgのものがあり、同様の効果を得るには日本では半切または隔日投与となる。0.3mgで通常のHF症状は改善される。ほとんどの臨床報告論文は結合型エストロゲンによるものである。コレステロールの低下作用があるがトリグリセリドを増加させる。

②経皮吸収型エストラジオール（貼付薬）

　経皮吸収された17βエストラジオール（17β-estradiol：17β-E$_2$）は、末梢の毛細管より取り込まれ、内服薬とは異なり、肝で代謝されることなく全身を循環し安定した血中濃度が得られる。トリグリセリドの増加作用がほとんどないのが利点である。皮膚のかぶれを招くことがあるのが欠点だが内服による胃腸症状はない。2日ごとまたは3～4日ごとに貼付する。

③エストリオール（estriol：E$_3$）

　生物活性が弱いエストロゲン。子宮体癌の発生リスクが少ない。骨粗鬆症に保険適応がある唯一のエストロゲンである。経口剤と膣座薬がある。

④プロゲスチン製剤

　エストロゲンによる子宮体癌発生リスクの増加を抑制する目的で使用するが、これによりリスクは減少する。子宮を摘出された女性には必要ない。酢酸メドロキシプロゲステロン（medroxyprogesrerone acetate：MPA）が用いられる。子宮内膜増殖抑制作用が強く、脂質代謝に影響が少ない。連続投与には2.5mg/日が周期的投与（10～14日/月）には5.0mg/日が用いられる。

(5) HRTの方法

　HRTの方法を図12-3に示した。女性ホルモン剤は、エストロゲン単独療法か、子宮体癌予防のためのプロゲスチン併用療法に大別され、さらに併用療法は連続療法と周期的療法に分けられる。周期的療法でのエストロゲン投与は25～30日、プロゲスチンは10～12が基本となる。周期的療法での休薬期間は5～7日程度にする。周期は必ずしも1カ月にしなくてもよい。連続併用療法は治療開始から6カ月間は不規則な破綻出血が起こりやすいがその後は子宮内膜萎縮のため出血はほとんどなくなる。HRT中止の原因は不正出血が多い。出血の調整は周期的療法のほうが、消退出血があるので行いやすい。

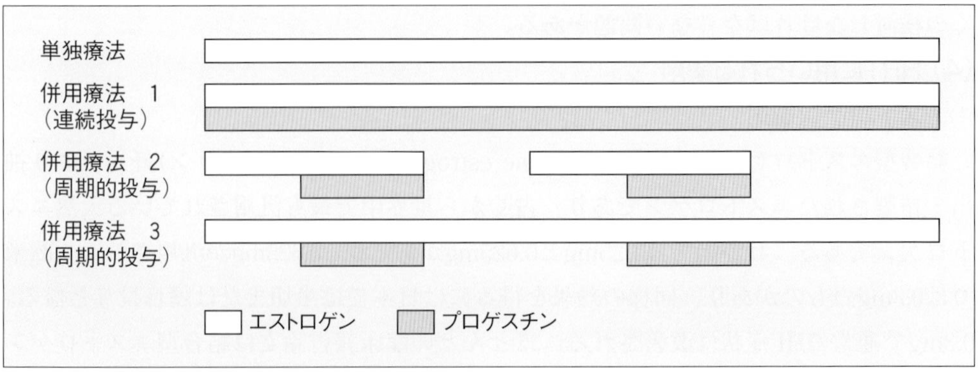

図12-3　HRTにおけるホルモン剤の投与法

(6) 定期検査

　乳癌、子宮体癌、子宮・卵巣超音波検査などを年1回、血算、血液凝固機能、生化学検査を6カ月に1回を目安に定期的に行う。

　HRTを行うには、子宮・卵巣の診察、多くのホルモン剤投与方法、同一薬剤量でも、血中濃度や薬剤感受性に個人差があり必要に応じ用量を加減する。また性器出血、乳房痛などの副作用の発現などに対処することが必要であり、婦人科に依頼したほうがよい。乳癌検査はわが国では外科で行われていることが多く、婦人科で行っていない場合は外科依頼するが、婦人科医にHRTを依頼すれば乳癌検査はHRTを行ううえで必要な検査であり、婦人科から外科依頼することになる。

2) HF(＋)でHRTを希望しない例や禁忌例、HF(－)例
(1) 漢方

　漢方医学は西洋医学とは異なった理論に基づく治療を主体とした医学である。漢方薬はHRTや、抗不安剤など他の多くの西洋医学的薬剤と併用することも多い。漢方が有効な症例は、①比較的年齢が高く、②心身症的傾向があり、③症状に見合うだけの異常が認められない愁訴、④精神神経症状、⑤西洋医学的治療の無効例などである[30]。更年期障害はこれらの条件を兼ね備えており、まさしく漢方に適した疾患といえる。更年期障害は、前述したように「血の道症」と多くの類似点をもつ病態といえる。血の道症は、女性に現れる症候群の一つで、産褥時、月経時や更年期に起こる頭痛、のぼせ、めまい、熱感、冷え、発汗過多などの症状を訴えるものをいう。漢方の診断は証（しょう）を決めこれにより薬剤が決定される。しかし近年は症状により漢方薬を選択しこれによる治療報告も多く、必ずしも証をすべてに絶対に優先しなければならないものではない。

　証の決定には、その薬剤が用いられた時代背景を反映した多くの方法があるが、その中で最も基本となる概念が八綱弁証法であり、陰・陽、寒・熱、表・裏、虚・実がある。その中で寒・熱、虚・実の弁別が最も重要であるといわれているが、さらに簡略化し、虚・実についてのみ簡単に述べる。

　虚・実は、基本的な体格（体力）と疾病に対する反応の二種の意味がある。

　虚証：体格は痩せて虚弱。闘病反応が弱々しい状態。

　実証：体格は頑強で筋骨たくましい。激しく闘病反応の現れている状態。
これらの分類は相対的で経時的に変化しうる[30]。

　更年期障害に多くみられる12症状を選択し、症状に見合った虚証、中間証、実証に分けた漢方薬を表12-9[31]にまとめた。中間証は虚証と実証の間の証であり、証が分かりづらいときには中間証の薬剤を選択するのがよい。漢方の中で桂枝茯苓丸、加味逍遙散、当帰芍薬散の3つは女性3大漢方[32,33]と呼ばれており、この3剤で更年期症状のかなりの部分をカバーできる。女性疾患の証が類似しているからと考えられる。冷え症

表12-9　更年期障害の症状と漢方製剤

処方名	虚実	のぼせ	しびれ	冷え	不眠	ゆううつ	易興奮	易疲労	見えにくい	頭痛	耳鳴り	めまい	外陰乾燥
加味帰脾湯	虚				***	**		**					
当帰芍薬散	虚			**		*					*	*	
桂枝加竜骨牡蛎湯	虚	***			*		**	*		*			
当帰四逆加呉茱萸生姜湯	虚			***									
甘麦大棗湯	虚	*						**					
四物湯	虚	*		*				*					
温経湯	虚	*		*	*	*		*		*			
八味地黄丸	虚		*	*					*				*
牛車腎気丸	虚		*	*				*	*				*
加味逍遙散	中間	***		*	**	**	*	*		*		*	
女神散	中間	*								*		**	
桂枝茯苓丸	実	**										*	
柴胡加竜骨牡蛎湯	実	*			**	**	*			*	*		
桃核承気湯	実	*		*						*		*	
黄連解毒湯	実	*			*	*	**			*			

状に対してのHRTと当帰四逆加呉茱萸生姜湯との比較試験では、漢方の有効性が高い。

(2) 抗うつ薬
①HF(+)症例

　HF(+)症状を示す更年期女性には、HRTが最も効果的で一般的な治療であるが、ホルモン剤投与を希望しない女性や、乳癌、血栓症、重症糖尿病などのエストロゲン投与禁忌の女性に対する治療は困難なことが多く、漢方や抗不安薬などが投与されてきたが最近、うつ病治療に頻用されているselective serotonin reuptake inhibitor(SSRI)が用いられるようになってきた。HFの原因として、中枢の温度調節機構がエストロゲンレベルの低下によりセットポイントの変更が起こり発症するのではないかと考えられているが、明らかなことはいまだに分かっていない。SSRIがHFなどの血管運動神経症状を改善する機序は明らかでないが、動物実験の結果から推測すると、セロトニンは体温調節に重要な役割を演じている可能性が強く、この作用がHFを改善させているのではないかと考えられている[34, 35]。報告例の多くはSSRIによるもので、選択的セロトニン再取込み阻害薬(SNRI)によるHFに対する効果の報告はみられない。The North American Menopause Societyのposition statement[36]では、ホルモンによらないHF改善目的の処方にSSRIを挙げており、わが国では塩酸パロキセチンが使用可能である。塩酸パロキセチン10mg/日、20mg/日をプラセボ(P)と比較した結果HFの頻度を10mg投与では40.6%(P 13.7%)、20mgでは51.7%(P 26.6%)に減少させた[37]。副作用は10mg投与と20mg投与で差はみられないが10mg/日で開始したほうがよい。

②HF（−）症例

通常のSSRIのうつ症状適応で投薬する。近年、うつと不安は別の疾患という認識から、不安はうつの前駆症状という概念もある。それに伴い抗不安剤に置き換わって抗うつ剤が頻用されるようになってきている[38]。これらは薬物依存の点でも問題がほとんどない。

(3) 抗不安剤

薬物治療の中では、更年期障害の特徴として多愁訴であることから用いられる頻度は高いが、依存性に注意しなければならない。不安症状に対してベンゾジアゼピン誘導体を中心に投与することが多い。漢方と併用することが多い。

ロフラゼプ酸エチル（メイラックス®）：症状が軽く、更年期症状や心身症的傾向がある例によい。作用時間が90時間くらいと長期作用型なので投与回数が少なくてすみ、継続しやすい。

エチゾラム（デパス®）：症状が強い例に用いる。作用時間は6時間くらいで短期作用型である。筋弛緩作用をもつ。就眠前の投与で睡眠障害にもよい。

アルプラゼパム（ソラナックス®、コンスタン®）：適度の抗うつ、抗不安作用があり最も用いられている薬剤である。作用時間は12〜24時間以内で中期作用型である。パニックの傾向があるものによい。

トフィソパム（グランダキシン®）：頭痛、倦怠、発汗などの症状によく、自律神経調整作用がある。

(4) その他

スルピリド（ドグマチール®）：ベンザミド系の抗精神病薬でドパミンD_2受容体遮断作用がある。内科領域では抗潰瘍薬として使用されている。抗うつ作用があり更年期障害にも使用するが抗不安作用が強くない。

ガンマオリザノール（ガンマー・オーゼット®、ハイゼット®）：自律神経調整剤。

ゾルピデム（マイスリー®）、塩酸リルマサボン（リスミー®）：睡眠障害、入眠障害に用いることが多い。

(5) 心理療法・心療内科依頼

約8週間以上の薬物療法を行い、症状の改善がみられない例には、表12-4のテストの結果を参考に、心理社会的要因が大きい例は、心理療法単独、薬物療法＋心理療法、心療内科依頼を症状の程度により患者と相談のうえ選択し、心理的要因が小さい例は精神疾患を含めた診断治療の再評価を行う。

5．典型的症例提示

1）症例1

患者：51歳、主婦。

妊娠・月経歴：4回経妊3回経産。
　既往歴：18歳時、虫垂炎手術。39歳時、重複胆管手術。40歳時、胃潰瘍。52歳時、総胆管拡張症(消化器内科通院中)。
　主訴：hot flush(HF)、不眠、肩こり。
　初診時検査所見：FSH 72mIU/mL(↑)、エストラジオール10pg/mL(↓)
　甲状腺機能検査異常認めず。血算、生化学検査異常なし。凝固系検査(PT、APTT、Dダイマー)の異常を認めなかった。子宮頸部・体部細胞診それぞれ、クラスIと異常なかった。経腟超音波検査では、子宮・卵巣は萎縮しており、子宮内膜厚も3mmと異常所見はみられなかった。
　経過：主訴とホルモン検査の所見、月経不順であることより更年期であり、症状が強度であるとの訴えより更年期障害と診断した。エストロゲン投与に対する禁忌になる疾患の合併や婦人科診察の異常がないことよりHRTを開始した。
　薬物療法経過：HRTは、CEE 0.625mg、MPA 2.5mg同時併用、隔日投与で開始した。MPAは子宮体癌予防を目的に投与した。4週後症状改善しないため連日投与に変更した。HF改善したが不正出血出現したため隔日投与に戻したらHF＋になった。不正出血に対しては、子宮内膜の肥厚なく、再度出血するようであれば子宮内膜細胞診再検とした。
　10カ月後：足の冷えと腰痛に対し漢方の牛車腎気丸処方。
　12カ月後：調子は今ひとつ。ゆううつ、無気力を目標に漢方を抑肝散加陳皮半夏に変更　不眠改善。旅行に行った。足の熱感にはグランダキシンが奏効した。
　その後、上腹部痛続いたため内科受診しMRI、食道、胃部のファイバースコープを行い、結果は特に異常なかった。しかし早朝気分不快など、抑うつ症状がさらに強まり、家庭内の心理社会的要因が大きいと判断し、心理療法を行うことにした。
　心理療法経過：初回面接で、結婚当初より同居しているおば(夫の継母)が非常にストレスとなっていることが語られ、強い怒りが長年抑制されていた。まず受容的に傾聴し、感情の表出を促す一方、体調を整えるために体のリラックスが大切であることを説明し、リラクセーション(漸進的弛緩法)を指導した。カウンセリングで、夫のかかわりや本人の気持に夫がどの程度気づいているかなどを具体的に尋ねたことが契機となり、夫に実情を話してみる気持になった。帰宅後に初めて夫に正直に話したところ、理解を示してくれ、おばが実子のところへ出ていくことになった。心理療法開始2カ月後、「やっと落ち着いたが、まだ外出する気にならない」という。「夫は自分勝手な性格で、よくどなり、これまでずっと我慢の人生だった」と、夫への不満も長年抱いていた。5カ月後、息子の離婚話と同居していた娘の結婚話が同時に起こり、心配のため一時不眠になった。元来、自責的で几帳面で、先のことを考えて不安になりやすい性格であり、そこに夫婦関係の問題とライフイベントが重なるという心理社

的要因が症状に大きく関与していた。

　自律訓練法の指導と合わせて認知療法的なアプローチを取り入れたカウンセリングを続けたところ、10カ月後には、不安をコントロールする力がついてきて、気力が出て外出が多くなる。ほてりも軽減し、薬物はかなり減量された。

　1年3カ月後には、ウォーキングや山歩きを始めた。山での爽快感の実体験を生かして、山のイメージを浮かべるリラクセーションを加えることで、日常のイライラ感がさらに低下し、熟睡感が増した。しかし、息子が実際に離婚したことや、台風での床下浸水など、ショックなことがあると、夜間のHFや、震えが出た。

　約2年後からは、山歩きのサークルに入り、毎週のように山に出かけている。水泳も始めた。不安の対処に自信がつき、考え方にも余裕がみられるようになった。「心理療法開始前は、死んでもいいと思ったが、今では死んでたまるかと思うようになった。多少不安なことがあっても、今では自分で落ち着くことができる」というまでになった。夫との関係も改善され、山や旅行に夫婦でも出かけている。

2) 症例2

　患者：53歳。自営業（飲食店）。
　月経、妊娠歴：2回経妊2回経産、閉経53歳。
　既往歴：小子宮筋腫1.3cm大。
　主訴：不眠、動悸、のぼせ、頭がボーっとする。
　検査所見：FSH 115.4mIU/mL↑、E_2：16pg/mL↓、子宮頸部細胞診classⅡ。
　現病歴：閉経8カ月後頃、自宅兼店舗の改築のため、仮住まいのアパートに転居し、近隣の住民から犬の鳴き声をとがめられることがあった。2カ月後、夫がひざの手術のために入院。その間、近所の人の苦情が激しくなり、また、改装後の店の経営への不安もあり、眠れなくなった。不眠を主訴に当科受診。
　経過：5カ月間、塩酸パロキセチン、アルプラゾラムを投与、眠れるようになる。その後塩酸パロキセチン漸減。1年5カ月後に担当医が変わり、眠れるようになったということで桂枝茯苓丸、ブロチゾラム（夜のみ）を投与。「薬を飲まないでも眠れるようになりたい」とのこと、心理社会的要因が不眠を助長していると考え、心理療法を依頼した。
　心理療法経過：初回にそれまでの経過を聞き、漸進的弛緩法を指導したところ、「頭の芯の力が抜けた感じがした。いつも頭に力が入っていることに気づいた」という。習得が早く、身体感覚への気づきもよい。家でも練習してもらうと、1カ月後には、「あの日より調子がよく、眠り薬は週1回くらい飲んだだけ」と報告されている。2カ月後、水中ウォーキングを始めており、「その日は特によく眠れるようになった」という。漸進的弛緩法に誘導イメージを加えて指導し、3カ月後には、「全く薬を飲まな

くて眠れるようになった。自信がついた。水中ウォーキングも週3回続けている」とのことで、3回で心理療法を終了とした。

　夫婦関係は元々良好であり、本人も本来明朗な性格だった。夫不在のときに起きた近隣とのトラブルでの不安感が不眠の大きな要因であり、弛緩法の習得が薬物からの

6．患者／家族用説明文書

Q．更年期という言葉をよく聞きますが、何が問題なのですか？
A． 今まで女性の健康に大切な役割を演じてきた女性ホルモン（主にエストロゲン）が、加齢により分泌量が大幅に減少し身体の環境が大きく変化する時期だからです。そしてエストロゲン欠乏に起因した症状として、のぼせ、発汗、肩こり、不眠、倦怠などの更年期症状のほか、膣や外陰部の萎縮、コレステロールの上昇に伴う動脈硬化、骨粗鬆症などがあります。したがって後の人生を生きるためのよい機会と考え、生活習慣を変えたり、運動したり、自分の身体の健康状態をチェックしたりするよい時期と考えてください。

Q．具体的には、更年期はどのような時期をいうのですか？
A． 女性の一生で子どもを産める時期から産めない時期への移行期です。卵巣機能の低下し排卵もほとんどしなくなり女性ホルモンの分泌が減少し、やがて月経が不順から完全に止まり閉経になります。しばらくはホルモンを分泌していますが数年後にはほとんど分泌しなくなります。閉経を挟んだ前後5年の計10年を更年期と呼ばれています。閉経年齢は、人により個人差があるので更年期も人により異なります。およそ45〜55歳くらいをいいます。だからといって絶対妊娠しないとはいい切れません。

Q．閉経はどのような状態をいうのですか？
A． 更年期になり女性ホルモン分泌が少なくなり、月経（生理）が1年以上来なくなった状態を閉経ということになっています。というのは1年たつと90％の女性はもう月経が来なくなるからです。したがって閉経年齢は最後の月経が来た年齢ですから、さかのぼってしかわからないので予測できません。日本人の場合50％の女性が閉経するのは約50歳です。

Q．更年期になると皆が更年期障害になるのですか？
A． そんなことはありません。80％くらいの人は何らかの症状が出ますが、ほとんどの人はそれで済んでしまいます。そのうち20％くらいの人は症状が辛いので医師

離脱をスムーズにしたと思われる。

その後の経過：その後2カ月間、全く薬を飲まなくても眠れていたが、かぜを引いたときに軽い不眠となり、半錠飲んで熟睡。その後も約1年間、「体調が悪いときだけ半錠」飲む状態（2週間分の処方で2カ月間もっている状態）である。

を受診するといわれています。

Q．更年期障害はどんな病気ですか？
A．一言で更年期障害とは何かというのは難しく、原因として、1)卵巣機能の低下による女性ホルモンの減少、2)女性を取り巻く環境や社会・文化的な要因、3)女性の性格や心理的要因など大きく3つ挙げられており、それらが複雑にからまって症状を形成していると考えられています。主に現れる症状は、前述しました女性ホルモンの欠乏症状です。しかしその症状が人によって強く現れて具合が悪くなったものを更年期障害といいます。しかし、自分で更年期障害と思っていても実は他の病気による症状であることもあるので注意が必要です。

Q．どんな検査をするのですか？
A．更年期障害は、他に明らかな病気がなく症状が更年期のために出現ものとの考えから。症状調査表に記入していただく他に、貧血、肝機能、腎機能、コレステロール、中性脂肪、女性ホルモン、甲状腺機能検査などの血液検査などのほか、必要に応じ骨密度測定、ホルモン補充療法を行う場合には乳がん検査や子宮がん検査、子宮、卵巣の超音波検査血液が固まりやすいかどうかの血液検査を行います。

Q．どんな治療をするのですか？
A．状態に応じて治療法を選択します。
・例えば、のぼせ・発汗などの症状が強い場合は、最も効果がある治療法はホルモン補充療法で、効果は早ければ2週間くらいで現れます。すべての患者さんにホルモン補充療法を行うわけではありませんし、行いたくても合併症などで行えないこともあります。
・漢方薬、安定薬、抗うつ薬なども必要に応じて使用します。
・薬物療法で効果が得られず、心理的、環境の影響などが症状に及ぼす可能性が強い場合には心理療法を行ったり、心療内科へ依頼したりします。

7. 他のガイドラインとの異同

　国外、国内において、他の疾患と異なり更年期障害の診断基準もなく、ましてや心身症としての更年期障害についての診断治療ガイドラインは見当たらない。また、民族、人種、生活習慣により更年期症状は異なるといわれており、もしガイドラインがあったとしても参考にはなるが、外国人のデータがそのまま使用するのは困難と思われる。

8. 専門医に紹介するポイント

　このガイドラインを使用する対象は、一般内科医でありその点を念頭に置いて述べる。更年期障害の原因は、多彩であり症状も多様性に富んでいること、管理には関連した診療科の協力が必要である。

産婦人科

　ホルモン補充療法が適応と考えられた場合その可否を含め依頼が必要である。内診、超音波検査、ホルモン検査、子宮頸部・内膜の細胞診、血算・凝固系、生化学検査など定期的に行う必要がある。

外科

　ホルモン補充療法を行うには定期的に乳房検診が年1回必要であり専門医に紹介する。

整形外科

　腰痛などで、腰椎X線撮影や骨密度測定で骨粗鬆症が疑われた場合に紹介する。

精神科

　更年期外来には、40～60歳代の女性が受診する。その中で更年期症状と思われても実は精神疾患の症状であることがある。ことにうつ病に注意すべきである。自殺念慮、自殺企図がみられるときは速やかに精神科を紹介する。このとき絶対自殺をしないことを約束させ紹介する。さらに問診で症状の日内変動、無気力、食欲低下、疲労感、不眠などの症状を訴えた場合可能性が高い。

　精神科紹介は、精神症状もあり念のため診察を受けたほうがよいこと、更年期はこちらで診ていくのでと説明し、突き放したりしないようにする。

心療内科

　薬物療法が奏効しない例、心理社会的要因が考えられ心身医学的診断・治療が必要な場合。

9. 今後の課題

　更年期障害というと産婦人科で取り扱うことが多いが、実際には多彩な症状のため内科を最初に受診することが多いと思われる。今回作成したガイドラインの使用者は、一般内科医を想定している。したがってHRTを内科医が行うことは、管理面の困難さ

からもほとんどないと考えホルモン療法についての記述は最小限にした。今後も、症例を重ねこのガイドラインが真に有用かどうかを検証し、問題点を修正しより簡便で信頼性のあるものにするために改訂は常に行う必要がある。そのためには、多施設で実証的な臨床試験を行う必要がある。

10. 汎用薬剤
1）漢方薬
①加味帰脾湯
　虚証。帰脾湯に柴胡と梔子を加えたものでこれらは共に身体上部の熱をさます薬物でのぼせを取る。体力が衰え疲れやすく、顔色が悪く貧血ぎみで動悸があり眠れない・物忘れなど、普段胃腸が弱い人が心労・過労で精神症状を起こした場合、腹に力がない、脈が弱いなどを目安とする。

②当帰芍薬散
　虚証。女性のための代表的な方剤。体力が低下し、足腰が冷えて疲れやすい筋肉軟弱で貧血ぎみ、頻尿、月経痛、月経不順等があり、めまい、耳鳴り、動悸、肩凝り、頭重、冷え、不眠などの神経症状があり色白タイプ。腹証は腹部軟弱、胃部振水音、左下腹部深部に軽度圧痛が認められるもの。

③桂枝加竜骨牡蛎湯
　虚証。桂枝湯に竜骨、牡蛎を加えたもの。虚証で腹力がなく、比較的顔色が悪いもの。のぼせ、不眠、ゆううつなどが投与目標。

④当帰四逆加呉茱萸生姜湯
　虚証。当帰、細辛、呉茱萸はいずれも温める作用が強い。芍薬の鎮痙・鎮痛作用と相俟って冷えて痛むものによい。細辛・木通・呉茱萸は燥性である。

⑤甘麦大棗湯
　虚証。虚弱体質・腹直筋拘急を目安とする。小麦と大棗の鎮静作用と甘草の緩和作用により興奮性のものにたいし鎮静効果を発揮する。ヒステリー・癲癇・小児夜驚症・夜啼症・激しい乾性の咳によい。

⑥四物湯
　虚証。構成生薬はすべて補性薬であり、芍薬を除いて全て温性薬である。当帰芍薬散とは異なり皮膚がかさかさしているものに用いる。血の道といわれる神経症状によい。

⑦温経湯
　虚証。皮膚がかさかさと乾燥しているもの・手掌のほてりに用いる。四物湯の温性・補性・潤性を強化したもの。冷えのぼせ、不妊症、月経不順、無月経などに用いる。

⑧八味地黄丸

虚証・燥証。冷えや全身倦怠があり尿量が多く皮膚がかさかさしているタイプによい。また、水分停滞や循環障害のあるものにもよい。熟地黄・山薬・山茱萸はいずれも強壮作用が強く温性と潤性である。茯苓・沢瀉は燥性で、局所的水分停滞をとる。これらに血液循環障害をとる牡丹皮が加えられ、地黄とともに循環をよくする。さらに温熱性と升性を有する附子と桂枝が加えられたものである。老人性膣炎に効果的。

⑨牛車腎気丸

虚証。八味地黄丸に牛膝と車前子を加えたもの。八味地黄丸は潤性で湿証の著しい者には使いにくいがこれは湿証向きにしたものである。尿量減少や浮腫、腰痛のあるものに良い。この方剤も老人性膣炎、外陰乾燥感などの症状に効果がある。

⑩加味逍遙散

間証。白朮・茯苓・柴胡・乾姜・薄荷・梔子などが湿症。当帰・牡丹皮は理血薬で血液の循環を促し月経不順や更年期障害によい。さらに梔子・薄荷はのぼせやイライラを除き体の上部の熱をさます役を果たす。温性薬も入り冷えのぼせによい。婦人の不定愁訴に最も頻用され更年期障害の第一選択的方剤である。

⑪女神散

間証。人参湯に適する体質で、めまいやのぼせを主目標。心下痞や胃内停水があり、気や血のめぐりが悪い場合に用いる。のぼせ、めまい、頭痛、不眠、不安、などの精神症状を訴える場合に用いる。症状は概して慢性、訴えは多彩で更年期・産前産後の神経症・眩暈などによい。腹力中等度以上。中肉ないしやや肥満型。

⑫黄連解毒湯

実証。構成薬は、寒性・瀉性・降性であり比較的体力があり、顔が赤く、のぼせ、イライラ、高血圧、出血、皮膚掻痒症、神経症に応用する。興奮を鎮め、精神を安定させる。

⑬柴胡加竜骨牡蛎湯

実証。寒熱のはっきりしない場合でもよい。小柴胡湯に類似するが、鎮静効果の強い竜骨と牡蛎が加わり、さらにのぼせを下げる桂枝と、腹部の動悸を取る茯苓が加わったもの。体力中等度でイライラ・不眠・心悸亢進などに用いる。

⑭桃核承気湯

実証。顔色も良く、体力もある便秘傾向の強い。桃仁の駆お血作用と桂枝ののぼせを治す作用。月経不順、月経痛によい。

⑮桂枝茯苓丸

実証の薬剤といわれる場合が多いが、桑木は虚証の著しい場合には不向きであるが、実証・虚証を問わずかなり広範囲につかえるとしている。代表的な駆お血剤である桃仁・牡丹皮、利尿・鎮静効果のある茯苓を加えたもの。また桂枝にはのぼせを下げ、

芍薬には鎮痛効果がある。下腹部に圧痛があるものに用いる。腹証がなくても他にお血が存在していれば用いる。のぼせのあることを目安にする。

2）抗不安薬

抗うつ薬：SSRI、SNRIをうつ症状に使用。のぼせ、発汗にも有効。

ホルモン剤：エストロゲン（結合型エストロゲン0.625mg）、
　　　　　　プロゲスチン（子宮を有する女性には子宮体癌予防のため投与する必要がある）

	一般名	商品名	使用量
エストロゲン	結合型エストロゲン（CEE）	プレマリン	0.3〜1.25mg
	17βエストラジオール貼付薬	エストラダームM、エストラーナ	0.72mg/枚　2日ごとに貼付
		フェミニスト	2.17mg/枚　3〜4日ごとに貼付
		フェミニスト	4.33mg/枚　3〜4日ごとに貼付
	エストリオール	エストリール錠	0.5〜2mg
		エストリール錠、ホーリン	1〜2mg
		エストリール膣錠	0.5〜1mg
		ホーリンV錠（膣錠）	1mg
プロゲスチン	酢酸メドロキシプロゲステロン（MPA）	プロベラ、ネルフィン、プロゲストン錠	2.5〜5mg
		ヒスロン、プロゲストン錠	5mg
抗不安薬	エチゾラム	デパス	1.5〜3mg
	アルプラゾラム	ソラナックス、コンスタン	1.2〜2.4mg
	ロフラゼブ酸エチル	メイラックス	1〜3mg
	トフィソパム	グランダキシン	100〜150mg
睡眠薬	ゾピクロン	アモバン	7.5〜10mg　超短時間
	酒石酸ゾルピデム	マイスリー	5〜10mg　超短時間
	ブロチゾラム	レンドルミン	0.25mg　短時間
	塩酸リルマザボン	リスミー	1〜2mg　短時間
抗うつ薬	塩酸パロキセチン（SSRI）	パキシル	10〜20mg
抗精神病薬	スルピリド	ドグマチール	100〜200mg
自律神経調整薬	ガンマオリザノール	ガンマー・オーゼット、ハイゼット	25〜50mg

11．担当研究者

木村武彦（昭和大学医学部産婦人科学教室）

赤松達也（医療法人社団養生会赤松レディスクリニック）

辻裕美子（国立精神神経センター国府台病院心理指導部）

12．文献一覧

1）日本産科婦人科学会・編. 更年期障害産科婦人科用語集・用語解説集（改定新版）. 東京：金原出版；2003. p.182-3.
2）日本産科婦人科学会生殖・内分泌委員会. 日産婦人会誌 2000；52. N194-8.
3）Utian WH, Serr D：The climacteric syndrome. Consensus on Menopause Research － A Summary

of International Opinion. In：van Keep PA, Greenblatt RB, Albeaux-Fernet M, editors. Lancaster：MTP Press；1976. p.1-4.（評価　Ⅵ-A）

4) Avis NE, Stellato R, Crawford S, et al. Is there a menopausal syndrome？ Menopausal staus and symtoms across racial/ethnic groups. *Soc Sci Med* 2001；25：345-56.（評価 Ⅱ-A）

5) Gold EB, Sternfeld B, Kelsey JL, et al. Relation of demographic and lifestyle factors to symtoms in a multi-racial/ethnic population of women 40-55 years of age. *Am J Epidemiol* 2000；152：463-73.（評価　Ⅱ-A）

6) The Council of Affiliated Menopause Societies（CAMS）更年期関連語義. 日更年期会誌 2000；8：118-9.（評価　Ⅵ-A）

7) 玉田太郎, 岩崎寛和. 本邦女性の閉経年齢. 日産婦人会誌 1995；47：947-52.（評価　Ⅳ-A）

8) Gonzales GF, Carrillo C. Blood serotonin levels in postmenopausal women：effect of age and srum oestradiol levels. *Maturitas* 1993；17：23-9.（評価　Ⅲ-A）

9) Rybaczyk LA, Bashaw MJ, Pathak DR, et al. An overlooked connection：serotonergic mediation of estrogen-related physiology and pathology. *BMC Womens Health* 2005；20；5-12.（評価　Ⅴ-A）

10) Becker D, Lomranz J, Pines A, et al. Psychological distress around menopause. *Psychosomatics* 2001；24：252-7.（評価　Ⅱ-A）

11) 高橋三郎, 大野　裕, 染矢俊幸・訳. DSM-Ⅳ-TR精神疾患の診断・統計マニュアル新訂版. 東京：医学書院；2005.

12) 望月眞人・監. 桑原慶紀, 丸尾　猛・編. 第9章加齢と疾患. C更年期障害. 標準産科婦人科学第2版. 東京：医学書院；2002. p.215-8.

13) Chakravarti S, Collins WP, Forecast JD, et al. Hormonal profiles after the menopause. *Br Med J* 1976；2：784-7.

14) Zigmoid AS, Snaith RP. The hospital anxiety and depression scale. *Acta Phychiatrica Scandinavica* 1983；67：361-70.

15) 北村俊則・訳. Hospital Anxiety and Depression Scale（HAD尺度）. 季刊 精神科診断学 1993；4：371-2.

16) Sheehan DV, Lecrubier Y. 大坪天平, 宮岡　等, 上島国利・訳. M.I.N.I.精神科簡易構造化面接法日本語版5.0.0. 東京：星和書店；2003.

17) MacLennan A, Laster S, Moore V. Oral oestrogen replacement therapy versus placebo for hot flushes. *Cochrane Database Syst Rev* 2001；(1)：CD00298.

18) Albertazzi P. Noradrenergic and serotonergic modulation to treat vasomotor symptpms. *J Br Menopause Soc* 2006；12：7-11.

19) Polo-Kantola P, Erkkola R, Helenius H, et al. When does estrogen replacement therapy improve sleep quality. *Am J Obstet Gynecol* 1998；178：1002-9.（評価　Ⅱ-A）

20) Zweifel JE, O'Brien WH. A meta-analysis of the effect of hormone replacement therapy upon depressed mood. *Psychoneuroendocrinology* 1997；22：189-212.（評価　Ⅰ-A）

21) 武谷雄二, 大内尉義・編. ホルモン補充療法の有害事象, 禁忌, および注意して行う例. 改訂 高齢女性の健康増進のためのホルモン補充療法ガイドライン. 東京：メディカルビュー社；2004. p.65-76.

22) Shoupe D. Contraindications to hormone replacement. In：Lobo RA, editor. Treatment of the Post-menopausal Women. Basic and Clinical Aspect. Philadelphia：Lippencott Williams & Wilkins；1999. p.567-74.（評価　Ⅳ-A）

23) Hulley S, Grady D, Bush T, et al. for the Heart and Estrogen/progestin Replacement Study（HERS）Research Group. Randomized trial of estrogen plus progestin for secondary prevention of coronary heart disease in postmenopausal women. *JAMA* 1998；280：605-13.（評価　Ⅱ-A）

24) Grady D, Herrington D, Bittner V, et al. for the HERS Reserch Group. Cardiovasculer disease

outcoms during 6.8 years of hormone therapy : heart and estrogen/progestin replacement study follow-up (HERS Ⅱ). *JAMA* 2002 ; 288 : 49-57.（評価　Ⅱ-A）
25) Writing Group for the Women's Health Initiative Investigators, Risks and Benefits of Estrogen plus Progestin in Healthy Postmenopausal Women, Principal Results from the Woman's Health Initiative Randomized Controlled Trial. *JAMA* 2002 ; 288 : 321-33.（評価　Ⅱ-A）
26) Million Women Study Collaborators. Breast cancer and hormone replacement therapy in the Million Women Study. *Lancet* 2003 ; 362 : 419-27.（評価　Ⅲ-A）
27) ホルモン補充療法の安全性に関する検討小委員会. これからの更年期医療におけるHRT. 日産婦人会誌 2002 ; 54 : 22.
28) The Women's Health Initiative Steering Committee. Effect of conjugated equine estrogen in postmenopausal women with hysterectomy : The Women's Health Initiative randomized controlled trial. *JAMA* 2004 ; 291 : 1701-12.（評価　Ⅱ-A）
29) 閉経移行期およびそれ以降の女性に対するホルモン療法の指針. 日更年期会誌 2005 ; 13 : 140-6.
30) 財団法人 日本漢方医学研究所. 新版 漢方医学. 東京：財団法人 日本漢方医学研究所；1990. p.25.
31) 木村武彦, 赤松達也, 矢内原巧. 更年期障害の漢方療法. 漢方と最新治療 1992 ; 1 : 229-36.（評価　Ⅴ-B）
32) 木村武彦, 矢内原巧. 更年期の漢方治療. 産婦人科治療 1991 ; 63 : 199-202.（評価　Ⅴ-B）
33) 村田高明. 更年期の漢方療法. *Curr Ther* 1990 ; 8 : 47-53.（評価　Ⅵ-B）
34) Lin MT, TsayHJ, Su WH, et al. Changes in extracellular serotonin in rat hypothalamus affect thermoregulatory function. *Am J Physiol* 1998 ; 274 : R1260-7.
35) Oerther S. Temperature set-point changes induced by DA D2/3 and 5-HT1A receptor agonists in the rat. *Neuroreport* 2000 ; 11 : 3949-51.
36) North American Menopause Society. Treatment of menopause-associated vasomotor symptoms : position statement of The North American Menopause Society. *Menopause* 2004 ; 11 : 11-33.（評価　Ⅵ-B）
37) Stearns V, Slack R, Greep N. et al. Paroxetine is an effective treatment for hot flashes : results from a prospective randomized clinical trial. *J Clin Oncol* 2005 ; 23 : 6919-30.（評価　Ⅱ-B）
38) Stahl SM. Mergers and acquisitions among psychotropics : antidepressant takeover of anxiety may now be complete. *J Clin Psychiatry* 1999 ; 60(5) : 282-3.（評価　Ⅳ-B）

疾患各論

13. 心身症的愁訴を有する不登校

13. 心身症的愁訴を有する不登校

1. 疾患概説

　不登校とは、文部科学省の基準に従い年間30日以上欠席した児童生徒で、病気によるもの、経済的理由によるものなどを除いた、従来「学校ぎらい」と分類されてきたものをいうと定義されることが多い。しかしこれは学校に登校できない状態を指しているに過ぎず、さまざまな病態や状態を含んだ包括的な言葉であり、その定義自体曖昧である。

　不登校、すなわち学校に登校できない状態については、1941年Johnsonらが大きな不安を伴い、長期に学校を休む、一種の情緒的障害の症例を学校恐怖症（school phobia）として記載[1]し、児童・思春期に特有な神経症の1類型と考えたのが、現在にまで至る不登校論の出発となった。そして、1960年代に入りHersov[2]やKahn[3]がschool refusalとして論じたが、日本においても1960年頃より学校恐怖症や登校拒否としての論文[4～7]が発表されるようになり、登校拒否とは"学校に行きたくても何らかの心理的葛藤が生じるために登校できない状態"と定義された。その後、より広く全体を包括する言葉として「不登校」という呼称に変化してきた。またその病因論について、Illingworthは著書である「The Normal Child」[8]の中で分離不安説を提示しており、GreenとRichmondの「Pediatric Diagnosis」[9]にも分離不安が一般的な原因であると述べられているが、これらはEates[10]やEisenberg[11]らの提唱した分離不安説に依拠しているものと考えられる。これら分離不安説に対し、一側面のみを扱っているに過ぎないという批判に基づいて、Leventhalらは自己像脅威説[12]を提唱し、また佐藤は心理的独立の挫折説[13]を唱えた。この他にも抑うつ不安説[14]などさまざまな病因論が提唱されているが、それはこの不登校という状態が単一ではなくさまざまな要因から成り立ち、個別性をかなり有している一つの現象であると考えられるからである。

　ここでわが国における不登校の現状をかえりみると、1990年頃より急激に増加傾向を呈するようになり、1998年度には年間30日以上欠席した不登校児童・生徒は小学生で0.34％、中学生で2.32％の出現率となり、1999年度には年間30日以上学校を休んだ不登校児童・生徒数は13万人以上に達し、2001年には13万9千人にまで増加して、特に中学生では36人に1人という高い割合にまで達している。現在進学率98％以上の高等学校においても同様で、55人に1人が不登校状態を呈している。

　このように不登校が社会問題化して久しいが、この間、旧・文部省はスクールカウンセラー制度を創設、充実を図ったり、適応指導教室など、さまざまな施策を行った。これらは一定の効果を上げてはいるものの、いまだ減少傾向に至っていないのが現状

である。このような現状の中、さまざまな身体症状や精神症状を伴って外来を受診する不登校児が多くみられる。しかし、身体症状や精神症状を有して受診する不登校児に対しどのような診断手順を踏んで、どのように対処していけばよいのかという診断・治療ガイドラインはいまだ確立されていない。少子・高齢化が進む現在、不登校から引き続く形でのひきこもりも社会問題化している現実を考えた場合、一人一人の子どもたちの生活の質（QOL）を保障し社会参加できるように不登校の診断・治療ガイドラインを確立することは、社会的に重要であると考える。

2．心身症的愁訴を有する不登校の心身医学的因子とその評価

不登校に伴う身体症状として多くみられるのは頭痛や腹痛、倦怠感、嘔気、めまい・立ちくらみなどであり[15]、これらの身体症状は学校を休むと軽減する、再発・再燃を繰り返す、気にかけていること（例えば、「学校に行きなさい」など）をいわれたりすると増悪する、1日のうちでも症状の程度が変化する（朝登校時は症状が強く、昼過ぎになると症状が軽減する）など[16]、学校場面や家庭などでの心理社会的要因による影響を強く受けている。また、対人不安や緊張感、抑うつ、焦燥、意欲低下、心気傾向などの精神症状を呈することもよく認められる[17]。このように不登校はさまざまな身体症状や精神症状を呈することが多く、それは健康度の高い状況反応的なものから、心身症的なもの、神経症的なもの、持続的な対人関係での偏りが目立つパーソナリティ障害的なもの、さらには初期にはそれと同定しにくい精神病的なものまで多彩な状態を含んでいる。これら多彩な病態を包括して、診断・治療ガイドラインを作成することは困難であるので、心身医学的な治療対象となる不登校を規定することが必要である。

そこで、小崎[18]が述べている「心理的要因により学校に行くことができず、さまざまな特徴的な精神的・身体的症状を呈する状態」を心身医学的治療の対象となる不登校とするのが妥当である。ここでいう不登校は一つの現象を指す概念ではあるが、疾患グループないし症候群として扱ったほうが治療・援助を考える際には理解しやすい。そのうえで、米国精神医学会刊行の「Diagnostic and Statistical Manual of Mental Disorders, 4th edition」（DSM-Ⅳ）[19]に基づく精神医学的診断を利用して、身体症状のみ、および不安・緊張・抑うつなどの精神症状とともに身体症状を有する不登校の鑑別診断を行うのが、臨床的に有用であると考える。

心身症としての不登校を診断する場合、DSM-Ⅳの「臨床的関与の対象となることのある他の精神状態」の中の「身体疾患に影響を及ぼす心理的要因」の基準を用いるのが有用である。すなわち、以下の2つの場合がある。第一に、一般身体疾患（気管支喘息や過敏性腸症候群、過換気症候群など）が存在し、その発現や増悪などの経過に学校場面や家庭などでの心理社会的要因が影響を与えていて、その心理社会的要因が

一般身体疾患の治療を妨げ不登校状態が継続している場合（狭義の心身症）である。第二に、一般身体疾患が認められないためDSM-Ⅳの「身体疾患に影響を与えている心理的要因」の基準には含むことはできないものの、身体症状、すなわち不定愁訴の発現や増悪などに学校場面や家庭などでの心理社会的要因が影響を与えており、それが身体症状の治療を妨げて不登校状態が継続し、カウンセリングなどの心身医学的治療や環境調整が身体症状の改善に有用であると考えられる「心身症的愁訴を有する不登校」（広義の心身症）である。この2つをあわせて、「心身症としての不登校」とするのが適当であると考える。

　そして、これらの心身症としての不登校と、その他の心理機制である気分障害や不安障害、身体表現性障害、適応障害に伴う不登校を鑑別診断できるような診断基準を作成し、そのうえで治療へのプロセスを構築していくことは、プライマリケアにおいても専門的医療においても重要と考える。なお、ここで対象とする身体症状および精神症状を有する不登校を「月7日以上身体症状のみを訴え、あるいは不安・緊張・抑うつなど精神症状とともに身体症状を訴えて、登校しなくてはという気持ちはあるものの、登校をめぐる葛藤が存在し登校できない状態」と定義した。

　また、心理社会的因子の把握は、問診や心理面接を通じて生育歴や現病歴、家族歴など病歴を詳細に聴取することで行い、さらに患児の心理・性格特性を把握するために、Wecheler Intelligennce Scale for Children-3rd edition（WISC-Ⅲ）による知能検査やMinnesota Multiphasic Personality Inventory（MMPI）、ロールシャッハテスト、Picture Frustration Test（PFスタディ）やSentence Completion Test（SCT）などの性格検査、Children Manifest Anxiety Scale（CMAS）、State-Trait Anxiety Inventory（STAI）などの不安傾向診断テスト、Self-rating Depression Scale（SDS）、Beck Depression Inventory（BDI）などの抑うつ傾向診断テスト、家族画などの心理テストを組み合わせて補助診断として利用する。

3．診断ガイドラインー解説とその根拠ー

　身体症状を有する不登校において、心理社会的要因が身体症状の出現に影響を与えるとともに不登校状態を呈し、心身医学的治療が必要な「心身症的愁訴を有する不登校」の診断は、基本的には除外診断である。身体症状を有する不登校の診断はまず次のように行う（図13-1）。

　すなわち、頭痛や腹痛、倦怠感、嘔気、めまい・立ちくらみなどの身体症状を訴えて受診することが多い[15]ので、まず器質的疾患の検討を行う。

　次に、これらの身体症状の中で自律神経失調症状がかなりの部分を占め、起立性調節障害の診断基準に合致することが多いので、機能的障害としての起立性調節障害との鑑別を学校場面での葛藤等心理社会的背景や行動特徴を考慮しながら慎重に行う[20]。

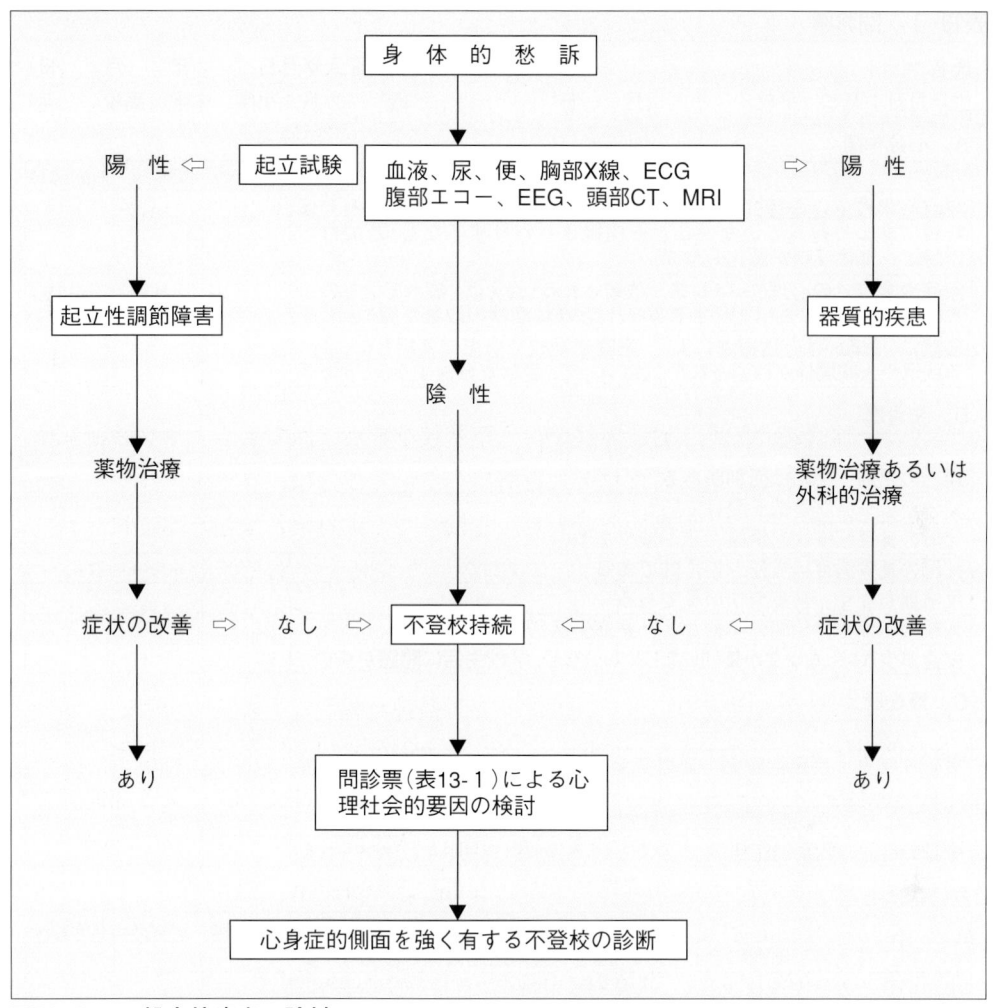

図13-1 一般身体疾患の除外
一般身体疾患の除外とは、その発症や経過に心理社会的因子の密接な関与が認められない疾患の除外を指す。

　器質的疾患や機能的障害としての起立性調節障害が認められない症例は、身体症状を有する不登校（心身症的愁訴を有する不登校を含む）として心理社会的要因の検討を、問診および問診票（表13-1）を通じて行う。

　また、器質的疾患あるいは起立性調節障害を認めた症例において、適切な薬物療法等を行っても症状の改善がおもわしくなく不登校状態が持続する場合についても、心理社会的要因を問診および問診票（表13-1）を通じて検討する。

　なお、図13-1において起立性調節障害を診断するための起立試験として、フィナプレス簡便法[21]を用いて起立直後性低血圧などの診断を行うことが有用であり[15]、表13-1の問診票における6項目の身体症状の特徴も、その身体症状が心身症的であると判断する基準の一つとして有用である[16]。

表13-1　問診票

氏名：　　　　　　　　　　　　　　　　性別：男、女　記入年月日（　　年　　月　　日）
生年月日：昭和、平成　　年　　月　　日　（　　歳　　カ月；小学、中学、高校　　年）

A．心身相関

	はい	いいえ	わからない
家庭や学校で、心理的ストレス（患児が気にしていること、例えば学校にあまり行っていないことを指摘されたりするなど）が加わった時に、身体症状が悪化しやすい			
家庭や学校での心理的ストレスが改善される（例えば、疲れているのならゆっくり休んでいいよといわれるなど）と身体症状の改善が認められる			
自然に、あるいは心理療法により、家庭や学校で患児に負担となっている状況や人間関係が改善されることによって、症状が軽快することがある			

B．生育歴

	はい	いいえ	わからない
親との生別、または死別がある			
父母から十分な愛情を受けていない			
父母の養育態度は過保護、過干渉である			
父母の養育態度は放任、拒否的である			
反抗期もなく、育てやすい子である			
両親の不仲や兄弟間の不仲など、家庭生活に問題が多い			
友達が少ない、なかなか集団になじめないなど、学校生活に問題が多い			

C．既往歴

	はい	いいえ	わからない
気管支喘息、反復性腹痛、過換気症候群、過敏腸症候群、摂食障害などの心身症の既往がある			
爪かみ、チック、頻尿などの神経症的な習癖がみられる			
全身の自律神経系の症状（めまい・たちくらみ・動悸・息切れなど）がみられる			

D．性格

	はい	いいえ	わからない
おとなしく控え目で周囲に合わせていくなど、過剰適応傾向が認められる			
小さいころから友達は少なく、人見知りが強くて自分から積極的に集団に加わらないなど、社会性が乏しい			
物事を気にしすぎたり、何か気になることがあると周囲の人に何度も確かめないと落ち着かないところがあるなど、神経質なところがみられる			
自分の思い通りにならないと気がすまなかったり、うまくいかないところがあると他人のせいにするところがあるなど、自己中心性が認められる			
自分の感情をあまりださず、理知的で大人びてみえる			

E．身体症状の特徴

	よくある	時々ある	たまにある	ない	わからない
学校を休むと症状が軽減する					
身体症状が再発・再燃を繰り返す					
気にかけていること（例えば、学校や勉強のこと）を言われたりすると症状が増悪する					
1日のうちでも身体症状の程度が変化する					
身体的訴えが2つ以上にわたる（例えば、腹痛と頭痛を同時に認めるなど）					
日によって身体症状が次から次へと変化する（例えば、今日は腹痛、明日は頭痛というように）					

診断：心身症的側面を強く有する不登校　　　はい　　いいえ　（当てはまるほうを○で囲む）

(1) 初診時の問診

　まず、身体症状に焦点をあてた問診を行う。その場合、できるだけ時間をかけて患者に尋ねるように心がけ、どうしても答えられない、答えにくいときだけ保護者に答えてもらう。その面接を通じて、まず患者との信頼関係の確立(ラポールの確立)を図る。

　　例：どこか、身体で調子悪いところある？
　　「身体がだるいのと、頭が時々痛い。それとおなかも痛いことがある」
　　それはいつ頃からあるの？
　　「2～3週間ぐらい前から」
　　頭痛とか腹痛とかは、1日のうちでひどく痛いときと、それほど痛くないときがあるの？
　　「朝痛いのがひどいけど、昼頃になると少し楽になる。でも、夜寝る頃になるとまた痛くなる」
　　痛いときはどうしているの？
　　「しばらく我慢していると、そのうちおさまる」
　　つらくはない？
　　「うーん。……」

　途中で患児との会話がとぎれたり、身体症状についてより多くの情報を得たいときに、保護者に質問する。

　　お母さん、お子さんの頭痛や腹痛の訴えについて、何かお気づきの点はありませんか？
　　「そうですね。朝は本当に具合悪そうにしているのですが、昼頃になると元気になって、漫画を読んだりして過ごしているので、どうなのかなと思って。でも、ほとんど毎日朝だるくて起きれなかったり、頭痛や腹痛も続くのでどこか身体に異常がないかどうか、診てもらいに来ました」

　ここでは病歴を聴取し理学的所見をとったうえで、必要な検査をわかりやすく説明する。そして患者の不安を除きながら、患者の同意を得て診断を進めていく。

　器質的疾患(感染症や消化性潰瘍など)や機能的疾患(起立性調節障害や過敏性腸症候群など)を認めた場合は、当該疾患の治療を行う。また理学的所見や検査にて異常を認めなかったり、身体的訴えに対して軽微な異常しか認めない場合は、以下の点に留意しながら診断を進める。

①身体症状の変化に注意しながら、常に器質的疾患の可能性を考慮に入れておく。
②学校や家庭において、身体症状や不安、抑うつなどを引き起こす心理社会的因子の評価を行う。

　この場合、友達関係や教師との関係、学業成績など学校場面での様子や、親子関係や家庭内での過ごし方など、家庭での様子について聞いていくことになるが、最初か

らなかなか学校での様子などを話してくれることは少ない。したがって、それら心理社会的要因については患者との信頼関係ができてからゆっくり時間をかけて聞きだしていくようにすることが必要である。

　　例：理学的所見および検査で症状が説明できるだけの異常が認められないとき
　　患者に対して：
　　　「そんなに心配することはないよ。頭痛を和らげるお薬をだしておくから、これを飲んでまた様子を聞かせてね」
というように、まず「安心」を処方することで身体症状に対する不安の軽減を図るとともに、身体症状に対し対症療法的に対応する。

　　保護者（母親であることが大部分であるが）に対して：
　　　「診察上も、血液検査上も特に異常な所見はみられませんでした。ひとまず、ご安心ください。
　　　では、なぜ頭が痛くなったり、お腹が痛くなったりすることが繰り返すのか不思議に思われるかもしれませんが、幼い子がお母さんに叱られた後などよくお腹が痛いと訴えることがあります。
　　　それと同じように特に自分の気持ちを上手に伝えられない子は、自分に何か負担になるようなことが生じた場合に、言葉で出すかわりに身体症状として出てしまう場合があります。お子さんの場合も、そのような状態である可能性が高いと思われます。そういわれると、症状は精神的なものからくるのでたいしたことはないと思われるかもしれませんが、実際頭痛にしても腹痛にしても本人にとってかなり辛いことは確かなので、症状を少しでも和らげる治療をまず行いたいと思います。また、何が本人にとって負担となっているのかについては、今後お子さんやお母さんにお話をお聞きしていく中で少しずつ明らかになっていくことと思いますので、症状を和らげるお薬を飲んで、また様子を聞かせてください。
　　　もし治療を続けても症状がよくならないときは、専門医療機関をご紹介します」
保護者の身体症状に対する不安を軽減するとともに、身体症状が何らかの心理的要因による可能性が高いことも示して、患者の身体症状の意味を考えるようにしてもらい、患者にかかるストレスの軽減を図る。それとともに、保護者の話も同時に聞いてともに考えていく姿勢をとることで、保護者自身も支えていく。

　　問診票（表13-1）を用いて病歴を聴取する際には、まず具体的に聞きやすい身体症状の特徴から聞くようにし、その聞き方にしても身体症状（例えば頭痛や腹痛）が持続して患者が辛い思いをしていることに共感しながら、「頭痛は、朝、昼、晩と分けたら、いつが多いの？」「頭痛は毎日あるの？」「頭痛がひどいときは、どうしているの？」「頭痛のほかにみられる症状はあるの？」というように具体的に示しながら、答えやすいように聞いていくことが大切である。また、答えにくそうにしているときは、無理

して問いたださない配慮も必要である。そのような会話の中で、心身相関や生育歴、既往歴に関して保護者からも聴取する。

(2) 初診時の診断

　身体症状を有する不登校の診断はこれまで述べてきたように除外診断であり、「心身症的愁訴を有する不登校」の診断は心理社会的要因の検討を経て、病歴や行動分析、理学的所見、検査成績などを考慮に入れながら病態仮説を提示し、臨床経過の中で検討していく。その過程でDSM-IVに基づいて作成した精神疾患の診断に関する調査票（表13-2）を用いて、適応障害や不安障害（分離不安障害、社会不安障害、過剰不安障害）、気分障害（大うつ病エピソード、気分変調性障害）、身体表現性障害（転換性障害、心気症、鑑別不能型）を鑑別する。そのうえで、身体症状に影響を与えている心理的要因（狭義の心身症）との鑑別を行って、「心身症的愁訴を有する不登校」を診断する。なお、この診断過程の中で、虚偽性障害や詐病、双極性障害や統合失調症などの精神疾患を鑑別することも重要である（図13-2）。問診票（表13-1）における「心身症的側面を強く有する不登校」の診断基準を参考事項とした診断基準を、以下に示す（表13-3）。

　なお、診断基準における[参考事項]の根拠は、以下に述べる検討に拠った。

　身体症状を有する不登校124症例を図13-2に示したDSM-IVによる精神医学的診断を用いて、「心身症的愁訴を有する不登校」（心身症に伴う不登校を含む）51例と、適応障害や不安障害、気分障害、身体表現性障害に伴う不登校73例に鑑別し、問診票（表13-1）において「心身症的愁訴を有する不登校」において特異度の高い（偽陽性率の低い）項目の抽出を行った。その項目について感度（診断率）の高い項目を選択した結果、心身相関において心理的ストレスが改善されると身体症状が改善されるという項目と、身体症状の特徴の6項目において「よくある」あるいは「時々ある」以上が抽出された。ここで、身体症状の特徴の6項目が「よくある」群、「時々ある」以上群、そして身体症状が「時々ある以上」で心理的ストレスが改善されると身体症状が改善される、という項目が認められる場合の3群について、ROC曲線（receiver operating characteristic curve）により評価を行った。その結果、身体症状の特徴の6項目のうち「時々ある」以上が4項目以上認められ、さらに心理的ストレスが改善されると身体症状が改善されるという項目が認められる場合が、感度（診断率）が高く（76.5％）、偽陽性率も低い（27.4％）ことが確認された。さらに問診票（表13-1）と診断基準を用い、診断基準を告知せずに問診をとった94名について「心身症的愁訴を有する不登校」を診断したところ、問診票で「心身症的愁訴を有する不登校（心身症的側面を強く有する不登校）」の診断率は84.4％で、偽陽性率は36.4％であった[22]。以上より、診断基準における参考事項の有用性は確認された。

表13-2　精神疾患の診断に関する調査票

氏名：	性別：男、女	（記入年月日： 　年　月　日）
生年月日：昭和、平成　年　月　日	（　歳　カ月；小学、中学、高校　年）	

分離不安障害	はい	いいえ	わからない
1. 一人で留守番することに対し不安が強く、親の外出に頑固に抵抗する			
2. 家から離れて1人でキャンプにいったり、友達の家に遊びにいくのを嫌がる			
3. 部屋に1人でいることを嫌がり、親への"まとわりつき"行動がみられる			
4. 自分が寝つくまで、常に母親に側にいることをもとめる			
5. 身体的訴えは、親との生別あるいは死別により、あるいは両親が不仲で別居等が予測されたりした時によくみられる			
6. 自分が大事に思っている母親あるいは父親が、交通事故などで亡くなってしまうのではという不安をよく口に出している			
7. 遊びに行って迷子になって、自分が大事に思っている両親と会えなくなるのではという心配をいつもしていて、出かける際は親の側から離れようとしない			
8. 母親や父親と離れ離れになって怖かったという夢をよくみると口にだしていう			

社会不安障害	はい	いいえ	わからない
9. 自分の家では不安を感じることはなく、気持ちがおちついている			
10. 運動会で走ったり集団で演技したりする際に、最下位になるのではとか1人だけ失敗して恥ずかしい思いをするのではと考え、参加を嫌がることが多い			
11. 試験でいい点数がとれないと友達に変に思われるのではと考え、試験前になるとパニックを起こして、試験をうけることの不安が高まり、回避しようとする			
12. 親しい人にしがみついたり側から離れようとせず、同年代の集団の遊びに参加することを嫌がる			
13. 自分の視線や体臭などが、周囲の人に不快な思いをさせているのではという不安から教室に入りにくくなったり、授業中逃げ出したいという思いがある			
14. 家に同級生が集団で学校に誘いにくるような状況で、不安症状(例えば、動悸、胃腸の不快感、緊張)が出現して、会いたがらない			
15. 親しい友達1人となら積極的に遊ぼうとするが、その他の同年代との社会的な集まり(例えば、子供会主催の祭りなど)には、不安が強くて参加できない			
16. 9～15までの設問にみられた状況について、本人は何でこんなに考えすぎるのかと感じている			

過剰不安障害	はい	いいえ	わからない
17. 例えば、班ごとに修学旅行の計画を立てたり運動会で進行係をする際に、うまくできなかったときに自分は能力がないといって、集団行動に不安を訴える			
18. 過度に従順で完璧主義のところがみられ、出された宿題を完璧にこなさないと過度の不安を感じるために、何度も課題をやりなおす傾向がみられる			
19. 自分のやることにいまいち自信がもてないために、親しい人(例えば、母親)に「これしてもいい？」と何度も保証を得ようとする			
20. 不安と心配は、落ち着きがない、倦怠感、集中できない、ちょっとしたことで感情が変化、筋肉の緊張、睡眠障害のいずれか1項目以上を伴う			

・不安障害
　(1)分離不安障害：設問1～8のうち3つが、少なくとも4週間持続する。
　(2)社会不安障害：設問9～16のうち設問9、15、16と他3設問が、少なくとも6カ月持続する。
　(3)過剰不安障害：設問17～20のような過剰な不安と心配が、少なくとも6カ月間、起こる日の方が起こらない日よりも多い。

大うつ病エピソード	はい	いいえ	わからない
21. 悲しい顔をしてしずんで見えるような抑うつ気分や、いらいらした様子が、1日中あるいはほとんど毎日みられる			
22. ほとんど1日中、ほとんど毎日、何に対する興味や喜びを感じていないようにみえ、1日中ごろごろしていることが多い			
23. 食事療法をしていないのに、ほとんど毎日の食欲減退または増加がみられる			
24. ほとんど毎日不眠や睡眠過多を認める			
25. ほとんど毎日何かしようといらいらしているが、何もせずに過ごしていることが多い			
26. ほとんど毎日疲れたという訴えが聞かれたり、何もやる気がおこらないという言葉が聞かれたりする			
27. ほとんど毎日自分は価値がない人間だととがめたり、生きていくことに価値を見いだせなかったり、すべて自分が悪いように感じてしまう			
28. 物事を考えたり、決断できないことがほとんど毎日認められる			
29. 死について考えたり、反復する自殺念慮がみられる			

気分変調性障害	はい	いいえ	わからない
30. 気分がしずみがち（抑うつ傾向）だったり、あるいはいらいらして急に怒りだしたりして、気難しい面がみられることが、ほとんど1日中みられる			
31. 気分がしずんでいるとともに、食欲減退または過食がみられる			
32. 気分がしずんでいるとともに、不眠または過眠がみられる			
33. 気分がしずんでいるとともに、やる気がおきなかったり、疲れを訴えたりする			
34. 気分がしずんでいるとともに、自尊心が低下しているようにみえる			
35. 気分がしずんでいるとともに、物事に集中できなかったり、決断することができなかったりする			
36. 気分がしずんでいて、自分なんかいなくてもいいというような絶望感を訴えることがみられる			
37. 気分がしずんでいること（抑うつ気分）がほとんど1日中認められ、それのある日のほうがない日よりも多い			

- 気分障害
  (1)大うつ病エピソード：設問21〜29のうち、設問21あるいは22を含み設問23〜29のうち少なくとも4設問が、同じ2週間の間に存在する。
  (2)気分変調性障害：設問30と37が認められ、設問31〜36のうち少なくとも2設問が存在して、それは一度に2カ月を越える期間持続する。

転換性障害	はい	いいえ	わからない
38. 両手首の先がしびれたような感じがすると訴えたり、目の前で突然意識がなくなったように倒れ込んだりして、神経疾患を疑わせるような症状を認めるが、臨床検査を行っても特に異常を認めるような所見は得られない			
39. けいれんやひきつけを起こしたりして、脳波やCTスキャンをとっても特に異常を認めない			
40. 複視や失声がみられたり、喉に固まりがあるような感じがして呑み込みにくいと訴えがあるものの、検査しても特に異常を認めない			
41. 38〜40に示したような症状の出現や悪化に先だって、葛藤やストレス因子（家庭内での不仲や学校での友達関係のトラブルなど）が存在していると考えられる			

- 身体表現性障害：ある特定の疾患に罹患しているという誤った信念をもっていることにより、身体的愁訴がみられる病態をいう。
  (1)転換性障害：設問41が認められ、設問38〜40のような症状がみられる。

心気症	はい	いいえ	わからない
42. ときに動悸や左胸部痛を認めるため、重篤な心疾患に罹患しているのではという訴えが聞かれる			
43. 重篤な病気にかかっているのではという不安がある反面、大袈裟にとらえているのではと思わせるような面もみられる			
44. 42に示すような症状について、身体的検索を十分に行い、医学的に心配することはないという保証を行っても、本人の病気に対する不安は持続している			
45. 本人あるいは保護者は適切な治療を受けていないと感じ、しばしば"ドクターショピング"をしている			

鑑別不能型	はい	いいえ	わからない
46. 慢性の倦怠感や食欲の減退、嘔気や下痢など消化器系の愁訴、頻尿などの泌尿器系の愁訴、いわゆる疲労、虚弱を特徴とする身体的愁訴を1つまたはそれ以上認める			
47. 46に示される症状は、適切な検索を行っても、既知の一般身体疾患としては十分説明できないか、あるいは関連する一般身体疾患がある場合でも身体的愁訴または結果として生じている社会的障害(不登校など)が、既往歴、身体診察、または臨床検査所見から予測されるものを、はるかに超えている			

・身体表現性障害
　(2)心気症：設問42〜45がみられ、その症状は少なくとも6カ月持続する。
　(3)鑑別不能型：設問46〜47を認め、その症状は少なくとも6カ月持続する。

適応障害	はい	いいえ	わからない
48. クラスや部活で無視されたり、いじめを受けたりした明確な事実があり、それに引き続いて様々な身体的愁訴を訴えたり、学校を休んだりすることがみられる			
49. 先生との明確なトラブルが認められ、それに引き続いてさまざまな身体的愁訴を訴えたり、学校を休んだりすることがみられる			
50. 通学に長時間を要するため、学業に集中できず、友達関係もうまくとれなくて、登校をしぶることが続いている			
51. 両親の別居を契機として、さまざまな身体的愁訴を強く訴えて、登校をしぶったりする			
52. 48〜51に示された症状や行動は臨床的に著しく、ストレス因子に暴露されたときに予測されるものをはるかに超えた苦痛を伴ったり、登校できないなど学業上の著しい機能の障害をもたらしたりする			
53. 48〜51に示された症状は、ストレス因子の始まりから3カ月以内に出現している			

・適応障害
　設問52、53を認め、設問48〜51に示したようなはっきりと確認できるストレス因子に反応して症状が出現し、そのストレス因子がひとたび終結すると、症状がその後6カ月以上持続することはない。

身体疾患に影響を与えている心理的要因(狭義の心身症)	はい	いいえ	わからない
54. 一般身体疾患(例えば、気管支喘息、アトピー性皮膚炎など)が存在し、心理的要因(家庭内の不仲や友達関係など)がその経過に影響を与えており、それが不登校につながっていると考えられる			
55. 心理的要因が一般身体疾患の治療を妨げていると思われ、それが不登校につながっていると考えられる			
56. 心理的要因がストレス関連性の生理学的反応を引き起こし、一般身体疾患の症状を誘発したり悪化させたりして、それが不登校につながっていると考えられる			

・身体疾患に影響を与えている心理的要因(狭義の心身症)：設問54〜56を認める。
以上から診断されない身体的愁訴を有する不登校が、「心身症的愁訴を有する不登校」(広義の心身症)ということになる。

精神医学的診断：	

心身症的愁訴を有する不登校

```
身体症状のみ、および不安・緊張・抑うつなど精神症状を伴う身体症状＋月7日以上の欠席
                              ⇩
                        一般身体疾患の除外¹⁾
                              ⇩
                   ┌──────────────────┐
                   │ 問診票（表13-1）による │
                   │ 心理社会的要因の把握   │
                   └──────────────────┘
                              ⇩
                     虚偽性障害、詐病の除外
                              ⇩
              ┌─────────────────────────┐
              │ 双極性障害、統合失調症など精神病性の疾患を │ ⇨ YES ⇨ 精神病性
              │ 示唆する症状があり、診断基準にあてはまる   │         疾患
              └─────────────────────────┘
                              NO
                              ⇩
┌─────────────────────────────────────────────────┐
│  適応障害    不安障害         気分障害         身体表現性障害              │
│              ┌──┼──┐      ┌──┴──┐      ┌──┬──┬──┐       │
│            分離不安 社会不安 過剰不安  大うつ病 気分変調性 転換性 心気症 鑑別不能 │
│            障害    障害  障害(小児) エピソード 障害    障害                  │
└─────────────────────────────────────────────────┘
                              ⇩
                   ┌──────────────────┐
                   │ DSM-IVに基づく精神疾患の診断に │
                   │ 関する調査票（表13-2）で判定   │
                   └──────────────────┘
                              ⇩
            適応障害、不安障害、気分障害、身体表現性障害各々の診断基準にあてはまる
                    ⇩                        ⇩
                    NO                       YES
                    ⇩                        ⇩
          身体疾患に影響を与えている心理社会的要因   適応障害、不安障害、気分障害、
                    ⇩                     身体表現性障害に伴う不登校
              YES       NO
              ⇩         ⇩
    狭義の心身症（喘息、過敏性   心身症的愁訴を有する不登校
    腸症候群など）に伴う不登校  （広義の心身症）
```

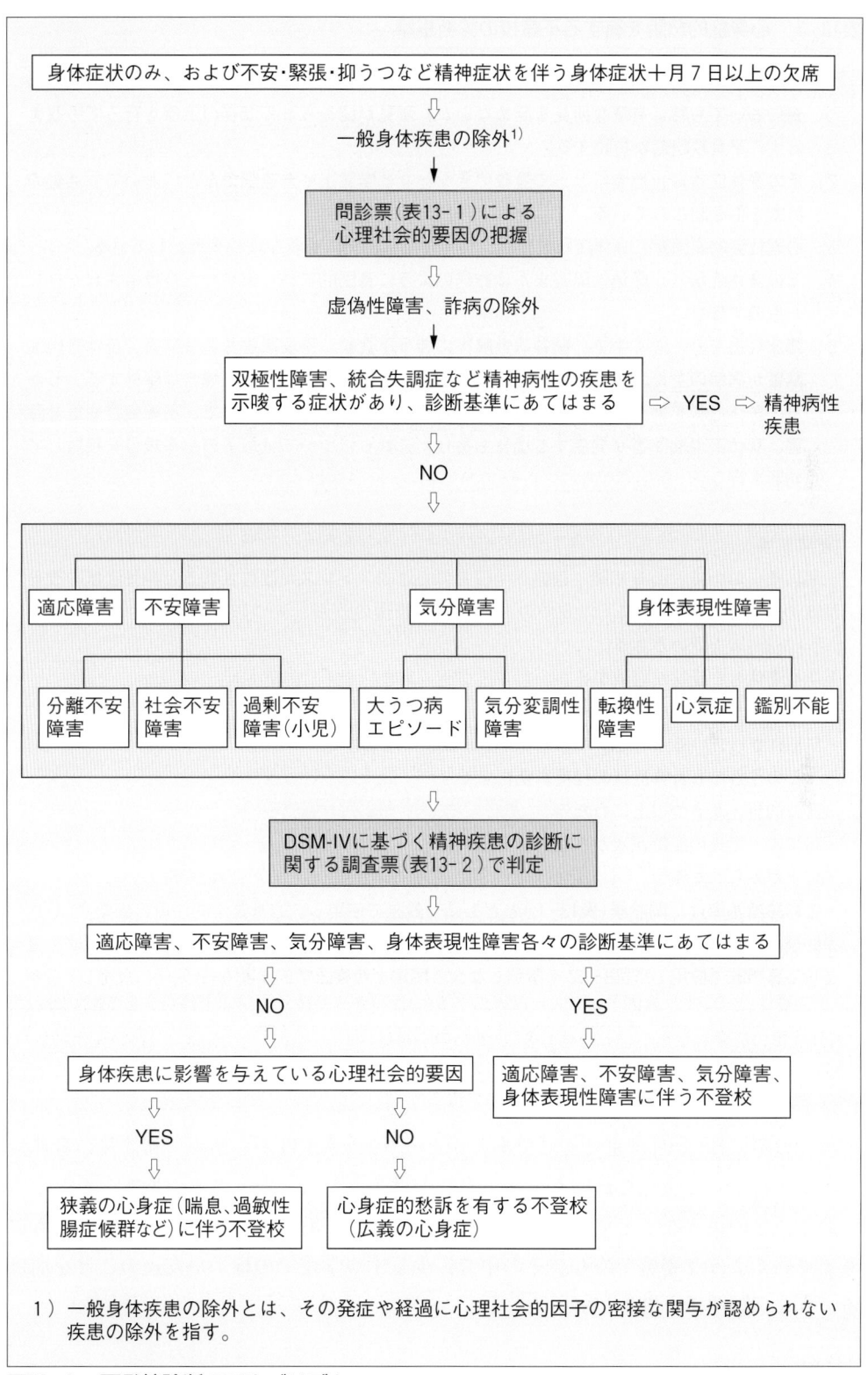

1) 一般身体疾患の除外とは、その発症や経過に心理社会的因子の密接な関与が認められない疾患の除外を指す。

図13-2　不登校診断のアルゴリズム

表13-3　心身症的愁訴を有する不登校の診断基準

1. 月7日以上登校できないような身体愁訴が認められるが、その症状は理学的所見や臨床検査においても特に有意な所見を認めないか、所見が認められて既存の治療を行っても改善せず、不登校状態が持続する。
2. その身体症状は、患者にとって登校できないなど学業上や友達関係などにおいて、活動の障害を引き起こしている。
3. 心理社会的要因が、身体症状の発症、悪化または持続に重要な役割を果たしている。
4. その身体症状は、虚偽性障害または詐病のように意図的に作り出されたり捏造されたりしたものではない。
5. 臨床経過をみていく中で、精神病性障害に伴う不登校、不安障害や気分障害、身体表現性障害が病態の主たる部分を占め、不登校状態が引き起こされている場合は除外する。しかし、身体症状を伴う不登校の経過中に二次的にあるいは引き続く形で、不安障害や気分障害、身体表現性障害が発症する場合もあり、これらについては以下の参考項目を検討して判断を行う。

［参考事項］
　問診票において、心身相関で家庭や学校での心理的ストレスが改善されると身体症状の改善が認められる、かつ、以下の6つの身体症状の特徴のうち、4つ以上の身体症状の特徴が「時々ある」以上認められる。
・学校を休むと症状が軽減する
・身体症状が再発・再燃を繰り返す
・気にかかっていることをいわれたりすると症状が増悪する
・1日のうちでも身体症状の程度が変化する
・身体的訴えが2つ以上にわたる
・日によって身体症状が次から次へと変化する
　以上がみられた場合、「心身症的側面を強く有する不登校」である可能性が高い。
　この診断基準は、問診票（表13-1）とともに一般医で使用し、心身医学的治療の必要な『心身症的愁訴を有する不登校』の診断に役立てる。精神疾患の診断に関する調査票（表13-2）は、主として専門医で使用し、図13-2を参照しながら明確な精神医学的診断を行う。

(3) 再診

　再診の際には「今日は来てくれてありがとう」の言葉がけから始め、初診後の身体症状の変化について重点をおいた聞き方を心がける。改善したところや増悪したところを聞き、どのようなことで身体症状がよくなったか、あるいは悪化したのかをともに考えていくような姿勢で臨む。その中で、少しずつ学校での様子や友達のことを聞けるような信頼関係を構築していく。

例：器質的異常が認められない、頭痛を主訴とした15歳女性

お薬を飲んでみて、頭痛は少しよくなった？

「いいえ、あまりかわらない。朝も痛いし、寝ていると少しは楽になるけれど、また夜になると頭痛がひどくなるし。」

夜寝ているときに、頭痛で目が覚めることはない？　漫画とか読んだり、音楽聞いたりしているときはどう？

「夜寝ているときは、大丈夫。漫画を読んだり、音楽を聴いたりしているときは、少しは楽かな。」

それは、よかった。少し楽なときはあるんだね。楽になれる時間が増えてくるといいね。日によって、頭痛がひどい日とそれほどでもない日があるの？

「昨日はひどくて一日中寝ていたけれど、今日はそれほどでもない。」

調子のいい日と悪い日って、自分で考えてみて何か違いがあるの？

「よくわからない。」

じゃ、何か思い当たることがうかんだら、メモにでも書き留めておいてね。ところで、仲のいい友達は何人くらいいるの？　学校では今、どんなことしているのかな？

「仲のいい友達って。学校いって話す友達なら、4～5人いるけど。うーん。今、学校で何やっているのかな？　運動会の練習は、まだしていないと思うけど。」

学校は楽しい？　嫌なことという子はいない？

「楽しいということもないけど。特に嫌なことをいう子はいないけど、クラス全体が騒がしくて、何となく嫌な感じがする。」

4．治療ガイドラインー解説とその根拠ー

　不登校児への心身医学的治療の流れを図13-3に示す。まず身体症状に対して対症療法的に薬物療法を行うとともに、治療的信頼関係（ラポール）の確立を図ることが必要であるが、病院で診察を受けるという、ただでさえ緊張する場面の雰囲気を和らげるために、患者が興味がありそうだと思うような話題（例えば、ゲームや音楽、雑誌などの話題）を投げかけて話しやすい雰囲気作りをする。また、治療者は患者と相対する場面では外面的な感じにとらわれることなく、中立的な態度で患者の訴えを傾聴、共感、受容し、温かい思いやりのある態度で接して信頼される対象となるように心がけることが大切である。ラポールが確立してくると、保護者および患者の面接を通じて心理社会的要因の把握ができるようになり、心理療法への導入が可能となってくる。

　児童・思春期の患者に対し、主として行う心理療法は支持的精神療法としてのカウンセリング、行動療法、非言語的精神療法としての遊戯療法、箱庭療法、作業療法（絵画療法、コラージュ療法など）および保護者ガイダンスである。これらの治療法を、

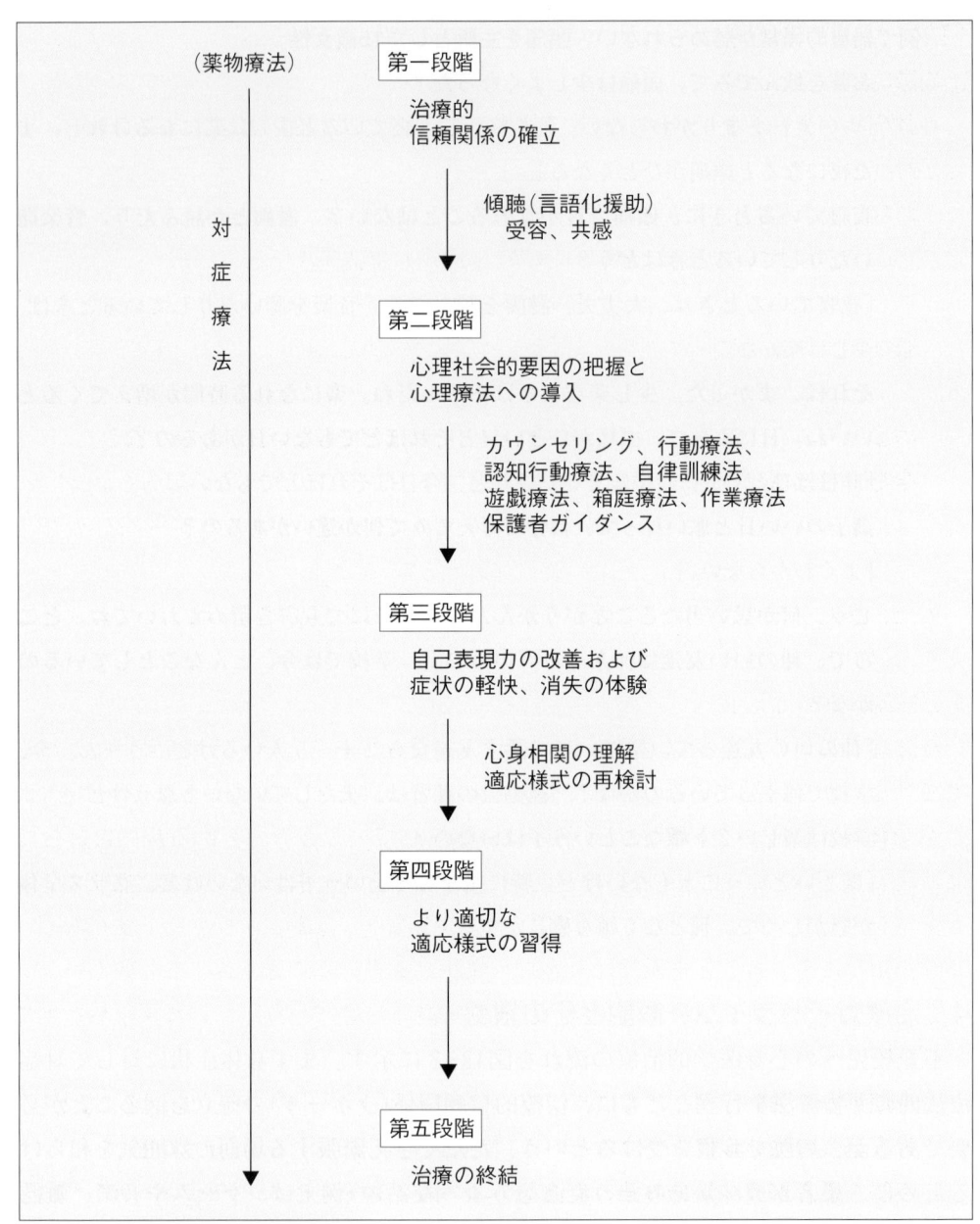

```
                    ┌第一段階┐
   (薬物療法)        └────────┘
       │            治療的
       │            信頼関係の確立
       │                │
       │                │ 傾聴（言語化援助）
       │                │ 受容、共感
   対   │                ▼
   症   │            ┌第二段階┐
   療   │            └────────┘
   法   │            心理社会的要因の把握と
       │            心理療法への導入
       │                │
       │                │ カウンセリング、行動療法、
       │                │ 認知行動療法、自律訓練法
       │                │ 遊戯療法、箱庭療法、作業療法
       │                │ 保護者ガイダンス
       │                ▼
       │            ┌第三段階┐
       │            └────────┘
       │            自己表現力の改善および
       │            症状の軽快、消失の体験
       │                │
       │                │ 心身相関の理解
       │                │ 適応様式の再検討
       │                ▼
       │            ┌第四段階┐
       │            └────────┘
       │            より適切な
       │            適応様式の習得
       │                │
       │                ▼
       │            ┌第五段階┐
       │            └────────┘
       ▼            治療の終結
```

図13-3　心身医学的治療の流れ　　　（吾郷晋浩の心身医学的療法の五段階を参考に作成）

患者の状態や年齢に応じて組み合わせて、治療を行う。
　次に、一般医で対応できる治療と専門医での心身医学的治療について具体的に述べる。

(1) 一般医での治療
①初診時における治療
　身体症状が継続し不登校が持続する場合には、例えば下記に示すような薬物を用いて、対症療法的[23,24]に対応する。

　　頭痛：筋収縮性頭痛であれば、アフロクアロン(アロフト®)60mg分3、塩酸アミトリプチン(トリプタノール®)10mg分1(就寝前)など
　　　　　片頭痛であれば、ジヒドロエルゴタミン(ジヒデルゴット®)3mg分3など
　　腹痛：マレイン酸トリメブチン(セレキノン®)600mg分3、ドンペリドン(ナウゼリン®)30mg分3、フルタゾラム(コレミナール®)12mg分3など
　　めまい・ふらつき感：ロフラゼプ酸エチル(メイラックス®)2mg分2など
　　全身倦怠感(起立性調節障害による)：塩酸ミドドリン(メトリジン®)4mg分2、メチル硫酸アメジニウム(リズミック®)20mg分2など

　また、患児や保護者の訴えに対し傾聴、共感、受容的態度で接することにより、患児および保護者との信頼関係の確立を図る。

②再診時における治療
　身体症状に対症療法的に対処しつつ、学校に登校することへの不安(何かいわれるのではないか?、授業中指名されて答えられなかったらどうしよう、など)や対人緊張が身体症状に重大な影響を与え不登校が継続していると考えられる症例に対しては、例えば下記のごとく抗不安薬を処方[25,26]する。なお、抗不安薬を処方する際は、ベンゾジアゼピン系薬剤は依存性が認められることや、意識レベルを低下させるという副作用がみられることを意識しながら、保護者や患児の意志を確認したうえで、できるだけ少量を試み、効果がない場合は漫然と投与を継続しないという注意が必要である。

　　予期不安の強い症例：アルプラゾラム(ソラナックス®)[27,28] 0.4～1.2mg分3など
　　対人緊張の強い症例：ブロマゼパム(レキソタン®)[29] 6～15mg分3など
　　不眠を訴え抑うつ気分の強い症例：クエン酸タンドスピロン(セディール®)[30] 15～30mg分3など

　また、患者および保護者との信頼関係を確立するとともに、患者や保護者の訴えを傾聴、共感、受容して言語化を援助し気づきの場を設定するとともに、どのように考えてどのように対応していけばいいのかをともに考えていく。

(2) 専門医における心身医学的治療
　具体的には、以降に示す治療法を症例ごとに選択し組み合わせながら、治療を行っていく。

①支持的精神療法（カウンセリング）[31]
　患者や保護者の訴えに対し、傾聴、共感、受容的態度で接することにより、患者との信頼関係の確立を図る。すなわち、患者を受容し、患者の言葉を傾聴し、患者の辛い状況に共感する。次に、患者の行動を見守り、無理強いをせず、その行動に保証を与える。その中で、お互いの信頼関係が確立されてくると、患者も治療者の前で安心して振る舞えるようになり、治療者と話し合う中で場面場面での行動を修正することに抵抗がなくなる。そして、治療者の「この次、同じような場面に出会ったら、こういうようにやってみたらうまくいくんじゃないかな？」というような助言にも、素直に反応して行動してくれるようになる。

　　例：アトピー性皮膚炎と不登校を主訴に受診した16歳女性
　　学校に行けないことで、何か不安に思うことある？
　　「外に出ないし、同年代の子がどういうふうに考えて行動しているかわからないし、何か自分だけ置いていかれているみたいで、寂しい思いをすることがある。いまは、とにかく友達が欲しい。メールもやっているんだけれど、こんなのを返信してほんとに相手は変に思わないだろうかと考えると、なかなかメールも打てなくなるし、どうしたらいいかなと考えてしまう。私って、臆病なところがある。それは、小学5年生の頃、ミニバスケをしていて仲間外れにされたことがあった。その時いじめたのが仲のよかった子だったので、それ以来友達ができてもあまり信じられなくなった。また小さいときから、相手が1人ならうまく遊べるが、それが人数が多くなると何となく、自分は相手にされてないんだなと思ってしまって、集団から自分で外れてしまうところがあった。だから、余計いまは話せる友達が欲しい。友達と本当はメールみたいなものではなく、実際にあって話せる友達が欲しい」
　　友達に裏切られたのは、辛い体験だったね。これからどのようにして、友達を作っていったら、いいかな？　メールをやっているわけだし、メールを通じてこの子なら気が合いそうと思ったら、一度会ってみたらどうかな。
　　「自分でメールやっていても、結構真剣に文章を書いて送ってくれる子もいるし、その子とは何とか友達として、付き合えそうな気がする。機会をみつけて、一度会ってみようかな」

②行動療法
ⅰ）行動療法[32]
　オペラント条件づけを用い、不登校という学校場面からの回避行動の修正を図る。
　まず、学校場面からの回避行動を強化している負の強化因子の軽減を図る。すなわち、睡眠相が全体的に後退している場合は起床時間を1時間ずつ早めていくことにより生活リズムの改善を徐々に図ったり、そろそろ学校に行こうかなという気持ちが高

まってきているものの学習不安を訴える場合には家庭教師をつけるなどして学習空白の改善を図ったりというように、登校しやすい条件を整える。また患者自身が自分の気持ちをうまく伝えられず対人関係がうまくとれない場合には、ソーシャルスキルトレーニング[33,34]により対人的なやりとりの仕方の習得を図る。学校や教室など登校状況に応じて不安・緊張の強さが異なる場合には、まず不安・緊張が生じる度合いの低い場面に呼吸法などのリラクセーション法により十分にリラックスした状態で入ることから始め、徐々に不安・緊張の閾値を下げるという系統的脱感作療法[35,36]を行う。

　ある程度不安の軽減が図れたのちに、学校への接近の方法としては、患児が行きやすい時間帯、例えば放課後他の子どもたちが下校したあとが行きやすいとしたら、まずその時間に登校を繰り返し、担任の先生に会ってきたりすることで段階を少しずつステップアップしていく。そして、患児と話し合いながら次の段階目標を設定し、達成できたら称賛することで正の強化を行う。すなわち、「保健室で過ごせた」「給食の時間に教室に行けた」「授業1限に出ることができた」など、徐々に段階をステップアップしていき、できたことを称賛することで登校することに対する正の強化を行う。

ⅱ）認知行動療法[37]

　患者にどのような症状や問題で悩み苦しんでいるかを尋ね、患者の訴えを傾聴し真摯に受けとめる姿勢を示すことにより、患児と治療者の良好な関係を形成する。そのうえで、これからどのようになりたいか、治療に何を求めているかを明らかにし、治療関係に入る。例えば、中学2年生の女生徒が、「何かクラスの女子が何人か固まって、私のほうを向いて話している。笑い声も聞こえる。きっと私の悪口をいっているのではと思うと、緊張してお腹が痛くなる。何とかして、クラスに入らなければと思うんだけど、そのことを思い出すとクラスに入れない」と訴えてきた場合、まず悪口をいわれているのではと感じたときにどのような考えが浮かんできたかを尋ねたり、そんなふうに考えるとどんな気持ちになるかを聞いてみる。この場合、「例えば頭の中が真っ白になって逃げ出したくなる、何で私ばかりがこんな辛い思いをしなくてはいけないの？」というかもしれない。

　また、いつもいわれているように感じているのかと尋ねてみると、いつもいわれているような気がするという答えが返ってくるかもしれない。その場合は、「あなたも友達と話していて笑いあったときに、いつも誰かの悪口をいっているの？　いつもいつも他人のことに注意を向けている人はいるだろうか？」と聞いてみる。そのような問いかけをしていく中で、少しずつそういうことはないことに気づいてくる。この場合、患者自身に気づかせるように質問を提示していくことが大事であり、現実に即して、ありのままの患児自身に即した解決法を、試行錯誤でともに探していく姿勢をもって対処していくことが重要である。この認知行動療法に関しては、20歳以上の社会的ひきこもりに対する有用性は認められており[38,39]、また不登校に対して従来の精神

療法と比較して有用性を認めないという報告[40]もあるものの、認知行動療法が有用であるという報告[41,42]が多く認められる。

③非言語的精神療法

　言語的に表出することが不得手な児童・思春期の患者に対しては、遊戯療法[43]、箱庭療法[44]、作業療法[44]（絵画療法、コラージュ療法[45]など）といった非言語的媒体を用いることにより、適度な退行と自己防衛のゆるみによる心身の活動の活発化が図られて、内面の表出や表現が促進され、そのことが治療につながっていく。

④保護者ガイダンス

　保護者を治療対象とするのではなく、心理教育的観点で保護者を支える。まず保護者の訴えを傾聴し、例えば「お母さんもいろいろ頑張ってこられましたね」という言葉で、保護者の努力を評価し、保護者自身を認め、受容する。保護者が治療者に受容されたと感じて信頼関係が形成されると、保護者は患者の立場に立って考える余裕ができて、例えば「子どもは学校で勉強もよくして、先生のいうこともよく聞いて、いい子にしていましたけれども、どこか無理をしていたんでしょうね」というように、患者の気持ちに共感できるようになる。

　保護者が今何が必要かを感じ始めた時点で治療者は、例えば患児が保護者にほめられることが少なく、自信がなくて学校でも集団になかなか入りにくい場合には、「どうしても私たちはできて当たり前、できないと何でこんなこともできないのと叱る癖がありますが、子どもは誰かに、特に親御さんに認めてもらいたいと強く思っており、認められると自信もついてくると思いますので、とにかく本人が頑張ったこと、できたことをほめてあげてください」というように具体的な助言を与え、それが保護者によって実行されることによって、保護者も患者もよい傾向に変化していく。

⑤アサーション・トレーニング（自己主張法）[46]

　対人場面で自分の気持ちをうまく伝えられずコミュニケーションがうまくとない患者に対しては、相手の気持ちを尊重しながら自分の気持ちや考え方を攻撃的あるいは受け身的にならずにうまく伝えていく方法としてアサーション・トレーニング（自己主張法）を行う。そのことにより相手に自分の気持ちをうまく伝えられるようになることで、主体性の回復を図れるとともに自己評価の改善につながり、不登校状況の改善および再登校状態の維持につながる[34]。

⑥自律訓練法[47]

　思春期の患者で対人場面などで不安や緊張が強く、そのために腹痛や下痢、頭痛などの身体症状を強く訴える患者に対して、身体感覚の受動的注意集中の練習を行うことによりセルフコントロール技法を身につける。そしてそのことにより、自我の休息と心身両面の機能回復身体症状の改善を図る。

⑦家族療法[48]

　患者の身体症状や精神症状の持続あるいは不登校の持続に、家族内の葛藤（例えば、両親の不仲や患者と両親との不仲など）が密接に関与し、家族内の調整を行わないと症状の改善や不登校の改善が期待されない場合に行う。方法としては、治療者が患者本人と家族が中心となって話し合う場と時間を設定し、自由に自分の気持ちを伝えられるように持ちかけていく。治療者は、その中で認められた課題を次回の場と時間の設定を行う中で提示し、次回までの達成可能な課題の設定を行い、セッションを進めていく。不登校の治療に家族療法の有用性が報告[49]されている。

⑧解決志向ブリーフセラピー[50〜52]

　患者自身のリソース（経験、能力、性格、価値観など）を利用して、問題が起こったときではなく、問題が生じていないときの経験に焦点を絞り、例えば対人場面においてどういうことをしたらうまくいったのかを明らかにして、問題が起きていないときにしていたことをして問題を解決していく。不登校患者の家族支援に用いられて一定の効果を上げている[53]。

⑨薬物療法

　不安や抑うつが身体症状に影響を与え、不登校状態の継続に大きく関与していると考えられる場合に行う。

a）学校に登校することへの不安（何か、いわれるのではないか？　とか、授業中あてられて答えられなかったらどうしようなど）や対人緊張が、身体症状に影響を与えていると考えられる症例に対して

　　例えば下記のような抗不安薬を処方[24〜26]する。なお、抗不安薬を処方する際は、ベンゾジアゼピン系薬剤は依存性が認められることや、意識レベルを低下させるという副作用がみられることを意識しながら、保護者や患児の意志を確認したうえでできるだけ少量から投与を試み、徐々に増量して効果がない場合は漫然と投与を継続しないという注意が必要である。

　　　予期不安の強い症例：アルプラゾラム（ソラナックス®）[27,28] 0.4〜1.2mg分3など
　　　対人緊張の強い症例：ブロマゼパム（レキソタン®）[29] 6〜15mg分3など
　　　不眠を訴え抑うつ気分の強い症例：クエン酸タンドスピロン（セディール®）[30] 15〜30mg分3、ロフラゼプ酸エチル（メイラックス®）[54] 2mg分2など

b）学校に行きたくても行けないということで閉塞感を感じ、イライラが高じたり逆に何もやる気が起きなかったりと、抑うつ状態が持続する症例に対して

　　例えば下記のような抗うつ薬を処方[22,55]する。抗うつ薬を処方する際には、まず副作用の少ないSSRIを試したうえで、効果がなければ四環系ないし三環系抗うつ薬を使用する。さらに、ときには抗精神病薬のスルピリドが効果をみる場合も

ある。

　　塩酸イミプラミン(トフラニール®)[56] 6〜12歳 10〜40mg、12歳以上 20〜75mg分3

　　選択的セロトニン再取込み阻害薬(SSRI) (デプロメール®、ルボックス®、パキシル®)[57] 50〜150mg分2 など

　　無気力が優勢な症例に対しては、アモキサピン(アモキサン®)25〜75mg分3、塩酸ノルトリプチリン(ノリトレン®)30〜75mgなど

　　スルピリド(ドグマチール®など)150〜300mg分3 など

⑩施設入院療法[58]

　身体症状(気管支喘息や肥満、または腹痛や頭痛などの不定愁訴)が継続しているために、あるいは情緒的に不安定な状態が継続しているために不登校期間が長期間継続し、外来治療のみでは改善の可能性が低いと考えられる場合や、不登校状態が続き家族が患児の情緒的不安定さを支えきれず、家庭内で悪循環を起こしていて、家族から離れることにより患児の情緒的安定が図れ、立ちあがれる転機と考えられる場合、すなわち環境調整が必要な場合や、患児が通院を通して育ってきて家庭外への関心が出てきているが、対人緊張が強いなど不安傾向が強いため原籍校への登校は難しく、病院という保護的な環境であれば何とかやっていけると考えられる場合に、施設入院療法の適応となる。そして、このような適応基準を満たしている患児および保護者が、入院治療の意義を認めている場合にのみ施設入院療法が選択される。

　施設入院療法においては、個別的な治療プログラムにより個々の症例が有する不安や抑うつ状態の改善を図るとともに、集団療法的な治療プログラムによりソーシャルスキルトレーニング[34]を取り入れたりすることにより、対人関係の取り方や社会体験学習を行い、社会適応力の改善を図る。

　治療ガイドラインに基づいた不登校治療フローチャートを図13-4に示す。

　まず身体症状を受容し、身体症状に焦点をあてた対応を行う。すなわち、不登校に伴って出現し、その継続に重大な影響を与えていると考えられる身体症状に対して、薬物療法を行う。まず対症療法的に対処(例えば、腹痛に対しては抗コリン剤、下痢・便秘に対しては消化管運動調整薬や下剤、頭痛に対しては鎮痛剤、これに起立性調節障害が認められれば、ジヒドロエルゴタミン、ミドドリンを投与するという具合に)する。それとともに、不登校状態にある患者の訴えを傾聴、共感的態度で聞き、受容することにより、良好な患者-医師関係を築き、カウンセリングを通じて、患者が抱えている学校場面や家族、友達関係などに対する不安や悩み・葛藤を表出させ、解決方法をともに考える。

　小学生や中学生でも自分の気持ちを言語化しにくい患者に対しては、遊戯療法や箱

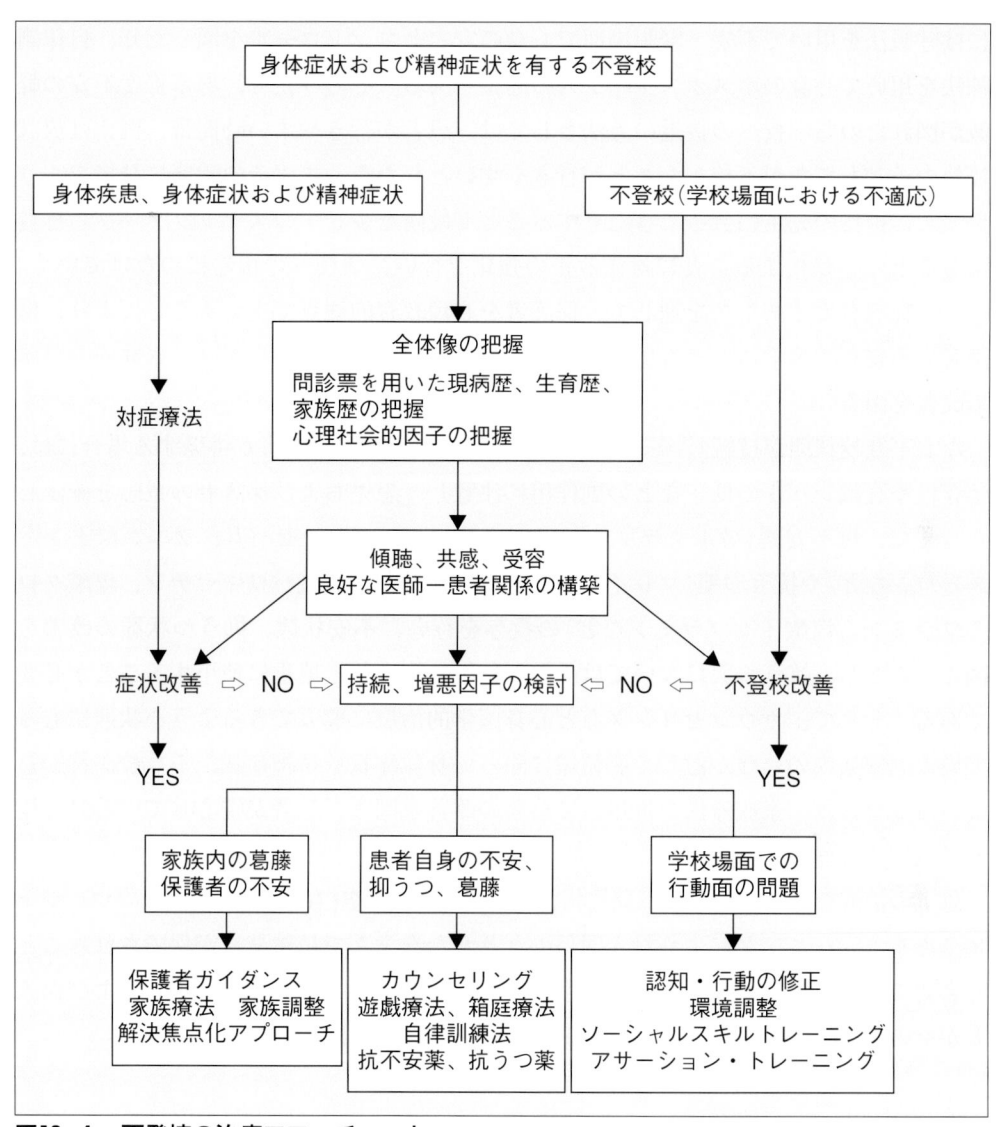

13 心身症的愁訴を有する不登校

```
          身体症状および精神症状を有する不登校
                    │
        ┌───────────┴───────────┐
    身体疾患、身体症状および精神症状    不登校（学校場面における不適応）
        │           │
        │       全体像の把握
        │       問診票を用いた現病歴、生育歴、
        │       家族歴の把握
        │       心理社会的因子の把握
        │           │
    対症療法      傾聴、共感、受容
        │       良好な医師－患者関係の構築
        │           │
    症状改善 ⇨ NO ⇨ 持続、増悪因子の検討 ⇦ NO ⇦ 不登校改善
        ↓                                      ↓
       YES                                    YES
        │           │           │
    家族内の葛藤   患者自身の不安、  学校場面での
    保護者の不安   抑うつ、葛藤    行動面の問題
        │           │           │
    保護者ガイダンス  カウンセリング   認知・行動の修正
    家族療法 家族調整 遊戯療法、箱庭療法  環境調整
    解決焦点化アプローチ 自律訓練法    ソーシャルスキルトレーニング
              抗不安薬、抗うつ薬   アサーション・トレーニング
```

図13-4 不登校の治療フローチャート

庭療法、コラージュ療法などの非言語的心理療法により、患者の抱えている不安や葛藤の改善を図る。そして、不安や葛藤が改善し少しずつ学校へ向かおうとする気持ちが高まってきたときに、行動療法（オペラント条件づけ）を用いて不登校に対する負の強化因子（例えば生活リズムの乱れなど）を減少させるための改善目標を設定し、達成できた場合はその努力を称賛して強化する。対人関係がうまくとれない場合には、ソーシャルスキルトレーニングの一つとして自己主張訓練を行うことにより、対人的なやりとりの仕方に習熟することで対人関係での不安の軽減を図る。またある場面で不安・緊張が高まる場合には、不安の度合の低い場面から徐々に慣らしていくといった系統的脱感作法で不安の軽減を図る。さらにリラクセーションテクニックとして一つ

には呼吸法を用いて不安・緊張場面で心身の安定とコントロールを図ったり、自律訓練法を用いて心身のホメオスターシスの回復を図る。そのうえで、ある程度不安の軽減が図れたのち学校への接近の方法としては、患者が行きやすい時間帯、例えば放課後他の子どもたちが下校したあとが行きやすいとしたら、まずその時間に登校をくりかえし、担任の先生に会ってきたりすることで段階を少しずつステップアップし称賛することで、登校することに対する正の強化を行い、学校への復帰につなげていく。また、保護者ガイダンスを通じて、保護者を心理教育的観点で支えることにより、保護者の不安を改善するとともに患者に対する見方や考えの修正を図り、家庭内の葛藤の改善を図る。

　なお不登校状態が持続し、二次的に不安障害や気分変調性障害が併発する場合には、依存性や意識レベルの低下などの副作用に注意し、患児および保護者の意志を確認したうえで、抗不安薬（アルプラゾラム、ロラゼパム、ブロマゼパム、クエン酸タンドスピロンなど）や抗うつ薬（マレイン酸フルボキサミン、塩酸パロキセチン、塩酸クロミプラミン、塩酸イミプラミンなど）の投与を行い、不安状態、抑うつ状態の改善を図る。ただし、抗うつ薬についてはその副作用に注意し、慎重に使用することが必要である。そして、カウンセリングなど心身医学的治療に導入できるような状態にもっていく。家族内の葛藤が激しく悪循環に陥って身体症状や精神症状、不登校が持続している場合には、家族療法を併用して葛藤の改善を図り、患者が安心していられる場所の設定を行う。

　以上の治療を行ってもなお不登校状態が継続し、学習空白の改善や集団でのソーシャルスキルトレーニングにより対人関係のとりかたを学んで精神発達が保障されることが必要であり、また家族間の葛藤が強く環境調整が必要と考えられ、患者および保護者がその意義を認める場合に、環境調整の一つとして施設入院療法を行う。

　なお、治療ガイドラインにおける心身医学的治療の有用性についての根拠は、以下に述べる検討に拠った。心身症的愁訴を有する不登校と狭義の心身症に伴う不登校を合わせた「心身症としての不登校」において、外来治療群57例のうち44例（78％）と入院治療群25例のうち22例（88％）が、対症療法および心理療法により身体症状の改善を認め、また外来治療群55例のうち35例（64％）が不登校状態の改善を認めた。以上より、特に身体症状の改善に対しては心身医学的治療の有用性が認められた。

5．典型的症例提示

　症例：中学1年、女子。
　現病歴：生来スイミングが得意で、小学6年生でただ一人、中学生に交じって水球の全国大会に出場、中学入学後も水球部に入部してがんばっていた。しかし5月連休

明けに同じ部活の1年生より仲間外れにされ部活を辞めた後、中学1年の9月の運動会後より、朝腹痛や頭痛を訴えて不登校が出現した。本人は頼まれたら嫌といえない性格で、小学6年の時は児童会の会長をやり、中学1年のときも他にやる人がいないので、クラスの代議員を引き受けていた。また、不登校になる直前は、教師に指名され運動会の応援団の学年リーダーもさせられていた。3～4歳頃の反抗期は特になく、育てやすい子であったという生育歴からも、過剰適応の傾向が認められた。

　治療経過：まず本人の訴えを傾聴し、共感・受容することにより、信頼関係の確立を図るとともに、身体症状に対して対症療法的に対応した。外来にてカウンセリングにて治療を行っていたが、部活を辞めてから体重増加が認められ、肥満度が50％を超えてきたため、肥満の解消を図ることと、小集団の中で対人場面における対応の仕方をソーシャルスキルトレーニングにて学ぶことを目的として、中学1年の2月より中学2年の7月まで入院治療を併用した。

　退院後、カウンセリングにて患者自身の話を傾聴、受容しながら、音楽や理科の時間は教室を移動するので出席しづらいというため、それ以外で自分の出やすい授業から出席することを話しあい、中学2年の9月より1日に1～2限登校することを目指すこととした。それと併行して保護者ガイダンスを行い、両親の努力や本人への気持ちを認めつつ、本人は自分で嫌といえずに引き受けて辛い思いをしていることに気づくような働きかけを行った。またそれとともに、両親の「いつになったら、一日ずっと登校できるようになるの？」という不安な気持ちを和らげる働きがけも継続して行った。

　中学2年の2学期は少しずつ休みながらも、2限まで頑張って登校していたが、3学期はまた登校できない日が増えてきたので、保護者ガイダンスで両親の不安な気持ちを受けとめて両親の情緒の安定を図るとともに、本人の辛さの理解を促す働きかけを強化した。中学3年の1学期は修学旅行にはなんとか行けたものの、あとはほとんど登校できなかったため、夏休みにカウンセリングを通じて、再び2学期からは行ける時間に1限でも2限でも登校してみることを、本人と話し合いながら決めた。

　2学期に入ると、本人は話しあって決めたとおり、ほとんど毎日1～2限登校できるようになり、徐々に学校にいる時間も話しあいながら増やしていけるようになって、3学期の半ばくらいからは、毎日6限まで学校にいられるようになってきた。また、この頃、作文に自分が学校に行けなかったことや、家庭で楽しかったこと、本を読むことが好きであることも書けるようになり、自分の気持ちをスムーズに出せるようになって、身体症状もほとんど認められなくなり、自分の志望する高校への入学を果たした。

　高校入学後も月に1回程度のカウンセリングを継続したが、ときに登校をしぶることがあるものの一応休まず登校でき、対人場面においても自分の気持ちを受動的でも攻撃的でもなくうまく伝えられるようになって、無理することなく生活できるようになってきたので、大学進学とともに治療終了とした。

6．患者/家族用説明文書例

Q．不登校は、病気なのですか？
A．不登校は登校しなければならないという気持ちが強い反面、登校をめぐって不安や恐怖感が現れたり、落ち込んでしまうなどの強い葛藤が現れ、登校できない状態が続くことを表す言葉で、いわゆる病気そのものを指す言葉ではありません。この葛藤のさまざまな表れ方の一つとして、腹痛や頭痛、倦怠感（身体がだるい）、嘔気（気持ちが悪い）といった身体症状が頑固に続くことがあります。これが心身症、すなわち心理的ストレス（学校内でのクラスや部活における友達関係のトラブルや、家庭内での不和など）が身体症状として表れている病気と考えられる不登校の一群です。

Q．検査で異常がないのに、どうしていろいろな症状がでてくるのでしょうか？
A．まじめで、嫌といえず、人によく気をつかって自分の気持ちをうまくいえない子どもたちは、自分の気持ちを抑えながら行動してしまいます。そのため、自分の内面にストレスを抱え込みやすく、自分の許容範囲を超えたときに、さまざまな身体症状が出現してきます。これは、一つには警告信号として、周りの人たちに自分の不安定な精神状態を知らせたり、また、より不安定な精神状態に陥る危険を回避したりする役割を果たしている可能性が考えられます。

Q．診断や治療は、どのようにされるのでしょうか。
A．身体症状の程度によって、まず血液生化学検査や尿一般検査、便一般検査を行い、場合によっては脳波、CT、MRI、腹部超音波をとることもあります。また、起立試験を行い、機能障害としての起立性調節障害がないか確かめます。そして、身体症状に対して薬を中心とした治療を行いながら、さまざまな訴えに耳を傾け、日常生活をどのように送っていったらいいか、心配なこと、不安なことが出てきたときはどのように考え、どう対処していけばよいかをともに考えていきます。

　身体症状や不安・緊張などの精神症状が改善してきた頃合いをみながら、学校および子どもたちが落ち着ける居場所へと向かえるように援助していきます。その過程の中で、ご家族が心配に思っていること、不安に思っていることに対しても、どのように考え、どのように対応していけばいいのかをともに考えていきます。

　もし治療をしても、症状がよくならなかったり、学校に行けない状態が続くときには、専門医療機関をご紹介します。

7. 他のガイドラインとの異同

　三池[59]は不登校を「(慢性)疲労症候群」としてとらえ、不登校の状態を主として症状の程度および活動性の変化により、「前駆(行き渋り)期」「発症期」「極期」「混乱期」「回復期」「始動期」「学校社会復帰期」の7期に分け、それぞれにおける病態で診断基準を策定している。また、治療についても、疲労症候群の考え方に基づき、予防的に睡眠時間を十分とることや土、日に部活をしないこと、病初期での休養が大事であることを述べ、睡眠障害や不安感、うつに対する薬物療法、家庭内暴力や学力の遅れに関する対応について記述している。これは、不登校を間脳・下垂体系および高次脳機能に及ぶ中枢神経の過労的機能低下で説明しようとするものである。これに対し、今回作成したガイドラインは、心身医学的側面から不登校をとらえようとするものであり、心理社会的要因の検討を通じて診断を行い、心身医学的治療を行うためのガイドラインである。

8. 専門治療機関(小児心身症専門医、心療内科医、児童精神科医)への紹介のポイント

　心身症的愁訴を有する不登校は、身体的愁訴がそれほど強くなくても短期間で治癒しない場合が多い。
　下記のような場合には、専門治療機関への紹介が望ましい。

①身体症状への対症療法や、傾聴、共感、受容的態度で接し、患児および保護者の不安の軽減を図り、対処方法をともに考え実行していっても、症状の改善がおもわしくなく不登校が持続する場合
②抗不安薬を使用しても特に対人場面での不安・緊張が強くて家庭内へのひきこもりが続いたり、抑うつといった精神症状が著明で、不登校・ひきこもりが遷延して認められる場合
③手洗いが頻回であったり頻尿といった強迫的症状や緘黙の状態が持続したり、家庭内暴力が繰り返し認められて、不登校・ひきこもりが遷延する場合

　専門治療機関への紹介のポイントの根拠は、以下の検討によった。
　身体症状および精神症状を有して治療を継続している不登校児106名について、発症年齢や不登校期間、身体症状、抑うつや不安症状などの現病歴、幼小児期の反抗期や育てやすさ、集団適応などの生育歴、離婚歴や家族関係、家族内の病気、養育態度といった家族歴などについて、治療経過の推移が「改善傾向」と関連の強い因子の検討を行ったところ、関連する因子およびそれらに影響を与えている因子について前方視的研究を行った。その結果、強迫的症状や緘黙を認めないこと、対人恐怖などの不安を認めないことが不登校の治療経過を良好にする可能性が認められた[60]。以上より、強迫的症状や緘黙、対人不安などの不安障害の存在は、不登校の経過を遷延させる因

子である可能性が考えられるとともに、これらの病態が継続する場合には専門治療機関への紹介が必要と考えた。

9. 今後の課題

　不登校の診断アルゴリズムを作成しそれに基づき診断を行っていく際の、問診票による「心身症的愁訴を有する不登校」の診断基準の作成を行い、さまざまな手法を用いた検討により、妥当性、有用性は検証された。今後の課題として、各病態における不登校の状態に対して、あるいは不登校の経過中に認められる行動に対する対応についてどのような治療法（心身医学的治療および薬物療法）あるいは対応が有効であるのかという実証的検証を前方視的な研究により継続して行い、より具体的でわかりやすく有用な対応マニュアルを作成することが挙げられる。さらにリラクセーション技法としての呼吸法や自律訓練法、さらにはアサーション・トレーニングの有用性の検証を行い、具体的に治療効果が期待できるエビデンスに基づいた治療ガイドラインを作成することが挙げられる。また不登校の発症、遷延化に関連する因子の検討を継続して行うことにより、それらに影響を与える可能性のある幼小児期の養育態度や接し方、家族関係の取り方などについての知見を得て、予防ガイドラインの作成を行うことも将来的な課題である。

　今回の不登校の診断・治療に関する検討は、進学率が97～98％で義務教育に準ずると考えられている高校生まで行ったが、現在、大学生においても進学後、対人関係や学業不安などの登校に関する葛藤が認められ登校できず、ひきこもってしまうケースが増加してきている。今後モラトリアムの年代といわれる大学生の不登校、ひきこもりについて予防策も含めて検討を行っていくことが必要であると考える。

10. 汎用薬剤

自律神経用剤一覧

	一般名	商品名	投与量および用法	注意点	副作用	禁忌
自律神経用剤	メシル酸ジヒドロエルゴタミン	ジヒデルゴット	3 mgを3回に分服	マクロライド系抗生物質、デラビルジンとの併用に注意	悪心・嘔吐、食欲不振、眠気・口渇、発疹・掻痒	HIVプロテアーゼ阻害薬、エファビレンツ、トリプタン製剤
	塩酸ミドドリン	メトリジン	4～6 mgを2回に分服		悪心、腹痛、頭痛	
	メチル硫酸アメジニウム	リズミック	20 mgを2回に分服	ドロキシドパ、ノルエピネフリンとの併用に注意	動悸、頭痛、嘔気・嘔吐、ほてり感、高血圧	

抗不安薬一覧

		一般名	商品名	投与量および用法	注意点	副作用	禁忌
抗不安薬	ベンゾジアゼピン系	ブロマゼパム	レキソタン セニラン	3～6mgを2～3回に分服	中枢神経抑制薬との併用で中枢神経抑制	依存性、刺激興奮・錯乱、眠気	
		アルプラゾラム	ソラナックス コンスタン	1.2～2.4mgを3～4回に分服	カルバマゼピン、イミプラミンとの併用注意	依存性、刺激興奮・錯乱、呼吸抑制	HIVプロテアーゼ阻害薬との併用禁忌
		エチゾラム	デパス	1.5～3mgを3回に分服	MAO阻害薬との併用注意	依存性、呼吸抑制、悪性症候群	
		ロラゼパム	ワイパックス	1～3mgを2～3回に分服	フェノバール、マプロチリンとの併用注意	依存性、刺激興奮・錯乱、呼吸抑制	
		ロフラゼプ酸エチル	メイラックス	2mgを1～2回に分服	MAO阻害薬、フェノバール、シメチジンと併用注意	依存性、刺激興奮・錯乱、幻覚、呼吸抑制	
	セロトニン作動性	クエン酸タンドスピロン	セディール	30～60mgを3回に分服	ハロペリドール、カルシウム拮抗薬と併用注意	肝機能障害、黄疸、眠気、ふらつき	

抗うつ薬一覧

		一般名	商品名	投与量および用法	注意点	副作用	禁忌
抗うつ薬	SSRI	マレイン酸フルボキサミン	デプロメール ルボックス	50～150mgを2回に分服	フェニトイン、カルバマゼピン、三環系抗うつ薬、ベンゾジアゼピン系薬剤、β遮断薬との併用に注意	痙攣・譫妄・錯乱・幻覚・妄想、セロトニン症候群、悪性症候群、白血球減少・血小板減少、肝機能障害	MAO阻害薬、チオリダリン、テルフェナジン、アステミゾール、シサプリドとの併用禁忌
		塩酸パロキセチン	パキシル	10～40mgを1日1回夕食後内服			
	三環系	塩酸イミプラミン	トフラニール	30～200mgを分服	フェニトイン、メチルフェニデートとの併用に注意	悪性症候群、てんかん発作無顆粒球症、SIADH	MAO阻害薬との併用禁忌
		塩酸クロミプラミン	アナフラニール	50～100mgを1～3回に分服	フェニトイン、メチルフェニデートとの併用に注意	悪性症候群、てんかん発作、無顆粒球症、汎血球減少、SIADH	MAO阻害薬との併用禁忌
		塩酸アミトリプチリン	トリプタノール	30～150mgを分服		悪性症候群、心筋梗塞、幻覚・譫妄・精神錯乱、骨髄抑制、SIADH	MAO阻害薬との併用禁忌
	四環系	塩酸マプロチリン	ルジオミール	30～75mgを2～3回に分服	フェノチアジン誘導体との併用で、痙攣発作誘発	悪性症候群、てんかん発作、皮膚粘膜眼症候群、心室性頻泊	MAO阻害薬との併用禁忌
	その他	スルピリド	ドグマチール	150～300mgを分服	フェノチアジン系、ドパミン作動薬、ジギタリス薬との併用に注意	悪性症候群、痙攣、遅発性ジスキネジア	

抗うつ薬の使用についてはその副作用に注意し、慎重に使用することが必要である。

11. 担当研究者

執筆者
　梶原荘平（国立病院機構医王病院第2診療部）

共同研究者
　齊藤万比古（国立精神・神経センター国府台病院リハビリテーション部）
　樋口重典（国立病院機構熊本再春荘病院小児科・臨床研究部）
　田中英高（大阪医科大学小児科）

研究協力者
　長瀬博文（富山県高岡厚生センター射水支所）
　松崎淳人（国立病院機構神奈川病院心療内科）
　城福直人（国立病院機構香川小児病院精神科）
　本村知華子（国立病院機構福岡病院小児科）
　木村春彦（金沢大学大学院自然科学研究科電子情報科学専攻）
　南保英孝（金沢大学大学院自然科学研究科電子情報科学専攻）
　大谷奈保美（金沢大学大学院自然科学研究科電子情報工学専攻）
　道下良司（金沢大学大学院自然科学研究科電子情報工学専攻）

12. 文献一覧

1) Johnson AM, Falstein EI, Szurek SA, et al. School phobia. *Am J Orthopsychiatry* 1941；11：702-11.
2) Hersov LA. Refusal to go to school. *J Child Psychol Psychiatry* 1960；1：137-45.
3) Kahn JH, Nursten JP. School refusal；A comprehensive view of school phobia and other failures of school attendance. *Am J Orthopsychiat* 1962；32：707-18.
4) 佐藤修策. 神経症的登校拒否行動の研究. 岡山県中央児童相談所紀要 1959；4：1-15.
5) 鷲見たえ子, 玉井収介, 小林育子. 学校恐怖症の研究. 精神衛生研究 1960；8：27-56.
6) 高木隆郎. 学校恐怖症. 小児科診療 1963；26：433-8.
7) 若林慎一郎, 伊東秀子, 伊東　忍. 学校恐怖症または登校拒否児童の実態調査. 児童精神医学とその近接領域 1965；6：77-89.
8) Illingworth RS. The Normal Child. Tokyo：Medical Science International；1994 p.312-3.
9) Green M, Richmond JB. Pediatric Diagnosis. Tokyo：Hirokawa；1988. p.575-6.
10) Estes HR, Haylett CH, Johnson AM. Separation anxiety. *Am J Orthopsychiatry* 1956；10：682-95.
11) Eisenberg L. School phobia；a study in the communication of anxiety. *Am J Psychiat* 1958；114：712-8.
12) Leventhal T, Sills M. Self-image in school phobia. *Am J Orhtopsychiat* 1964；37：685-95.
13) 佐藤修策. 登校拒否児. 東京：国土社；1968.
14) Davidson S. School phobia as a manifestation of family disturbances；its structure and treatment. *J Child Psychol Psychiat* 1960；1：270-87.
15) 梶原荘平, 田中英高, 樋口重典, 他. 身体症状を有する不登校と起立性調節障害－フィナプレス簡易法による検討を通じて－. 子どもの心とからだ. 日小心身医会誌 2004；12：109-15.

16) 梶原荘平, 齋藤万比古, 樋口重典, 他. 心身症的愁訴を有する不登校の診断のための症状チェックリストの作成. 日小会誌 2001；105：1214-21.
17) 齋藤万比古. 不登校・引きこもり. 小児内科 2000；32：1290-3.
18) 小崎　武. 小児心身症 登校拒否－小児科の立場から. 小児内科 1991；23：243-7.
19) American Psychiatric Association：Diagnostic and Statistical Manual of Mental Disorders, 4th edition. Washington DC：American Psychiatric Association；1994.
20) 星加明徳, 宮島　祐, 武隈孝治. 心身症の定義と診断の要点. 小児内科 1999；31：634-40.
21) 田中英高. 起立性調節障害の新しい理解. 子どもの心とからだ. 日小心身医会誌 1999；8：95-107.
22) 梶原荘平, 齋藤万比古, 樋口重典, 他. 不登校の心身症的側面を評価するための問診票. 日小会誌 2004；108：145-57.
23) 村山隆志. 不登校に伴う身体・精神症状に対する薬物療法. 小児内科 1996；28：683-7.（評価 Ⅵ-B）
24) 津久井　要, 江花昭一. 思春期の心身症への対処. 臨床と薬物治療 1996；15：861-4.（評価　Ⅵ-B）
25) 堤　啓. 児童・思春期の習癖異常・不登校. 日本臨床 1991；49：115-20.（評価　Ⅵ-B）
26) 古城昌展, 小川昭之. 睡眠薬と抗不安薬の安全な使い方－小児科領域における留意点－. 臨床と研究 1996；73：331-3.（評価　Ⅴ-B）
27) Simeon JG, Ferguson HB. Alprazolam effects in children with anxiety disorders. *Can J Phychiatry* 1987；32：570-4.（評価　Ⅲ-B）
28) Bernstein GA, Garfinkel BD, Borchardt CM. Comparative studies of pharmacotherapy for school refusal. *J Am Acad Child Adolesc Psychiatry* 1990；29：773-81.（評価　Ⅲ-B）
29) 伊藤　斉. 二重盲検法によるBromazepam, Diazepam, Perphenazine, TrimipramineおよびPlaceboの強迫神経症に対する薬効の比較. 臨床評価 1983；11：155-99.（評価　Ⅱ-B）
30) 藤原修一郎. 新規向精神薬Tandospironeの思春期患者における臨床評価. 新薬と臨牀 1999；48：388-93.（評価　Ⅳ-B）
31) 松岡洋一, 松岡素子. 小児心身症の心理療法 カウンセリング. 小児内科 1991；23：45-8.（評価　Ⅵ-B）
32) 小林重雄. 小児心身症の心理療法 行動療法. 小児内科 1991；23：49-52.（評価　Ⅵ-B）
33) Liberman RP. A Guide to Behavioral Analysis and Therapy. New York：Pergamon Press；1972.
34) 高下洋之, 杉山雅彦. 不登校を伴う社会的ひきこもり児に関する社会的スキル訓練. 特殊教育学研究 1993；31：1-11.（Ⅴ-B）
35) 内山喜久雄, 藤田　正, 松村茂治. 登校拒否の行動療法的アプローチ（2）－継時近接法の臨床的吟味－. 教育相談研究 1972；12：1-11.（評価　Ⅴ-B）
36) 曽我昌祺, 島田　修. 登校拒否症の行動療法的治療. 上里一郎（編）行動療法ケース研究2・登校拒否 1985；62-76. 岩崎学術出版（評価　Ⅴ-B）
37) 青木宏之. 認知行動療法. In：久保千春・編. 心身医学標準テキスト. 東京：医学書院；1996. p.249-54.（評価　Ⅵ-B）
38) Heimberg RG, Dodge CS, Hope DA, et al. Cognitive behavioral group treatment for social phobia：comparison to a credible placebo control. *Cognit Ther Res* 1990；14：1-23.（評価　Ⅲ-B）
39) Gelernter CS, Uhde TW, Cimbolic P, et al. Cognitive-behavioral and pharmacological treatments of social phobia. A controlled study. *Arch Gen Psychiat* 1991；48：938-45.（評価　Ⅲ-B）
40) Last CG, Hansen C, Franco N. Cognitive-behavioral treatment of school phobia. *J Am Acad Child Adolesc Psychiatry* 1998；37：404-11.（評価　Ⅱ-C）
41) Ihle W, Jahnke D, Esser G. Cognitive behavior therapy treatment approaches in non-dyssocial school refusal：school phobia and school anxiety. *Prax Kinderpsychiol Kinderpsychiatr* 2003；52：

409-24.（評価　Ⅲ-B）
42) King N, Tonge BJ, Heyne D, et al. Reseach on the cognitive-behavioral treatment of school refusal：a review and recommendations. *Clin Psychol Rev* 2000；20：495-507.（評価　Ⅳ-B）
43) 中田洋二郎．遊戯療法．小児内科 1991；23（増）：70-3.（評価　Ⅵ-B）
44) 荒木登茂子．箱庭療法・作業療法．In：久保千春・編．心身医学標準テキスト．東京：医学書院；1996. p.268-76.（評価　Ⅵ-B）
45) 山中康裕，入江　茂，杉浦京子，他・編．コラージュ療法入門．大阪：創元社；1993.（評価　Ⅴ-B）
46) 平木典子．アサーション・トレーニング－さわやかな〈自己表現〉のために－．東京：日本・精神技術研究所；1993.（評価　Ⅵ-B）
47) 松岡洋一，松岡素子．自律訓練法．小児内科 1991；23：79-83.（評価　Ⅵ-B）
48) 早川　洋．家族療法．In：久保千春・編．心身医学標準テキスト．東京：医学書院；1996. p.262-8.（評価　Ⅵ-B）
49) Kameguchi K, Murphy-Shigematsu S. Family psychology and family therapy in Japan. *Am Psychol* 2001；56：65-70.（評価　Ⅳ-B）
50) Murphy JJ, Duncan BL. Brief intervention for school problems：collaborating for practical solutions. New York：Guilford Press：1997（市川千秋，宇田　光・監訳．学校で役立つブリーフセラピー．東京：金剛出版；1999）（評価　Ⅴ-B）
51) Littrell JM, Malia JA, Vanderwood M. Single-session brief counseling in a high school. *J Councel Development* 1995；73：451-8.（評価　Ⅴ-B）
52) 市川千秋．不登校対応における家族への解決焦点化アプローチ．家族心理学年報 2001；19：41-53.（評価　Ⅴ-B）
53) 小崎　武，長谷川啓三．小児心身症に対する短気療法10年間のまとめ．心身医学 2000；40：143-9.（評価　Ⅳ-B）
54) 田中英高，美濃　真．心身症における抗不安薬の有用性　小児科．医薬ジャーナル 1995；31：902-6.（評価　Ⅴ-B）
55) 宮田久嗣，牛島定信．思春期の精神障害（境界例，摂食障害，登校拒否）．医学と薬学 1997；38：279-92.（評価　Ⅵ-B）
56) Bernstein GA, Borchardt CM, Perwien AR, et al. Imipramine plus cognitive-behavioral therapy in the treatment of school refusal. *J Am Acad Child Adolesc Psychiatry* 2000；39：276-83.（評価　Ⅲ-B）
57) DeVane CL, Sallee FR. Serotonin selective reuptake inhibitors in child and adolescent psychopharmacology：a review of published experience. *J Clin Psychiatry* 1996；57：55-66.（評価　Ⅱ-B）
58) 梶原荘平，齋藤万比古，樋口重典，他．国立療養所における不登校の診断・治療ガイドライン．厚生省共同基盤研究「小児慢性疾患の治療・管理に関する研究」平成11年度研究報告書．1999. p.108-24.（評価　Ⅳ-B）
59) 三池輝久．不登校「（慢性）疲労症候群」の診断基準に関する研究．厚生科学研究「心身症，神経症等の疾患状態像に対する診断基準，対応マニュアル」2001. p.31-5.
60) 梶原荘平．対人恐怖や家庭環境が不登校児の治療経過に影響．第23回日本小児心身医学会．*Medical Tribune* 2005：38：25.

心身症専門用語解説

心身症専門用語解説

アレキシサイミア（失感情症、失感情言語化症）Alexithymia
　米国の精神科医シフニオスSifneos PEは、次のような特徴を有する患者に注目し、その性格傾向をアレキシサイミア（失感情症あるいは失感情言語化症）と名づけた。①自分の感情や身体の感覚に気づいたり、区別したりすることが困難である。②感情を表現することが難しい。③空想力に乏しい。④自己の内面よりも外的な事実へ関心が向かう（機械的思考）、などである。精神生理学的メカニズムは未解明である。心身症患者で特徴的とされるが、特異的なものではない。

アレキシソミア（失体感症）Alexisomia
　アレキシサイミアを伴った心身症患者では大脳の情動の中枢からの信号のみならず、内臓をコントロールしている中枢からの信号への気づきも鈍麻しているとの仮説から、池見らは「アレキシソミア」と名づけた。

陰性感情 Negative Affection
　喜び、楽しさ、愛情などの陽性感情に対して、不安、怒り、恨み、憎しみなどの感情を陰性感情と呼ぶ。心身症としての身体疾患の発現と維持には、こうした感情の禁圧および抑圧の機序が関与していることが少なくないといわれる。

解決志向アプローチ Solution-focused Approach
　米国の心理学者インスー・キム・バーグInsoo Kim Bergらが中心となって開発した心理療法の一技法。従来の医学心理学モデルは、問題に焦点をあてて、その背景にある原因について情報を収集し、治療＝解決を求めるやり方であるという「批判」に基づいている。治療の目標を決めるのは患者自身であるとの立場から、目標の確認や解決後の状態の想像をさせることなどを通して、目標へ近づく小さな工夫や努力を賞賛・評価する方法をとる。問題の解決のための「問題の原因追求」を避けることが重視される。

カウンセリング Counseling
　何らかの問題に直面して助力を求めてきた人（クライアントclient）に、専門家（カウンセラーcounselor）が心理的に援助をする心理療法の一つ。比較的健康度の高い人に生じた不適応問題などを対象にするというような、どちらかというと現実的な問題を主題とした助言的な治療である。「受容・共感・支持」的な態度がその基本姿勢である。行動論的カウンセリング、非指示的カウンセリングなど。

学習理論 Learning Theory
　心身症における症状などの不適応行動（症状）の形成、強化には、誤った学習によ

る条件づけが背景にあると考える基礎となった理論。その基礎理論には、パブロフPavlov IPの古典的条件づけ(レスポンデント条件づけ)理論、スキナーSkinner BFの(道具的条件づけ)オペラント条件づけ理論があり、また学習に個人の認知過程を重視し、モデリングといった社会的学習を取り入れたバンデューラBandura Aの社会的学習理論がある。

過剰適応 "Over" adaptation

環境に対する適応形式の一つを表現している。内的感情を抑えて我慢し、思っていることを口に出さず周囲に合わせ、その期待に応えようと適応努力するため、一見、表面上は対人関係で問題はないように見えるが、主体性や創造性は抑圧される。その結果、不満や怒り、自己嫌悪感を内心抱いたり、また自己の能力を超えて他者や組織のために尽くしたりする結果、ストレスが蓄積しやすいといわれる。

過剰不安障害(小児の) Overanxious Disorder

対象が一定しない過剰な不安や心配(予期憂慮)を特徴とし、その不安や心配は個人の手に負えないほどのもので、イライラや身震い、緊張、筋肉痛などの緊張症状や発汗、心悸亢進、頻脈、頻尿、下痢などの自律神経亢進症状、不眠、注意散漫、いらつき感、過敏など多彩な身体的・精神的愁訴を有し、社会的活動や学業上、職業上の活動に著しい問題を生じさせる障害。成人では全般性不安障害と呼ばれる。

家族画 Family Painting

家族関係に関する情報を得るため、家族メンバーの絵を描かせ、患者のこころの内側を知ろうとするために用いられる手段の一つ。メンバーの位置関係やサイズ、描かれた順序、全体像などから、家族内の葛藤や相互関係、力関係を解釈する。

環境調整(調節) Environmental Control

患者の心身症発症あるいはその維持に影響していると考えられる社会環境において、患者自身では解決しがたい心理的負担となりうる問題、例えば職場における配置や役割関係の不全などを正すことにより、家族関係や社会的生活条件を改善させる方法をいう。

気分障害 Mood(affective) Disorder

気分あるいは感情の病で、DSM-Ⅳ-TRやICD-10などの精神疾患診断ガイドラインに登場した診断名の邦訳である。重症度、経過の長さ、躁の有無により分類がなされ、躁病がなく、抑うつ気分の程度が重くて、ほとんどすべての活動における興味または喜びの喪失や焦燥感、不眠あるいは過眠などの症状を呈し、抑うつの程度が重いものを大うつ病エピソード、大うつ病エピソードほど重くないが、2年以上軽い抑うつが一定期間続くものを、気分変調性障害と呼ぶ(DSM-Ⅳ-TR)。しかし、心身医学領域で問題となるのは、外来レベルで治療可能な「軽症のうつ病」であり、またうつ病と親和性の高い身体疾患も多数存在するので注意が必要である。

共感 Sympathy
　心理療法における治療者の重要な基本的態度の一つ。患者の心理状態を察知し、その心の動きに波長を合わせて、それをフィードバックすること。例えば患者の言葉や態度の端々から悲しみなどの感情を覚知したら、それを「悲しいのですね」などと患者に返すことである。このように感情の共有により良好な患者－医師関係の形成が促進される。

虚偽性障害 Factitious Disorder
　病者の役割を演じたいという心理的な欲求が動機となって、身体的または心理的症状を意図的に作り出したりねつ造したりする疾患であるが、詐病と異なり、経済的利得や法的責任の回避といった外的動機が欠如している（例：患者自ら点滴に異物を混入し発熱を生じさせる、けいれん発作の既往歴のある患者による大発作のねつ造）。この障害を有するものは、通常は人格および対人関係における他の著しい異常を示す。ミュンヒハウゼン症候群、ガンゼル症候群もその一つ。

芸術療法 Art Therapy
　絵画、音楽、陶芸、ダンス、詩や短歌などを媒体として用いる治療法。絵画療法、音楽療法、ダンス療法などが含まれる。

傾聴 Listening
　心理療法における治療者の重要な基本的態度の一つ。患者の話をあるがままに受け止め、それに対する意見はできるだけ控えて、ひたすら相手を理解しようと努めることである。積極的な傾聴により、患者の症状や問題の背後にあるより深いレベルの心理社会的実存の因子の評価や分析が可能となり、同時に治療関係の形成を促す方向にも働くといわれる。

行動療法 Behavior Therapy
　①ある特定の刺激に受動的に誘発される反応を引き起こすレスポンデント条件づけ理論、②ある特定の刺激に自発的、能動的に誘発される反応を引き起こすオペラント条件づけ理論、さらには③刺激と反応を媒介する変数として個人の認知的要因（予期機能）を取り上げた社会的学習理論など、行動理論（学習理論）に基づいて人の不適応行動をより適応的なものへと変容させる治療法。ここでいう行動とは身体的行動はもちろん、情動、表情、言語的表現、さらに内臓機能までを含んでいる。心身医学領域では、バイオフィードバック法、系統的脱感作法、またトークンエコノミーなど各種オペラント技法、モデリング法など種々用いられている。

交流分析 Transactional Analysis
　すべての心的現象や心的機能を自我との関係において理解、説明しようとする自我心理学的立場から出発し、米国の精神科医バーンBerne Eによって始められた性格およびコミュニケーションの理論と、それに基づく治療体系。集団療法として用

いられることが多い。その内容は、①構造分析：個人の心的体制を3つに分け、それぞれ（P）（ペアレント）、（A）（アダルト）、（C）（チャイルド）と記号化し自我状態を表すが、その状態の識別により性格の不調和な部分を指導する、②交流パターン分析：対人関係における自我状態のやり取りを分析する、③ゲーム分析：不快な感情と非生産的な結末をもたらす対人交流様式（ゲーム）のからくりを明らかにする、④脚本分析：幼児期に形成された非機能的な認知・行動様式に基づく自己破壊的ライフスタイル（脚本）に気づき、その修正・脱却を図るアプローチ、の4つが基本である。

コンプライアンス Compliance

患者が治療者の指示をどの程度忠実に守っているかという態度を意味している。一般には、医師の指示どおりに処方薬を服用しているかどうかを指す（ドラッグコンプライアンス）。

詐病 Malingering

周囲がはっきりと理解できるような、疾病利得的な外的な誘因（経済的利得や法的責任の回避など）に動機づけられた、患者自身が意図的に作り出す身体的または心理的症状である。症状が自分自身にとって有益でないとわかるとその症状をやめることができる（例：1日宿泊できる場所を得るための重篤そうにみえる腹痛、嘔気の訴え）

自己効力感（セルフエフィカシー） Self Efficacy

心理学者バンデューラBandura Aによって体系化された概念。自分にはある結果を生み出すために必要な行動をどの程度うまくできるか、その行動を起こす前にその個人が感ずる「遂行可能感」、あるいは、自分にはこのようなことがここまでできるのだという自信などを指す。この感覚は健康の維持増進に大きな影響を及ぼす。一般に自己効力感が高ければ、環境からの要請をストレスと感じることは少なく、また疾病に罹患した場合でも、積極的に解決のための行動をとることができると報告されている。

支持的精神療法 Supportive Psychotherapy

患者の言葉に対して批判や解釈をすることなく、患者を情緒的に支持、援助しながら、安定した信頼関係を築き、その自我機能を強化するとともに、本来の適応能力を回復させ、現実への再適応を促す治療法である。無意識的葛藤やパーソナリティー上の問題には深く立ち入らないことを原則とする。本療法は一般臨床に広く応用されている。

社会的支援（ソーシャルサポート） Social Support

患者が有する社会的関係網の中で行われる相互作用が、彼らに対して支援するような性質をもつと認められたものをいう。その内容や働きで、情緒的支援（緊張緩

和、安心感、生き甲斐、自信の提供)と手段的支援(情報、金銭、物品、手伝い、権限の提供)に分類される。同じストレスに曝されても、本人にとり有効な社会的支援があると、ストレス反応(症状)は軽減もしくは消失する。よって受け手側である患者の社会的支援に対する認知がストレス反応形成に重要な因子となる。

社会不安障害 Social Anxiety Disorder, Social Phobia

恥ずかしい思いをするかもしれないというさまざまな社会的状況または行為状況(例：人前で発言したり食事をしたり、異性との同席場面)において、自分が失敗したり、恥をかくのではないかということに対する過剰で不合理な恐怖(子どもでは認識していない場合がある)を特徴とし、年齢相応の社会活動やデートを避けたり登校を拒否したりと、日常的な社会活動や学業上、職業上において著しい問題を生じさせる障害。不安感だけでなく、吐き気、息苦しさ、パニック発作、赤面、頻尿などの身体症状が前景に出る場合がある。

受容 Acceptance

患者の気持ちを治療者が意見や評価をせず、ありのままに受け止めるという基本的な治療技法。無条件の肯定的配慮ともいう。一般的には患者は治療者に受容されるという体験を積み重ねることによって、次第に健全な自己受容へと至るといわれる。ただし、これは患者の病的行動化や要求を許容することとは異なり、注意が必要である。

受療行動 Medical Care-getting Behavior

人が自己の心身の不調などの異常徴候を感知して、自ら医療を受ける行動を指す。患者や病態を理解し、医療を進めるうえで、行動医学的、臨床心理学的意味からも重要な概念である。

自律訓練法 Autogenic Training

ドイツ人のシュルツ Schultz JH が創案した、自己教示的語句の反復暗唱と、その内容への注意の受動的集中により、全身の緊張を解いてゆく段階的弛緩法である。方法として標準練習が中心で、背景公式(安静練習)を基本に、第1公式(四肢重感練習)、第2公式(四肢温感練習)、第3公式(心臓調整練習)、第4公式(呼吸調整練習)、第5公式(腹部温感練習)、第6公式(額部涼感練習)の7段階から構成されている。必要に応じて特殊練習、黙想練習を加える。臨床的には広く心身症や神経症の治療、一般人のストレス緩和法、また健康贈進法などの目的で用いられている。

心気症(状) Hypochondriasis

心身の些細な不調に著しくとらわれて、医学的専門的な診察や検査によってもこれに該当する所見を見出すことができず、医学的な保証があるにもかかわらず、その不調に必要以上にこだわって、重大な病気の徴候ではないかと恐れ、しかもその恐れを執拗に訴え続ける状態。妄想的な強固さはない。

心身症専門用語解説

心身相関 Mind-body Correlation
　こころは身体組織、器官の働きや状態に影響を与え、また身体組織、器官の働きや状態はこころの状態に影響を与えている、というように生体は常にさまざまなレベルにおいて相互に影響を及ぼしていることを心身相関と呼ぶ。心身症においては、①ストレスにより身体疾患の発症、再燃、悪化、あるいは持続が起こる（狭義の心身症）こと、②身体疾患に起因して心理的苦痛や社会的不適応が起こること、③身体疾患の治療・管理への不適応を引き起こすこと、などが心身相関の具体的内容といえる。［同義語］心身交互作用

身体表現性障害 Somatoform Disorder
　DSM-Ⅳ-TRやICD-10といった国際精神疾患診断ガイドラインに登場した、心身症と関連の深い診断名である。一般身体疾患を示唆する身体症状（頭痛や腹痛、下痢、嘔気など多臓器にわたる多彩な症状を訴える）が存在するが、器質的病変あるいは既成の病態生理学的機序によっては現在のところ説明できない心理的構造によって最も明らかに概念化できる病態である。その症状は臨床的に著しい苦痛、または社会的生活上や職業的、学業的に著しい機能の障害（例：出社拒否や不登校）を引き起こしたりする。ヒステリーもその一つ。内科領域では、自律神経失調症、不定愁訴症候群などと呼ばれているものとオーバーラップする。

心理社会的因子 Psychosocial Factor
　心身症の発症や経過には心理社会的な因子が密接に関与している。心理的因子には、パーソナリティ特性（例えばタイプＡ、Ｃ行動やアレキシサイミアなど）、防衛機制・対処行動、精神障害の既往、治療への態度などがあり、社会的因子には各ライフサイクルにおける親子・家族関係、家庭・職場・学校での役割やその環境、またそこでの対人関係などがあり、心理的因子とともに単一にまた複合してストレス因子として働き、身体疾患に影響を与えるとされる。

ストレス Stress
　さまざまな外的刺激（ストレッサー）によって生体に生じる生体内の歪み（ストレス反応）の状態を指す。ストレッサーには、物理・化学・生物学的因子として寒冷、薬物、細菌などがあり、心理、社会的因子として配偶者の死や離婚、不況、戦争など、ほとんどすべての刺激が挙げられる。ストレス反応は、神経・免疫・内分泌系や筋肉運動系などを最終的には通して、心身症の発症、悪化にかかわる。

ストレス対処行動（コーピング）Stress Coping Behavior
　個人にとっての様々な有害刺激（ストレッサー）に対する対応行動で、一般にはストレス反応を減弱する目的で行われる行動を指す。人はストレスに際して、内的・外的資源を有効に利用して環境に適応しようと努力する。問題の解決、問題の受容、状況の見直しなど、ストレッサーを明らかにして、解決策を考えるなどといった

"問題中心"の対処行動と、情動発散や気晴らし、抑制といった"情動中心"の対処行動として分類・説明される場合がある。

生育歴 Childhood History

患者の性格行動特性や現在生じている問題との関連を検討するために収集すべき生活歴の中で、特に子供時代のことをいい、本人が生まれ育った状態（身体的・精神的・社会的な成長発達）や、生み育てられた環境（親の養育態度、家族関係、家庭環境など）に関する情報である。

精神分析的治療法 Psychoanalytic Therapy

フロイドFreud Sによって創始された心理療法の理論に基づき、こころの「無意識」の部分に焦点をあてるため、寝椅子に横たわったり普通の椅子腰掛けたりして、自由連想的に頭に浮かぶことをそのままに語ることが要求される。治療者は、患者の発言の無意識部分を把握して、言語的、非言語的素材を補足して、解釈を与えていく。患者の無意識の部分にある感情や思考がこころの意識的部分や身体に作用して病的状態を引き起こすとの考えが背景にある。転移、逆転移、抵抗などといった概念で、患者の非言語的コミュニケーションが説明されている。

絶食療法 Fasting Therapy

心身症に対する絶食療法は、個室などで隔離した環境の下で7～10日間の完全絶食に入るが、その間各種ビタミン剤を混ぜた500～1,000mLの点滴補液を行い（飲水自由）、その後5日間の復食期で徐々にカロリーを増加させ、元の食事に戻す方法である。絶食後期になると、それまでの苦痛や愁訴は影を潜め、清明な心理状態となるので、内観療法などの心理療法を併用したり、絶食期から復食期にかけて森田療法的方法を組み合わせたりする方法がとられることがある。治療的意味づけとして、症状をめぐる心身両面における不適切な条件づけを修正する機会を与えることや、絶食という厳しいストレス状況を乗り越えたという克服体験による自己評価の向上などが期待される。ただし適応疾患の選択には注意が必要である。

ソーシャルサポート→社会的支援

治療的自我 Therapeutic Self

心理学者のワトキンスWatkins JGによって提唱された概念。彼は、患者の診療やケア、心理療法を行う際に、知識や技能だけでなく、治療者自身の人格や治療者－患者関係がいかに重要であるかを指摘し、治療者自身の人柄が患者の病を癒すことを指摘した。心身医学的治療を行う者の基本はどうあるべきかを示すものである。

適応障害 Adjustment Disorders

はっきりと認められる社会心理的ストレス因子（例：恋愛関係の終結、仕事上の著しい困難、身体疾患の存在）に反応して、そのストレス因子の性質から期待されるものをはるかに超えた著しい苦痛や、社会的または職業的、あるいは学業上著し

い問題(例:出社拒否や不登校)を引き起こす症状や行動が特徴である。それはストレス因子の始まりから3カ月以内に出現し、ストレス因子が終結すると症状がその後さらに6カ月以上持続することはないとされる(DSM-Ⅳ-TR)。精神疾患に基づくものは除外する。カルチャーショックなどはその一つ。

転換性障害 Conversion Disorder

　身体表現性障害の一つで、神経疾患または他の一般身体疾患を示唆する随意運動機能または感覚機能を損なう症状が認められ、患者に著しい苦痛または、社会的、職業的また生活上の問題を引き起こしているが、適切な医学的検査を行ってもその症状の器質的、機能的病態を十分に説明できない。その発症または悪化には、心理的葛藤やストレスなどの心理的要因が関与していると判断されるが、詐病のように意図的に作り出されたものではない。知覚脱失、失立、失歩、失声、四肢麻痺、痙攣発作、弓なり反張、盲、聾などが代表的症状であるが、神経解剖学的および生理学的機序とは一致しないのが特徴である。

内観療法 Naikan Therapy

　吉本伊信が開発した治療法であり、仏教的修行法に由来する自己探究法である。内観3項目、①してもらったこと(世話になったこと)、②して返したこと、③迷惑をかけたこと、をテーマに沿って小学校3年まで、その後は現在までの生活年代を約3～5年ごとに区切り、対象(親、兄弟など)について具体的、自己批判的に順次回想("しらべる")して、記録、自己内省していく。治療者はその内容に静かに耳を傾けて、受容的態度で聴くが、内観のテーマに沿っていないときはそれを指摘する。治療者は、自分の意見を押しつけず、患者自身の力で考えることを尊重する。本法の適応にはある程度の自我の強さが必要とされる。

認知行動療法 Cognitive Behavioral Therapy

　患者の感じ方、考え方の歪みを検証することによって認知と行動の変容を促し、効果的な対処の仕方を習得することを狙う心理療法。Beck ATによって発展した治療法であるが、基本には自己と世界、および未来に関する見方と自己の情動や行動が密接に関連しているという前提に基づく。直接的治療対象は認知の歪み(非機能的思考)であり、その背景には歪んだ信念やスキーマ(図式)、思考過程を想定している。白か黒かといった二分法的思考、過度の一般化などがその一つであるが、これらはストレス場面で瞬時に湧いてきたり、日常的、習慣的に現れるため、自動思考とも呼ばれる。

バイオフィードバック療法 Bio-feedback Therapy

　バイオフィードバック(BF)では、普段は気づきにくい生体内の変化や反応を工学的装置を用いて検出し、光や音などの人間が知覚しやすい外部情報や信号に置き換えて、時々刻々生体にフィードバックする。この情報を基に、被験者は対象の生

体反応の制御を試みるが、次第にイメージや他の随意反応などの内的な手がかりに置き換えることが可能となり、最終的にはBF装置の助けを借りることなくできるように訓練する。治療に用いる場合には、症状形成に対応する生体内変化を直接制御しようとする直接法と、全身性のリラクゼーションや気づきを深める間接法が考えられる。そのため不安の解消、痛みのコントロールなど応用範囲は広く、用いられる生体反応には例えば、筋電図、脳波（α波）、皮膚温、血圧などがある。

箱庭療法 Sandplay Therapy

カルフKalf Dがユング心理学をもとに発展させ、日本では河合が1960年代に紹介した治療法で、一定の大きさ（縦57cm×横72cm×高さ7cm）の砂箱の中にさまざまな種類の人、動物、乗り物、怪獣、建物などの小玩具を用いて、自由に何かを作らせるというものである。箱庭に表されたものは、患者の内面の世界や抑圧された感情などが表現されたものとしてとらえられているが、そこでなされる創造的作業自体が治療因子として重視されている。

パーソナリティ障害 Personality Disorder

その人の行動、態度、対人的なかかわり合いの特徴、思考の様式などが普通の人から著しく偏っているという特徴であって、病気のエピソードに限って見られるものではなく、それが社会的また職業的機能の著しい障害または主観的苦悩の原因となっている場合をいう。この障害は小児期後期から青年期に現れる傾向があり、成人期に入って明らかとなり持続するため、16歳ないし17歳以前に適切に診断されることは疑わしいといわれる。DSM-Ⅳ-TR、精神疾患の分類と診断の手引では大きく分けてA型パーソナリティ障害（妄想性、シゾイド、失調型）、B型パーソナリティ障害（反社会性、境界性、演技性、自己愛性）、C型パーソナリティ障害（回避性、依存性、強迫性）ならびに特定不能の、各パーソナリティ障害に分類されている。

分離不安障害 Separation Anxiety Disorder

18歳未満に発症し、発達水準から予測されるものを超えた家や愛着のある人からの分離に対する過剰な不安を特徴とする。その結果、家以外の場所（例：学校や友達の家）に行くのを拒否したり、愛着をもっている人が側にいることを常に求めたり、愛着をもっている人から引き離されると頭痛や腹痛などの身体症状を反復して訴えるなど、著しい苦痛や社会的、学業的（社会的）に著しい問題を生じさせる。

森田療法 Morita Therapy

森田正馬によって神経質（森田神経質）を対象として考案された心理療法である。その治療目標は、神経質素質という性格素質の陶冶、「精神交互作用」や「精神の拮抗作用」など心身の不調を症状として固着させる仕組みの打破と「生の欲望」の建設的な方向への発揮である。原法は、安静療法、作業療法、説得療法、生活療法のエッセンスを取り入れた治療法であり、絶対臥褥期、軽作業期、重作業期、生活訓練

も兼ねた複雑な実生活期の4期に分かれる。治療の鉄則は「あるがまま」的態度であり、上記の考えに基づき、日記指導を利用した外来治療、通信指導も行われる。

ライフイベント Life Event

生活上の大きな出来事を指す。ホームズHolmes THとレイRahe RHらは（1967）、生活上の大きな出来事が生じた場合には、社会に再適応するために必要な心理的エネルギーが必要なことに注目し、そのエネルギー必要度を数値化し、それぞれのライフイベントの1年間の合計点数に比例して病気に罹患する率が増加することを報告した。生活変化をストレス度として評価する際に一般に使用される。

ラポール Rapport

治療的な信頼関係のこと。受容的、共感的な治療者の態度の中でこそ、言語的、非言語的な情緒的交流が十分にでき、治療者と患者間の暖かい、思いやりのある信頼関係が形成される。治療者、患者間の治療関係において重要な要素である。初回面接での不用意な忠告や決めつけは患者の心理的抵抗を招き、ラポール形成を阻害する。

力動的精神療法 Psychodynamic Therapy

人間のこころの底には無意識の動機や意図があり、これらが葛藤し合って力学的な抗争を引き起こしており、その行動はこの葛藤の妥協形成であるという人間心理の力動的理解のもとに行われる心理療法。精神分析的治療法を簡便化したものと考えてよい。本法を通じて、それまで気がつかなかった心理的防衛規制などについての理解を深め、患者に自らの適応の仕方の誤りを自覚させることによって、単に症状が取り除かれるだけでなく、パーソナリティの問題も改善されうるとされる。

参考文献

社団法人日本心身医学会用語委員会・編. 心身医学用語事典. 東京：医学書院；1999.
久保千春・編. 心身医学標準テキスト第2版. 東京：医学書院；2002.
久保千春, 中井吉英, 野添新一・編. 現代心療内科学. 大阪：永井書店；2003.
融　道男, 中根允文, 小見山　実, 他・監訳. ICD-10 精神および行動の障害. 東京：医学書院；2005.
高橋三郎, 大野　裕, 染矢俊幸・訳. DSM-IV精神疾患の診断・統計マニュアル. 東京：医学書院；1995.
高橋三郎, 大野　裕, 染矢俊幸・訳. DSM-IV-TR精神疾患の診断・統計マニュアル. 東京：医学書院；2003.
氏原　寛, 成田善弘, 山中康裕, 他・編. 心理臨床大事典. 東京：培風館；1992.
伊藤正男, 井村裕夫, 高久史麿・編. 医学大辞典. 東京：医学書院；2003.

主な心理テスト

心身両面の症状やストレス度全般のチェックを目的としたもの
健康調査票（Cornel Medical Index：CMI）
WHO版精神健康調査票（General Health Questionnaire：GHQ-28、30、60）
JIM健康調査票（JIM）
ストレスチェックリスト（the Symptom Checklist-90-R：SCL-90-R）
WHOクオリティオブライフ（WHO Quality of Life 26：QOL26）

ある特定の心理状態または症状の測定を目的としたもの
顕在性不安検査（Manifest Anxiety Scale：MAS）*
状態・特性不安尺度（State-Trait Anxiety Inventory：STAI）
自己評定式抑うつ尺度（Self-rating Depression Scale：SDS）
ベック式抑うつ尺度（Beck Depression Inventory：BDI、BDI-II）
抑うつ状態自己評価尺度（the Center for Epidemiologic Studies Depression Scale：CES-D）
ハミルトンうつ病評定法（Hamilton Rating Scale for Depression：HAM-D）
気分調査票（Profile of Mood States：POMS）

パーソナリティ傾向検査
ミネソタ多面的人格目録（the Minnesota Multiphasic Personality Inventory：MMPI）
NEO-PI-R人格検査
NEO-FFI人格検査
矢田部－ギルフォード性格検査（Y-G）*
エゴグラム（東大式TEG、九大式ECL、ANエゴグラム*）

投影法
ロールシャッハ検査
絵画欲求不満テスト（Picture Frustration Test：PFスタディ）*
文章完成法テスト（Sentence Completion Test：SCT、KSCT）
樹木画（バウム）テスト

親子関係テスト
親子関係診断テスト（Family Diagnostic Test：FDT）

*児童用が特に用意されているもの

索引

欧文索引

A

AN（anorexia nervosa） 7, 152, 153, 154, 155, 156, 157, 158, 159, 160, 161, 162, 164, 165, 166, 167, 168, 170, 172

B

BDI（Beck Depression Inventory） 7, 13, 136, 180, 312
BDI-II 7
BMI（body mass index） 122, 134, 154, 159
BN（bulimia nervosa） 152, 153, 154, 155, 156, 158, 159, 161, 162, 164, 166, 167, 168, 169, 173
brain-gutinteractions 12

C

CES-D（Center for Epidemiologic Studies Depression Scale） 7, 180
climacteric syndrome 282, 283, 306
CMI（Cornel Medical Index） 7, 13, 23, 39, 80, 143, 180, 183, 184, 257, 271
complex system 110
controller 96, 107
γ-amino-butyric acid A（GABA$_A$） 32

D

DSM-IV（Diagnostic and Statistical Manual of Mental Disorders, 4th edition） 3, 13, 136, 137, 149, 158, 159, 160, 161, 162, 170, 176, 182, 183, 203, 209, 221, 228, 230, 231, 232, 257, 274, 275, 279, 285, 286, 289, 306, 311, 312, 317
DSM-IV-TR 13, 209, 221, 285, 286, 306

E

EAT（Eating Attitude Test） 137
EBM 62, 278
ED（eating disorder） 152, 153, 155, 156, 157, 158, 159, 160, 161, 162, 163, 164, 165, 166, 170, 171, 172

EDI（Eating Disoder Inventory） 137
ego-syntonic 155

F

Feighner 158, 159, 161, 176
FD（functional dyspepsia） 7, 42, 43, 44, 45, 46, 47, 48, 49, 50, 51, 52, 53, 54, 55, 57, 58, 59, 60, 61
FDT（Family Diagnostic Test） 7
functional gastrointestinal disorders 12, 39, 40, 61, 62

G

GHQ（General Health Questionnaire） 7, 257

H

HAM-D（Hamilton Rating Scale for Depression） 7, 180
HbA$_{1c}$ 132, 137, 142, 143, 144
HRT（hormone replacement therapy） 285, 287, 289, 290, 291, 292, 293, 294, 295, 296, 298, 303, 307
HT（hot flush） 292, 293

I

ICD-10 158, 161, 162, 163, 170, 176, 289
IBS（irritable bowel syndrome） 12, 13, 14, 15, 16, 17, 18, 19, 20, 21, 22, 23, 24, 25, 26, 27, 28, 29, 30, 31, 32, 33, 37, 39, 45, 46

J

JIM 7, 39
JNC 7 114, 117, 124, 126
JSH2004 114, 115, 117, 124, 125, 126

K

KSCT（Kataguchi-Sentence Completion Test） 7

L

LCU（life change unit） 91, 99, 104
LCU-R 99, 100, 101, 104

353

M

MAS (Manifest Anxiety Scale)　7, 13, 33, 112, 115, 162, 230, 248, 280, 312
MMPI (Minnesota Multiphasic Personality Inventory)　7, 12, 13, 23, 180, 183, 221, 312

N

NEO-FFI　7
NEO-PI-R　7
NUD (non-ulcer dyspepsia)　42

P

PAID (Problem Areas in Diabetes Survey)　133, 136, 149
Picture Frustration Test　312
polygenic disease　110
polymorphism　110
POMS (Profile of Mood States)　7, 180
PFスタディ　7, 312
PTSD (post-traumatic stress disorder)

Q

QOL (quality of life)　7, 12, 26, 35, 45, 46, 52, 66, 68, 69, 70, 78, 79, 80, 87, 108, 131, 139, 149, 193, 235, 244, 250, 257, 261, 311
QOL26 (WHO Quality of Life 26)　7

R

Rome II　15, 16, 22, 38
Rome III　15, 16, 17, 18, 22

S

SCL-90-R (Symptom Checklist-90-R)　7
SCT (Sentence Completion Test)　7, 312
SDS (Self-rating Depression Scale)　7, 13, 136, 143, 180, 183, 230, 257, 271, 286, 289, 312
SSRI (selective serotonin reuptake inhibitor)　32, 77, 79, 141, 142, 166, 172, 173, 190, 200, 201, 213, 222, 238, 269, 270, 296, 297, 305, 329, 330
SNRI (serotonin noradrenaline re-uptake inhibitor)　32, 141, 190, 200, 201, 268, 269, 270, 296, 305
STAI (State-Trait Anxiety Inventory)　7, 13, 34, 143, 180, 230, 257, 271, 312

Y

Y-G　7, 13, 23, 180, 183

和文索引

あ

アキュチェックインタビュー　134, 135, 136, 149
アシドーシス　131, 132, 137, 144
アトピー性皮膚炎　2, 96, 250, 251, 252, 253, 254, 255, 256, 257, 258, 259, 260, 261, 262, 263, 264, 265, 266, 267, 268, 269, 270, 271, 272, 273, 274, 275, 277, 278, 279, 280, 320, 326
アトピー素因　250, 251
アルコール　20, 64, 74, 77, 117, 130, 131, 147, 155, 161, 164, 198, 216, 226, 227, 240, 241, 242
アレキシサイミア　5, 6, 66, 78, 80, 130, 131, 218
アレキシソミア　6, 78

い

痛み行動　179, 180, 200
遺伝的素因　6, 110, 116
医療不信　185, 194, 252, 265
インスリン治療　129, 132, 133, 163
陰性感情　23, 130

う

上腸管膜動脈症候群　158
うつ病　2, 7, 13, 29, 34, 44, 45, 47, 49, 53, 55, 60, 76, 79, 84, 124, 128, 130, 131, 136, 137, 140, 141, 142, 143, 147, 149, 155, 158, 159, 160, 187, 188, 189, 193, 200, 201, 219, 228, 230, 231, 252, 270, 288, 296, 302, 317, 319
運動改善薬　34

え

栄養失調　153
エルゴタミン製剤　228, 234, 238, 239, 240, 245
エンパワーメント　139, 147, 149

お

オペラント条件づけ理論　5

か

カウンセリング　7, 8, 76, 91, 104, 140, 141, 144, 166, 179, 191, 197, 199, 263, 298, 299, 312, 323, 326, 330, 332, 333, 339

学習理論　5, 188
下行性抑制系　193, 201
過剰適応　6, 70, 195, 218, 314, 333
過剰不安障害　317, 318
家族画　312
家族療法　8, 165, 166, 169, 172, 192, 195, 329, 332, 340
家庭血圧　119
過敏性腸症候群　2, 12, 13, 14, 15, 16, 17, 18, 19, 21, 23, 25, 26, 27, 29, 31, 33, 35, 37, 38, 39, 40, 43, 44, 187, 200, 311, 315
カルシウム拮抗薬　237, 246, 337
環境因子　110, 111, 116, 240
環境調整（調節）
患者―医師関係　3, 6, 46, 53, 64, 72, 171, 178, 179, 189, 200, 252, 253, 258, 261, 264

き

器官選択理論　5
機能性疾患　4, 18, 42, 44, 45, 49, 51, 52, 54, 55, 57, 58
機能性消化管障害　12, 15, 18
機能性胆道障害　2, 44, 187
気分障害　130, 136, 155, 178, 181, 183, 184, 185, 312, 317, 319, 322
急性期治療　212, 232, 233, 234, 235
共感　3, 7, 48, 75, 76, 119, 120, 141, 191, 194, 252, 253, 258, 263, 264, 265, 266, 316, 323, 325, 326, 328, 330, 333, 335
虚偽性障害　181, 185, 188, 200, 317, 322
緊急反応　5
緊張型頭痛　187, 195, 200, 206, 207, 208, 209, 210, 211, 212, 213, 214, 215, 216, 217, 218, 219, 220, 221, 223, 226, 227, 238
筋電図バイオフィードバック　213

け

芸術療法　8, 169
傾聴　3, 56, 141, 178, 179, 252, 253, 261, 264, 268, 298, 323, 325, 326, 327, 328, 330, 333, 335
下剤　17, 18, 20, 29, 30, 31, 37, 137, 154, 156, 159, 160, 161, 162, 163, 167, 168, 169, 330
血糖コントロール　130, 131, 132, 133, 141, 142, 144, 145, 146

こ

抗うつ薬　8, 19, 20, 29, 31, 32, 34, 37, 53, 57, 58, 76, 79, 81, 85, 141, 143, 147, 165, 166, 172, 173, 178, 181, 183, 189, 190, 194, 198, 200, 201, 210, 212, 213, 217, 220, 238, 243, 244, 246, 268, 269, 270, 271, 272, 273, 296, 301, 305, 329, 332, 337

抗コリン薬　18, 20, 22, 29, 30, 33, 34, 37, 54, 65

向精神薬　8, 34, 165, 172, 264, 268, 269, 271, 275, 277, 339

行動療法　5, 7, 8, 19, 21, 36, 79, 140, 141, 145, 166, 167, 169, 172, 179, 181, 191, 197, 200, 203, 212, 213, 217, 238, 263, 264, 280, 323, 326, 327, 328, 331, 339

更年期症候群　282, 283, 284

コーピング　4, 23, 26, 128, 130, 181, 208, 227

抗不安薬　8, 19, 20, 23, 29, 32, 37, 58, 76, 77, 85, 147, 178, 181, 190, 194, 201, 210, 219, 220, 238, 243, 244, 268, 269, 270, 271, 273, 296, 305, 325, 329, 332, 335, 337, 339, 340

高分子重合体　18, 20, 29, 30, 33, 37

交流分析　8, 91

骨粗鬆症　153, 154, 187, 289, 292, 294, 300, 302

個別心理療法　103

コンプライアンス　74, 78, 131, 238, 250, 253

さ

詐病　124, 181, 185, 200, 317, 322

サポート　49, 50, 53, 57, 129, 134, 165, 206, 208, 210, 227, 258, 263, 264, 267, 290

し

自我親和的　155

自己効力感　180

支持的精神療法　8, 169, 189, 200, 323, 326

質問紙法　7

社会的支援（ソーシャルサポート）　71, 183, 184, 185, 209, 210

集団精神療法　165, 172

手段的対処行動　263

受容　6, 7, 24, 29, 30, 32, 35, 42, 53, 60, 64, 74, 76, 85, 91, 103, 120, 125, 141, 142, 178, 187, 189, 191, 198, 258, 263, 264, 297, 298, 323, 325, 326, 328, 330, 333, 335

受療行動　45, 46, 48, 51, 66, 73, 74, 75, 76, 77, 78, 84

消化管機能調整薬　29, 30, 37, 190

消化管内圧検査　21

消化器機能異常

消化器機能検査　54

情緒的対処行動　263

上部消化管　12, 15, 18, 22, 26, 42, 48, 49, 54

食道機能異常　44

自律訓練法　6, 8, 23, 77, 103, 179, 190, 213, 214, 215, 217, 263, 299, 328, 332, 336, 340

神経原性疼痛　198

神経性過食症　2, 137, 142, 143, 152, 154, 158, 162, 163, 168

神経性食欲不振症　2, 23, 137, 152, 154, 158, 160, 162, 163, 168, 176

心血管疾患　111, 112, 131

心身医学的因子　12, 45, 64, 90, 110, 128, 147, 157, 178, 179, 185, 206, 227, 250, 285, 311

心身医学的治療　7, 8, 19, 21, 86, 87, 132, 181, 187, 189, 194, 200, 202, 210, 215, 218, 219, 256, 262, 311, 312, 322, 323, 324, 325, 332, 335, 336

心身相関　3, 4, 5, 6, 13, 23, 24, 26, 52, 81, 83, 90, 97, 104, 128, 178, 180, 181, 184, 191, 210, 263, 314, 317, 322

心身二元論　6

人生の転機　91, 94, 100, 101, 104, 105

身体表現性障害　13, 45, 55, 60, 312, 317, 319, 320, 322

身体表現性疼痛障害　200

心理機制　13, 23, 25, 26, 187, 189, 191, 193, 312

心理社会的因子（心因）　90

心理社会的介入　165, 166

心理テスト　4, 7, 80, 143, 179, 180, 181, 183, 185, 195, 199, 230, 257, 279, 312

す

ステップアップ　101, 327, 332

ステップダウン　101

ステロイド薬　64, 72, 74, 79, 80, 85, 97, 107, 198, 258, 265, 266, 271, 276, 277

ストレス　2, 4, 5, 6, 7, 12, 13, 14, 19, 20, 21, 22, 23, 25, 26, 27, 32, 45, 46, 48, 50, 52, 56, 57, 59, 64, 65, 66, 67, 68, 69, 70, 72, 74, 75, 76, 77, 78, 79, 80, 81, 82, 83, 84, 97, 103, 104, 105, 117, 124, 128, 130, 137, 138, 143, 157, 168, 172, 173, 180, 187, 191, 193, 202, 206, 208, 209, 210, 216, 217, 226, 227, 228, 230, 231, 237, 240, 242, 243, 250, 252, 254, 255, 256, 257, 259, 260, 262, 263, 272, 273, 274, 275, 277, 280, 285, 298, 314, 316, 317, 319, 320, 322, 334

せ

生育歴　4, 68, 69, 70, 74, 78, 80, 83, 91, 168, 180, 239, 312, 314, 317, 333, 335
生活指導　8, 60, 72, 84, 103, 105, 189, 190, 232, 238, 264
生活習慣病　6, 110, 124
生活上の大きな出来事　255
精神生理学的疼痛　200
精神病性障害　178, 181, 188, 322
精神分析的治療法
精神療法　8, 19, 20, 27, 165, 166, 167, 169, 172, 189, 200, 323, 326, 328
整腸薬　29, 31, 37
制吐薬　233, 234, 245
摂食障害　55, 128, 130, 131, 137, 140, 141, 142, 143, 147, 149, 152, 153, 155, 157, 158, 159, 161, 162, 163, 165, 167, 168, 169, 171, 173, 175, 176, 314, 340
絶食療法　8, 19, 21, 23, 24, 25, 26, 79, 179, 192
セルフエフィカシー　133

そ

掻破行動　255, 256, 280
ソーシャルサポート(社会的支援)　71, 183, 184, 185, 209, 210

た

大腸造影検査　15, 16
大腸内視鏡検査　14, 15, 16, 22, 26
脱水　152, 153, 154, 167, 171

ち

長期管理薬　74, 96, 107
直腸指診　15, 16
治療目標　55, 193, 194, 235, 261

て

適応障害　55, 60, 257, 273, 275, 312, 317, 320
電解質異常　153, 154, 164, 167, 171
転換性障害　187, 188, 193, 200, 317, 319

と

投影法　7

疼痛性障害　2, 44, 182, 183
糖尿病性ケトアシドーシス　137
ドーパミンD_2受容体遮断　30, 32
トリプタン製剤　234, 245, 336

な

内観療法　8

に

日常生活ストレス　254, 255
入院時契約　193
乳酸菌製剤　18, 20, 29, 31, 37
認知行動療法　19, 21, 36, 79, 140, 141, 166, 169, 172, 179, 181, 212, 213, 217, 238, 263, 264, 327, 328, 339

の

脳腸相関　12, 20

は

パーソナリティ障害　19, 21, 23, 55, 60, 66, 79, 130, 131, 155, 156, 166, 172, 227, 232, 243, 258, 275, 311
バイオフィードバック療法　8, 179, 238
バイタルサイン　163, 164, 165
排便　16, 17, 21, 26, 36, 43
排便頻度　16
箱庭療法　80, 103, 323, 328, 340
パニック障害　31, 39, 65, 228
バロスタット検査　21, 28
汎適応症候群　5

ひ

非薬物療法　96, 189, 190, 210, 212, 213, 215, 218, 219, 238
病態仮説　4, 50, 52, 187, 189, 193, 317

ふ

不安障害　13, 31, 45, 49, 76, 84, 130, 131, 155, 178, 181, 184, 289, 312, 317, 318, 322, 332, 335
腹痛　12, 15, 16, 18, 19, 20, 21, 22, 23, 24, 25, 26, 27, 30, 42, 44, 46, 54, 55, 57, 94, 136, 154, 239, 245, 311, 312, 314, 315, 316, 325, 328, 330, 333, 334,

◆357

336
腹部不快感　16, 26
不整脈　152, 153, 154, 169, 173, 237
プラセボ　31, 37, 193, 199, 200, 212, 213, 289, 290, 291, 292, 296
分離不安障害　317, 318

へ

閉経　80, 282, 283, 284, 285, 286, 290, 291, 292, 293, 299, 300, 306, 307
片頭痛　2, 206, 208, 216, 226, 227, 228, 229, 230, 231, 232, 233, 234, 235, 236, 237, 238, 239, 241, 242, 243, 244, 245, 246, 247, 325
片頭痛性格　227
便形状　16, 17
便潜血検査　15, 16
便通異常　12, 15, 16

ほ

保護者用質問紙　91
発作治療薬　74, 96, 107, 245
ホメオスターシス　332
ホルモン補充療法　285, 301, 302, 307
本態性高血圧　2, 110, 111, 114, 115, 124

ま

慢性膵炎　44, 54, 187
慢性疼痛　2, 55, 178, 179, 180, 181, 182, 183, 184, 185, 186, 187, 188, 189, 190, 191, 193, 195, 196, 197, 198, 199, 200, 201, 202, 203
慢性連日性頭痛　232

む

無月経　2, 32, 152, 153, 154, 158, 160, 163, 170, 171, 284, 304

め

メタボリックシンドローム　112, 113, 114, 115, 122

も

問診票　313, 314, 316, 317, 322, 336, 339
森田療法　8, 192

や

薬物依存　164, 192, 193, 297

よ

予防的治療　210, 212, 213, 215, 219, 220, 232, 233, 234, 235, 246

ら

ライフイベント　4, 128, 130, 209, 210, 227, 240, 254, 255, 286, 299
ライフサイクル　65, 255
ラポール　3, 164, 315, 323

り

リラクセーション　53, 77, 190, 213, 215, 217, 263, 264, 298, 299, 327, 331, 336

心身症診断・治療ガイドライン2006

2006年5月25日　　第1版第1刷発行

■編集　　　　　　　小牧　元　久保千春　福土　審
■協力・推薦　　　　社団法人 日本心身医学会
■編集・制作・発売　株式会社協和企画
　　　　　　　　　　〒105-0004　東京都港区新橋2-20-15
　　　　　　　　　　電話　03-3575-0181
■印刷　　　　　　　株式会社恒陽社印刷所

Ⓒ無断転載を禁ず
ISBN4-87794-075-8 C3047 ¥3333E
定価：本体3333円 ＋税